엠디생물

MEETDEET

MD 생물 영혼의 단원별 400제 +

전범위 적중모의고사 시즌 1

4회

도서출판 오스틴북스

contents

비밀병기 시리즈

엠디생물

MEETDEET

MD 생물 영혼의 단원별 400제 + 전범위 적중모의고사 시즌 1 4회

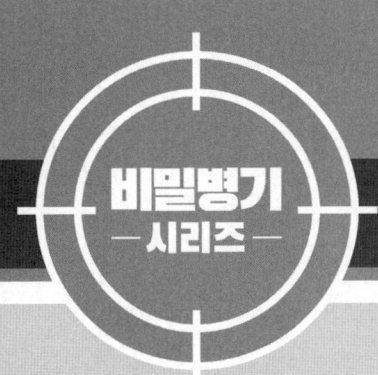

비밀병기
시리즈

엠디생물

MEETDEET

MD 생물 영혼의 단원별 400제 + 전범위 적중모의고사

시즌 1
4회

PART I

핵심 Keyword

핵심 Keyword

01 생물의 특징

1) 3영역-고세균
2) 물질대사
3) 생물적 방사성 동위원소
4) pH조절과 완충계
   ① aa
   ② Henderson-Hasselbalch eq.
   ③ 산염기 불균형

02 세포구성 유기물

1) 탄수화물
   ① 다당류
      - 펩티도글리칸 : 그람양성 vs 음성
   ② 복합다당류
2) 지질
3) 단백질
   ① 아미노산
   ② 단백질 입체구조
   ③ 변성과 복원
      - 안핀센 실험
   ④ 단백질 분석 방법
4) 핵산
   ① 안정성
   ② DNA이중나선 구조
   ③ 핵산변성
   ④ DNA 재생역학

03 세포막의 구조와 기능

1) 유동모자이크 막
   - 막의 유동성
   - 인지질 이중층의 비대칭성
   - Flip : Flop
2) 소수성지표
3) 막단백질

04 생체막 수송

1) 단순확산
2) 촉진확산
3) 능동수송
4) 세포외배출 & 세포내섭취

05 대사과정과 효소

1) 효소 구성요소
   ① 복합효소
   ② 동위효소
2) 효소반응속도론
3) 효소활성조절
   ① 억제제
   ② 알로스테릭

06 원핵생명체의 구조와 특징

1) 세포연구 방법
   ① 현미경
   ② 생화학적 연구방법
2) 원핵의 특징

07 진핵세포의 구조와 특징

1) 세포소기관
   ① 핵
   ② 내막계
      - 단백질의 이동
      - 리소좀
   ③ 퍼옥시좀/글리옥시좀
2) 세포골격
   ① 미세소관
   ② 미세섬유
   ③ 중간섬유
3) 세포외기질
   ① 세포벽
   ② 세포외기질
   ③ 연접

08 세포 내 물질대사 – 세포호흡

1) 해당과정/오탄당인산화경로
2) 피루브산의 산화
3) TCA회로
4) 전자전달계
5) 발효와 무기호흡
6) 다른 에너지원의 이용

09 세포 내 물질대사 – 생합성과 대사조절

1) 당신생
2) 지질의 생합성

10 세포 내 물질대사 – 광합성

1) 광합성 색소
2) 광합성 생명체
3) 광합성 실험
 ① 명반응 실험
 ② 암반응 실험
 ③ 광합성 요인 실험
4) 명반응
5) 암반응
6) 저해제
7) 고온건조에의 적응
 ① 광호흡
 ② C3, C4, CAM

11 세포분열 종류와 특성

* 생활사
1) 세포분열 연구방법
 ① 유세포 분석법
 ② 핵형분석
2) 염색체 구조
3) 분열기
 ① 방추사
 ② 분열 필요 단백질
 ③ 비정상적인 세포분열
4) 세포주기 & 검문지점
 ① 세포주기실험
 ② 검문지점

12 멘델 유전

* 하디바인베르크

13 멘델 유전의 예외

- 중간유전
- 다인자유전
- 반성유전
- 치사
- 우성질환
- 종성유전
1) 상위
2) 각인
3) 바소체
4) 모계영향유전

14 염색체 돌연변이

1) 개수이상
2) 구조이상

15 연관과 염색체 지도

- 연관
1) 교차율 구하기
2) 유전자 지도 작성
 - 이중교차

16 세균과 파지의 지도작성

1) 배양
2) 세균의 유전자 전달기작
 ① 형질전환
 ② 형질도입
3) 유전자 지도 작성
 ① HFR
 ② 다중교차의 희귀성

17 DNA 복제와 합성

1) 개시
2) 종결

18 염색체의 구조와 조직화

1) 특수화된 염색체
2) 염색체 구조

19 유전자의 암호와 전사

1) 시험관 내 번역 체계
2) 전사
   * Motif
3) 가공
   ① mRNA
   ② 인트론 찾기/대체 가공
   ③ RNA 편집

20 번역

1) 번역 필요 요소
   ① tRNA/아미노아실tRNA 충전효소
   ② 리보솜
2) 단백질의 유전적 중요성
   ① 물질대사 경로
   ② 1유전자 1효소설

21 유전자 돌연변이와 수리

1) 자연돌연변이
   - 탈아미노화
2) 유도돌연변이
   ① 염기유사체
   ② 알킬화제
   ③ 삽입성물질
3) 온도민감성 돌연변이
4) Ame's Test
5) DNA 수리기구
6) 이동성 유전인자

22 원핵생명체 유전자 발현조절

1) 오페론
2) 항시 발현
3) 이배체

23 진핵생명체 유전자 발현조절

1) 염색질 수준
2) 전사인자
3) RNA 간섭

24 세포주기 조절과 암

1) 세포예정사
2) 종양촉진 · 종양억제 유전자

25 바이러스

1) 총론-Virus의 분류
2) 각론
   ① 파지
   ② Influenza
   ③ 레트로바이러스 – HIV

26 재조합 DNA 기술

1) 벡터
2) 제한효소
3) DNA library
4) PCR
5) 유전자 발현 정량
   ① 전기영동
   ② 블러팅
   ③ RFLP/SNP/STR
   ④ 중합사슬종결법
6) 유전자 기능 확인
   ① micro-array
   ② RNA간섭
   ③ Knock out mouse
   ④ EMSA
   ⑤ 효모이중잡종체계

27 동물형태와 기능 기본원리

1) 조직의 종류
- 상피조직
- 결합조직
- 근육조직

2) 항상성유지
① 체온
- 갈색지방
- 외온성 vs 내온성
- 설정점
② 혈당조절

28 영양소와 소화

1) 영양소
2) 소화
① 입
② 위
③ 소장 & 이자
④ 소화계 외분비 & 내분비
3) 흡수
4) 간
5) 대장
6) 식욕조절물질

29 순환계

1) 혈액의 구성
① 적혈구
② 백혈구
③ 지혈기작

2) 순환계
① 심장의 구조
- 전기적 전도
- 심장근 탈분극 주기
- 동방 결절 주기
- EKG
- 심장주기
- 자율신경에 의한 조절
* Frank-Starling 공식
② 혈액순환
- 혈관의 특성
- 혈압 조절
a. 전부하×후부하
b. 압력 수용기 반사
- 조직으로의 혈액 분배

30 호흡계

1) 호흡계의 구조
① 폐포의 구조와 특성
② 폐환기 · 관류비율

2) 호흡운동
① 폐활량계/폐활량곡선
② 사강-폐환기량 · 폐포환기량
③ 폐 질환

3) 기체교환
① 보어효과와 할덴효과
② 고산지대

4) 호흡조절의 중추

31 면역계

1) 선천성 면역
① 식세포작용
- TLR
- 과립구
② 보체
- 보체 · 항체 상호작용
③ 염증반응
④ NK Cell

2) 후천성 면역
① 체액성 면역
- 림프구 성숙
- 클론선택
- Class switching
- 항체
- 2차면역반응
② 세포성 면역
- 양성/음성선택
- MHC
③ 능동면역 · 수동면역
④ 장기 · 골수 이식
⑤ 면역이상/과민반응
* 사이토카인

32 배설계

1) 소변 형성 과정
   ① 근위세뇨관
   ② 헨레고리
   ③ 원위세뇨관 : 알도스테론
2) 여과
   ① GFR
   ② GFR · 청소율
3) 배설Hr
   ① ADH
   ② RAAS
   * Na^{+}에 의한 항상성 조절
4) 출혈 · 탈수
5) 신역치

33 신호전달

1) 수용
   ① GPCR
   - G ptn · 연관 단백질
   - Epi/Ach
   ② TKR
   ③ SHR
2) 저해

34 내분비계

1) 총론
   ① Hr의 종류 및 특징
   ② 수용체의 종류와 작용
2) 각론
   ① Hr 분비기작
   - Hieracy
   ② 뇌하수체
   ③ 갑상선 · 부갑상선
   - 티록신
   - Ca^{2+} 수치조절
   - 기능항진증 / 저하증
   ④ 부신
   ⑤ 이자

35 생식

1) 양성잠재성
2) 스테로이드 Hr
3) 생식세포 형성기작
4) 남성Hr 작용
5) 여성Hr 작용
6) hCG
7) 출산

36 발생

1) 수정
   ① 첨체반응
   ② 난자활성화
2) 난할
3) 낭배기
   ① 성게 : 소할구
   ② 양서류 : 원구배순부
   ③ 조류 : 헨센결절
4) 기관형성
5) 형태형성
6) 초파리 체축형성 유전자
   * Homeo 유전자
7) 조정란 vs 모자이크란

37 신경세포 · 시냅스 · 신경전달

1) 뉴런의 구조 · 종류 · 수송
2) 신경교세포
3) 전기적 신호전도
   - 네른스트 평형전위
4) 뉴런 간 전달-시냅스
5) 신호의 합
6) 전기활성도에 영향을 미치는 인자
   ① 고칼륨혈증 / 저칼륨혈증
   ② 신경전달물질
   ③ 시냅스 활성 조절
   ④ 억제제

38 신경계

1) 뇌
   ① 부위별 기능
   ② 신호통합 테크트리
   ③ 대뇌피질의 영역분화
   ④ 수면조절
   ⑤ 대뇌 변연계-LTP
2) 척수
   ① 반사경로
   ② 체성감각 전달경로
   * 중추신경계 질환
3) 말초신경계

39 감각과 운동의 기작

1) 수용
   ① 수용기 전위 : 차등성전위
   vs 활동전위
   ② 수용기
   - 긴장성 수용기 vs 위상성 수용기
   - 기계적 수용기
2) 감각
   ① 청각
   ② 시각
   ③ 미각
   ④ 후각
3) 근육
   ① 근절의 구조
   ② 근수축 기작
   ③ 수축력 조절
   - 근장력과 섬유길이
   - 연축 / 강축
   ④ 에너지원
   ⑤ 적색근 vs 백색근
   ⑥ 등장성 수축 / 등척성 수축
   ⑦ 평활근 수축기작

비밀병기
—시리즈—

엠디생물

MEETDEET

MD 생물 영혼의 단원별 400제 +
전범위 적중모의고사

시즌 1
4회

PART II

Killing Point 400제

1 | 세포생물학 · 물질대사

001

3영역-고세균

다음은 지구 상에 존재하는 3종류 생명체(Ⅰ~Ⅲ)의 특징을 나타낸 것이다.

생명체	특징
Ⅰ (Methanogens)	• 에너지를 얻는 대사과정에서 메탄을 생성한다. • 일부는 소와 같은 초식동물의 장에 서식한다.
Ⅱ (Agrobacterium tumefaciens)	• Ti플라스미드를 가지고 있다. • 식물에게 근두암종(crown gall)이라는 종양을 유발시킨다.
Ⅲ (Plasmodium vivax)	• 말라리아(malaria)를 유발한다. • 인간과 모기가 숙주인데, 유성생식과 무성생식을 모두 거치는 복잡한 생활사를 거친다. • 2세트 28개의 염색체를 갖는다.

이에 대한 설명으로 옳은 것은?

① Ⅰ은 호기성(aerobic)이다.
② Ⅰ의 세포벽 성분은 리소자임(lysozyme)에 의해 분해된다.
③ Ⅱ의 리보솜 크기는 80S이다.
④ Ⅲ과의 진화적인 유연관계는 Ⅱ보다 Ⅰ이 더 가깝다.
⑤ Ⅲ의 염색체에 존재하는 유전자는 세포질에서 전사된다.

002

병원체종류

다음은 어느 병원체의 특성에 대한 보고이다.

가. RNase를 처리한 후 접종하면 숙주 내에서 증식되었다.
나. 30분 동안 70°C로 열처리를 한 후 접종하면 숙주 내에서 증식되었다.
다. 단백질 가수분해 효소를 처리한 후 접종하면 정상적인 감염은 막을 수 있다.

위 자료에 근거하여 병원체에 대한 추론으로 옳은 것만을 〈보기〉에서 있는 대로 고른 것은?

[보기]

ㄱ. 이 병원체의 DNA 염기조성을 조사해보면 [C+T]/[A+G]=1이 될 것이다.
ㄴ. 이 병원체에 리소자임(lysozyme)을 처리해도 감염성은 영향받지 않을 것이다.
ㄷ. 이 병원체는 키틴 분해효소 처리에 의해 감염성을 상실할 것이다.

① ㄱ ② ㄴ ③ ㄷ
④ ㄱ, ㄴ ⑤ ㄱ, ㄷ

003

물질대사

그림은 생명체 내에서 일어나는 물질 대사를 나타낸 것이다.

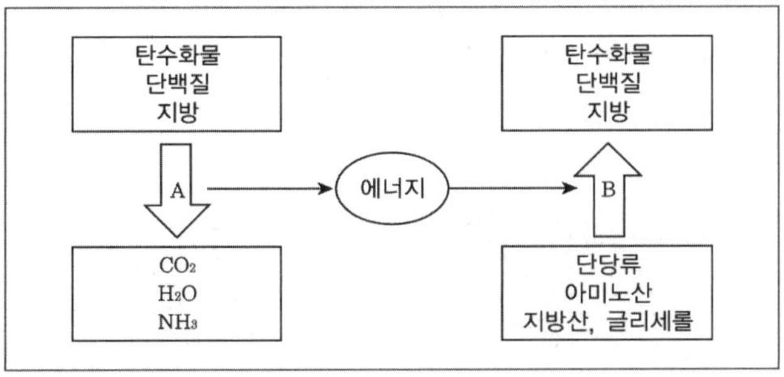

이에 대한 설명으로 옳은 것을 〈보기〉에서 모두 고르시오

[보 기]

ㄱ. 과정 A와 B 모두 효소가 필요하다.
ㄴ. 과정 A는 입, 위, 소장에서 일어난다.
ㄷ. 과정 A에서 ATP가 합성되고 과정 B에서 ATP가 소모된다.
ㄹ. 과정 A와 B는 식물과 동물에서 모두 일어난다.
ㅁ. A는 유기물이 무기물로 분해되고, B는 무기물이 유기물로 합성되는 과정이다.

① ㄱ ② ㄷ ③ ㄱ ㄷ
④ ㄱ, ㄷ, ㄹ ⑤ ㄱ, ㄹ

004

항상성유지

다음 그림은 더운 날과 추운날 새 깃털의 상태 변화를 나타낸 것이다.

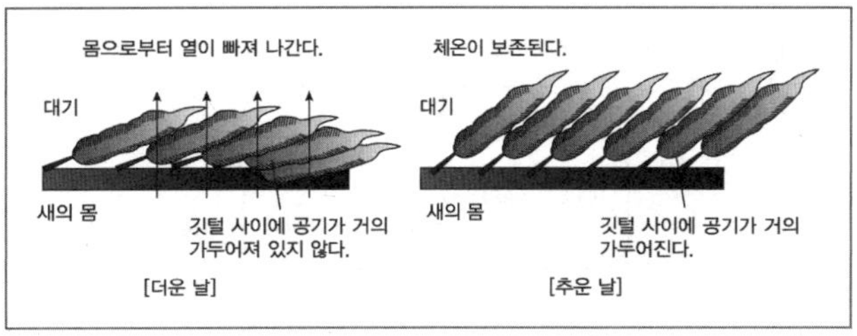

이와 가장 가까운 생명 현상을 〈보기〉에서 세 가지만 고르시오

[보 기]

ㄱ. 새는 가슴뼈가 발달하여 날개를 움직이는 근육을 붙이기 알맞고 뼈 속이 비어있다.
ㄴ. 운동 강도가 증가하면 체내 포도당 소모가 증가하고 열발생양이 많아진다.
ㄷ. 체온이 낮아지면 혈당량이 증가하고 티록신을 분비해 열발생양이 많아진다.
ㄹ. 물을 많이 마시면 항이뇨 호르몬의 분비량이 감소한다.
ㅁ. 밝은 곳에서 눈의 환상근의 수축하고 종주국이 이완한다.
ㅂ. 물고기는 공기량을 조절할 수 있는 부레를 가진다.
ㅅ. 겨울에 양서류나 파충류는 동면을 하여 체내 물질 대사를 억제한다.
ㅇ. 어떤 식물은 염분이 많은 땅에서 살기위해 염분 분비샘이 발달했다.
ㅈ. 바다에서는 고등어는 지난 오줌을 싸고 아가미를 통해 염분을 배출한다.

① ㄹ ② ㄷ ③ ㄷ ㄹ
④ ㄷ, ㄹ, ㅈ ⑤ ㄹ, ㅈ

005

pH조절과 완충계 – 산염기 불균형

그림 (가)는 적혈구에서, (나)는 네프론 집합관의 B형 사이세포에서 일어나는 pH 조절 기작을 나타낸 것이다.

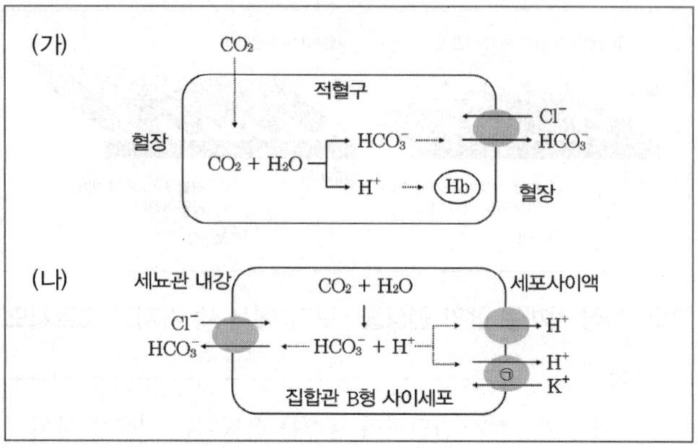

이에 대한 설명으로 옳은 것만을 〈보기〉에서 있는 대로 고른 것은?

[보 기]

ㄱ. (가)에서 이산화탄소분압이 높아지면 혈장의 HCO_3^-가 증가한다.
ㄴ. 기도저항이 증가하면 (나)의 사이세포가 활성화된다.
ㄷ. ㉠에 의한 수송은 수동 수송이다.

① ㄱ ② ㄴ ③ ㄷ
④ ㄱ, ㄴ ⑤ ㄱ, ㄷ

006

다당류

그림은 글리코시드 결합에 의해 형성된 다당류의 구조를 나타낸 것이다. (가)~(다)는 각각 녹말, 글리코겐, 섬유소(cellulose) 중 하나이다.

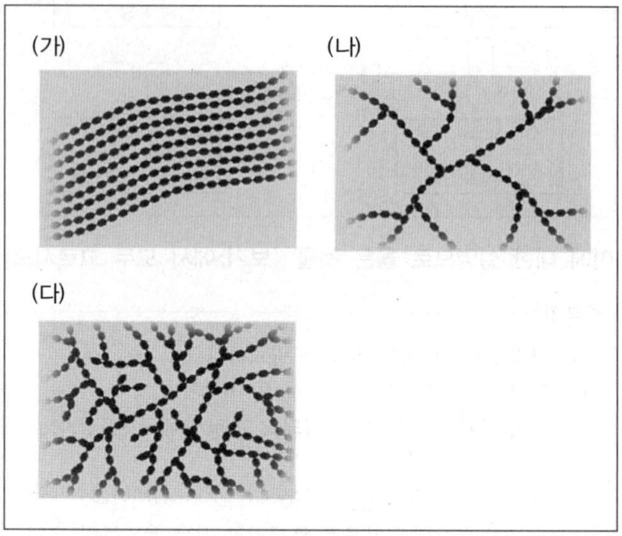

이에 대한 설명으로 옳지 않은 것은?

① (가)에서는 단당류가 α−1,4 글리코시드결합에 의해 연결되어 있다.
② 물에 대한 용해도는 (나)가 가장 높다.
③ (가)와 (나)는 모두 식물에 존재한다.
④ (나)와 (다)는 모두 에너지 저장 물질의 역할을 한다.
⑤ (가)~(다)는 모두 포도당의 중합체이다.

007

펩티도글리칸 – 그람양성 vs 음성

다음 그림 (가), (나)는 진정세균들의 세포벽 구조이다.

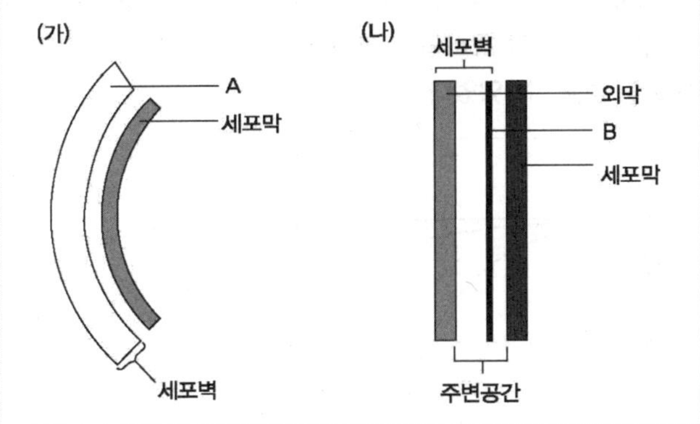

진정세균의 세포벽에 대한 설명이나 추론으로 옳은 것만을 〈보기〉에서 있는 대로 고른 것은?

[보 기]

ㄱ. (가)는 (나)보다 숙주세포에서의 병원성이 더 높게 나타날 것이다.
ㄴ. (가)의 A구조가 안정화되는데 가장 중요한 화학결합은 수소결합이다.
ㄷ. (나)의 외막은 세포막보다 당성분의 비율이 더 높게 나타날 것이다.

① ㄱ ② ㄴ ③ ㄷ
④ ㄱ, ㄴ ⑤ ㄱ, ㄷ

008

펩티도글리칸 – 그람양성 vs 음성

β-락탐 계열 항생제인 페니실린은 세균 세포벽의 합성을 방해하여 살균작용을 일으킨다. 아래의 그림은 그람 양성 및 그람 음성세균의 세포벽 구조를 나타낸 그림이다.

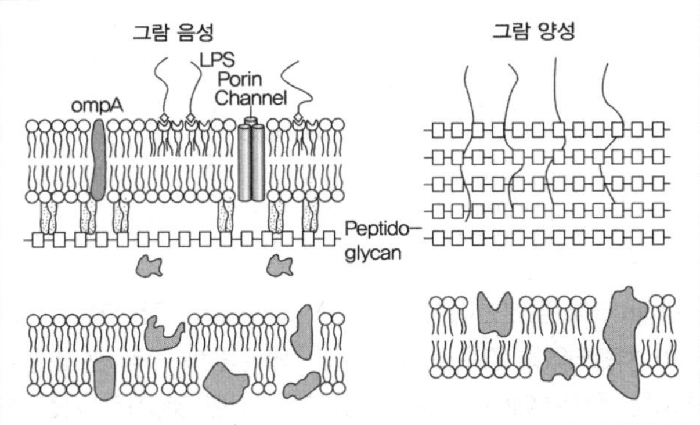

페니실린의 작용과 세균의 저항 기전에 대한 설명이나 추론 중 옳은 것을 〈보기〉에서 모두 고른 것은?

[보 기]

ㄱ. 페니실린은 그람 음성균에는 효과적이지만, 그람 양성균에는 효과적이지 않다.
ㄴ. 페니실린 저항을 위해 세균은 페니실린 분해 효소를 합성하거나 페니실린 결합단백질(penicillin binding protein)의 구조를 변화시킬 수 있다.
ㄷ. 세균의 생장을 억제할 수 있는 물질을 함께 처리하면 페니실린의 살균 효과를 높일 수 있다.

① ㄱ ② ㄴ ③ ㄷ
④ ㄱ, ㄴ ⑤ ㄱ, ㄷ

009

아미노산

Arginine 잔기를 가지는 단백질 1과 Glutamic acid 잔기를 가지는 단백질 2는 서로 결합할 수 있다.

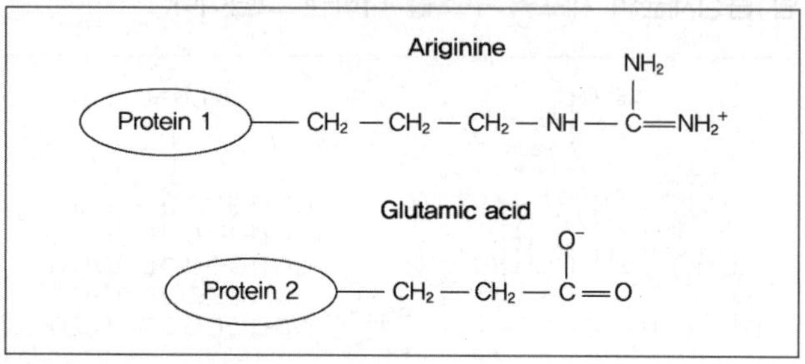

protein 2에 돌연변이가 생겨 Glutamic acid 잔기가 아래와 같이 치환되었을 경우 protein 1과 2의 결합에 가장 큰 영향을 미치는 돌연변이(A)와 가장 영향이 미미한 것(B)로 가장 적당한 것은?

① A: aspartic acid　　B: lysine
② A: aspartic acid　　B: serine
③ A: leucine　　B: serine
④ A: lysine　　B: aspartic acid
⑤ A: serine　　B: aspartic acid

010

단백질 입체구조

이황화 결합의 수가 C > B > A인 세 효소에 환원제인 β-mercaptoethanol을 다양한 농도로 처리해 5분 동안 배양하고 제거한 후, 각 효소의 활성을 조사한 결과 아래와 같은 그래프를 얻을 수 있었다.

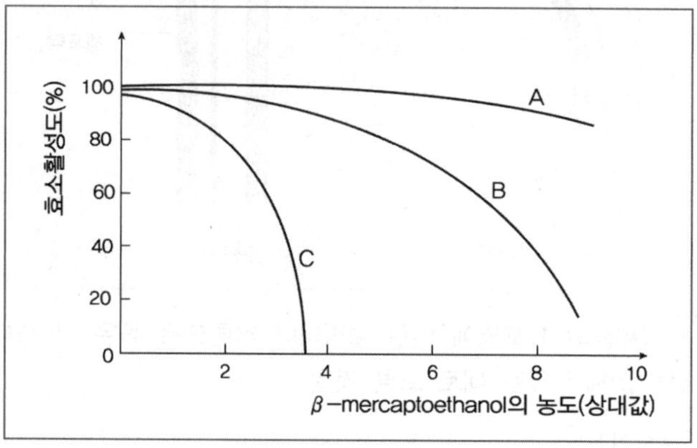

다음 〈보기〉 중 위 그래프에 대한 옳은 설명이나 추론을 모두 고른 것은?

[보기]

ㄱ. 원핵생물의 효소들에서는 위와 같은 결과가 나타날 수 없다.
ㄴ. 위 효소들은 모두 한 개의 폴리펩티드로 구성되어 있을 것이다.
ㄷ. 효소의 안정성은 이황화 결합수에 비례한다.

① ㄱ　　② ㄴ　　③ ㄷ
④ ㄱ, ㄴ　　⑤ ㄴ, ㄷ

011

단백질 입체구조

그림은 단백질 P의 2차 구조와 3차 구조 형성에 참여하는 부위 일부를 나타낸 것이다.

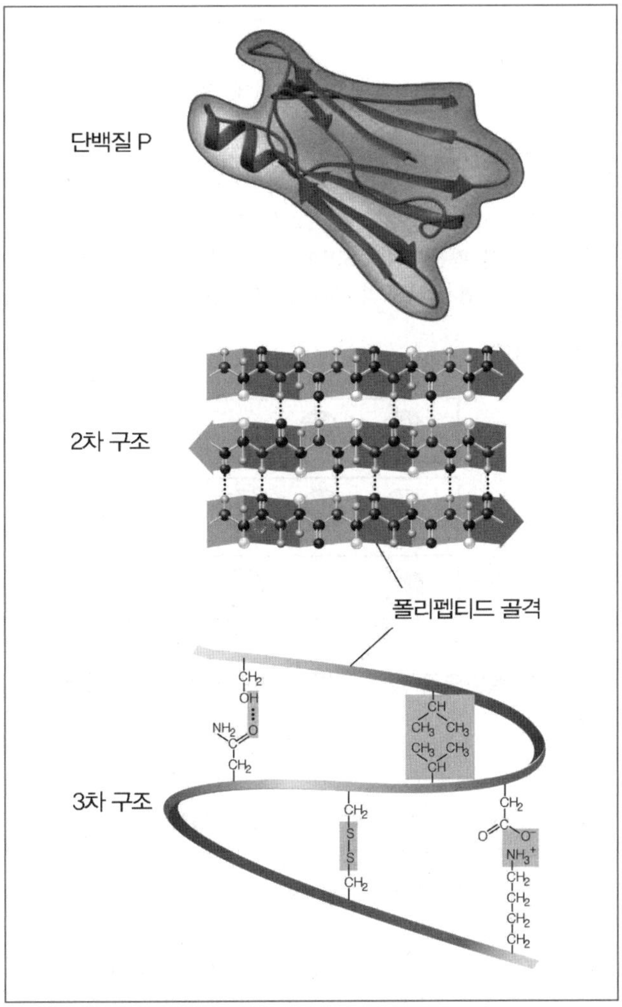

이에 대한 설명으로 옳은 것만을 〈보기〉에서 있는 대로 고른 것은?

[보 기]

ㄱ. 2차 구조는 아미노산 곁사슬 사이의 결합으로 안정화 된다.
ㄴ. 수소결합은 3차 구조 형성에 참여하지 않는다.
ㄷ. 이황화결합(disulfide bridge)은 시스테인 사이의 결합으로 형성된다.

① ㄱ　② ㄴ　③ ㄷ
④ ㄱ, ㄴ　⑤ ㄴ, ㄷ

012

단백질 분석 방법 – 염석

3차 구조를 형성하는 단백질은 온도, pH, 염 농도 등의 변화에 따라 쉽게 그 입체구조를 상실하여 변성된다. 때때로 이러한 변성요인이 제거되면 다시 본래의 구조를 형성하는 재생이 일어나기도 한다.

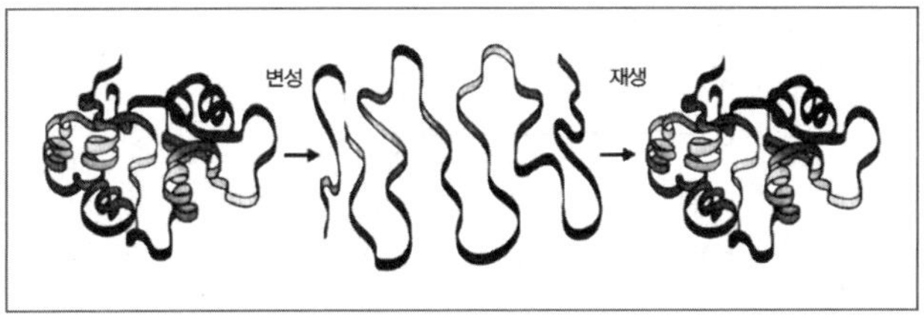

다음은 온도 변화에 따른 A, B 두 종류의 세포질 단백질의 용해도를 측정한 결과이다. (용해도는 각 단백질의 전체 용해도에 대한 상대값(%)이다.)

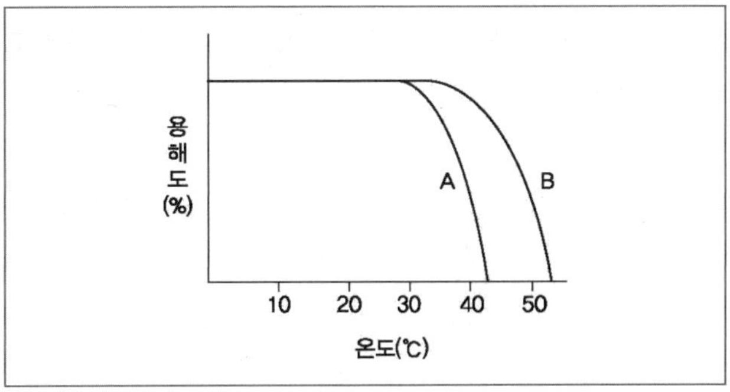

위 자료에 대한 해석이나 추론으로 옳은 것만을 〈보기〉에서 있는 대로 고르시오.

[보 기]

ㄱ. 계면활성제 SDS를 첨가하면 단백질이 더 밀집된 형태로 되어 용해도가 증가할 것이다.
ㄴ. A 단백질 용액에 산성(pH 5) 용액을 첨가하여 위 실험을 진행하면 용해도 곡선은 B쪽으로 이동할 것이다.
ㄷ. 변성된 단백질은 선형 일차구조로 바뀌게 되어 용해도가 감소될 것이다.

① ㄱ　② ㄷ　③ ㄱ ㄷ
④ ㄱ, ㄷ, ㄹ　⑤ ㄱ, ㄹ

013

단백질 분석 방법 - 염석

단백질의 3차 구조는 온도, pH, 염 농도 등의 다양한 조건에 의해 그 안정성이 변할 수 있다. 아래의 그래프는 온도 변화에 따른 세포질 내 구형 단백질의 용해도를 측정한 결과이다.

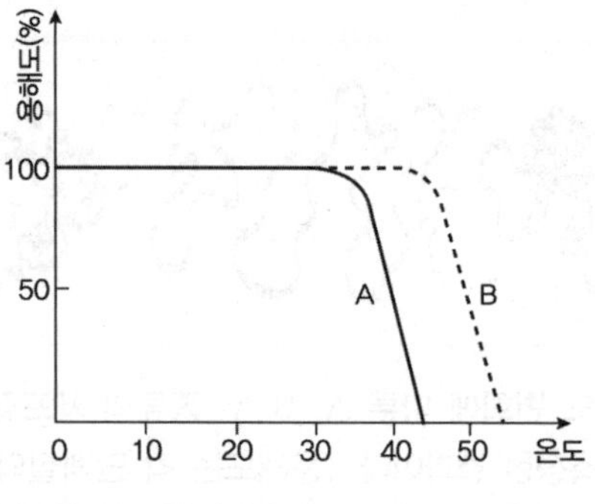

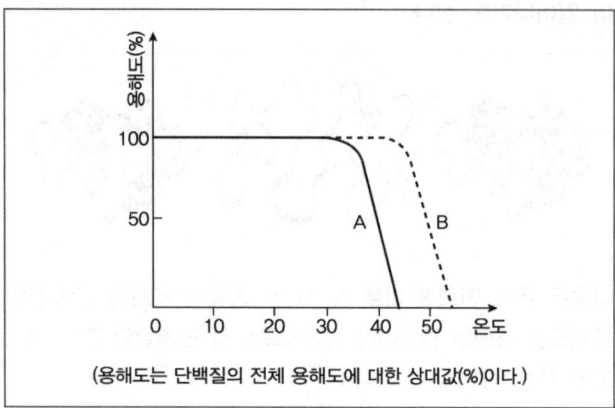

(용해도는 단백질의 전체 용해도에 대한 상대값(%)이다.)

위 자료에 대한 해석이나 추론으로 옳은 것을 〈보기〉에서 모두 고르시오.

[보 기]

ㄱ. 이황화 결합이 있는 단백질에 β-mercaptoethanol과 같은 환원제를 처리하면, 단백질의 용해도는 B에서 A로 바뀔 것이다.
ㄴ. NaCl과 같은 염을 과량 처리하면, 단백질의 용해도는 A에서 B 그래프로 바뀔 것이다.
ㄷ. SDS를 첨가하면 단백질의 용해도는 A에서 B 그래프로 바뀔 것이다.
ㄹ. 단백질이 변성되면 용해도는 증가할 것이다.

① ㄱ ② ㄷ ③ ㄱ ㄷ
④ ㄱ, ㄷ, ㄹ ⑤ ㄱ, ㄹ

014

변성과 복원

다음은 대장균에서 샤페론(charperone) 단백질의 작용에 대해 알아본 실험이다.

〈자료〉
- A와 B는 Hsp70 샤페론 패밀리에 속하는 단백질이다.

〈실험 과정〉
(가) 야생형 대장균, A 결핍 균주(ΔA), B 결핍 균주(ΔB), 이중결핍 균주($\Delta A \Delta B$)를 준비한다.
(나) 각각을 평판배지에 도말한 후, 15℃, 37℃, 42℃에서 배양하면서 세포의 생장을 관찰한다.

〈실험 결과〉

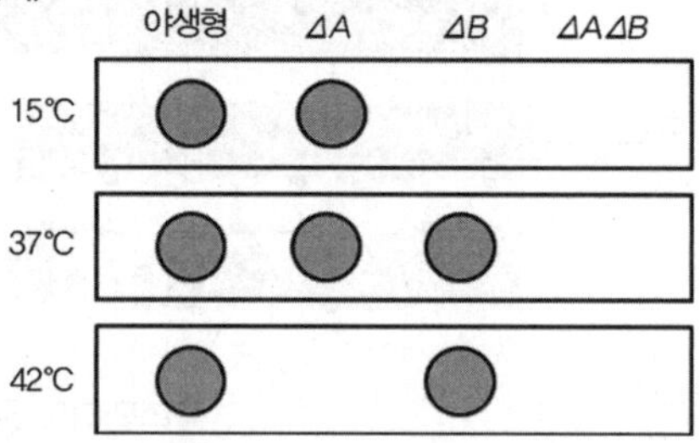

이에 대한 설명으로 옳은 것만을 〈보기〉에서 있는 대로 고른 것은?

[보 기]

ㄱ. 37℃에서보다 15℃에서 입체구조가 변형된(misfolded) 단백질의 양이 더 많다.
ㄴ. 42℃에서는 단백질의 접힘에 있어 A보다 B가 더 중대한 역할을 한다.
ㄷ. 15℃에서는 A가 B의 작용을 보상할 수 있다.

① ㄱ ② ㄴ ③ ㄷ
④ ㄱ, ㄴ ⑤ ㄱ, ㄷ

015

단백질 분석 방법 – 이온교환크로마토그래피

다음 그래프는 pH7.0의 조건에서 몇몇 단백질들의 특성을 나타낸 것이다. 이 특성들을 이용해 단백질들을 순수 정제하려 한다.

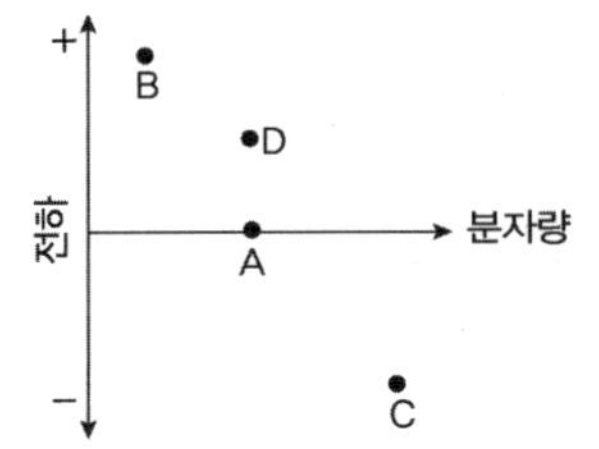

다음 〈보기〉에서 옳은 설명과 추론을 모두 고르시오. (단백질들은 모두 구형으로 가정한다.)

[보 기]

ㄱ. 겔 여과 크로마토그래피(gel-filtration chromatography) 수행 시, C 단백질이 가장 먼저 용출될 것이다.
ㄴ. pH 7.0에서 양이온 교환 크로마토그래피를 수행하면 단백질 A를 순수 분리할 수 있을 것이다.
ㄷ. 3차 구조를 변성시키지 않고, 등전점 전기영동(Isoelectric focusing)을 수행하면, (−) B−D−A−C (+)순서로 단백질이 분리될 것이다.
ㄹ. SDS−PAGE를 수행하면 단백질 B가 가장 멀리 이동할 것이다.

① ㄱ ② ㄷ ③ ㄱ ㄷ
④ ㄱ, ㄷ, ㄹ ⑤ ㄱ, ㄹ

016

단백질 분석 방법 – 2차원 겔 전기영동

다음은 단백질의 2차원 겔 전기영동에 대한 실험 과정이다.

(가) 세포추출물을 요소, 양쪽성 전해질, DTT 등이 포함된 완충용액에 녹인다.
(나) (가)의 샘플 완충용액을 pH 기울기가 형성된 겔 스트립에 첨가하여 겔 스트립을 수화시킨다.
(다) 겔 스트립 표면을 미네랄 오일로 덮고 1차 전기영동한다.
(라) 전기영동이 끝난 겔 스트립을 DTT와 SDS가 포함된 완충용액에 담근다.
(마) 겔 스트립을 아크릴아마이드 겔 위에 위치시키고 2차 전기영동한다.
(바) 단백질을 염색하고 분석한다.

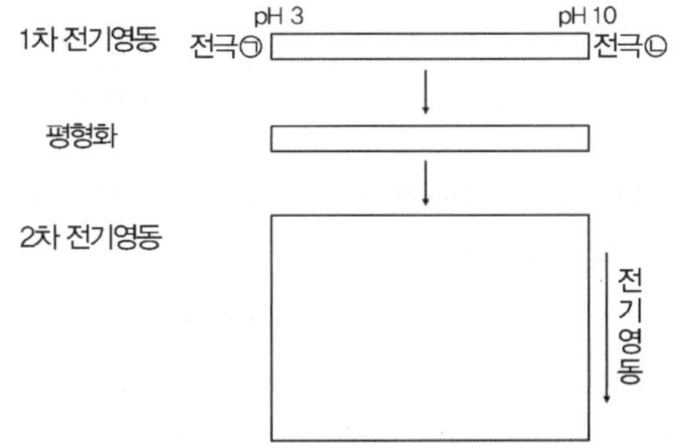

이에 대한 설명으로 옳지 <u>않은</u> 것은?

① (가)에서 요소와 양쪽성 전해질은 더 많은 단백질이 용해되도록 한다.
② (나)에서 단백질이 겔 안으로 들어간다.
③ 전극 ㉠은 음극이다.
④ (다)에서 단백질은 겔에서 이동함에 따라 전하량이 감소한다.
⑤ (라)에서 단백질에 존재하는 이황화결합이 파괴되고, 단백질이 아미노산 수에 비례하여 음전하를 가지게 된다.

017

단백질 분석 방법–전기영동

아래 그래프는 SDS-PAGE를 수행해 각 단백질의 band를 획득한 후, 분자량에 따른 전개거리를 측정한 결과이다.

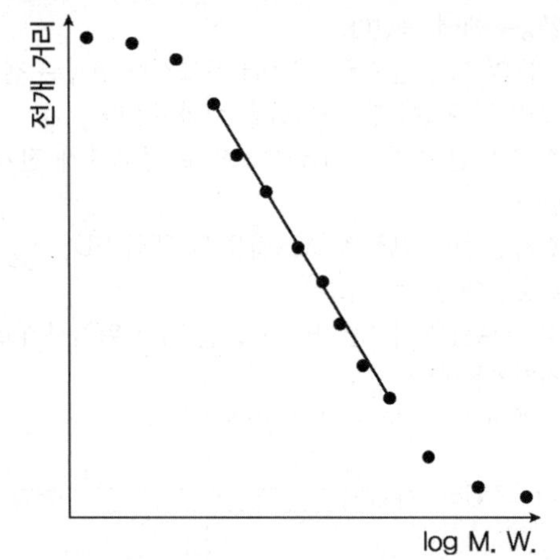

다음 〈보기〉 중 위 그래프에 대한 옳은 설명이나 추론을 모두 고르시오.

[보 기]

ㄱ. 직선으로 연결된 점들은 L(전개거리)=a log M.W. + b로 표현되며, 폴리아크릴 아마이드 농도가 낮아질수록 보다 급격한 경사를 보인다.
ㄴ. SDS-PAGE 겔을 이용하면 모든 크기의 단백질들을 각각 분리하여 단일 band로 관찰할 수 있다.
ㄷ. SDS-PAGE 수행 시, 단백질을 분자량에 따라 분리하기 위해서는 환원제를 첨가해야 한다.
ㄹ. 단백질 내 아미노산 잔기의 고유 전하들이 실험 결과에 영향을 미칠 수 있다.

① ㄱ ② ㄷ ③ ㄱ ㄷ
④ ㄱ, ㄷ, ㄹ ⑤ ㄱ, ㄹ

018

안정성

다음은 두 유전자 A, B의 이중가닥 DNA와 각 전사체들을 완충 용액에 녹인 후 열을 가하면서 260nm에서 흡광도를 측정한 그래프이다. (각 실험에 사용된 DNA와 mRNA의 양과 길이는 동일하다.)

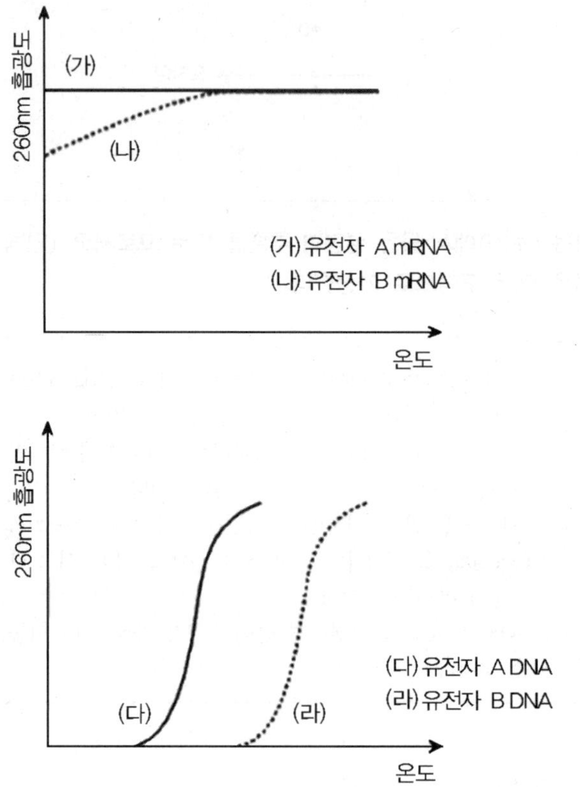

다음 〈보기〉 중 옳은 설명이나 추론을 모두 고른 것은?

[보 기]

ㄱ. 유전자 B는 A보다 역반복 서열(inverted repeat)이 많이 존재한다.
ㄴ. (가), (나)를 pH 11.0 완충용액에서 실험 수행 시, 두 그래프의 차이는 감소한다.
ㄷ. (다) 용액에 NaCl을 첨가해 실험 수행 시, 그래프는 왼쪽으로 이동할 것이다.

① ㄱ, ㄴ ② ㄱ ③ ㄴ, ㄷ
④ ㄱ, ㄴ, ㄷ ⑤ ㄴ, ㄷ

019

DNA 이중나선 구조

그림은 DNA 이중 나선의 구조를 나타낸 것이다.

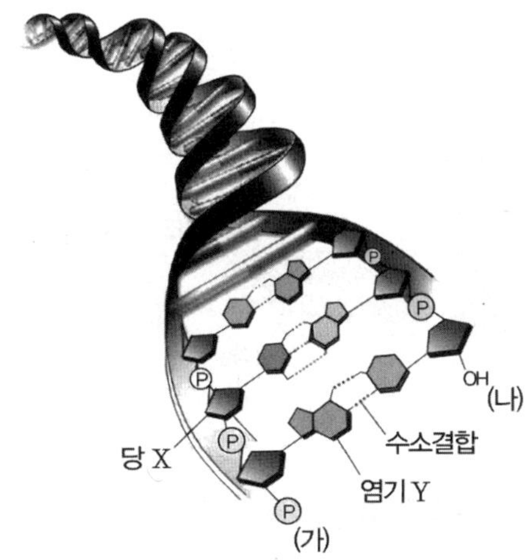

이에 대한 설명으로 옳은 것만을 〈보기〉에서 있는 대로 고른 것은?

[보 기]

ㄱ. (가)는 3′ 말단이다.
ㄴ. 당 X는 리보오스이다.
ㄷ. 염기 Y는 퓨린이다.

① ㄱ ② ㄴ ③ ㄷ
④ ㄱ, ㄴ ⑤ ㄴ, ㄷ

020

핵산구조

다음은 DNA 분자의 모식도이다.

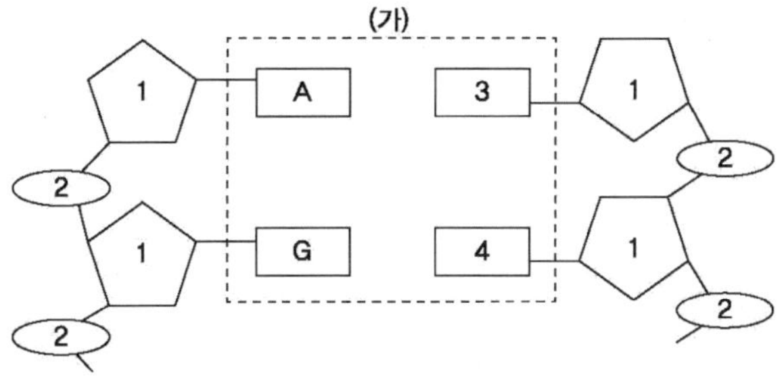

이에 대한 다음 설명으로 옳지 않은 것은?

① 1은 deoxyribose이고, DNA 두 가닥은 서로 역평행이다.
② 2는 인산기로 탈수중합반응 후 phosphodiester 결합을 형성하여 nucleotide를 연결해 준다.
③ 아데닌 염기 (A)와 염기 3 사이는 2개의 수소결합으로 연결되어 있으며, 이런 염기쌍은 DNA 복제 원점(origrin of replication)에 많이 존재한다.
④ DNA복제 시 (가)의 두 DNA 사슬간의 결합인 수소결합은 helicase에 의해 끊어진다.
⑤ 오른쪽 DNA 사슬을 주형으로 전사가 일어날 때 염기 3번보다 염기 4번이 먼저 전사된다.

021

거대물질 검사

다음 표는 물질 A, B, C의 영양소 검출 반응을 조사한 결과이다. (가), (나)는 각각 가수분해 효소들로, 물질들에 투여한 후 충분히 반응을 진행하였다.

	A	B	B+(가)	C	C+(나)
베네딕트 반응	−	−	++++	−	−
요오드 반응	−	+++++	++	−	−
수단 Ⅲ반응	+++++	−	−	−	−
닌히드린 반응	−	−	−	++	++++
뷰렛 반응	−	−	−	++++	+

(단, +는 발색 반응이 일어난 정도를 의미한다.)

다음 〈보기〉 중 위 표에 대한 옳은 설명이나 추론을 모두 고른 것은?

[보기]

ㄱ. (가)는 사람에서 발견되지 않으며, 반추동물의 위 속에 서식하는 세균 등에서 합성될 수 있다.
ㄴ. 발아 중인 유식물은 A를 B로 전환할 수 있다.
ㄷ. A, B, C 중 에너지원으로 소모될 때의 호흡률은 B가 가장 높다.

① ㄱ ② ㄴ ③ ㄷ
④ ㄱ, ㄴ ⑤ ㄴ, ㄷ

022

막의 구조

그림 (가)는 세포막의 일부를 전자 현미경으로 관찰한 것이고, 그림 (나)와 (다)는 생체막에 대한 두 가지 모델을 모식적으로 나타낸 것이다.

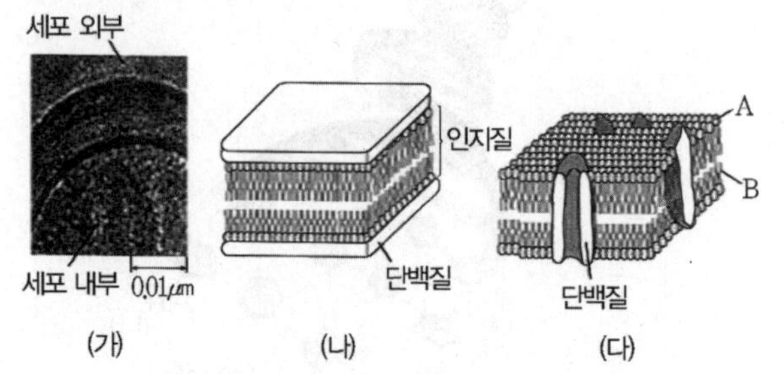

이에 대한 설명으로 옳은 것을 〈보기〉에서 모두 고르시오.

[보기]

ㄱ. (가)는 주사 전자 현미경으로 관찰한 것이다.
ㄴ. (가)에서 시료의 색깔을 관찰할 수 있다.
ㄷ. 해상력이 100nm인 현미경으로는 (가)와 같은 상을 관찰할 수 없다.
ㄹ. (나)는 원핵세포, (다)는 진핵세포의 세포막 모델이다.
ㅁ. (나) 모델보다 (다) 모델에서 막을 통한 물질의 이동이 효과적이다.
ㅂ. A 부분은 소수성, B 부분은 친수성으로 작용하여 2중층을 구성한다.
ㅅ. 막의 인지질은 고정되어 있지만 막단백질은 쉽게 움직일 수 있다.
ㅇ. 세포막과 핵막은 이러한 막이 이중으로 겹쳐져 있다.
ㅈ. 효소나 호르몬은 (다)의 막단백질을 통해 출입한다.

① ㅁ ② ㄷ ③ ㄷ ㅁ
④ ㄱ, ㄷ, ㅁ ⑤ ㄱ, ㅁ

023

Flip－Flop

다음은 지질 이중층 막의 한쪽에 있는 막지질이 지질 이중층의 소수성 내부를 통과하여 반대쪽으로 옮겨가는 뒤집기 현상(flip－flop)을 나타낸 것이다.

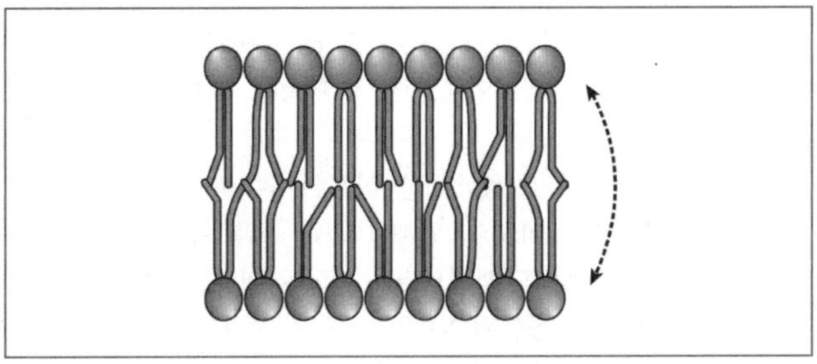

막지질의 뒤집기 현상에 대해 옳은 것만을 〈보기〉에서 있는 대로 고른 것은?

[보 기]

ㄱ. 당단백질에 부착될 당쇄의 합성과정에서 일어난다.
ㄴ. 소포체에서 잘못 접힌 단백질이 세포질로 역이동되는 과정에서 일어난다.
ㄷ. 자발적인 막지질 뒤집기 현상은 자주 일어난다.
ㄹ. 지질 이중층의 양쪽 단일 층면에 서로 다른 종류의 인지질이 축적될 수 있다.

① ㄱ, ㄴ ② ㄴ, ㄷ ③ ㄷ, ㄹ
④ ㄱ, ㄹ ⑤ ㄱ, ㄴ, ㄹ

024

소수성지표

다음은 어떤 세포막 단백질 A의 소수성 좌표(hydropathy plot)이다.

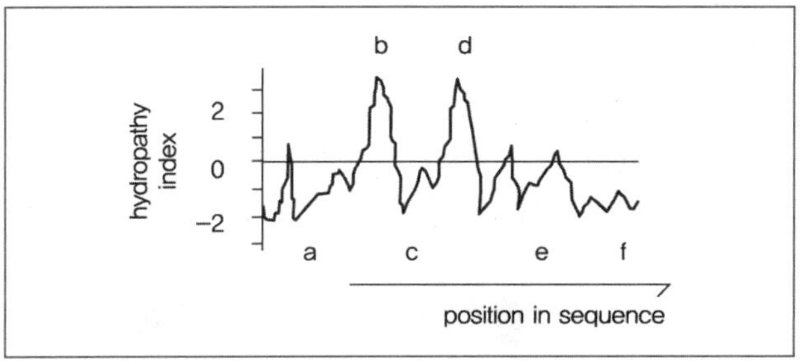

단백질 A에 대한 설명으로 옳은 것만을 〈보기〉에서 있는 대로 고른 것은?

[보 기]

ㄱ. 세포에 단백질 분해효소를 처리한 후, 젤 전기영동 실험을 하면 총 3개의 밴드가 나타날 것이다.
ㄴ. 단백질 A는 세포막을 두 번 관통하는 내재성 단백질이다.
ㄷ. 단백질 A의 N 말단은 세포질 쪽에, C 말단은 세포외기질 쪽에 위치한다.
ㄹ. 단백질 A의 친수성 부위는 소수성 부위에 비해 더 많은 α－나선 구조가 발견될 것이다.
ㅁ. 단백질 A의 a, f 부분은 막을 경계로 같은 쪽에 위치해 있다.

① ㄱ, ㄴ ② ㄴ, ㅁ ③ ㄷ, ㄹ
④ ㄱ, ㄷ, ㄹ ⑤ ㄴ, ㄷ, ㅁ

025

막단백질

다음은 막단백질의 위상에 대해 알아본 실험이다.

〈자료〉

• 세포막 (A)와 소낭 (B)

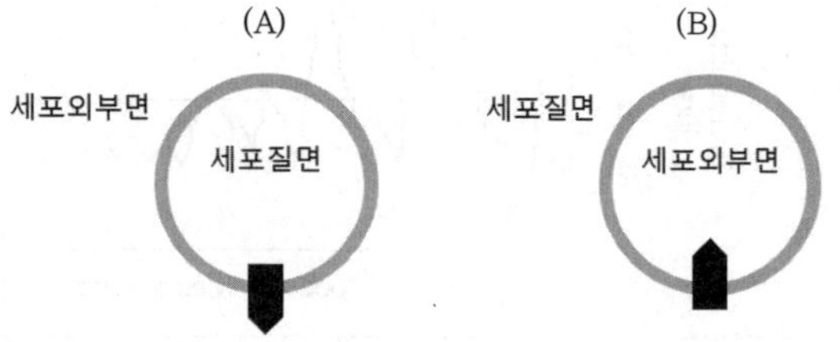

〈실험 과정〉

(가) 막단백질이 포함된 세포막 (A)와 세포외부면과 세포질면이 뒤바뀐 소낭 (B)를 준비한다.

(나) (A)와 (B)에 탄수화물분해효소 X 또는 단백질분해효소 Y를 처리한다.

(다) 막단백질을 분리하고 전기영동한 후, 탄수화물을 염색한다.

〈실험 결과〉

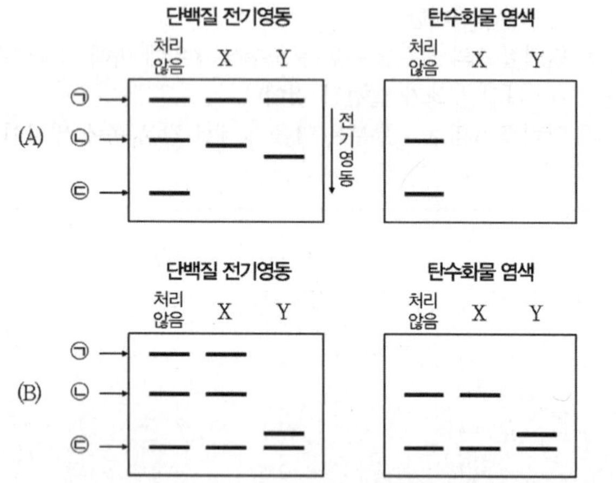

이에 대한 설명으로 옳지 않은 것은?

① 분자량은 ㉢보다 ㉠이 크다.

② ㉠은 세포 외부로 돌출되어 있지 않다.

③ ㉡은 세포외부면보다 세포질면에 더 많이 존재한다.

④ ㉡과 ㉢은 당단백질(glycoprotein)이다.

⑤ ㉢은 막관통 단백질이다.

026

막단백질 – FRET

세포막 수용체 단백질 X를 이용하여 다음과 같은 실험을 수행하였다.

〈실험 방법〉

(가) – X의 N–말단에 GFP가 융합된 단백질(GFP–X)을 발현하는 세포와 GFP–X가 막에 삽입된 리포좀을 만듦

– 특정 위치에 광표백을 실시한 후, 형광이 회복되는 정도를 알아보기 위해 FRAP 실험 수행

(나) – 청록 형광 단백질(CFP) 또는 황색 형광 단백질(YFP)이 융합된 X(CFP–X 및 YFP–X)를 동시에 발현하는 세포와 리포좀을 만듦

– 청록 형광의 흥분파장에 해당되는 빛을 조사한 후, 청록 형광에서 황색 형광으로의 FRET 현상을 관찰

(※ 단, 융합 단백질은 X 단백질과 동일한 활성을 가지며, 세포막과 리포좀 상에서 단백질들은 단위 면적 당 동일한 수로 존재하고 있음)

〈실험 결과〉

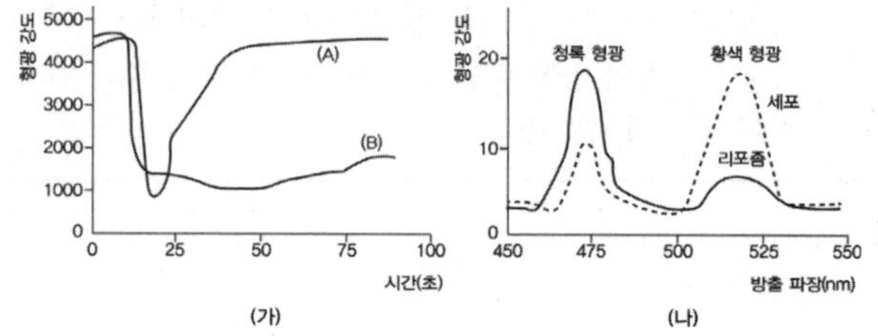

다음 〈보기〉 중 옳은 설명이나 추론을 모두 고르면?

[보기]

ㄱ. 실험(가)에서 (A)는 세포, (B)는 리포좀의 형광을 나타낸다.

ㄴ. 인지질 머리에 형광을 붙여 (가) 실험을 수행할 경우 (A)는 세포, (B)는 리포좀을 나타낸다.

ㄷ. X는 세포막의 특정 위치에 밀집되어 있을 것이다.

ㄹ. 세포막에서 콜레스테롤 등을 제거하면, 단백질 X의 수용체 기능은 감소할 것이다.

① ㄱ, ㄴ　② ㄱ, ㄹ　③ ㄴ, ㄷ

④ ㄱ, ㄷ, ㄹ　⑤ ㄷ, ㄹ

027

생체막 수송

그림 (가)는 인공 지질 이중층을, 그림 (나)는 세포막을 나타낸 모식도이고, 그래프는 인공 지질 이중층과 세포막에 대한 물질 투과도를 나타낸 것이다.

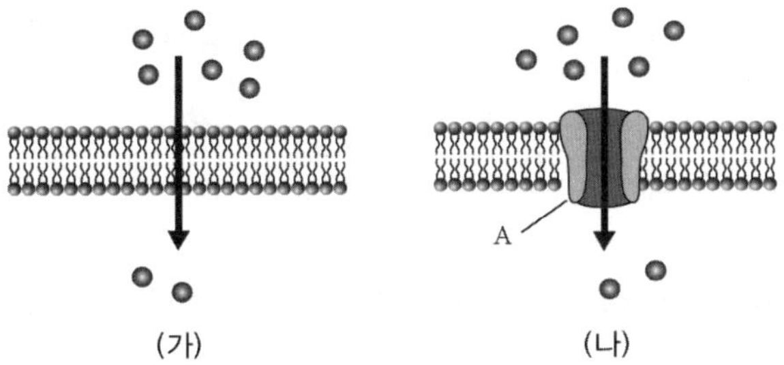

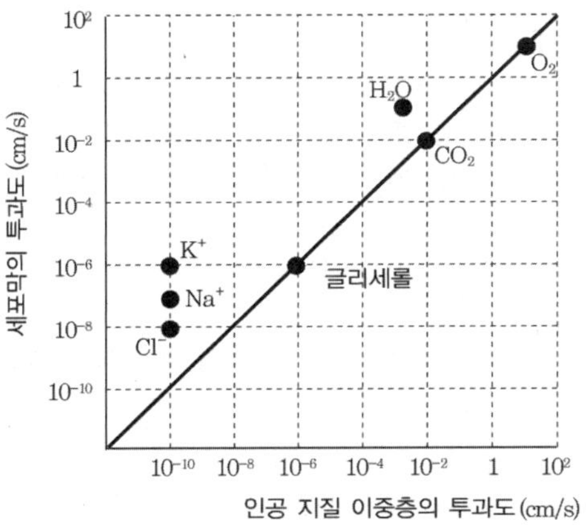

이에 대한 설명으로 옳은 것을 〈보기〉에서 모두 고르시오.

[보기]

ㄱ. 폐포에서의 기체 교환은 지질 이중층을 통한 확산으로 일어난다.
ㄴ. K^+, Na^+, Cl^-이 (가)의 막을 투과하는 속도는 같다.
ㄷ. (나)에서 A는 물의 투과를 촉진하는 작용을 한다.
ㄹ. 이온들이 (나)의 방식으로 이동할 경우 (가)와 달리 에너지가 필요하다.
ㅁ. 글리세롤은 인지질을 통한 확산 속도와 막단백질을 통한 확산 속도가 동일하다.

① ㄱ ② ㄱ, ㄴ ③ ㄱ, ㄴ, ㄷ
④ ㄴ, ㄷ ⑤ ㄴ, ㄷ, ㄹ

028

생체막 수송

다음 그림 (가)는 세포막을 통한 물질의 이동 방법을 나타낸 것이고 그래프 (나)는 지질 용해도가 낮은 물질이 막을 통해 확산될 때 속도를 비교한 것이다.

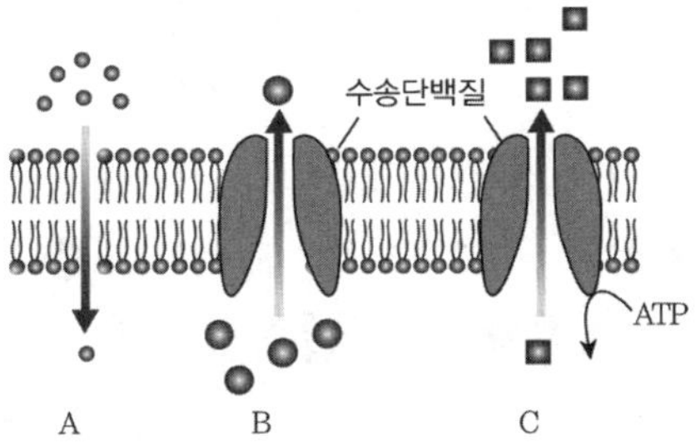

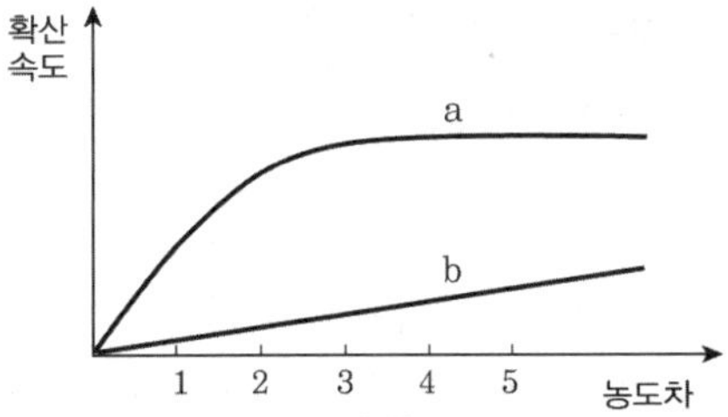

위 자료에 대한 해석으로 타당한 것을 〈보기〉에서 모두 고르시오.

[보기]

ㄱ. (나)의 b는 (가)의 A방식에 해당하며 지용성 물질일 경우 속도가 더 빨라진다.
ㄴ. 수용성 단백질과 같은 물질들은 (가)의 B와 같은 방식으로 이동한다.
ㄷ. 수송 단백질이 관여하는 확산의 경우 저농도에서 고농도로 물질 이동이 가능하다.
ㄹ. (가)의 B상태에서 ATP를 첨가하면 C처럼 바뀔 것이다.
ㅁ. (나)에서 농도차 3 이상부터는 모든 수송 단백질이 포화되어 확산이 더 이상 일어나지 않는다.
ㅂ. 미토콘드리아에서 O_2와 CO_2가 출입하는 원리는 A방식이다.
ㅅ. (나)에서 b의 기울기는 온도에 관계없이 일정하다.

① ㄱ ② ㅁ ③ ㅁ, ㅂ
④ ㄱ, ㅁ, ㅂ ⑤ ㄱ, ㅂ

029

촉진확산 & 능동수송

그림은 운반체 단백질에 의한 물질의 수송을 나타낸 것이다.

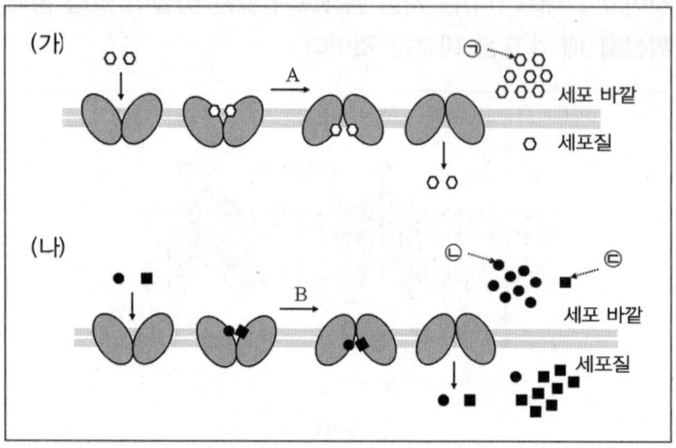

이에 대한 설명으로 옳지 않은 것은?

① (가)에서 ㉠이 결합하지 않으면 입체구조 변화 A가 일어나지 않는다.
② 세포 바깥보다 세포질의 ㉠ 농도가 높을 경우에는 ㉠은 세포질에서 세포 바깥으로 수송될 수 있다.
③ (나)에서 ㉡이 결합하지 않으면 ㉢의 수송이 일어나지 않는다.
④ (나)는 2차 능동수송에 해당한다.
⑤ 입체구조 변화 B에 ATP 가수분해 에너지가 소비된다.

030

촉진확산 & 능동수송

다음은 세포막을 통한 여러 가지 물질 수송 과정을 나타낸 모식도이다.

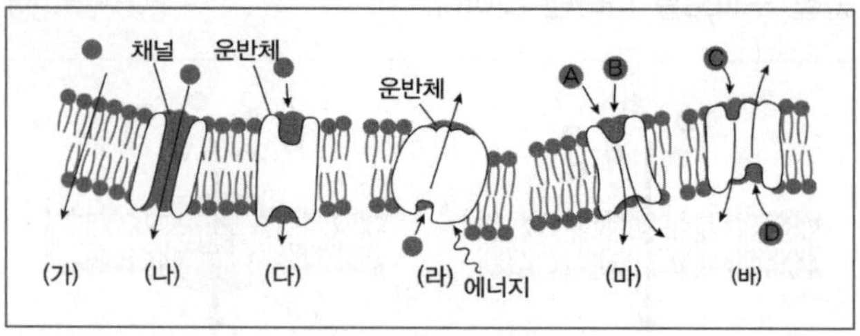

다음 〈보기〉 중 위 모식도에 대한 옳은 설명이나 추론을 모두 고르시오.

[보기]

ㄱ. 수송 물질의 농도가 높아지면, 위의 메커니즘들에 의한 물질 이동 속도는 모두 포화될 수 있다. 물 분자는 (가)와 (나) 과정을 통해 세포막을 통과한다.
ㄴ. (라) 과정의 에너지는 ATP 가수분해를 통해서만 공급될 수 있다.
ㄷ. (마) 과정에서 A, B 물질은 모두 농도 구배에 역행하여 이동할 것이다.
ㄹ. 수송 물질의 농도가 높아지면, 위의 메커니즘들에 의한 물질 이동 속도는 모두 포화될 수 있다.

① ㄱ ② ㄱ, ㄴ ③ ㄱ, ㄴ, ㄷ
④ ㄴ, ㄷ ⑤ ㄴ, ㄷ, ㄹ

031

물질수송

아래 그래프들은 물질이 세포막을 따라 이동하는 양상을 나타낸 것이다.

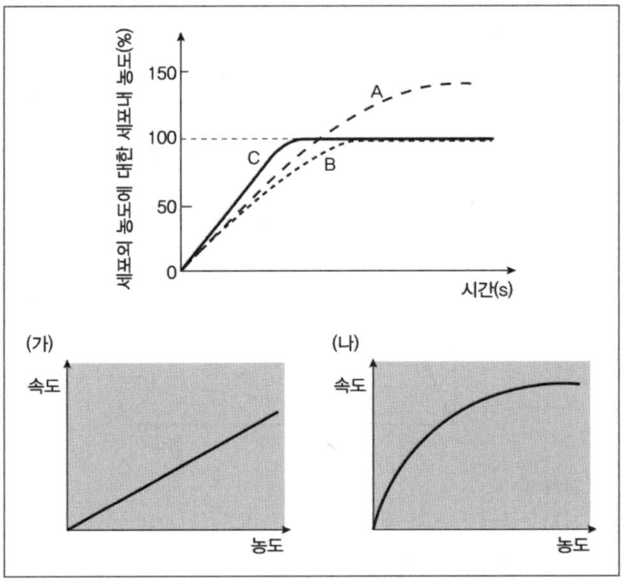

다음 〈보기〉 중 위 그래프들에 대한 옳은 설명이나 추론을 모두 고른 것은?

[보기]

ㄱ. 세포 호흡 저해제를 투여하면, A의 물질 이동은 C와 같이 바뀔 것이다.
ㄴ. A의 세포막을 통한 물질의 이동은 (나)와 같은 그래프를 보일 것이다.
ㄷ. 물분자가 B와 같이 이동할 때 (가)와 같은 결과를 보인다면, C와 같이 이동할 때 (나)와 같은 결과를 보일 것이다.
ㄹ. B, C가 (나)의 방식으로 막을 통과한다면, B가 C보다 분자량이 큰 물질일 것이다.

① ㄱ, ㄷ　② ㄴ, ㄷ　③ ㄷ
④ ㄷ, ㄹ　⑤ ㄱ, ㄷ, ㄹ

032

능동수송

세포에서 막을 통한 물질의 이동에는 물질의 농도기울기에 따라 이동하는 수동수송과, 농도기울기에 역행해서 이동하는 능동수송이 있다. 다음 그림은 세포에서 일어나는 능동수송을 나타낸 것이다.

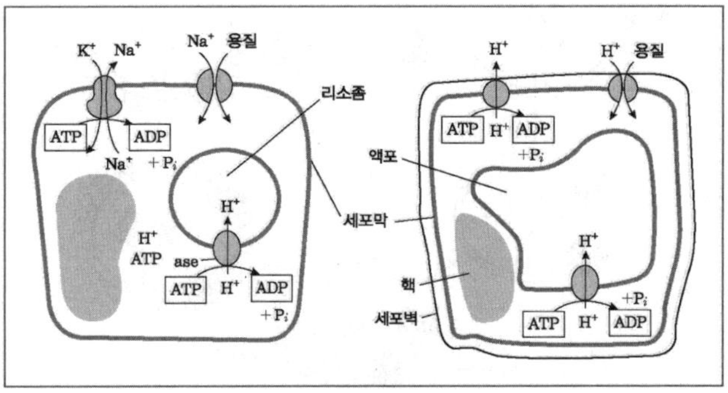

위 자료에 대한 설명이나 추론으로 옳은 것만을 〈보기〉에서 있는 대로 고른 것은?

[보기]

ㄱ. 리소좀이나 액포에서 작용하는 효소는 세포질 효소보다 pH가 낮은 환경에서 활성이 높을 것이다.
ㄴ. 동물세포 세포질의 pH가 높아질수록 세포질의 ADP 농도도 높아질 것이다.
ㄷ. 리소좀과 액포의 수소이온 수송체 단백질은 소포체에서 합성되기 시작할 것이다.

① ㄱ　② ㄴ　③ ㄷ
④ ㄱ, ㄴ　⑤ ㄴ, ㄷ

033

세포내섭취

그림은 세포가 트랜스페린을 통해 철 이온을 흡수하는 과정을 나타낸 것이다.

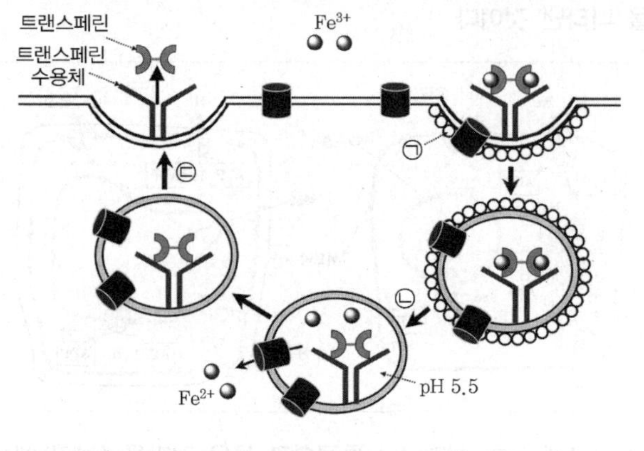

이에 대한 설명으로 옳지 <u>않은</u> 것은?

① ㉠은 클라트린 단백질이다.
② ㉡에서 H^+–ATPase에 의해 엔도좀 내강의 pH가 감소한다.
③ ㉢에서 엔도좀과 원형질막 사이에서 융합이 일어난다.
④ 트랜스페린과 철 이온 사이의 결합력은 pH 7에서보다 pH 5에서 더 강하다.
⑤ pH 7에서 철 이온은 트랜스페린과 트랜스페린 수용체 사이의 결합을 유도한다.

034

세포내섭취

다음은 단백질이 세포내로 유입되는 과정에 대해 알아본 실험이다.

〈실험 Ⅰ〉

(가) 동물세포 A의 배양 배지에 EGF 또는 HRP를 여러 농도로 첨가한다.
(나) 1시간 후에 세포내로 유입된 단백질의 양을 측정한다.

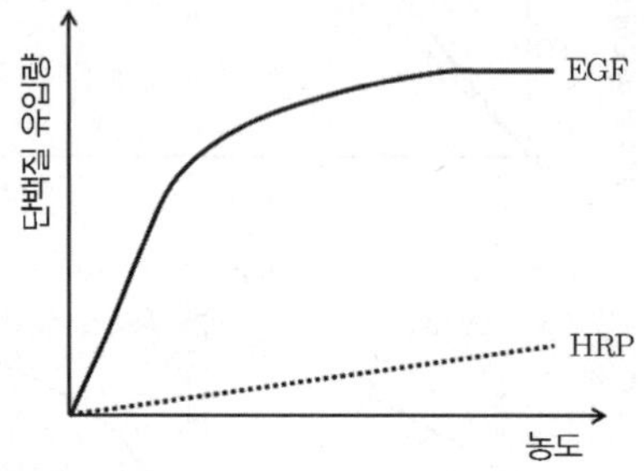

〈실험 Ⅱ〉

(가) 동물세포 A의 배양 배지 10 mL에 1 ug의 EGF를 처리하거나 처리하지 않는다.
(나) 10 mg의 HRP를 첨가한다.
(다) 세포내로 유입된 HRP의 양을 시간에 따라 측정한다.

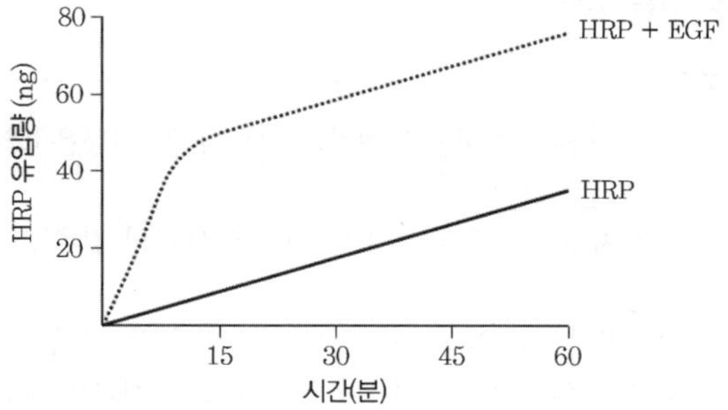

이에 대한 설명으로 옳지 <u>않은</u> 것은?

① A의 원형질막에는 HRP에 대한 수용체가 존재한다.
② 실험 Ⅰ에서 세포 내로 유입된 HRP와 EGF는 소낭에서 발견된다.
③ 실험 Ⅰ에서 세포호흡저해제인 DNP를 처리하면 HRP의 유입량이 감소한다.
④ 실험 Ⅱ에서 A에 EGF를 처리하면 음세포작용이 촉진된다.
⑤ 실험 Ⅱ에서 EGF에 의한 HRP 유입의 촉진 효과가 15분 이후에는 사라진다.

035

복합효소

그림은 주효소(apoenzyme)와 전효소(holoenzyme)및 효소-기질 복합체 형성 과정을 나타낸 것이다.

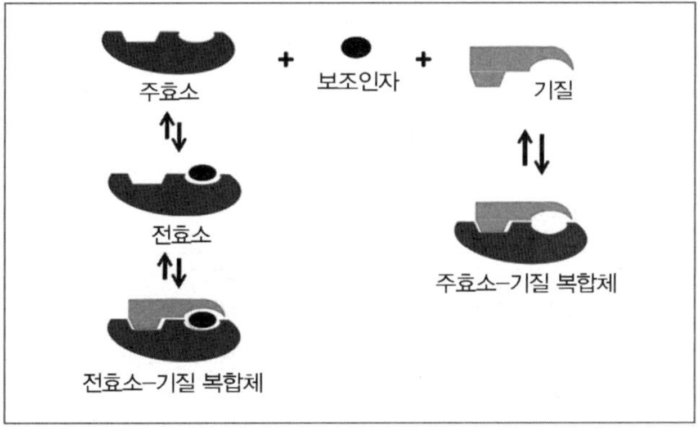

이에 대한 설명으로 옳은 것만을 〈보기〉에서 있는 대로 고른 것은?

[보 기]

ㄱ. 보조인자(cofactor)는 단백질이다.
ㄴ. 전효소보다 주효소의 활성이 더 높다.
ㄷ. 효소와 보조인자는 반응 후에 재사용된다.

① ㄱ ② ㄴ ③ ㄷ
④ ㄱ, ㄴ ⑤ ㄴ, ㄷ

036

동위효소

그림은 사람에서 포도당 인산화 반응을 촉매하는 포도당인산화효소(glucokinase)와 육탄당인산화효소(hexokinase)의 반응속도 곡선이다.

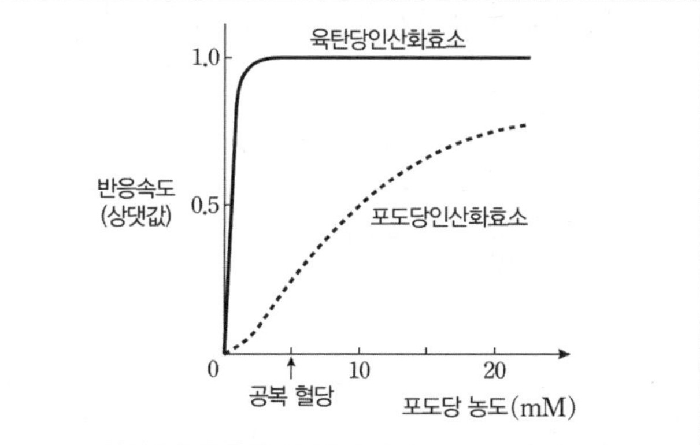

이에 대한 설명으로 옳지 않은 것은?

① 두 효소는 모두 포도당-1-인산 생성을 촉매한다.
② 두 효소는 동종효소(isozyme)이다.
③ 육탄당인산화효소는 전달효소(transferase)이다.
④ 포도당인산화효소 활성은 혈당 농도에 따라 조절된다.
⑤ 포도당 친화도는 포도당인산화효소가 육탄당인산화효소보다 낮다.

037

효소반응속도론

표는 어떤 효소 E의 K_M과 V_{max}를 구하기 위하여 기질 S의 농도를 높이면서 반응 속도를 측정한 실험결과를 나타낸 것이다. 실험에 사용한 효소 E의 농도는 1 uM이다.

기질 농도 [S] (M)	반응 속도 V_0 (uM/분)
2.5×10^{-6}	28
4×10^{-6}	40
1×10^{-5}	70
2×10^{-5}	95
4×10^{-5}	112
1×10^{-4}	128
2×10^{-3}	139
1×10^{-2}	140
10	140

이에 대한 설명으로 옳은 것만을 〈보기〉에서 있는 대로 고른 것은?

[보기]
ㄱ. K_M 값은 0.01 mM이다.
ㄴ. 효소 E 한 분자는 1초에 140개의 생성물을 만든다.
ㄷ. 효소 E의 농도가 10 uM인 조건에서 동일한 실험을 할 경우 K_M 값이 감소한다.

① ㄱ ② ㄴ ③ ㄷ
④ ㄱ, ㄴ ⑤ ㄴ, ㄷ

038

동위효소

다음은 lactate dehydrogenase 효소의 활성을 측정한 실험 과정이다.

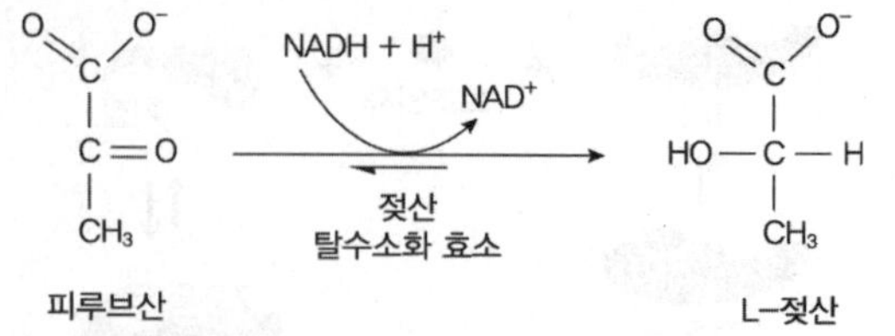

(1) 튜브에 다음과 같은 조성으로 섞어준다.

	대조군	실험군
50mM KH_2PO_4/K_2HPO_4 pH 7.4 완충 용액	940μl	840μl
6.4mM NADH	30μl	30μl
1.0M 피루브산	30μl	30μl
세포 파쇄액	0μl	100μl

(2) 37℃, 1min 동안 반응을 진행한다.
(3) 분광 광도계(spectrophotometer)로 340nm의 흡광을 측정한다.(단, 340nm에서 NADH는 흡광을 하며, NAD^+는 하지 않는다.)

다음 〈보기〉 중 위 실험 과정에 대한 옳은 설명이나 추론을 모두 고른 것은?

[보기]
ㄱ. 세포 파쇄액 속에 효소가 있으면, 실험군은 대조군에 비해 흡광도가 감소할 것이다.
ㄴ. 피루브산, 젖산은 340nm에서 흡광을 할 수 있을 것이다.
ㄷ. 1min 동안 1.0M 피루브산은 모두 젖산으로 전환된다.

① ㄱ ② ㄴ ③ ㄷ
④ ㄱ, ㄴ ⑤ ㄴ, ㄷ

039

아스피린의 cox억제

국부 조절자인 프로스타글란딘 계열 물질들은 세포 내의 COX(cyclooxygenase) 효소에 의해 합성된다. 혈관 내피세포는 국부 조절자의 분비를 통해 혈전 생성 억제와 혈관 팽창 효과를 유발하는 반면 혈소판은 혈전 생성 유도와 혈관 수축 효과를 유발할 수 있다. 아스피린은 COX의 기능을 왼쪽 모식도와 같이 저해할 수 있는 것으로 알려져 있다. 오른쪽 그래프는 각 세포에 아스피린을 처리한 후 COX의 활성을 측정한 결과이다.

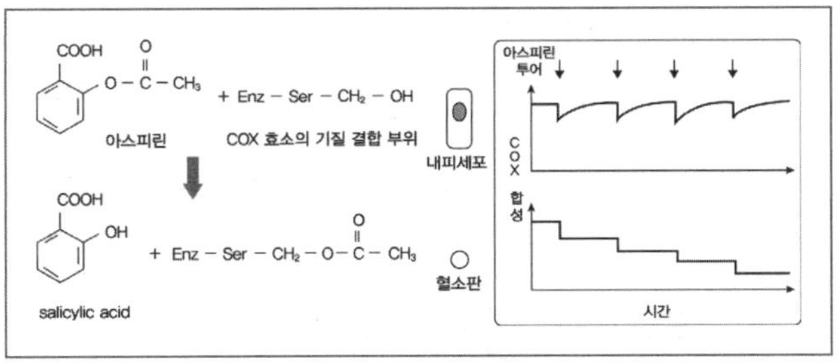

아스피린의 작용 기작에 대한 옳은 설명 또는 추론으로 옳은 것만을 〈보기〉에서 있는 대로 고른 것은?

[보 기]

ㄱ. 아스피린은 COX 효소의 기질 결합 부위에 경쟁적으로 결합할 수 있는 가역적 억제제일 것이다.
ㄴ. COX 효소는 혈관 내피세포에서만 합성될 것이다.
ㄷ. 출혈 시 혈액 응고가 잘 일어나지 않는 사람들은 아스피린 섭취를 자제해야 한다.
ㄹ. 정상적인 사람의 혈관에 상처가 생겼을 경우, 혈관 내피세포는 오직 상처 부위에서만 혈전이 생성되도록 국한할 것이다.

① ㄱ, ㄴ ② ㄱ, ㄷ ③ ㄱ, ㄹ
④ ㄴ, ㄷ ⑤ ㄷ, ㄹ

040

효소활성

어떤 연구자가 질병을 유발하는 새로운 병원균을 발견하였는데, 그 병원균에 대한 치료제를 개발하기 위하여 병원균 생장에 필수적인 어떤 효소 A의 특성을 연구하였다. 다음 그림은 효소 A의 기본적인 특성을 조사하여 그래프로 나타낸 것이다.

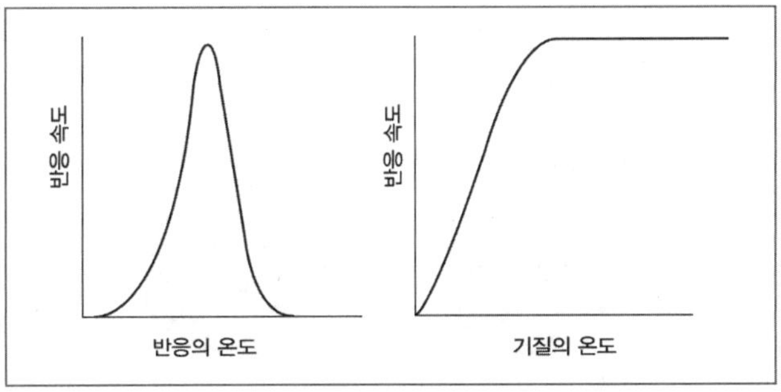

이에 대한 설명이나 추론으로 옳은 것만을 〈보기〉에서 있는 대로 고른 것은?

[보 기]

ㄱ. 이 효소의 활성자리에 비가역적으로 결합하는 억제자를 첨가할 경우, 주변의 기질농도를 충분히 증가시켜주면 병원균의 증식은 정상적으로 유지될 수 있을 것이다.
ㄴ. 병원균 감염 시 몸에서 나는 열(fever)은 이 병원균의 증식을 막을 수 있는 방어기작이 될 것이다.
ㄷ. 효소 A의 기질을 분해하는 다른 효소 B를 처리하면 이 병원균의 생장속도는 낮아질 것이다.
ㄹ. 이 효소는 고농도의 요소(urea) 처리에 의하여 활성을 잃어버릴 가능성이 크다.

① ㄱ, ㄴ ② ㄱ, ㄷ ③ ㄴ, ㄹ
④ ㄷ, ㄹ ⑤ ㄴ, ㄷ, ㄹ

041

억제제

그림은 억제자에 의한 효소 활성 저해 작용을 나타낸 것이다. 억제자 A와 억제자 B는 각각 경쟁적 억제자와 비경쟁적 억제자 중 하나이다.

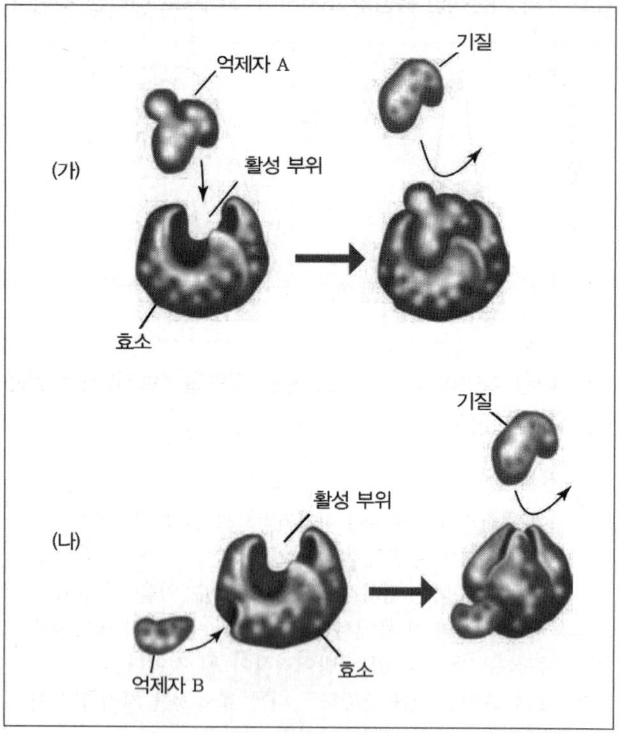

이에 대한 설명으로 옳은 것만을 〈보기〉에서 있는 대로 고른 것은?

[보 기]

ㄱ. (가)는 알로스테리 조절(allosteric regulation)의 예이다.
ㄴ. 억제자 A는 효소와 공유결합을 한다.
ㄷ. 억제자 B는 가역적 억제자이다.

① ㄱ ② ㄴ ③ ㄷ
④ ㄱ, ㄴ ⑤ ㄴ, ㄷ

042

억제제

다음은 두 종류의 저해제 A, B가 각각 들어있는 조건에서 특정 효소 X의 기질 농도와 반응속도의 관계를 조사한 결과를 나타낸 것이다.

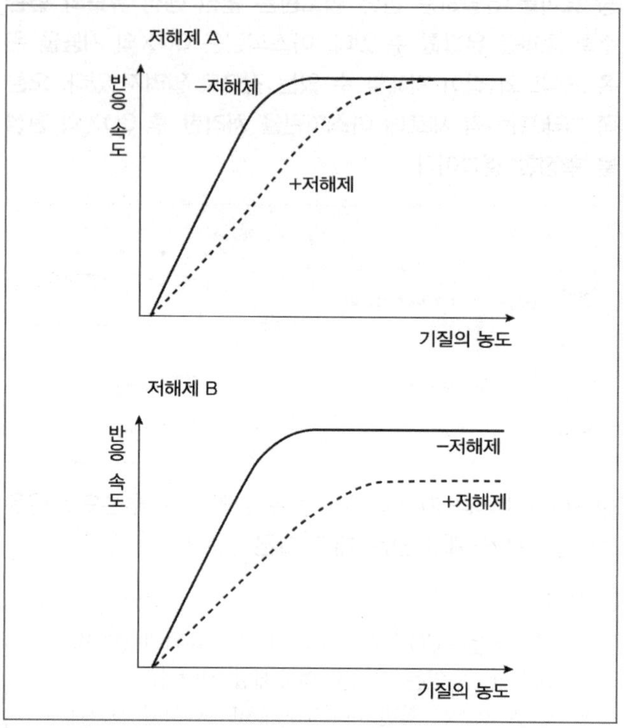

이에 대한 설명이나 추론으로 옳은 것만을 〈보기〉에서 있는 대로 고른 것은?

[보 기]

ㄱ. A는 효소 X의 기질의 3차 구조와 유사한 구조를 가질 것이다.
ㄴ. A는 효소 X의 활성자리를 변화 시키는데 반해, B는 활성자리를 변화 시키지 못한다.
ㄷ. B는 효소-기질 복합체의 상태에 있는 효소 X에 억제작용을 해 생성 물 형성을 낮게 할 수 있다.
ㄹ. B는 효소 X의 기질 친화도를 변화시키지 못한다.

① ㄱ, ㄴ ② ㄱ, ㄷ ③ ㄴ, ㄷ
④ ㄴ, ㄹ ⑤ ㄱ, ㄷ, ㄹ

043

알로스테릭

심장의 시트르산 생성효소의 활성은 (가)와 같이 아세틸 CoA 농도에 의존하는 곡선을 나타낸다. (나)는 특정물질 X를 첨가했을 때의 시트르산 생성효소의 활성을 나타낸다. (단, 물질 X는 시트르산 생성효소의 활성자리에 결합하지 않는다.)

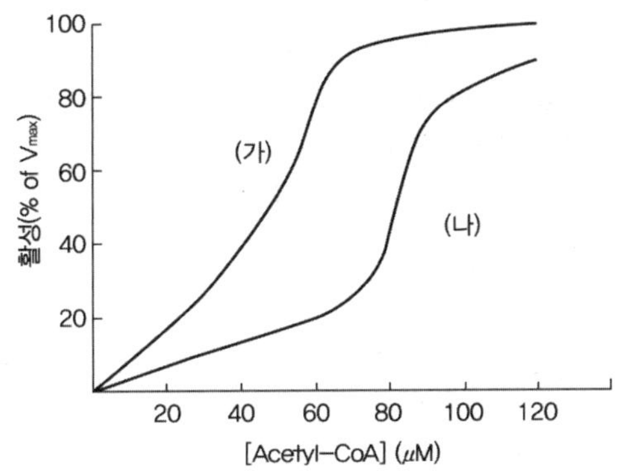

이에 대한 추론 또는 해석으로 옳은 것만을 〈보기〉에서 있는 대로 고른 것은?

[보 기]

ㄱ. 물질 X가 첨가된 상태에서는 아세틸 CoA를 충분히 제공해도 효소의 최대속도에 이를 수 없을 것이다.
ㄴ. 지방산의 분해가 활성화되면 시트르산 생성효소의 활성이 감소할 것이다.
ㄷ. 시트르산 회로의 중간산물인 숙시닐 CoA를 첨가했을 때 그래프의 모양은 (가)에서 (나)로 바뀔 것이다.
ㄹ. 시트르산 생성효소는 여러 개의 소단위로 구성되어 있을 것이다.

① ㄱ, ㄴ ② ㄱ, ㄷ, ㄹ ③ ㄱ, ㄹ
④ ㄴ, ㄷ ⑤ ㄷ, ㄹ

044

알로스테릭

다음은 PFK-1의 활성 조절에 대해 알아본 자료이다.

- PFK−1은 해당작용의 3 번째 반응을 촉진한다.

과당−6−인산 ATP $\xrightarrow{\text{PFK-1}}$ 과당−1,6−이인산 + ADP + P_i

- 과당−6−인산 농도에 따른 PFK−1의 활성

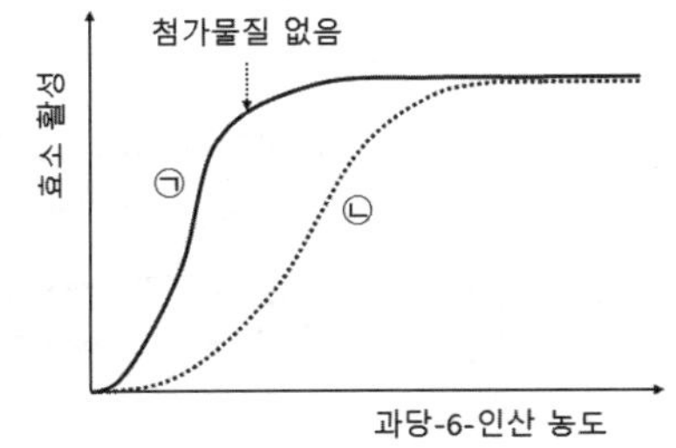

- ATP 농도에 따른 PFK−1의 활성

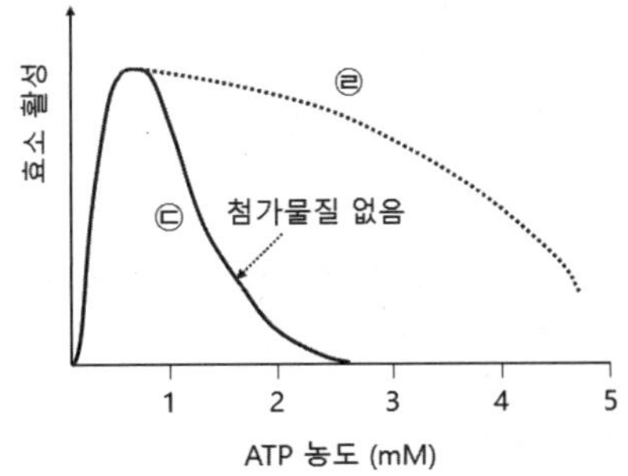

이에 대한 설명으로 옳지 않은 것은?

① PFK−1은 두 개 이상의 소단위체로 구성되어 있다.
② ㉠에 1 mM의 ATP를 첨가하면 ㉡과 같이 나타난다.
③ PFK−1에는 ATP 결합부위가 2개 이상 존재한다.
④ ㉢에 1 mM의 시트르산을 첨가하면 ㉣과 같이 나타난다.
⑤ 간세포에 인슐린을 처리하면 PFK−1의 활성이 촉진된다.

045

현미경을 통한 관찰

다음 그림 (가)는 200배 배율에서 접안 마이크로미터와 대물 마이크로미터를 현미경에 장치하였을 때 현미경 시야를 나타낸 것이다. 이후, B 마이크로미터 대신 프레파라트를 올려놓고 양파세포인 ㉠의 길이를 측정한 결과 30㎛였다. 한편, 그림 (나)는 현미경의 배율을 변경한 뒤, ㉠ 세포를 관찰한 결과를 나타낸 것이다.

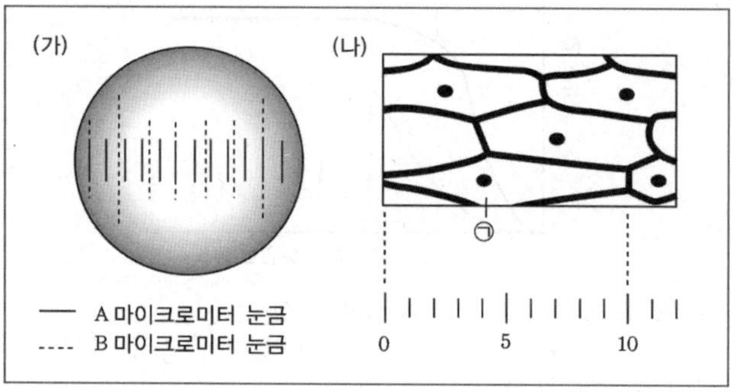

위 실험에 대한 설명으로 옳은 것을 〈보기〉에서 모두 고르시오.

[보 기]

ㄱ. (가)는 A 마이크로미터를 통해 B 마이크로미터의 눈금 길이를 알아내는 과정이다.
ㄴ. 현미경 시야에서 A 마이크로미터의 상은 배율과 무관하게 일정하다.
ㄷ. 100배 배율로 낮추면 관찰되는 세포의 수가 두 배 증가한다.
ㄹ. 200배에서 측정한 ㉠ 세포는 접안 마이크로미터 눈금 5칸을 차지한다.
ㅁ. 그림 (나)에서 현미경의 배율은 400배이다.
ㅂ. 메틸렌블루를 사용하면 그림 (나)의 핵을 더 잘 관찰할 수 있다.
ㅅ. 알코올을 처리하면 세포의 형태를 오랫동안 유지할 수 있다.
ㅇ 이 현미경으로는 살아있는 세포를 관찰할 수 없다.

① ㄴ, ㄹ ② ㄴ, ㄹ, ㅁ ③ ㄴ, ㄹ, ㅁ, ㅅ
④ ㅁ, ㅅ ⑤ ㄴ, ㄹ, ㅅ

046

생화학적 연구방법

다음은 염화세슘(CsCl)을 이용한 평형 밀도기울기 원심분리 실험이다.

〈실험 과정〉

(가) 동물세포로부터 분리한 염색체 DNA와 미토콘드리아 DNA를 5 mL 완충용액에 녹인다.
(나) 염화세슘 5 g을 첨가하고 30℃에서 녹인다.
(다) 10 mg/mL의 EtBr 0.5 mL을 첨가하고 잘 섞는다.
(라) 원심분리 튜브에 넣고 밀봉한 후 350,000 x g에서 14시간 동안 원심분리한다.
(마) DNA 밴드를 관찰한 후, 주사기를 이용하여 DNA를 추출한다.

〈실험 결과〉

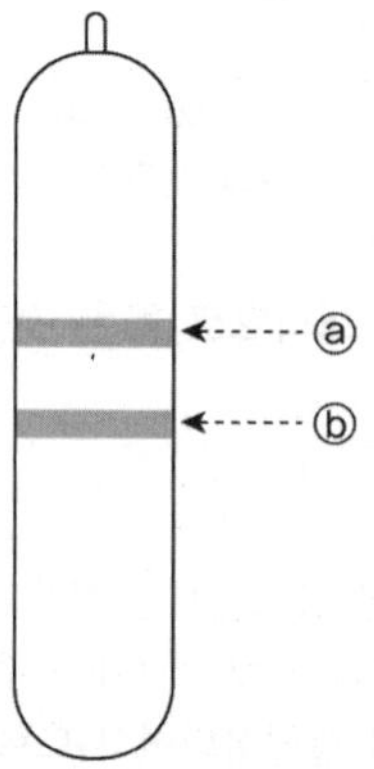

이에 대한 설명으로 옳지 <u>않은</u> 것은?

① (나)에서 염화세슘을 녹이면 밀도가 1보다 커진다.
② (다)에서 EtBr을 첨가하지 않으면 (마)에서 DNA 밴드가 관찰되지 않는다.
③ (라)에서 원심분리에 의해 밀도기울기가 형성된다.
④ (라)에서 원심분리를 40시간하면 ⓑ는 튜브의 바닥으로 침전된다.
⑤ ⓐ는 염색체 DNA이고 ⓑ는 미토콘드리아 DNA이다.

047

생화학적 연구방법

동물의 간세포(liver cell)를 균질기(homogenizer)로 분쇄한 후 원심분리를 하여 침전물 P_1을 얻었다. 상층액은 다시 더 강한 원심력으로 원심분리를 하여 다시 침전물 P_2를 얻었다. 이와 같은 방법으로 P_3와 P_4를 얻은 다음, 각각의 분획에 대하여 산소 소비량과 핵산의 함량 등을 조사하여 다음과 같은 결과를 얻었다.

	P_1	P_2	P_3	P_4
산소 소비량(%)	11	85	4	−
DNA 함량(%)	89	11	−	−
RNA 함량(%)	17	7	53	23
시토크롬 P-450(%)	−	5	95	−
과당인산키나아제(%)	−	−	1	99

위 자료로 추정한 내용으로 옳은 것만을 〈보기〉에서 있는 대로 고른 것은?

[보기]

ㄱ. 헤모글로빈의 ßs 대립유전자를 PCR로 증폭시키기 위해서는 P_1을 이용하는 것이 바람직하다.

ㄴ. 시트르산회로의 이소시트르산 탈수소효소(isocitrate dehydrogenase)를 암호화하는 유전자를 분석하기 위해서는 P_2를 사용하는 것이 바람직하다.

ㄷ. [$2H_2O_2 \rightarrow 2H_2O + O_2$]의 반응을 관찰하기 위해서는 P_1을 이용하면 된다.

ㄹ. P_4에 존재하는 단백질들은 대부분 N-말단이 메티오닌(Met)으로 시작된 것들이다.

ㅁ. 항생제 streptomycin의 작용기작을 연구하기 위해 P_4를 이용할 수 있다.

① ㄱ ② ㄱ, ㄴ ③ ㄴ, ㄷ
④ ㄹ, ㅁ ⑤ ㄷ, ㄹ, ㅁ

048

원핵의 특징

다음 표는 서로 다른 4가지 세균들의 성질을 비교한 결과이다.

구분	Salmonella	Bacilus	Mycoplasma	Sulfolobus
펩티도글리칸 존재 여부	있음	있음	없음	없음
페니실린 감수성	덜 민감	민감	내성	내성
세포막에 가지가 있는 지질 (Branched Fatty Acid)의 존재 여부	대부분 없음	대부분 없음	대부분 없음	대부분 있음
유전물질의 G+C 함량	50%	50%	30%	65%

다음 〈보기〉 중 위 표에 대한 옳은 설명이나 추론을 모두 고르시오.

[보기]

ㄱ. 그람 염색 시, Salmonella와 Bacillus는 서로 다른 색깔로 염색된다.

ㄴ. 삼투 현상에 의해 용혈되기 쉬운 세균은 Mycoplasma와 Sulfolobus이다.

ㄷ. Sulfolobus는 단백질의 번역 개시에 formyl-Met을 사용하지 않을 것이다.

ㄹ. Salmonella는 암피실린에 감수성이 있다.

① ㄱ ② ㄷ ③ ㄱ ㄷ
④ ㄱ, ㄷ, ㄹ ⑤ ㄱ, ㄹ

049

내막계체계

다음 그림은 막성 세포소기관으로 이루어진 내막계(endo membrane system)를 나타낸 것이다.

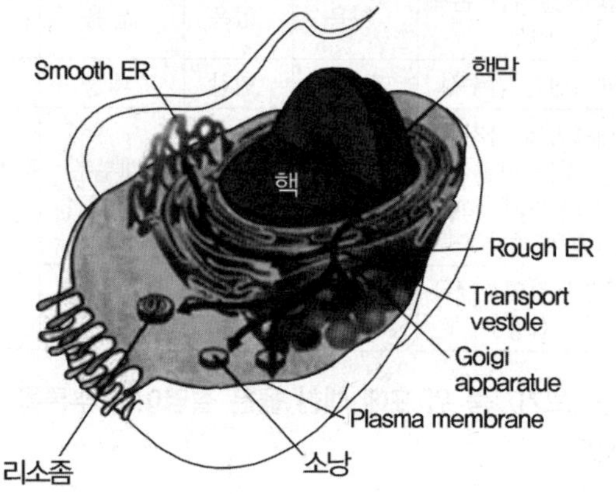

이에 관한 설명으로 옳은 것만을 <보기>에서 있는 대로 고르시오.

[보기]

ㄱ. 내막에 의해 나누어진 구획에 따라 단백질을 분류(Sorting)하는 과정은 핵 내에서 이루어진다.
ㄴ. 내막계의 막성 세포소기관들의 막성분은 모두 화학적으로 동일할 것이다.
ㄷ. 내막계를 통해 합성되는 세포막 단백질에 당성분의 첨가 및 변형과정은 소포체 내강에서 완성된다.
ㄹ. 리소좀에서 사용되는 효소와 세포 밖으로 방출되는 분비 단백질은 내막계에서 합성된다.
ㅁ. 독소에 대한 해독작용을 가진 효소는 활면소포체 내에 존재할 것이다.

① ㄹ ② ㅁ ③ ㄷ, ㄹ
④ ㄹ, ㅁ ⑤ ㄷ, ㄹ, ㅁ

050

물질대사세포소기관

다음 그림은 미토콘드리아와 엽록체의 구조이다.

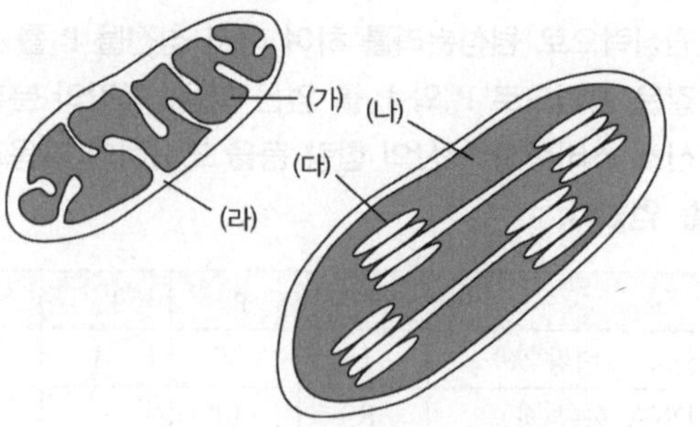

두 세포소기관에 대한 설명으로 옳지 않은 것만을 <보기>에서 있는 대로 고르시오.

[보기]

ㄱ. 지방대사는 (가)와 (나)에서 일어난다.
ㄴ. 두 소기관의 DNA는 환형 모양이며 각각 (다)와 (라)에 다수로 존재한다.
ㄷ. 대부분의 엽록체 단백질들은 (나)에서 합성된다.
ㄹ. ATP 합성과정 동안 (다)의 pH는 (라)보다 낮다.

① ㄴ ② ㄷ ③ ㄴ ㄷ
④ ㄴ, ㄷ, ㄹ ⑤ ㄱ, ㄹ

051

리소좀 vs 액포

세포에서 막을 통한 물질의 이동에는 물질의 농도기울기에 따라 이동하는 수동수송과, 농도기울기에 역행해서 이동하는 능동수송이 있다. 다음 그림은 세포에서 일어나는 능동수송을 나타낸 것이다.

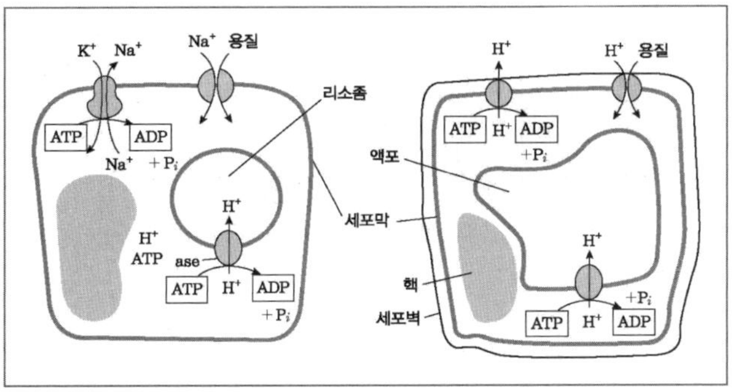

위 자료에 대한 설명이나 추론으로 옳은 것만을 〈보기〉에서 있는 대로 고르시오.

[보기]

ㄱ. 리소좀이나 액포에서 작용하는 효소는 세포질 효소보다 pH가 낮은 환경에서 활성이 높을 것이다.
ㄴ. 동물세포 세포질의 pH가 높아질수록 세포질의 ADP 농도도 높아질 것이다.
ㄷ. 리소좀과 액포의 수소이온 수송체 단백질은 소포체에서 합성되기 시작할 것이다.
ㄹ. 능동수송을 담당하는 수송단백질은 항상 ATP 가수분해를 수반한다.

① ㄱ　② ㄷ　③ ㄱ ㄷ
④ ㄱ, ㄷ, ㄹ　⑤ ㄱ, ㄹ

052

골격섬유

그림은 세포 골격을 구성하는 세 가지 구조물을 나타낸 것이다.

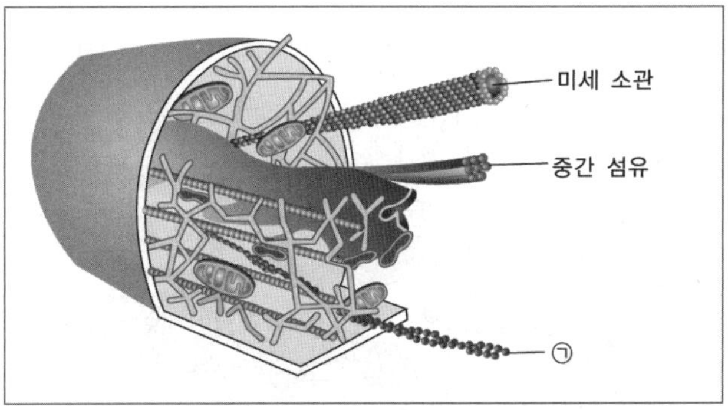

이에 대한 설명으로 옳은 것만을 〈보기〉에서 있는 대로 고른 것은?

[보기]

ㄱ. 식물세포에서 ㉠은 세포질 유동에 관여한다.
ㄴ. 미세 소관의 구성 성분은 단백질이다.
ㄷ. 중간 섬유는 결합리보솜에서 합성된다.

① ㄱ　② ㄴ　③ ㄷ
④ ㄱ, ㄴ　⑤ ㄱ, ㄷ

053

세포외기질

다음 그림은 동물 세포의 표면구조를 나타낸 그림이다.

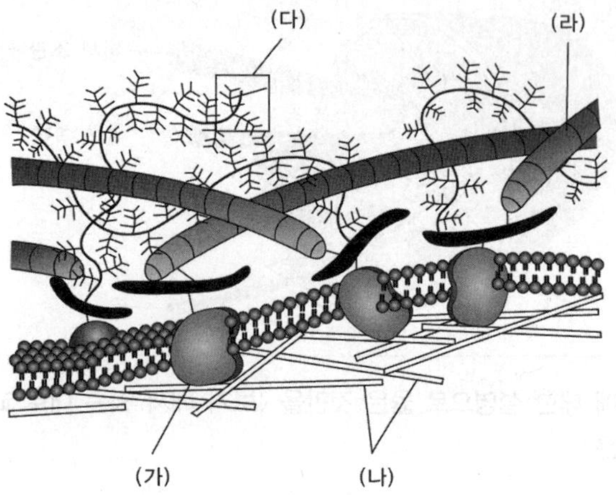

위 자료에 대한 설명이나 추론으로 옳은 것만을 〈보기〉에서 있는 대로 고르시오.

[보 기]

ㄱ. (가)는 세포 밖에서 오는 신호를 세포 내부로 전달하여 세포의 반응을 유도할 수 있다.
ㄴ. (나)는 세균에서도 발견되는 구조로서 주로 세포의 형태 변화에 관여한다.
ㄷ. (다)의 주된 구성성분은 단백질과 산성 다당류로, 동물 상피조직의 기저막에서 주로 관찰될 수 있다.
ㄹ. (라)는 섬유상 구조단백질로 결합조직의 장력에 적합한 삼중나선으로 구성된다.

① ㄱ ② ㄷ ③ ㄱ ㄷ
④ ㄱ, ㄷ, ㄹ ⑤ ㄱ, ㄹ

054

내막계체계

다음은 췌장의 베타 세포 내에서의 인슐린 생합성경로이다.

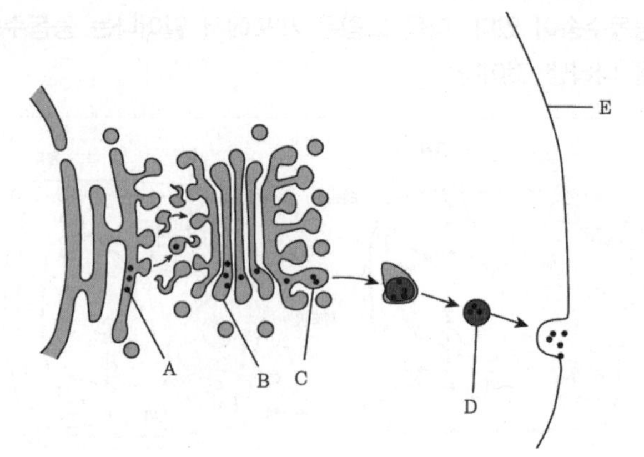

이에 대한 설명으로 옳은 것만을 〈보기〉에서 있는 대로 고르시오.

[보 기]

ㄱ. A 내부에는 인슐린 전구단백질이 존재하며 이 분자는 아직 합성이 완료되지 않은 상태이기 때문에 완성된 인슐린 분자보다 분자량이 작을 것이다.
ㄴ. B 내부에서 인슐린 분자의 변형과정에 관련된 효소가 결핍되면 인슐린의 세포외분비가 일어나지 못할 수 있다.
ㄷ. C에서 D로 연결되는 수송소낭은 미세섬유 위에서 이동한다.
ㄹ. 이 세포에서 인슐린의 분비속도는 콜라겐, 프로테오글리칸과 같은 세포외물질들의 분비속도와 같을 것이다.

① ㄴ ② ㄷ ③ ㄴ ㄷ
④ ㄴ, ㄷ, ㄹ ⑤ ㄱ, ㄹ

055

세포벽

그림은 식물 세포에서 세포벽의 층들과 중간박막층(middle lamella)을 나타낸 것이다.

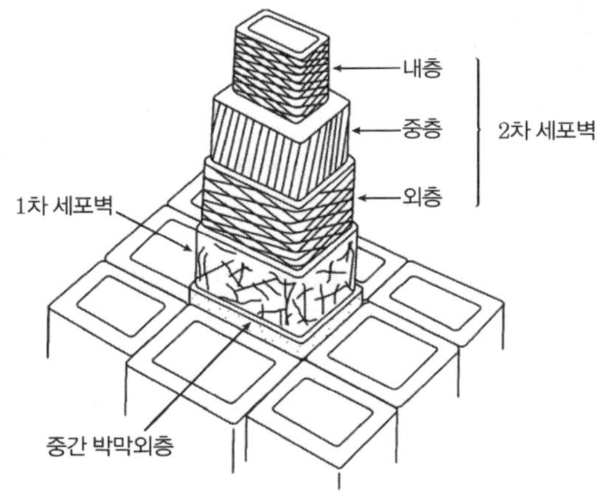

이에 대한 설명으로 옳지 <u>않은</u> 것은?

① 중간박막층의 주성분은 펙틴이다.
② 인접한 식물 세포는 중간박막층에 의해 서로 들러붙는다.
③ 셀룰로오스 마이크로피브릴은 골지에서 합성되어 세포밖으로 분비된다.
④ 1차 세포벽에는 무작위 방향으로 배열된 셀룰로오스 마이크로피브릴이 있다.
⑤ 2차 세포벽에는 셀룰로오스, 헤미셀룰로오스, 리그닌 등이 함유되어 있다.

056

편모, 섬모운동

다음은 원핵, 진핵생물의 편모 운동을 비교한 모식도이다.

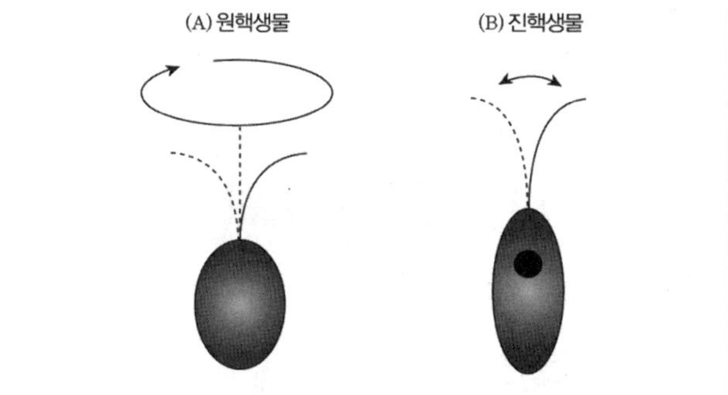

다음 〈보기〉 중 위 모식도에 대한 옳은 설명이나 추론을 모두 고르시오.

[보 기]

ㄱ. 전자 전달계 저해제 처리 시 (A), (B)의 편모 운동은 모두 감소할 것이다.
ㄴ. ATP 유사체 처리 시 (A), (B)의 편모 운동은 모두 감소할 것이다.
ㄷ. 항-키네신 항체 처리 시, (B)의 편모 운동은 감소할 것이다.
ㄹ. (A), (B)의 편모 단백질은 세포막 관통 구조를 이루고 있다.

① ㄱ ② ㄷ ③ ㄱ ㄷ
④ ㄱ, ㄷ, ㄹ ⑤ ㄱ, ㄹ

057

연접

그림은 식물에 존재하는 물질수송 통로 (A)를 나타낸 것이다.

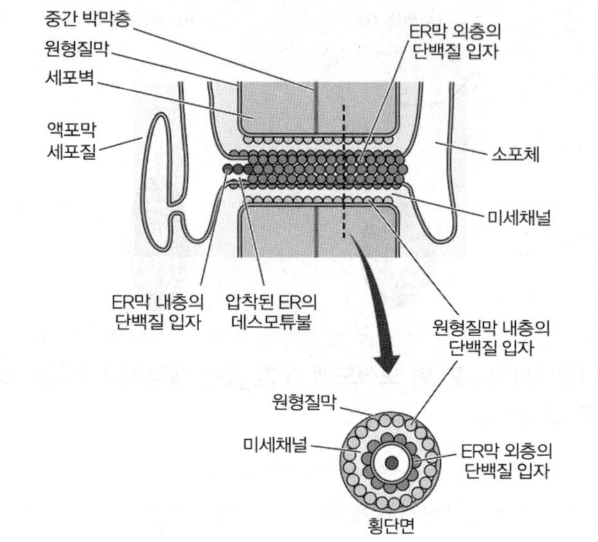

(A)를 통한 물질수송에 대한 설명으로 옳은 것만을 〈보기〉에서 있는 대로 고른 것은?

[보기]

ㄱ. 단백질의 수송이 일어난다.
ㄴ. 수동수송보다는 능동수송이 주로 일어난다.
ㄷ. 아포플라스트 경로이다.

① ㄱ　② ㄴ　③ ㄷ
④ ㄱ, ㄴ　⑤ ㄱ, ㄷ

058

연접

어떤 세포 생물학자가 두 종류의 돌연변이 E-cadherin 단백질을 발견하고 다음과 같은 실험을 수행하였다.

〈실험〉

1) E-cadherin을 발현하지 않는 세포에 아래의 네 종류 플라스미드를 트랜스펙션
   - A : E-cadherin 유전자를 포함하지 않는 플라스미드
   - B : 정상형 E-cadherin 유전자를 포함한 플라스미드
   - C : 돌연변이 E-cadherin 유전자(돌연변이1)를 포함한 플라스미드
   - D : 돌연변이 E-cadherin 유전자(돌연변이2)를 포함한 플라스미드
2) 트립신을 처리하여 세포를 분리
   - 배양액에서 시간에 따른 세포 간 응집 정도를 측정 (가)
   - E-cadherin 특이적 항체를 포함한 배양액에서 세포 간 응집 정도를 측정 (나)
   - 배양액 내에 Ca^{2+} 이온의 존재 유무에 따른 세포 간 응집 정도를 비교 (다)

〈실험 결과〉

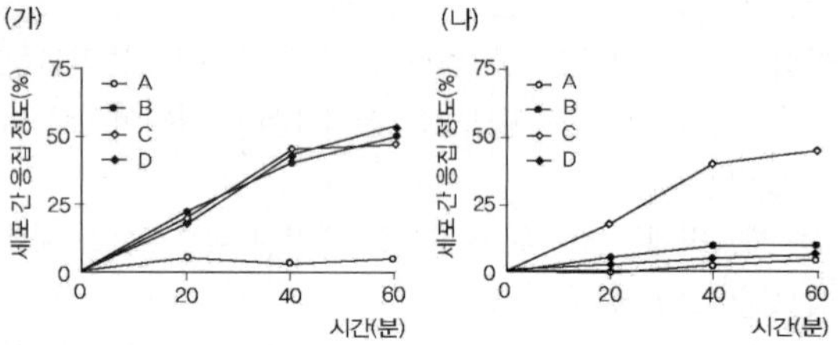

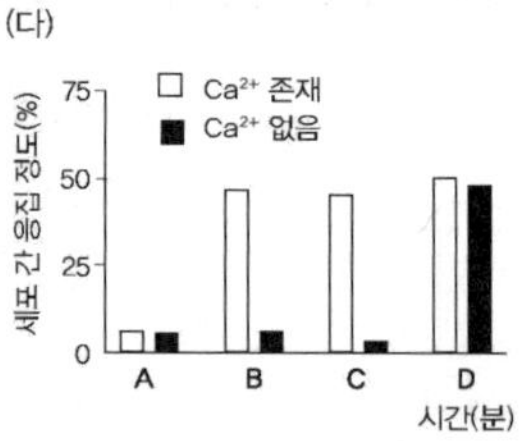

다음 〈보기〉 중 옳은 설명이나 추론을 모두 고르시오.

[보기]

ㄱ. E-cadherin은 친동종 결합(homophilic binding)의 성질을 가지고 있다.
ㄴ. 소장 상피세포에서 E-cadherin은 선단 표면(apical surface) 쪽에 위치할 것이다.
ㄷ. 돌연변이 1은 특이적 항체 인식 부위에 변이가 일어났을 것이다.
ㄹ. 돌연변이 2 단백질을 발현하는 세포는 EDTA가 포함된 배양액에서 서로 응집반응을 일으키지 않을 것이다.

① ㄱ　② ㄷ　③ ㄱ ㄷ
④ ㄱ, ㄷ, ㄹ　⑤ ㄱ, ㄹ

059

해당과정

그림은 세포에서 분리한 미토콘드리아 현탁액에 조효소와 피루브산을 넣고, 오른쪽 표와 같이 물질을 첨가하였을 때 시간에 따른 산소 소비량을 관찰한 것이다.

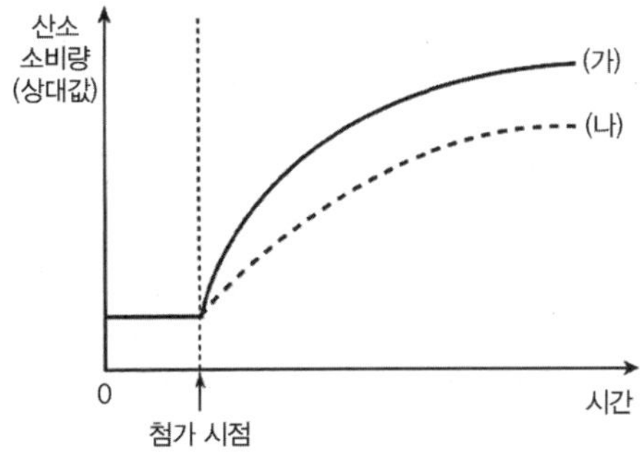

시험관	첨가물
(가)	ADP + P_i + 호흡 기질 X
(나)	ADP + P_i

이에 대한 설명으로 옳은 것을 〈보기〉에서 모두 고르시오.

[보 기]

ㄱ. 미토콘드리아 현탁액은 미토콘드리아를 세포 호흡에 필요한 효소들과 함께 넣은 용액이다.
ㄴ. (가)의 호흡 기질 X는 포도당이다.
ㄷ. (나)에서는 피루브산이 호흡 기질로 이용되었다.
ㄹ. 산소 소비량이 증가하는 것은 TCA회로와 전자전달계가 모두 진행됨을 의미한다.
ㅁ. 미토콘드리아 현탁액에 ATP를 넣을 경우 산소 소비량이 더 늘어난다.
ㅂ. ADP와 P_i가 첨가되지 않으면 미토콘드리아 반응은 일어나지 않는다.
ㅅ. (가)의 경우 미토콘드리아 기질에서 막간 공간으로 H^+의 확산이 가장 많이 일어난다.

① ㄹ ② ㅁ ③ ㄷ, ㄹ
④ ㄹ, ㅁ ⑤ ㄷ, ㄹ, ㅁ

060

TCA회로

다음 그림은 사람의 근육 세포에서 일어나는 세포호흡의 일부 과정을 나타낸 것이다.

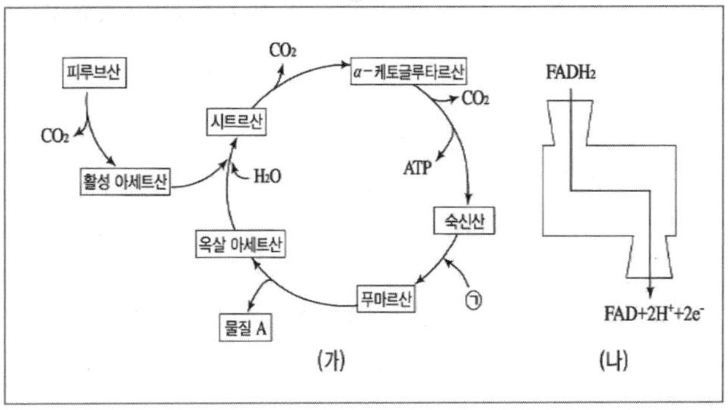

위 자료에 대한 해석으로 옳은 것을 〈보기〉에서 모두 고르시오.

[보 기]

ㄱ. 1분자의 활성 아세트산이 TCA 회로를 거치면 4분자의 NADH가 생성된다.
ㄴ. 근육의 운동량이 증가하면 피루브산 한 분자로부터 더 많은 에너지가 생성될 수 있다.
ㄷ. 시트르산은 6탄소 화합물이고 α-케토글루타르산은 5탄소 화합물이다.
ㄹ. 활성 아세트산과 옥살 아세트산이 반응할 때 조효소 A가 방출된다.
ㅁ. 만일 산소가 공급되지 않으면 NADH와 $FADH_2$가 축적된다.
ㅂ. 물질 A는 NADH이며 옥살 아세트산을 환원시킨다.
ㅅ. (나)의 반응은 (가)의 ㉠에서 일어난다.

① ㄹ ② ㅁ ③ ㄷ, ㄹ
④ ㄹ, ㅁ ⑤ ㄷ, ㄹ, ㅁ

061

전자전달계

그림은 미토콘드리아의 전자전달계 반응을 나타낸 것이고, 표는 전자전달계의 서로 다른 시토크롬 효소 (가)~(다)를 억제하는 물질 A, B, C를 처리했을 때 각 시토크롬 효소의 상태를 나타낸 것이다.

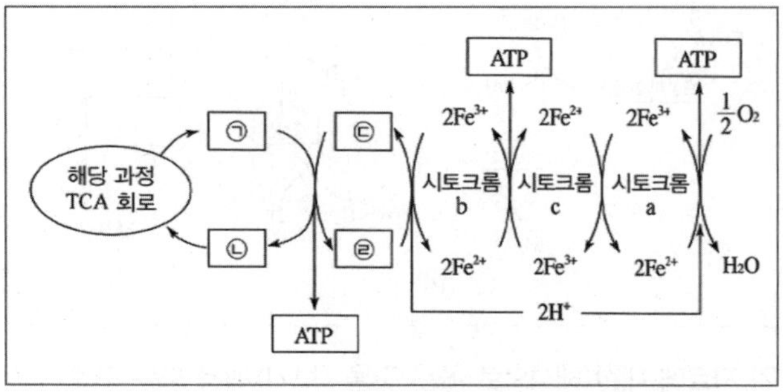

억제 물질	시토크롬 효소			
	(가)	(나)	(다)	산소
A	환원	산화	산화	산화
B	환원	환원	환원	산화
C	환원	산화	환원	산화

전자전달계의 순서로 올바른 것은 무엇인가?

① 가 – 나 – 다
② 가 – 다 – 나
③ 나 – 가 – 다
④ 나 – 다 – 가
⑤ 다 – 나 – 가

062

TCA회로

그림은 ^{14}C로 이루어진 포도당을 배양 중인 동물 세포에 공급하였을 때 시간에 따라 방사능을 띠는 물질의 탄소 수 변화를 나타낸 것이다.

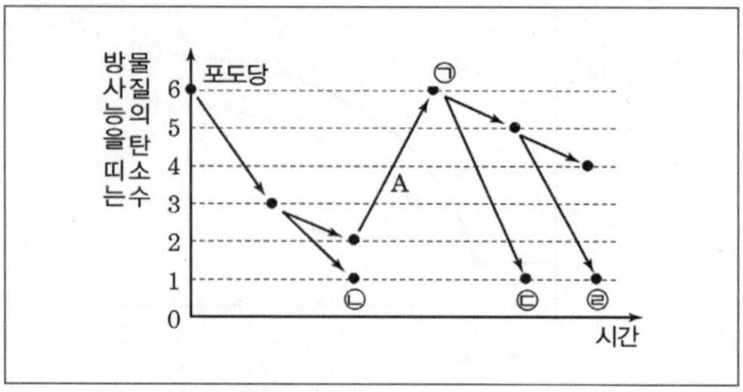

이에 대한 설명으로 옳은 것만을 〈보기〉에서 있는 대로 고른 것은?

[보 기]
ㄱ. 미토콘드리아 기질에 ㉠이 존재한다.
ㄴ. ㉡, ㉢, ㉣은 모두 탈탄산 효소의 작용으로 생성된다.
ㄷ. 1분자의 포도당이 완전히 산화되기 위해서는 A 과정이 6번 일어나야 한다.

① ㄱ　② ㄴ　③ ㄷ
④ ㄱ, ㄴ　⑤ ㄱ, ㄷ

063

전자전달계

다음은 미토콘드리아에 존재하는 전자전달사슬에 대해 알아 본 실험이다.

〈자료〉

- 안티마이신 A는 복합체 Ⅲ의 작용을, KCN은 복합체 Ⅳ의 작용을 저해한다.
- 시토크롬 ㉠~㉢은 각각 시토크롬 c, 복합체 Ⅲ 구성요소, 복합체 Ⅳ 구성요소 중의 하나이다.
- 프리즘 분광기를 이용하여 스펙트럼을 얻을 때, 샘플의 물질이 특정 파장의 빛을 흡수하면 검은 밴드가 나타난다.

〈실험 과정〉

(가) 미토콘드리아를 분리한 후 산소를 제거한다.

(나) 산소를 공급하고 안티마이신 A 또는 KCN을 처리한다.

(다) 시토크롬 ㉠~㉢을 분리한 후, 프리즘 분광기로 시토크롬에 의한 빛의 흡수를 분석한다.

〈실험 결과〉

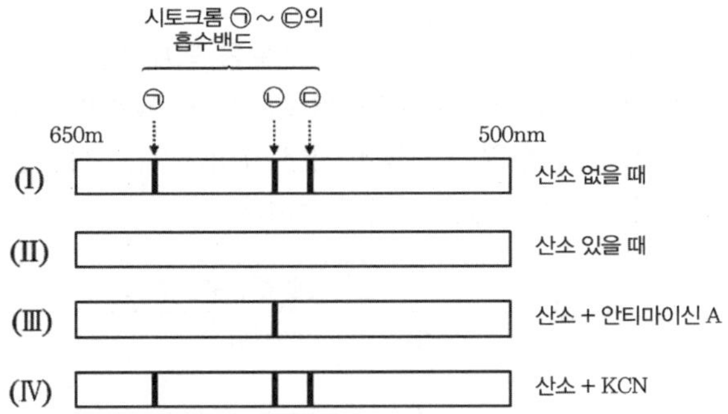

이에 대한 설명으로 옳은 것은?

① ㉠~㉢은 환원된 상태보다는 산화된 상태에서 빛을 흡수한다.

② ㉠은 복합체 Ⅲ의 구성요소이다.

③ 전자친화도는 ㉡보다 ㉢이 더 높다.

④ (나)에서 미토콘드리아에 과량의 NADH를 첨가하면 Ⅰ보다는 Ⅱ의 결과가 얻어진다.

⑤ (나)에서 미토콘드리아에 산소를 공급하면 ㉡이 가장 빠른 속도로 산화된다.

064

전자전달계

그림 (가)는 동물 세포의 미토콘드리아에서 전자전달계와 ATP 합성효소에 대한 억제제의 작용 부위를 나타낸 것이다. 로테논(rotenone)은 복합체 I, 사이안화물(CN)은 복합체 IV를 차단한다. 디니트로페놀(DNP)은 짝풀림인자이며 올리고마이신은 ATP 합성효소의 억제제이다. 그림 (나)는 이 억제제를 화살표 시점에서 동물세포에 첨가하였을 때 산소소모량의 변화를 나타낸 것이다.

(가)

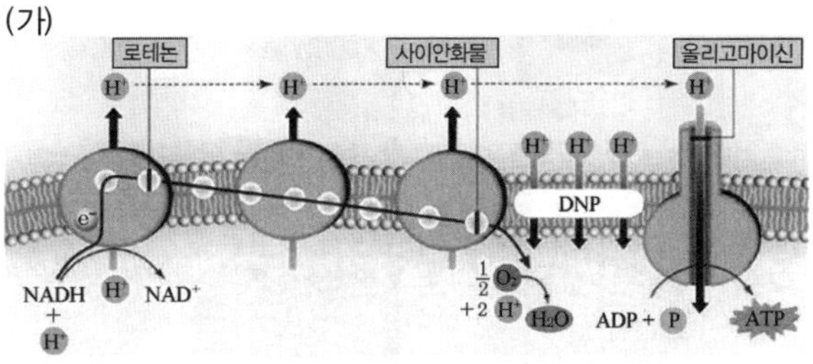

(나)

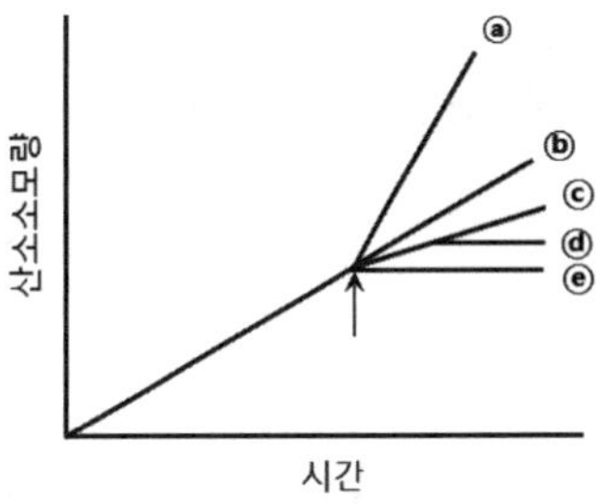

이에 대한 설명으로 옳은 것만을 〈보기〉에서 있는 대로 고른 것은?

[보 기]

ㄱ. 숙신산을 기질로 사용할 때 로테논을 처리하면 산소소모량이 (나)의 ⓒ로 바뀐다.

ㄴ. 포도당을 기질로 사용할 때 로테논을 처리하면 산소소모량이 (나)의 ⓑ로 바뀐다.

ㄷ. 말산을 기질로 사용할 때 사이안화물을 처리하면 산소소모량이 (나)의 ⓔ로 바뀐다.

ㄹ. 말산을 기질로 사용할 때 DNP를 처리하면 산소소모량이 (나)의 ⓐ로 바뀐다.

ㅁ. 포도당을 기질로 사용할 때 올리고마이신을 처리하면 산소소모량이 (나)의 ⓓ로 바뀐다.

① ㄱ, ㄴ, ㄷ　② ㄱ, ㄴ, ㄹ　③ ㄱ, ㄷ, ㅁ　④ ㄴ, ㄷ, ㄹ　⑤ ㄷ, ㄹ, ㅁ

065

발효와 무기호흡

그림은 격렬한 운동 시 골격근과 간에 걸쳐 일어나는 대사 작용을 모식적으로 나타낸 것이다.

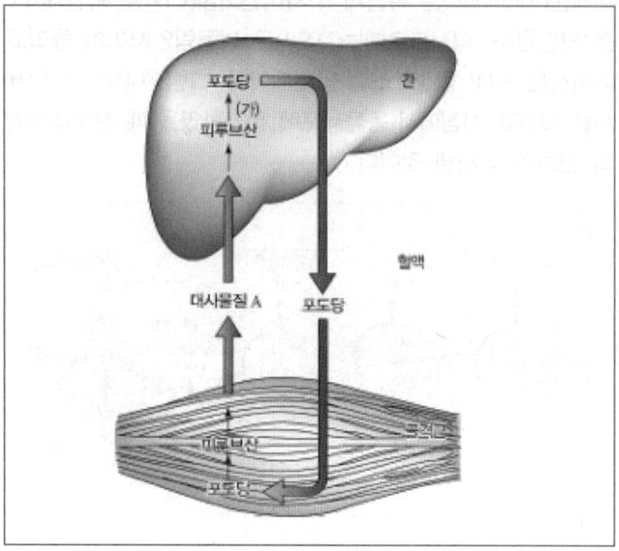

이에 대한 설명으로 옳은 것만을 〈보기〉에서 있는 대로 고른 것은?

[보기]

ㄱ. (가)과정이 일어나기 위해서는 활면소포체의 효소가 필요하다.
ㄴ. 대사물질 A로 인해 정맥혈의 pH가 높아진다.
ㄷ. [NAD+]/[NADH] 의 비율은 '근육 >간'이다.

① ㄱ ② ㄴ ③ ㄷ
④ ㄱ, ㄴ ⑤ ㄱ, ㄷ

066

유산소호흡

해당 과정과 TCA 회로를 거치면서 기질로부터 생성된 NADH나 $FADH_2$는 전자전달계에 넘겨지게 되며, 다음 그림과 같이 여러 전자전달과정을 거쳐 ATP를 생성한다.

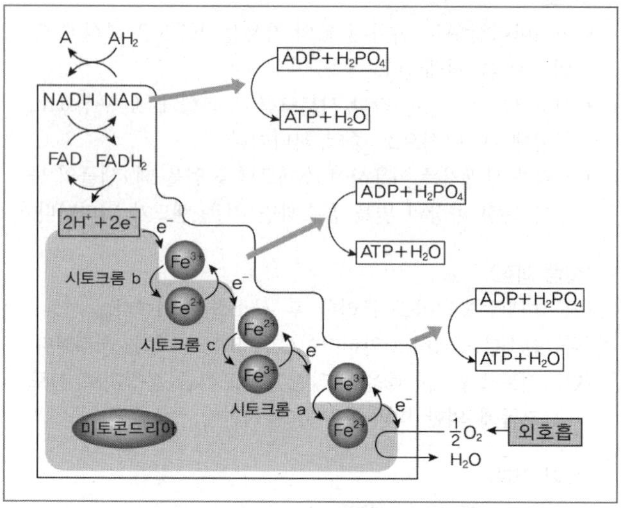

다음은 전자전달계의 특정 효소의 작용을 억제하는 세 가지 물질(A, B, C)을 각각 처리하였을 때, 전자전달계를 구성하는 효소의 산화 환원 상태를 나타낸 표이다. (단, +는 산화 상태, −는 환원 상태를 나타낸 것이다.)

효소 억제 물질	전자전달계의 구성 효소		
	(가)	(나)	(다)
A	+	+	−
B	−	−	−
C	+	−	−

이 그림으로부터 추정한 다음 추론이나 설명으로 옳은 것은?

① 전자전달계에서 전자가 전달되는 순서는 (가)−(나)−(다)일 것이다.
② NADH와 $FADH_2$의 산화는 미토콘드리아 기질에 존재하는 효소에 의해 일어날 것이다.
③ 산소가 결핍된 경우에도 위 과정을 통해 3ATP가 합성될 것이다.
④ 전자전달계가 멈추면 TCA회로도 진행되지 못할 것이다.
⑤ 시토크롬 b의 억제제를 처리하면 시토크롬 a는 환원된 형태로 존재한다.

067

발효와 무기호흡

다음은 생물체에서 포도당이 분해되는 과정을 정리한 것이다.

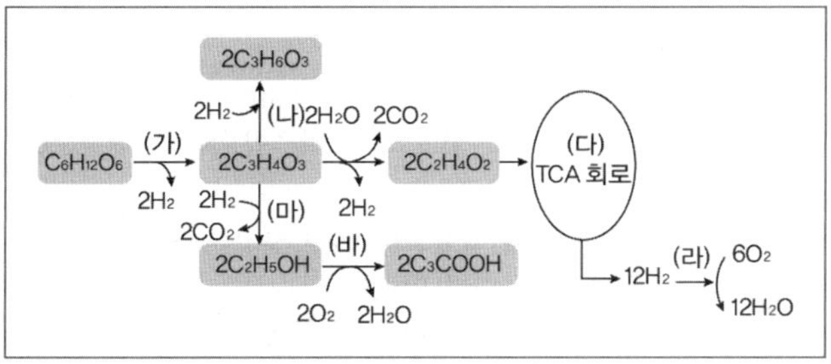

위 호흡 과정에 대한 설명으로 옳은 것만을 〈보기〉에서 있는 대로 고른 것은?

[보 기]

ㄱ. 효모는 산소가 있는 환경에서도 (다), (라) 과정이 일어나지 않고 (가), (마) 과정만 일어난다.
ㄴ. 우리 몸에서 (가)→(나) 과정이 일어나는 이유는 NADH를 공급하기 위해서이다.
ㄷ. (마) 과정은 사람의 세포 내에서 일어나지 않는다.
ㄹ. 일산화탄소(CO)는 (라) 과정에 관여하는 단백질을 억제하여 ATP 생성을 억제한다.

① ㄱ, ㄴ　② ㄱ, ㄹ　③ ㄴ, ㄷ
④ ㄷ, ㄹ　⑤ ㄱ, ㄷ, ㄹ

068

생물체구분

생물체는 다양한 형태의 세포호흡을 수행할 수 있다. 산소호흡과 발효의 특성을 조사하기 위하여 다음과 같은 실험을 수행했다. 다음 〈표〉는 다양한 생물에 포도당을 영양분으로 공급하고 액체배지에서 기체발생여부를 측정한 것이다. 또한, 포도당에 추가적으로 로테논(Rotenone)을 처리한 후 기체발생 여부를 측정하였다. 각 측정기간 동안 각 생물체의 성장은 꾸준히 증가하였다.

	실험 1 : 포도당 처리	실험 2 : 포도당 + Rotenone 처리
A 생물	기체발생	기체발생 없음
B 생물	기체발생	기체발생
C 생물	기체발생 없음	기체발생 없음

위의 결과를 토대로 한 각 생물체에 대한 추론으로 옳지 않은 것은?

① A 생물 : 실험 1에서 발생한 기체는 이산화탄소로 이 생물은 조건혐기성생물(facultative anaerobes)이다.
② B 생물 : 효모가 이와 같은 결과를 나타내며, 이 경우 실험 1과 2에서 발생된 기체는 서로 다르다.
③ C 생물 : 절대혐기성(absolute anaerobes) 생물로 고농도의 산소에 노출 시 성장이 저해될 것이다.
④ C 생물 : 시간의 경과에 따라 배양액의 pH가 감소할 것이다.
⑤ C 생물 : 포유류의 적혈구를 이용하여 실험을 수행하면 이와 유사한 결과를 나타낼 것이다.

069

젖산발효코리회로

다음 그림 중 〈Ⅰ〉은 탄수화물의 여러 분해경로를 나타낸 것이며, 〈Ⅱ〉는 운동(최대 활동)을 할 때의 대사율 변화를 나타낸 그래프이다. (단, 대사율은 산소호흡에 의한다.)

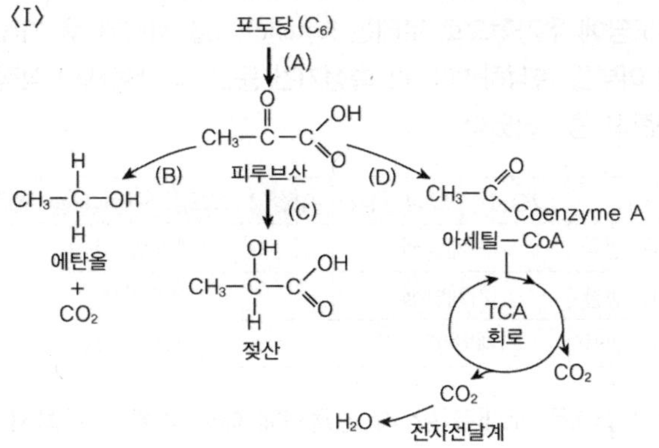

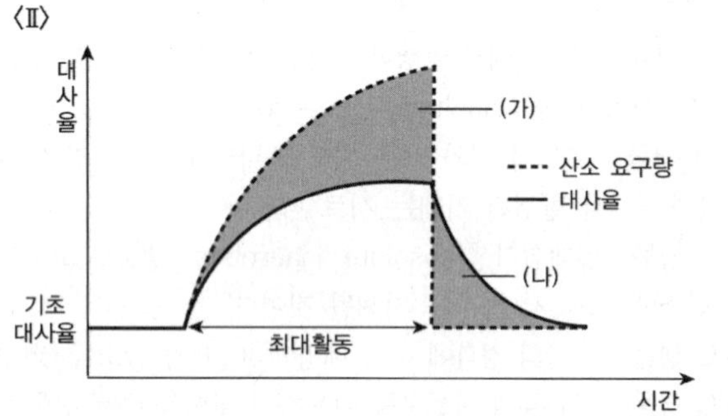

위 자료에 대한 설명으로 옳은 것만을 〈보기〉에서 있는 대로 고른 것은?

[보기]

ㄱ. (가)에서는 반응 (A)가 일어난 후 대부분 반응 (D)가 일어난다.
ㄴ. (나)에서는 혐기성 호흡이 주로 일어난다.
ㄷ. 반응 (D)를 통해서 이산화탄소의 방출이 일어난다.
ㄹ. (가)에서 생성된 물질 때문에 대사성 산증(metabolic acidosis)이 나타날 수 있다.

① ㄴ ② ㄱ, ㄴ ③ ㄱ, ㄹ
④ ㄴ, ㄷ ⑤ ㄷ, ㄹ

070

짝풀림제

다음의 실험 과정을 보고 물음에 답하시오.

〈실험 과정〉

(가) 인지질 이중층으로 구성된 리포솜(liposome)에 박테리오로돕신을 끼워 넣고 빛을 비추었으나 ATP가 생성되지 않았다.
(나) 리포솜에 ATP 합성효소를 끼워 넣고 빛을 비추었으나 ATP가 생성 되지 않았다.
(다) 리포솜에 박테리오로돕신과 ATP 합성효소를 함께 끼워 넣고 빛을 비추자 ATP가 생성되었다.
(라) 박테리오로돕신과 ATP 합성효소가 있는 리포솜에 물질 X를 끼워 넣고 빛을 비추었더니 ATP가 생성되지 않았다.

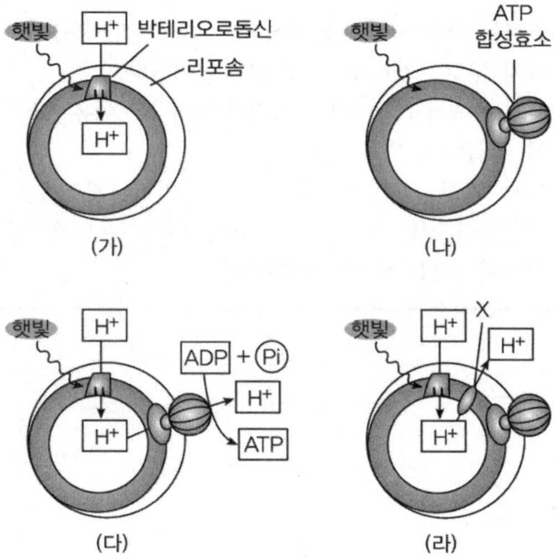

위 실험에 대한 추론으로 옳은 것만을 〈보기〉에서 있는 대로 고르시오.

[보기]

ㄱ. 물질 X와 같은 기능을 하는 단백질이 갈색지방(brown fat) 세포의 미토콘드리아 내막에서 발견된다.
ㄴ. (다)에서 박테리오로돕신의 삽입방향을 거꾸로 한 경우에도 합성되는 ATP 양은 변함이 없을 것이다.
ㄷ. 물질 X와 같은 물질을 미토콘드리아에 처리하면 산소소비를 증가시킬 것이다.
ㄹ. 빛의 파장이 짧아짐에 따라 (다)에서의 ATP 합성은 증가할 것이다.

① ㄱ ② ㄷ ③ ㄱ ㄷ
④ ㄱ, ㄷ, ㄹ ⑤ ㄱ, ㄹ

071

실험

다음은 이온 교환 크로마토그래피에 대한 실험 과정이다.

〈자료〉

• DEAE(diethylaminoethyl)−아가로스의 구조

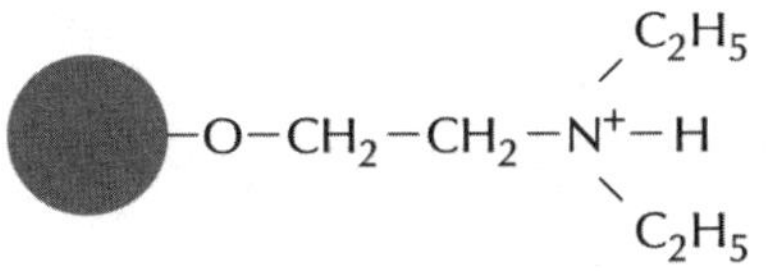

• 단백질 A ~ D의 등전점(pI)

	A	B	C	D
등전점	5.5	6.5	7.5	8.5

〈실험 과정〉

(가) 컬럼에 DEAE−아가로스 구슬 2 mL을 넣는다.
(나) 10 mL의 세척용액(pH7.0)으로 세척한다.
(다) 단백질 A ~ D의 혼합물을 컬럼에 흘려 넣는다.
(라) 10 mL의 세척용액(pH7.0)으로 세척한다.
(마) 용출용액(pH 7.0)의 NaCl 농도를 증가시키면서 흘려 넣는다.
(바) (라) ~ (마)에서 분획을 얻고, 각 분획의 단백질 조성을 분석한다.

이에 대한 설명으로 옳은 것은?

① 세척용액과 용출용액의 pH를 6.0으로 낮추면 단백질은 DEAE에 더 강하게 결합한다.
② D는 (라)보다 (마)에서 더 많은 양이 용출된다.
③ B가 A보다 더 먼저 용출된다.
④ (마)에서 NaCl의 농도를 감소시키면서 흘려 넣으면 A ~ D의 용출 순서가 정반대로 바뀐다.
⑤ (가)에서 카르복시메틸(CH_2COO^-)−아가로스 구슬을 사용해도 (바)에서 A ~ D의 용출 순서는 변하지 않는다.

072

실험

다음은 DNA의 아가로스 겔 전기영동에 대한 실험 과정이다.

(가) 아가로스 0.5g을 온도 ㉠℃에서 50 mL의 완충용액에 녹인다.
(나) (가)의 아가로스 용액을 콤(comb)이 놓인 겔 베드(bed)에 붓고 온도 ㉡에서 방치하여 겔로 만든다.
(다) 겔을 전기영동 장치에 넣는다.
(라) 웰에 DNA를 로딩하고 전기영동한다.
(마) 겔을 EtBr로 염색한 후, 자외선을 조사하여 DNA 밴드를 확인한다.

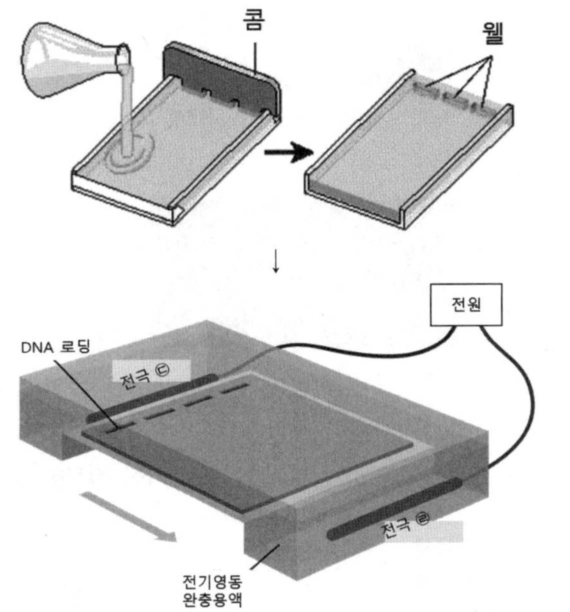

이에 대한 설명으로 옳은 것은?

① (가)에서 1g의 아가로스를 사용하면 전기영동에서 DNA의 이동 속도가 증가한다.
② 온도 ㉠보다 ㉡이 더 높다.
③ (라)에서 DNA의 길이와 전기영동 상에서의 이동성은 비례한다.
④ 전극 ㉢은 양극이다.
⑤ (마)에서 DNA에 결합한 EtBr이 자외선을 흡수하여 붉은 색 형광을 방출한다.

073

세포골격의 구성하는 섬유

그림은 동물세포에 존재하는 3 종류의 세포골격을 나타낸 것이다.

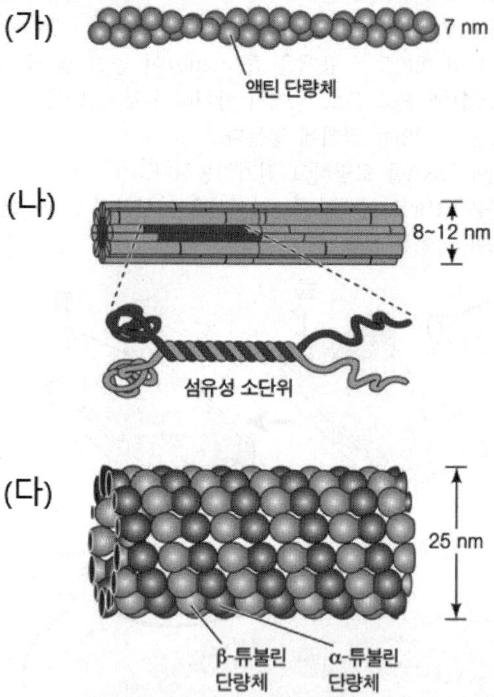

다음 중 (나)에 해당하는 세포골격으로 가장 적절한 것은?

① 미세융모

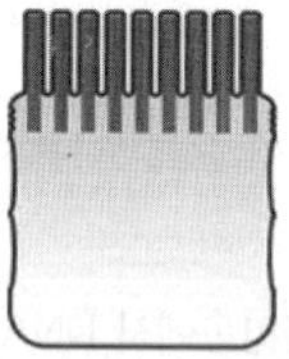

② 데스모좀

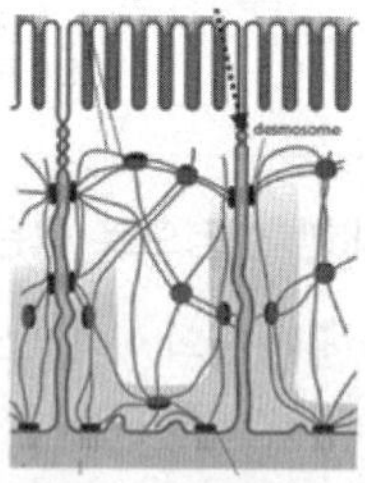

③

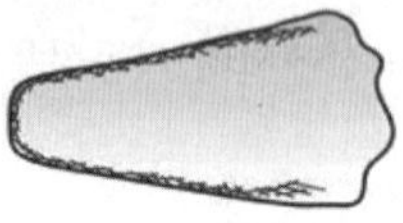

세포 피층

④

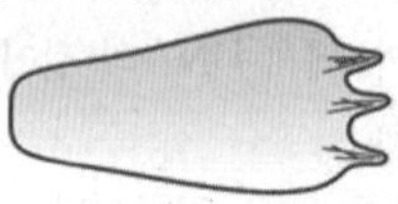

위족

⑤

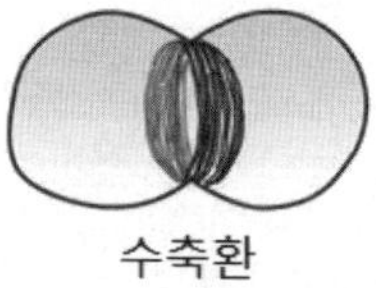

수축환

074

세포소기관

다음은 액틴 필라멘트의 형성에 영향을 미치는 물질 A의 역할에 대해 알아본 실험이다.

〈자료〉

○ 액틴 필라멘트의 중합과 분해 및 성장 속도

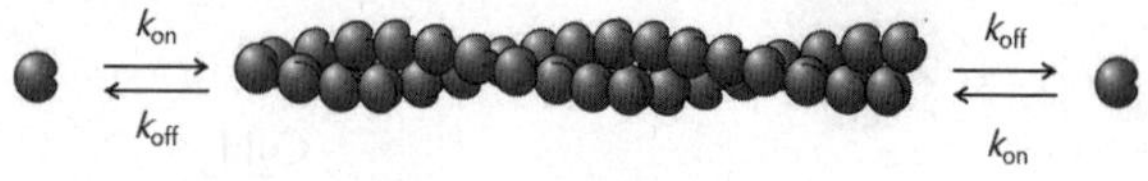

성장 속도 = k_{on} x [액틴] - k_{off}

〈실험 I〉

(가) A를 시험관에 첨가하거나 첨가하지 않는다.

(나) 각 시험관에서 액틴 단량체 농도에 따른 필라멘트의 성장 속도를 측정한다.

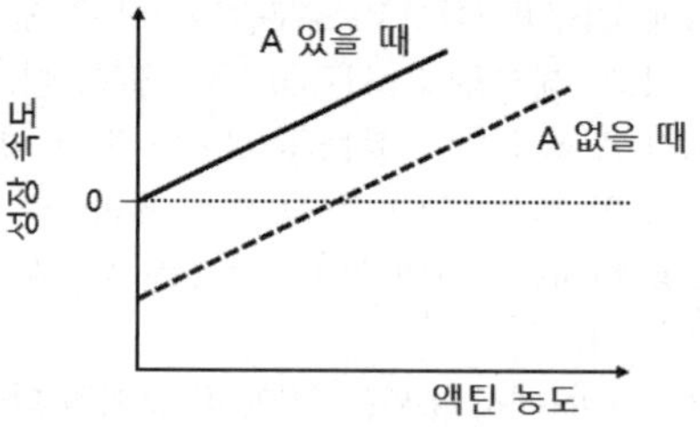

〈실험 II〉

(가) 액틴 필라멘트를 분리한다.

(나) A가 있거나 없는 조건에서 필라멘트의 길이 변화를 측정한다.

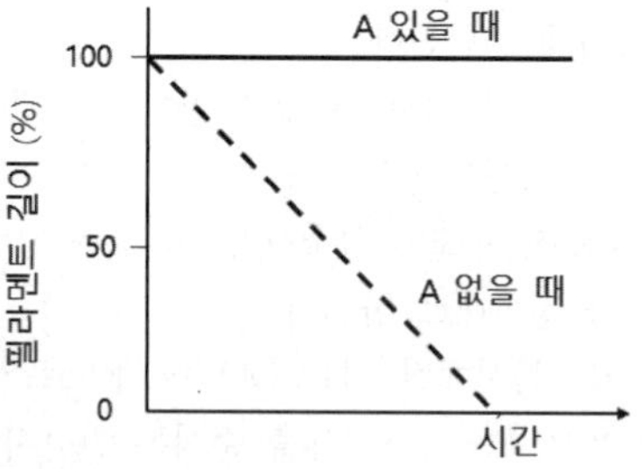

A의 작용에 대한 설명으로 옳은 것만을 〈보기〉에서 있는 대로 고른 것은?

[보 기]

ㄱ. k_{on}을 증가시킨다.
ㄴ. 액틴 필라멘트의 분해를 차단한다.
ㄷ. 액틴 필라멘트보다 액틴 단량체에 더 잘 결합한다.

① ㄱ ② ㄴ ③ ㄷ
④ ㄱ, ㄴ ⑤ ㄱ, ㄷ

075

세포막의 구조

그림 (가)는 인지질의 구조를, (나)는 원형질막의 인지질 이중층을, (다)는 포스파티딜이노시톨 4,5-비스인산을 나타낸 것이다. ㉤은 인지질분해효소이다.

(가)

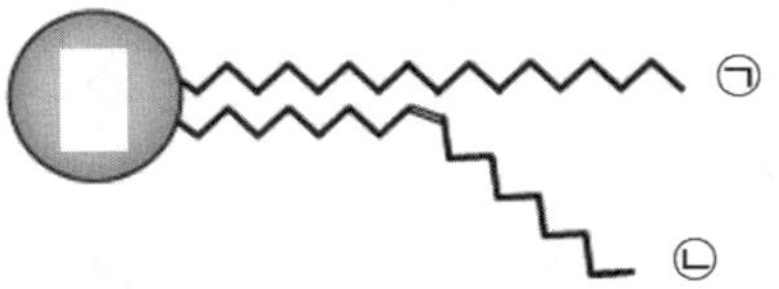

(나)

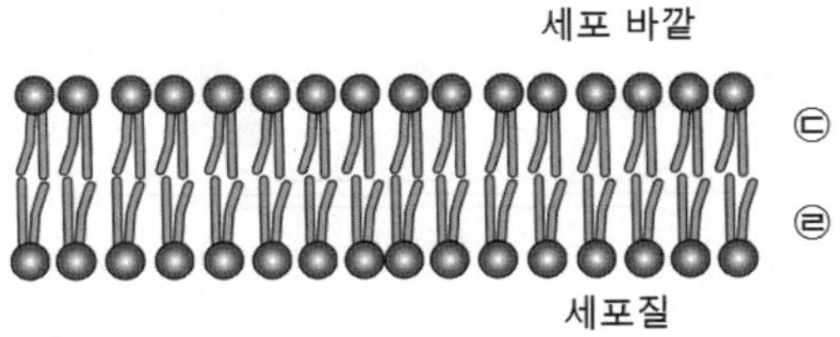

(다)

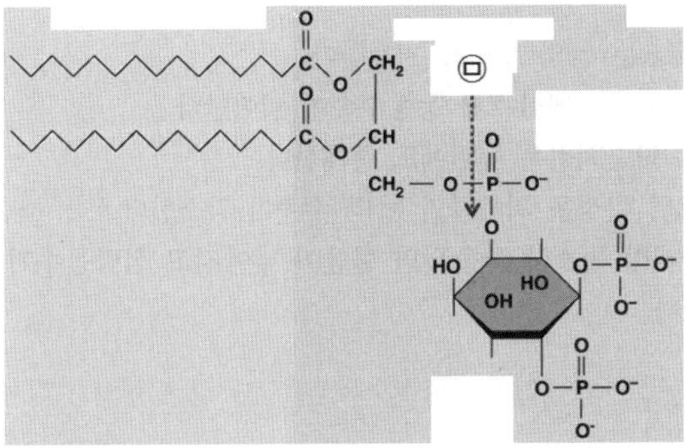

이에 대한 설명으로 옳은 것은?

① 동일 인지질 분자에서 ㉠과 ㉡의 탄소 원자 수는 항상 같다.
② ㉡의 함량이 높아지면 세포막의 유동성이 감소한다.
③ ㉢층 내에서의 인지질 이동보다 ㉢층에서 ㉣층으로의 인지질 이동이 더 자주 일어난다.
④ (다)는 ㉣층보다 ㉢층에 더 많이 존재한다.
⑤ ㉤의 작용에 의해 신호전달경로의 2차 전령자가 생성된다.

076

막을통한 물질 수송

다음은 식물 세포의 액포를 분리하여 액포막을 통한 물질 이동을 조사한 실험이다.

〈실험 과정〉
(1) 분리된 액포를 방사성 칼슘이온($^{45}Ca^{2+}$)이 포함된 액체배지(중성 pH)에 배양하였다.
(2) 다양한 물질을 처리한 후 시간이 경과함에 따라 액포 내 칼슘양을 측정하였다.
(단, FCCP는 수소이온 농도구배를 감소시키는 물질이고, Ca^{2+} ionophore는 칼슘의 막투과성을 증가시키는 물질이다.)

〈실험 결과〉

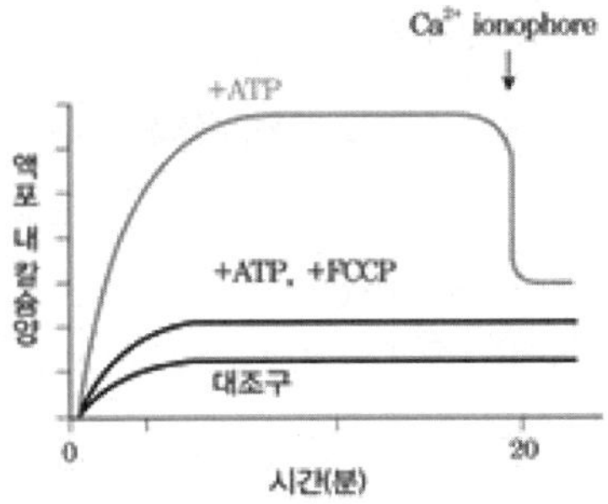

이에 대한 추론으로 옳은 것만을 〈보기〉에서 있는 대로 고른 것은?

[보 기]
ㄱ. 액포 내로 칼슘이온이 유입되는 과정에는 ATP가 직접 사용될 것이다.
ㄴ. 칼슘을 액포 내로 운반하는 수송체 단백질은 역방향 교환체(antiporter)일 것이다.
ㄷ. 액포 내부의 pH는 알카리성일 것이다.

① ㄱ ② ㄴ ③ ㄷ
④ ㄱ, ㄴ ⑤ ㄱ, ㄷ

077

화학삼투적 인산화

다음은 엽록체에서 일어나는 ATP 합성에 대해 알아본 실험이다.

〈자료〉

- H+는 틸라코이드막을 투과하지 못한다.
- 염산의 pKa는 −7이며, 숙신산의 pK1은 4.2이고 pK2는 5.6이다.

〈실험 과정〉

(가) 염산 또는 숙신산을 사용하여 pH 4의 용액을 제조한다.
(나) 시금치로부터 분리한 틸라코이드를 (가)의 pH 4 용액에 3시간동안 담근다.
(다) ADP와 Pi를 함유한 pH 8 용액으로 틸라코이드를 옮기고 ATP 합성량을 측정한다.

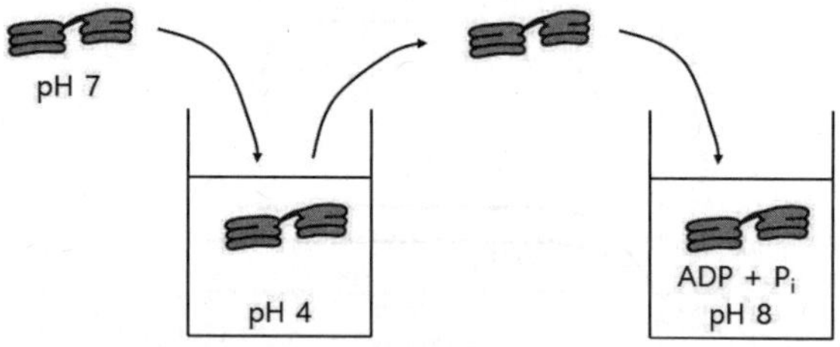

〈실험 결과〉

	염산 pH 4 용액을 사용한 경우	숙신산 pH 4 용액을 사용한 경우
ATP 합성량	ⓐ	ⓑ

이에 대한 설명으로 옳은 것만을 <보기>에서 있는 대로 고른 것은?

[보 기]

ㄱ. ⓐ보다 ⓑ가 더 크다.
ㄴ. (다)에서 틸라코이드를 pH 6 용액으로 옮기면 ATP의 합성량은 감소한다.
ㄷ. (다)에서 틸라코이드막의 전자전달을 차단하면 ATP는 합성되지 않는다.

① ㄱ ② ㄴ ③ ㄷ
④ ㄱ, ㄴ ⑤ ㄱ, ㄷ

078

소장상피에 콜레라 독소의 작용

그림은 소장 음와세포에서 NaCl의 분비와 콜레라 독소의 작용을 나타낸 것이다.

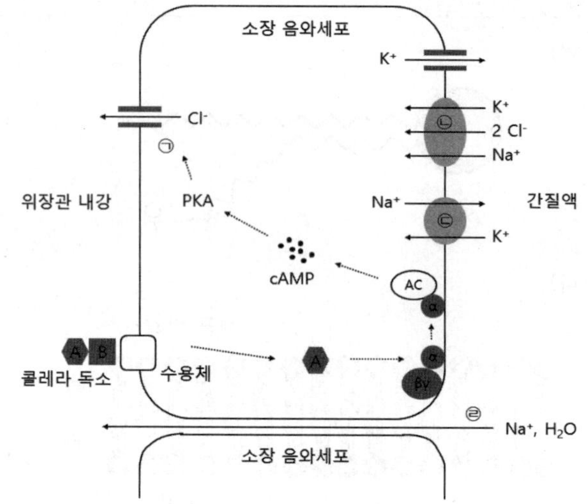

이에 대한 설명으로 옳지 않은 것은?

① PKA는 ㉠의 활성을 저해한다.
② ㉡의 수송에서 2차 능동수송이 일어난다.
③ ㉢ 막단백질은 뉴런에도 존재한다.
④ ㉠의 활성을 저해하면 ㉣의 수송이 감소한다.
⑤ 콜레라 독소에 노출되면 혈압이 낮아지고 심박동수가 증가한다.

079

효소반응

다음은 효소 A와 B에 저해제를 처리하였을 때와 처리하지 않았을 때 기질 농도와 초기 반응 속도의 관계를 라인위버-버크 그래프로 나타낸 것이다.

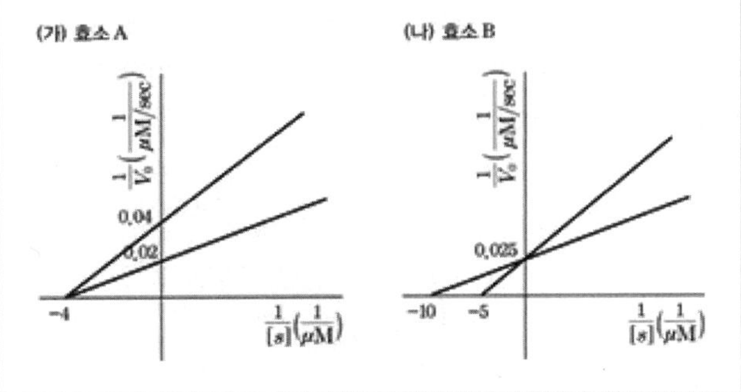

이에 대한 설명으로 옳은 것만을 〈보기〉에서 있는 대로 고른 것은?(단, 사용된 효소 A와 B의 농도는 동일하게 0.02uM이다.)

[보 기]

ㄱ. 저해제를 처리하지 않은 효소 조건에서 기질 농도가 Km보다 매우 낮을 때 촉매효율은 효소 A가 B보다 좋다.

ㄴ. 저해제는 효소 A의 Kcat값을 감소시키지만 효소 B의 Kcat값을 감소시키지 않는다.

ㄷ. 1분자의 효소 B는 1초 동안 최대 2000분자의 기질을 생성물로 전환시킬 수 있다.

① ㄱ ② ㄴ ③ ㄷ
④ ㄱ, ㄴ ⑤ ㄴ, ㄷ

080

세포호흡

다음은 미토콘드리아에 존재하는 전자전달사슬에 대해 알아본 실험이다.

〈자료〉

- 안티마이신 A는 복합체 III의 작용을, KCN은 복합체 IV의 작용을 저해한다.
- 시토크롬 ㉠ ~㉢은 각각 시토크롬 c, 복합체 III 구성요소, 복합체 IV 구성요소 중의 하나이다.
- 프리즘 분광기를 이용하여 스펙트럼을 얻을 때, 샘플의 물질이 특정 파장의 빛을 흡수하면 검은 밴드가 나타난다.

〈실험 과정〉

(가) 미토콘드리아를 분리한 후 산소를 제거한다.
(나) 산소를 공급하고 안티마이신 A 또는 KCN을 처리한다.
(다) 시토크롬 ㉠ ~ ㉢을 분리한 후, 프리즘 분광기로 시토크롬에 의한 빛의 흡수를 분석한다.

〈실험 결과〉

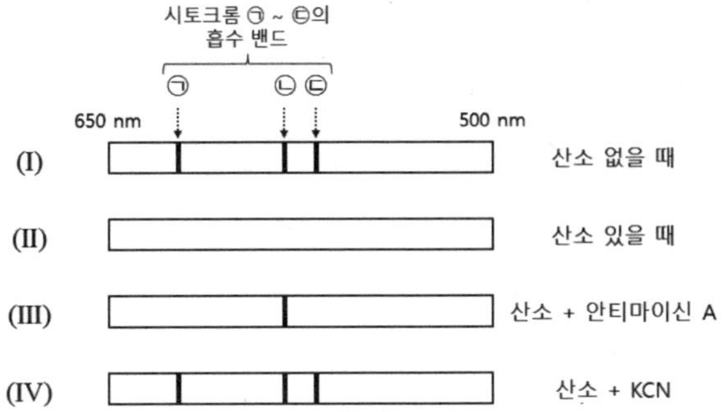

이에 대한 설명으로 옳은 것은?

① ㉠ ~ ㉢은 환원된 상태보다는 산화된 상태에서 빛을 흡수한다.
② ㉠은 복합체 III의 구성요소이다.
③ 전자친화도는 ㉡보다 ㉢이 더 높다.
④ (나)에서 미토콘드리아에 과량의 NADH를 첨가하면 I보다는 II의 결과가 얻어진다.
⑤ (나)에서 미토콘드리아에 산소를 공급하면 ㉡이 가장 빠른 속도로 산화된다.

081

세포호흡

다음은 미토콘드리아에서 일어나는 전자전달과 ATP 합성에 대해 알아본 실험이다.

〈자료〉

○ 전자전달사슬에 의한 산소의 환원 반응

$$\frac{1}{2}O_2 + 2H^+ + 2e^- \rightarrow H_2O$$

〈실험 과정〉

(가) 인산 완충용액에 미토콘드리아와 NADH를 첨가한다.

(나) 산소 소비 속도가 감소되었을 때 500 nmole의 ADP를 첨가한다.

(다) (가) ~ (나) 동안에 남아있는 산소 기체의 양을 측정한다.

〈실험 결과〉

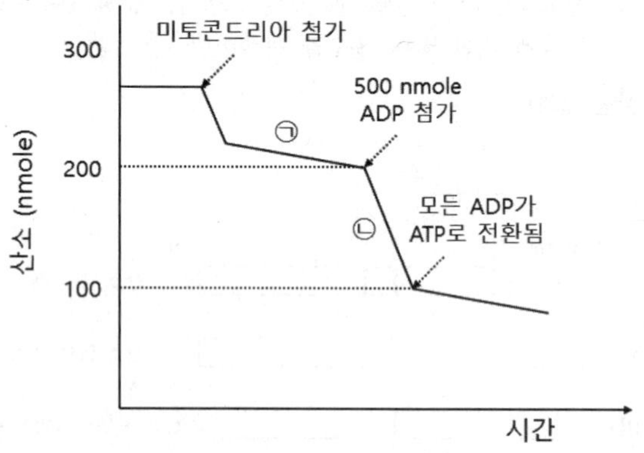

이에 대한 설명으로 옳은 것만을 〈보기〉에서 있는 대로 고른 것은?

[보 기]

ㄱ. ㉠ 구간에서는 양성자가 내막을 통해 막간공간에서 기질로 이동하지 않는다.

ㄴ. ㉡ 구간에서 ATP의 합성에 의해 ㉠ 구간보다 산소 소비 속도가 증가하였다.

ㄷ. ㉡ 구간에서 두 개의 전자가 산소 원자에 전달될 때 5 분자의 ATP가 합성된다.

① ㄱ ② ㄴ ③ ㄷ
④ ㄱ, ㄴ ⑤ ㄱ, ㄷ

082

Isoenzyme

사합체로 이루어진 피루브산 키나아제는 서로 다른 방식으로 활성이 조절되는 여러 동질효소가 존재하는데, 간에는 주로 L형이 존재하고 뇌에는 M형이 우세하다. 다음 그림은 간에 존재하는 L형 동질효소가 혈당이 높을 때 혹은 낮을 때 공유결합 변형(인산화/탈인산화)에 의해 조절되는 것과 과당-1,6-이인산과 ATP에 의해 알로스테릭 조절되는 기작을 모식적으로 나타낸 것이다

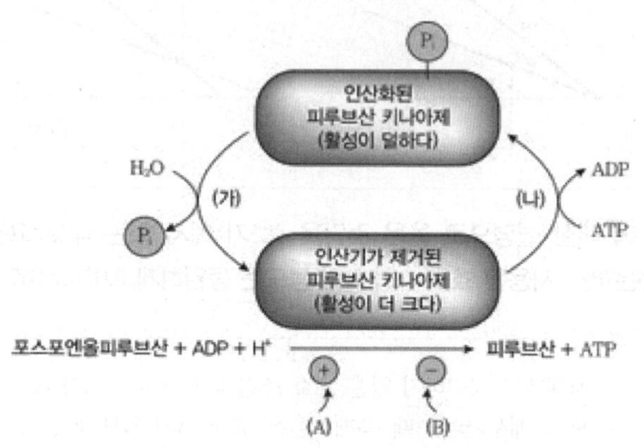

이에 대한 설명으로 옳은 것만을 〈보기〉에서 있는 대로 고른 것은?

[보 기]

ㄱ. (가)는 혈당 수준이 낮을 때 일어나고, (나)는 혈당수준이 높을 때 일어날 것이다.

ㄴ. 간에 존재하는 피루브산 키나아제는 인산화 됨으로써 뇌, 활동중인 근육 등을 위해 간이 포도당을 소비하는 것을 막을 것이다.

ㄷ. A는 과당-1,6-이인산이고, B는 ATP이다.

① ㄱ ② ㄴ ③ ㄷ
④ ㄱ, ㄴ ⑤ ㄴ, ㄷ

083

발효의 특징

다음 그림 (가)는 산소가 없는 조건에서, 그림 (나)는 산소가 있는 조건에서 어떤 박테리아에게 일정량의 포도당을 공급해 주고 시간 경과에 따라 포도당의 탄소가 어떻게 이동되는지를 방사성 동위원소 표지법을 이용하여 조사한 그래프이다.

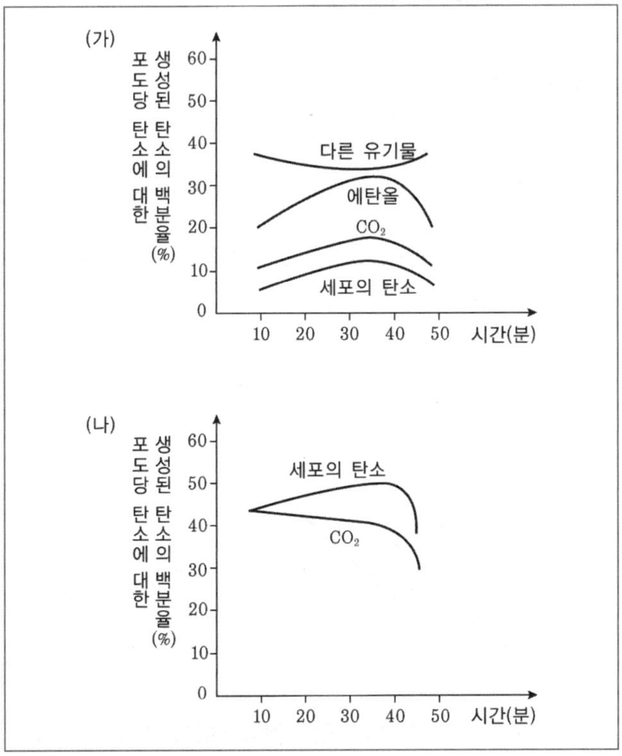

위 자료에 대한 추론으로 옳은 것은?

① 산소가 없을 때 포도당의 분해 속도가 더 느리다.
② 위 박테리아는 혐기성 박테리아로서 주로 무기호흡으로 생성한 에너지로 생활한다.
③ 무기호흡보다 유기호흡시에 최종 산물이 더 다양하다.
④ 무기호흡보다 유기호흡시에 에너지 생성 효율이 더 높다.
⑤ 산소가 있을 때에는 발열 반응이 일어나고, 산소가 없을 때에는 흡열 반응이 일어난다.

084

단식상황에서의 적용

다음 (가)는 오랜 기간 단식했을 때 간에서 일어나는 대사과정을 나타낸 모식도이고,(나)는 이때 혈액 내 지방산, 포도당 및 케톤체의 농도 변화를 나타낸 그래프이다.

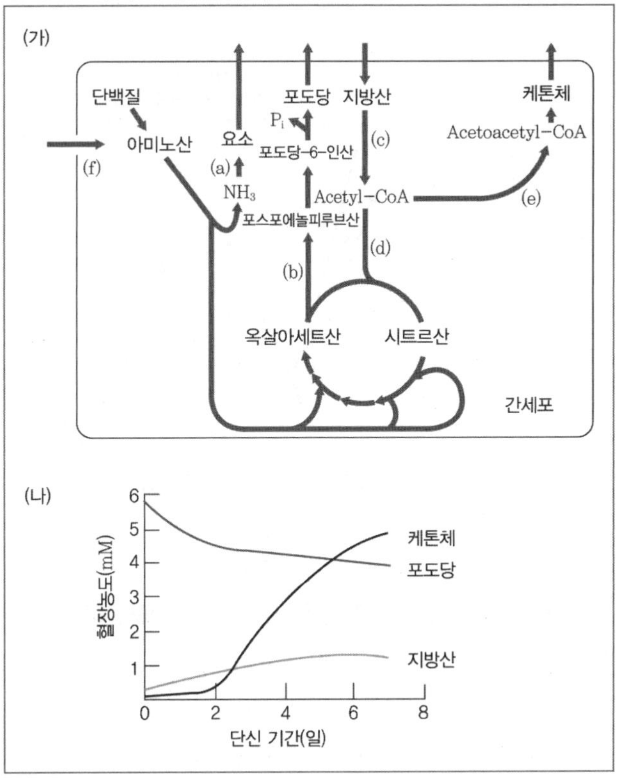

위 자료에 대한 설명으로 옳은 것을 〈보기〉에서 있는 대로 고른 것은?

[보 기]

ㄱ. 단식 시 (a)～(e)과정은 모두 촉진된다.
ㄴ. 포도당과 케톤체는 뇌의 양분으로 이용될 수 있다.
ㄷ. 지방산이 포도당으로 전환되어 단식 2일 이후 혈당량을 유지한다.

① ㄱ ② ㄴ ③ ㄷ
④ ㄱ, ㄴ ⑤ ㄱ, ㄷ

085

해당과정의 조절

아래의 그래프는 산소가 제공된 혈액과 산소가 제공되지 않은 혈액이 공급되어졌을 때, 심장근 세포에서 해당과정에 관련된 대사산물들의 농도를 측정한 결과이다.

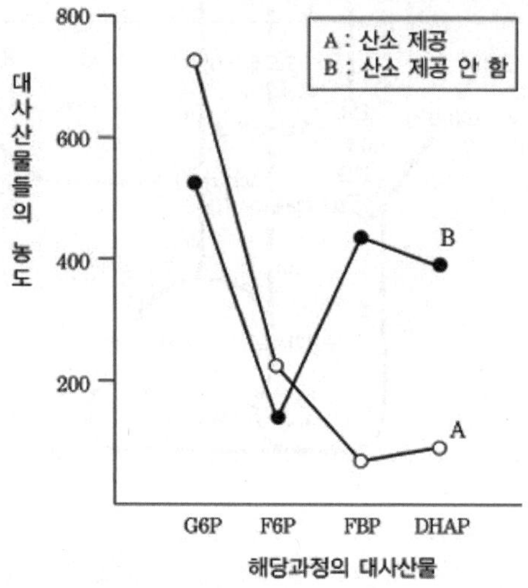

위 그림에 대한 추론으로 옳은 것을 〈보기〉에서 모두 고른 것은?

[보 기]

ㄱ. 위 대사과정에서 얻어지는 ATP수확량은 B가 A보다 클 것이다.
ㄴ. B에서 해당과정이 계속 진행되면 세포질에서 이산화탄소 (CO2)가 발생할 것이다.
ㄷ. 해당과정의 핵심 조절 반응은 과당-6-인산(F6P)이 과당-1,6-이인산(FBP)이 되는 반응일 것이다.

① ㄱ ② ㄴ ③ ㄷ
④ ㄱ, ㄴ ⑤ ㄴ, ㄷ

086

전자전달계의 응용

세포호흡 과정에서 전자전달계는 미토콘드리아 내막에 존재한다. 전자전달계 성분 중에서 시토크롬 c산화효소 복합체는 시토크롬 c에서 전자를 받아 산소분자에 전달하는 역할을 수행한다. 다음은 인공막에 시토크롬 c산화효소 복합체를 삽입시킨 후 수행한 실험과정이다.

〈실험 과정〉

(1) 인공막에 시토크롬 c산화효소 복합체를 삽입시킨다. 이 때 시토크롬 c결합부위는 인공막 외부에 존재한다.
(2) 일정한 양의 환원된 시토크롬과 과량의 산소분자를 첨가한 후 용액의 pH를 측정하였다. 이 과정에서 용액에 K+와 valinomycin(K+특이적 ionophore)이 첨가되었다.

〈실험 결과〉

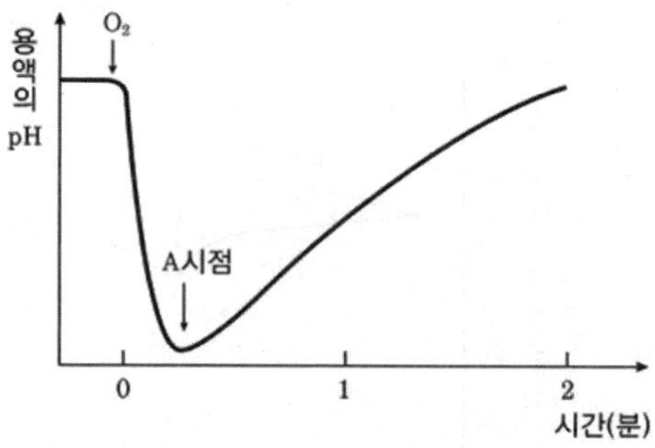

위 실험에 대한 설명으로 옳은 것을 〈보기〉에서 모두 고른 것은?

[보 기]

ㄱ. 시토크롬 c의 전자가 산소분자로 전달되면서 수소이온이 인공막 외부로 이동할 것이다.
ㄴ. valinomycin의 첨가는 인공막을 통한 수소이온의 이동을 감소시킬 것이다.
ㄷ. A시점 이후에 용액의 pH가 증가하는 것은 모든 시토크롬이 산화되었기 때문일 것이다.
ㄹ. 한 개의 환원된 시토크롬 c에 의해 물 분자 1개가 형성될 것이다.

① ㄱ, ㄴ ② ㄱ, ㄷ ③ ㄴ, ㄷ
④ ㄴ, ㄹ ⑤ ㄷ, ㄹ

MEMO

2 | 유전

087

세포주기

다음은 어느 생물에서 일어나는 세 가지 세포의 주기를 모식적으로 나타낸 것이다.

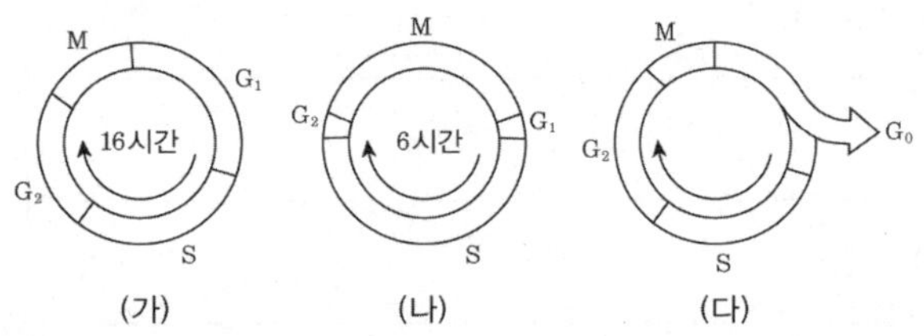

위 그림에 대한 설명이나 추론으로 옳은 것을 〈보기〉에서 모두 고르시오.

[보기]

ㄱ. (가)는 분열 조직의 체세포, (나)는 발생중인 생식 세포의 주기이다.
ㄴ. (나)세포는 분열을 할수록 세포의 크기가 작아진다.
ㄷ. (다)의 G_0 상태에서는 DNA의 활동이 중단된다.
ㄹ. 분화된 뉴런이나 혈구 세포는 (다)의 주기를 갖는다.
ㅁ. G_1기에는 RNA 중합효소가, S기에는 DNA 중합효소가 활발히 작용한다.
ㅂ. S기에는 핵막이 사라지면서 DNA 복제가 일어난다.
ㅅ. (가)와 (나) 세포 한 개씩을 2일간 배양했을 때 딸세포 수는 (가) : (나) = 3 : 8 이다.

① ㄴ, ㄹ ② ㄴ, ㄹ, ㅁ ③ ㄴ, ㄹ, ㅁ, ㅅ
④ ㅁ, ㅅ ⑤ ㄴ, ㄹ, ㅅ

088

염색체구조

그래프 (가)는 DNA량에 따라 관찰되는 세포의 수를 나타낸 것이며, (나)는 특정 시기에 관찰된 염색체의 구조를 나타낸 것이다.

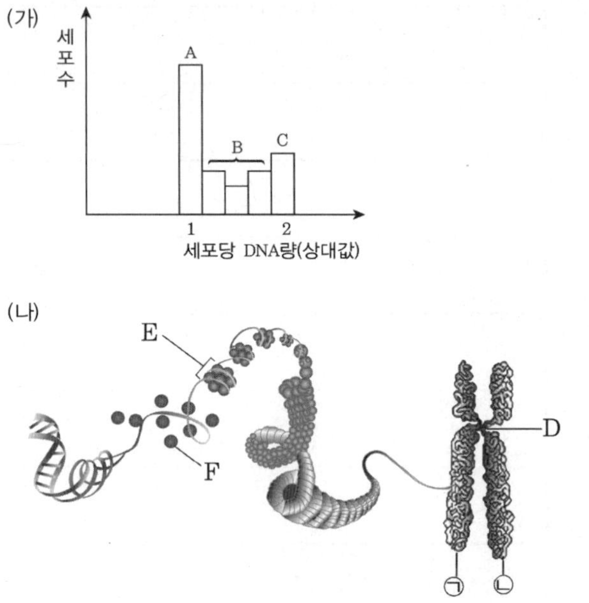

위 그림에 대한 해석 및 추론으로 옳은 것을 다음 〈보기〉에서 모두 고르시오.

[보기]

ㄱ. 세포 주기 중 분열기의 세포는 (가)의 C시기에 해당한다.
ㄴ. C 상태의 세포는 A나 B보다 세포질량이 많다.
ㄷ. (가)의 B에 해당하는 세포에서는 중심체를 관찰할 수 없다.
ㄹ. ㉠과 ㉡은 제1 감수분열 시 접합된다.
ㅁ. D는 간기에는 나타나지 않는 부위이다.
ㅂ. E는 염색사의 기본 단위인 뉴클레오티드이다.
ㅅ. F는 세포질에서 만들어진다.

① ㄱ, ㄴ ② ㄴ, ㄹ ③ ㄱ, ㄴ, ㅁ, ㅅ
④ ㅁ, ㅅ ⑤ ㄱ, ㅁ, ㅅ

089

염색체 구조

그림은 4분염색체(tetrad)를 나타낸 것이다. A~D는 염색분체이다.

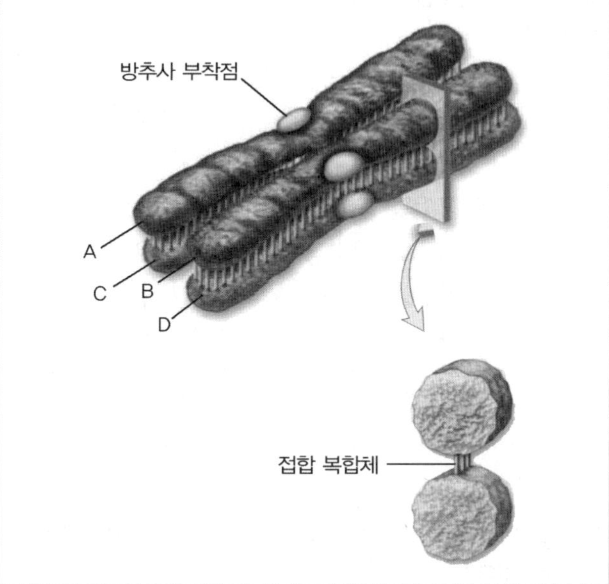

이에 대한 설명으로 옳은 것만을 〈보기〉에서 있는 대로 고른 것은?

[보기]
ㄱ. 제1감수분열 전기에 4분염색체가 관찰된다.
ㄴ. A와 B는 상동염색체이다.
ㄷ. 코헤신(cohesin)은 접합 복합체의 구성 성분이다.

① ㄱ ② ㄴ ③ ㄷ
④ ㄱ, ㄴ ⑤ ㄱ, ㄷ

090

세포분열

어떤 동물 세포를 현미경으로 관찰하여 분열 경과 시간에 따른 동원체 방추사의 길이와 상동 염색체 사이의 거리를 측정한 결과, 아래와 같은 그래프를 얻을 수 있었다.

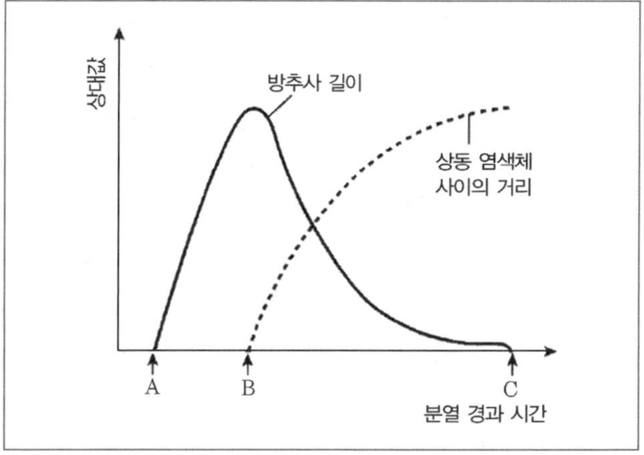

다음 〈보기〉 중 위 그래프에 대한 옳은 설명이나 추론을 모두 고르시오.

[보기]
ㄱ. A–C 시기 동안 위 세포의 DNA 양은 G0기 세포들의 2배이다.
ㄴ. 염색체들이 적도판에 배열되는 시기는 B이다.
ㄷ. MPF 단백질은 C 시기에 불활성화 될 것이다.
ㄹ. 위와 같은 결과는 난할이 왕성하게 일어나고 있는 배아에서 관찰될 수 있다.

① ㄱ, ㄴ ② ㄴ, ㄹ ③ ㄱ, ㄴ, ㅁ, ㅅ
④ ㅁ, ㅅ ⑤ ㄱ, ㅁ, ㅅ

091

방추사

그림은 감수분열(meiosis)과 유사분열(mitosis) 과정을 나타낸 것이다.

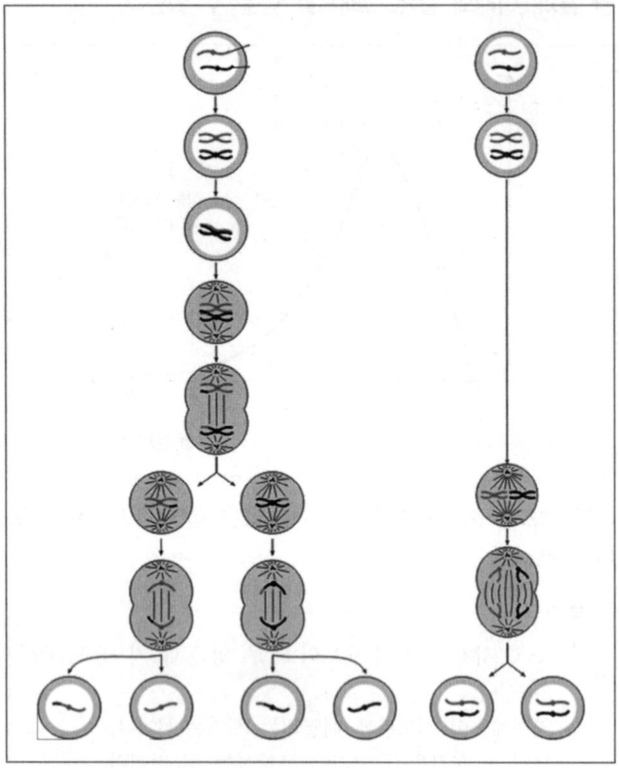

이에 대한 설명으로 옳지 않은 것은?

① 감수분열 Ⅱ에서 반수체의 배우자가 형성된다.
② 감수분열 Ⅰ에서 상동염색체 사이에 교차가 일어난다.
③ 감수분열 Ⅰ에서 상동염색체 쌍이 접합복합체를 형성한다.
④ 감수분열 Ⅰ에서 유전적으로 서로 다른 딸세포가 형성된다.
⑤ 감수분열 Ⅰ에서 자매염색분체의 중심립(centromere)에 방추사 2개가 붙어 각각 하나씩 딸세포로 전달된다.

092

방추사

다음은 유사분열 중기나 후기 단계에 있는 세포의 방추사 중간에 형광물질로 표지를 한 후, 시간이 경과됨에 따라 형광 위치가 변한 정도를 조사하여 그 결과를 모식적으로 나타낸 그림이다.

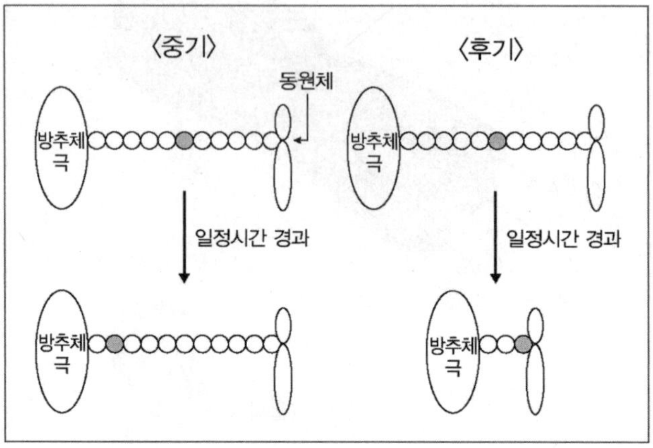

위 자료와 관련된 설명으로 옳은 것만을 〈보기〉에서 있는 대로 고른 것은?

[보기]
ㄱ. 세포 분열 중기와 후기 모두, 방추체극에서 미세소관은 분해되고 있다.
ㄴ. 세포분열 후기에서 양성말단이 음성말단보다 미세소관의 분해속도가 더 빠르다.
ㄷ. 세포 분열 중기 미세소관의 양성말단에서는 조립과 분해가 일어나지 않아 미세소관이 일정한 길이로 유지되어 있다.

① ㄱ ② ㄴ ③ ㄱ, ㄴ
④ ㄱ, ㄷ ⑤ ㄴ, ㄷ

093

세포분열조절

다음은 동물의 세포주기 조절 기전의 모식도이다.

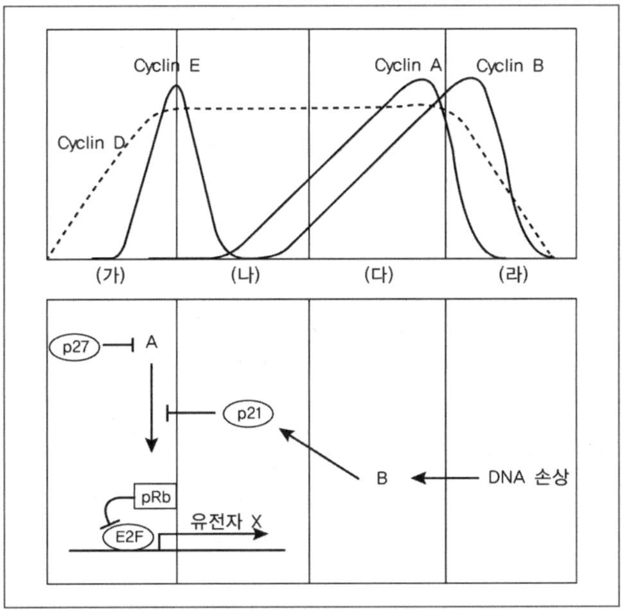

이에 대한 설명으로 옳은 것만을 〈보기〉에서 있는 대로 고르시오. (⊣ 는 억제를 의미함)

[보 기]

ㄱ. A는 CyclinD−Cdk4 복합체이며 성장호르몬과 같이 외부자극에 의해 활성화되기도 한다.
ㄴ. B가 손상되면 (가)시기에서 (나)시기로 진입할 수 없다.
ㄷ. (다)시기에서 (라)시기의 진입에는 Cyclin B가 필수적이며, (라)시기의 CDK는 최종적으로 탈인산화에 의해 활성화된다.
ㄹ. 유전자 X의 전사물은 CyclinA를 합성하며, CDK2를 활성화하여 DNA 복제를 촉진한다.

① ㄱ, ㄷ ② ㄱ, ㄹ ③ ㄱ, ㄷ, ㄹ
④ ㄷ, ㄹ ⑤ ㄱ, ㄹ,

094

세포분열조절

어떤 학생이 암 억제 유전자로 알려진 p53 단백질의 기능을 알아보기 위해 다음과 같은 실험을 수행하였다.

[실험 과정]
1) 배양중인 세포에 1시간동안 ^{35}S−메티오닌을 처리한 후, ^{35}S−메티오닌을 제거하였다.
2) 세포를 두 그룹으로 나누어 한 그룹은 UV를 계속 조사하고, 다른 그룹은 조사하지 않았다.
3) 2시간 간격으로 각 그룹의 세포들을 파쇄하여 세포추출액을 얻었다.
4) 항−p53 항체를 이용한 면역 침전법(immunoprecipitation)을 수행하여 세포추출액으로부터 p53 단백질을 분리했다.
5) 분리된 단백질들을 아크릴아미드 겔에 전기영동한 후, 필름에 노출시켜 현상하였다.

[실험 결과]

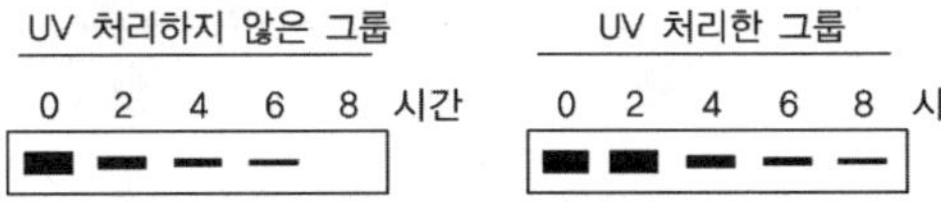

다음 〈보기〉 중 위 실험 결과에 대한 옳은 설명이나 추론을 모두 고른 것은?

[보 기]

ㄱ. ^{35}S−메티오닌 대신 cycloheximide를 계속 처리해 동일한 실험을 수행한 후 항−p53 항체로 Western blotting을 해도 위와 유사한 결과를 관찰할 수 있다.
ㄴ. UV 조사는 p53 단백질의 반감기를 증가시킨다.
ㄷ. ^{35}S−메티오닌을 제거하지 않고 위 실험을 계속 진행해도 위와 유사한 결과를 얻을 것이다.
ㄹ. p53 단백질의 합성은 UV 처리에 의해 촉진된다.

① ㄱ, ㄴ ② ㄱ, ㄹ ③ ㄷ, ㄹ
④ ㄱ, ㄴ, ㄷ ⑤ ㄴ, ㄷ, ㄹ

095

세포주기실험

다음은 분열형 효모 *S. pombe*에서 세포주기의 조절에 대해 알아본 실험이다.

〈자료〉

- *wee1* 유전자는 세포주기에 관여하며, 온도민감성 *wee1* 돌연변이체 X의 경우 25℃에서는 *wee1*이 기능을 하고 37℃에서는 기능을 하지 못한다.

〈실험 과정〉

(가) X를 25℃에서 배양을 하다가 37℃로 옮겨서 배양을 한다.

(나) 25℃에서 배양할 때, 25℃에서 37℃로 옮겨준 직후, 37℃에서 장기간 배양하였을 때 각각 세포주기 G_1기, S기, G_2기의 시간과 세포 크기를 조사한다.

〈실험 결과〉

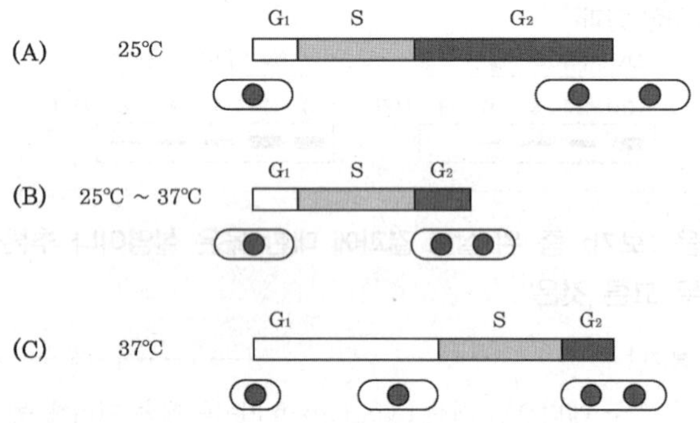

이에 대한 설명으로 옳은 것은?

① 야생형 분열형 효모에서 세포의 크기 생장은 G_2기에서보다는 G_1기에서 주로 일어난다.
② wee1은 M기로의 진행을 촉진한다.
③ 배양중인 세포의 평균 DNA 양은 (C)에서 가장 많다.
④ (B)의 세포는 크기가 계속 유지된다.
⑤ (C)에서 새로운 유전자에 돌연변이가 발생하였다.

096

검문지점

그림은 동물세포에서 Cdk-사이클린 복합체에 의한 세포주기의 진행을 나타낸 것이다.

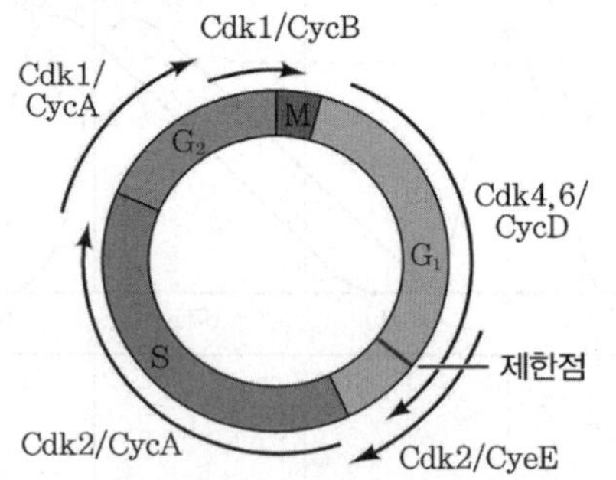

이에 대한 설명으로 옳지 <u>않은</u> 것은?

① Cdk4 단백질은 S기에 모두 분해된다.
② Cdk1−CycB에 의해 핵막이 파괴된다.
③ DNA 손상에 의해 세포주기가 G_1기에 중지될 수 있다.
④ 방추체 형성(spindle assembly)에 이상이 생기면 M기에 중지된다.
⑤ 제한점에 있는 동물세포에 성장인자를 처리하면 Cyclin D의 합성이 증가한다.

097

검문지점

다음은 세포주기에 따른 라민의 조절에 대해 알아본 실험이다.

〈자료〉

- 라민은 핵막을 지지하는 핵 라미나의 주요 성분이며, A, B, C 세 종류가 있다.
- 라민은 Cdk1-사이클린 B에 의해 인산화된다.

〈실험 과정〉

(가) 배양중인 동물세포에서 M기 세포와 간기 세포를 분리한다.

(나) 각 세포로부터 라민 단백질을 분리한 후 탈인산화효소를 처리하거나 처리하지 않는다.

(다) 2차원 전기영동한다.

〈실험 결과〉

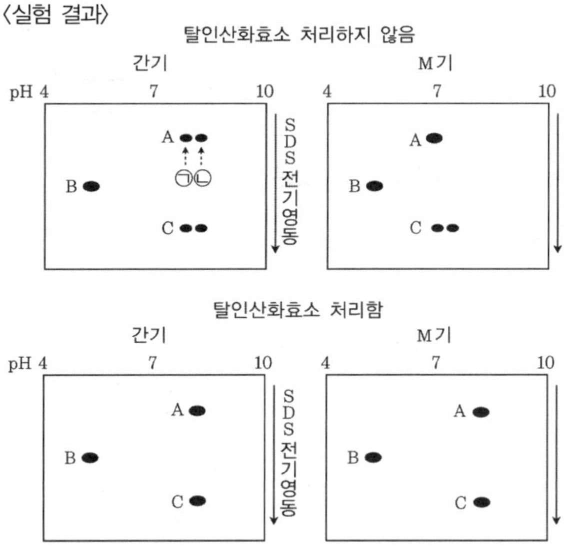

이에 대한 설명으로 옳은 것만을 〈보기〉에서 있는 대로 고른 것은?

[보 기]

ㄱ. ㉠보다 ㉡이 더 많은 인산기를 가진다.
ㄴ. 라민의 탈인산화가 일어나면 핵 라미나가 분해된다.
ㄷ. Cdk1의 기능이 상실되면 핵분열이 일어나지 않는다.

① ㄱ ② ㄴ ③ ㄷ
④ ㄱ, ㄴ ⑤ ㄱ, ㄷ

098

핵형분석

다음 그림 (가), (나)는 이수성 돌연변이로 인해 서로 다른 유전병을 앓고 있는 환자들의 핵형을 나타낸 것이다.

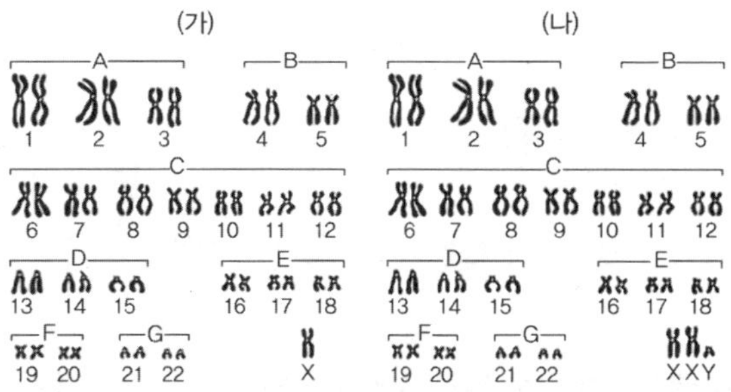

다음 〈보기〉 중 위 환자들에 대한 옳은 설명이나 추론을 모두 고른 것은?

[보 기]

ㄱ. 위 환자들의 성별을 결정하는 것은 X 염색체의 비율이다.
ㄴ. 체세포 분열 중에는 이수성 돌연변이가 발생할 수 없다.
ㄷ. (나)는 남성으로, 핵 속에서 '바소체(Barr body)'가 관찰된다.
ㄹ. 핵형이 YO인 사람은 태어날 수 없다.

① ㄱ, ㄷ ② ㄱ, ㄹ ③ ㄱ, ㄷ, ㄹ
④ ㄷ, ㄹ ⑤ ㄱ, ㄹ,

099

멘델 유전

그림은 단일 유전자에 의해 결정되는 어떤 질환 X에 대한 가계도이다.

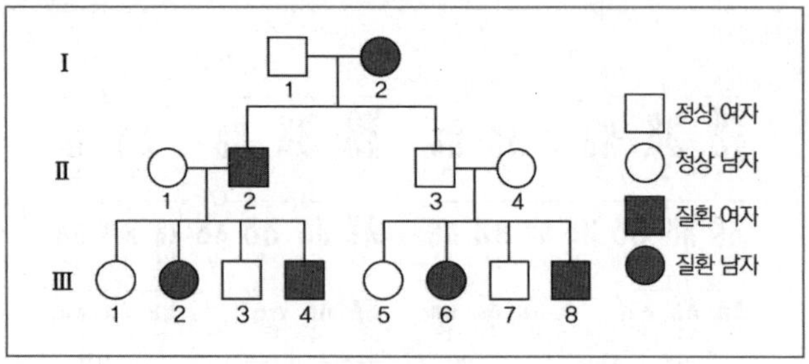

이에 대한 설명으로 옳은 것만을 〈보기〉에서 있는 대로 고른 것은?

[보 기]

ㄱ. 질환 X는 성염색체 우성으로 유전된다.
ㄴ. Ⅲ−2와 Ⅲ−3 사이에서 태어난 아이가 질환을 가질 확률은 1/2이다.
ㄷ. 질환의 원인이 되는 대립인자가 유아기에 치사성을 나타낸다면 대립인자는 집단에서 완전히 제거된다.

① ㄱ ② ㄴ ③ ㄷ
④ ㄱ, ㄴ ⑤ ㄴ, ㄷ

100

유전학

다음은 유전질환 ㉠과 ㉡에 대한 자료이다.

- 질환 ㉠과 ㉡은 각각 한 쌍의 대립유전자 A와 a, B와 b에 의해 결정된다.
- 질환 ㉠과 ㉡에 대한 가계도

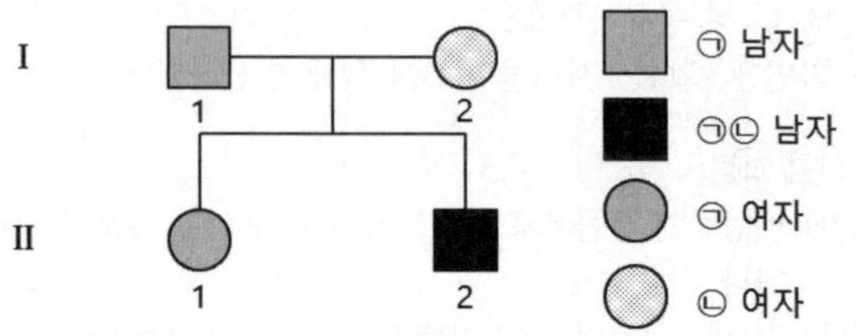

- Ⅰ−1과 Ⅰ−2의 대립유전자를 알아보기 위한 RFLP 결과

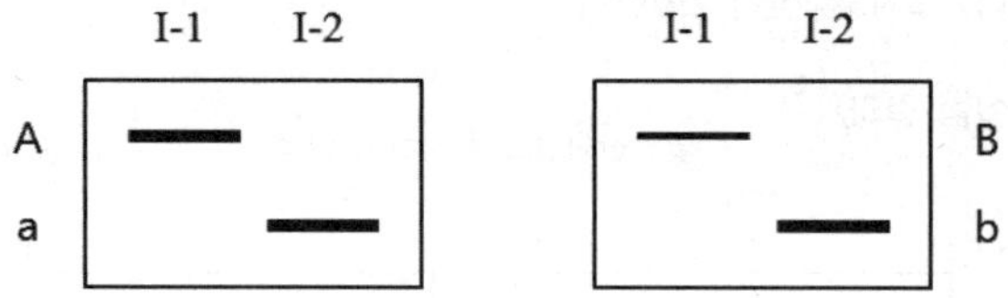

이에 대한 설명으로 옳은 것은?

① ㉠을 일으키는 대립유전자는 a이다.
② ㉡은 우성으로 유전된다.
③ A와 a는 X 염색체 상에 존재한다.
④ Ⅱ−2의 유전자형은 AaBb이다.
⑤ Ⅱ−1과 Ⅱ−2 사이의 교배에서 정상 자손이 태어날 확률은 $\frac{1}{8}$이다.

101

유전자 지도

다음 그림은 어떤 동물의 정자 형성 과정 중에 유전자 교환이 일어나는 것을 나타낸 것이다.

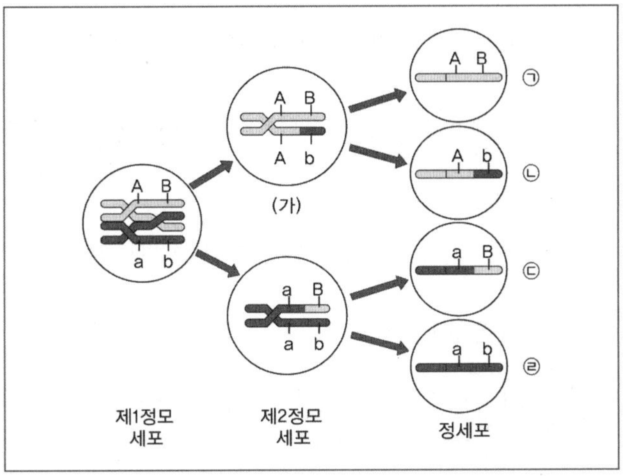

위 그림에 대한 설명으로 옳은 것을 〈보기〉에서 모두 고르시오. (단, 생식세포 형성시 (가)와 같은 제2정모 세포가 80개 중 10개의 비율로 생성되며, 염색체 돌연변이 현상은 없었다.)

[보 기]

ㄱ. 생식세포 형성 시 멘델의 분리의 법칙에 위배된 현상이 일어났다.
ㄴ. 전체 정자 중 ㉠:㉡:㉢:㉣의 출현 비율은 7:1:1:7이다.
ㄷ. 4개의 제1정모 세포 중 한 개의 비율로 위와 같은 교차가 일어난다.
ㄹ. 만일 160개의 정자가 만들어질 경우 aB 유전자 조합을 지닌 정자의 수는 20개가 된다.
ㅁ. 제2정보 세포중 a와 B가 연관된 염색체를 갖는 세포의 비율은 12.5%이다.
ㅂ. 이 동물을 자가교배 시킬 경우 자손 중 A_bb : aaB = 1:1 이다.

① ㄴ ② ㄴ, ㄷ, ㅁ ③ ㄴ, ㄷ, ㅁ, ㅂ
④ ㅁ, ㅂ ⑤ ㄷ, ㄹ, ㅁ, ㅂ

102

유전학 교차율 구하기

다음 3가지 교배 실험 결과이다.

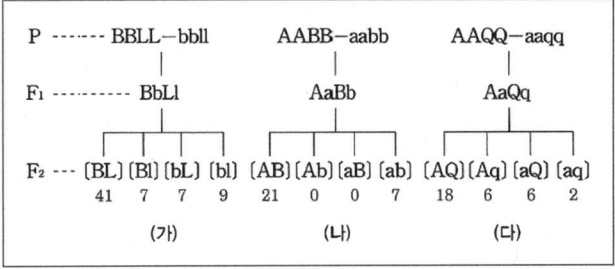

	(가)	(나)	(다)
P	BBLL−bbll	AABB−aabb	AAQQ−aaqq
F_1	BbLl	AaBb	AaQq
F_2	[BL] [Bl] [bL] [bl]	[AB] [Ab] [aB] [ab]	[AQ] [Aq] [aQ] [aq]
	41 7 7 9	21 0 0 7	18 6 6 2

위 그림에 대한 설명으로 옳은 것을 〈보기〉에서 모두 고르시오. (단, F_2는 F_1의 자가교배 결과이다.)

[보 기]

ㄱ. F_2에서 생식세포의 종류는 (가)가 (다)보다 많다.
ㄴ. (가)에서 교차율은 14%이다.
ㄷ. (가)의 F_1F_2의 표현형은 [B1]은 교차에 의해 생성된 개체이다.
ㄹ. (가)의 이 생성한 생식세포 중 b와 L을 가진 생식세포의 비율은 12.5%이다.
ㅁ. A, B, L은 한 염색체가 존재하지만 Q는 다른 염색체에 존재한다.
ㅂ. 만일 BbQq인 개체를 자가교배시키면 부모와 같은 유전자의 형의 자손이 태어날 확률은 25%이다.

① ㄴ ② ㄴ, ㄷ, ㅁ ③ ㄴ, ㄷ, ㅁ, ㅂ
④ ㅁ, ㅂ ⑤ ㄷ, ㄹ, ㅁ, ㅂ

103

유전학

그림은 정원세포로부터 제1감수분열과 제2감수분열을 거쳐 정세포가 형성된 3가지 경우를 나타낸 것이다.

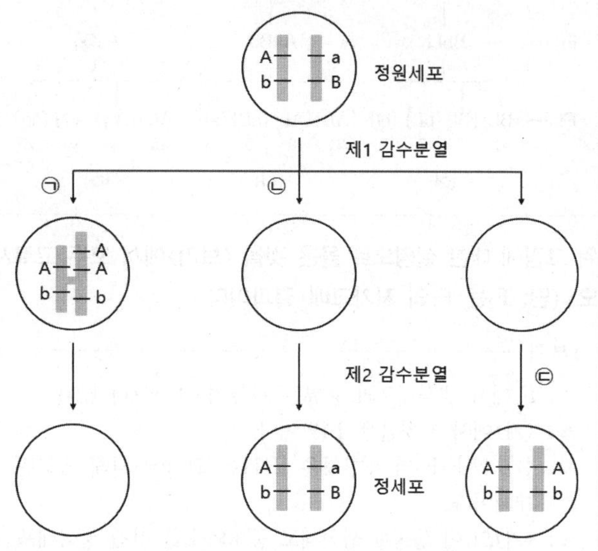

이에 대한 설명으로 옳은 것만을 〈보기〉에서 있는 대로 고른 것은?

[보 기]

ㄱ. ㉠에서 불균등 교차가 일어났다.
ㄴ. ㉡에서 염색체의 비분리가 일어났다.
ㄷ. ㉢에서 형성되는 4개의 정세포는 모두 염색체 수가 비정상적이다.

① ㄱ ② ㄴ ③ ㄷ
④ ㄱ, ㄴ ⑤ ㄱ, ㄷ

104

유전학

다음은 하디-바인베르크 평형이 유지되고 있는 초파리 집단에서 나타나는 날개 모양에 대한 자료이다.

- 이 집단은 10,000 마리로 구성되며, 암컷과 수컷의 수는 동일하다.
- 이 집단에서 정상 날개 표현형을 나타내는 개체 수는 6400이며, 짧은 날개 표현형을 나타내는 개체 수는 3600이다.
- 날개 모양은 우열관계가 분명한 한 쌍의 대립유전자에 의해 결정된다.
- 날개 표현형에 대한 가계도

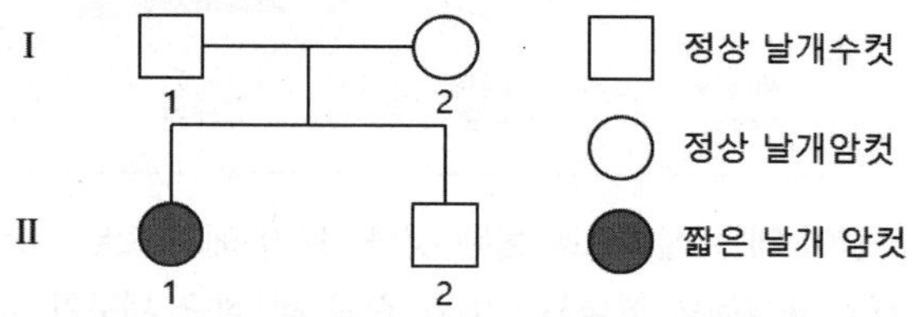

II-1 암컷이 이 집단의 임의의 수컷과 교배하여 자손이 태어날 때, 자손에서 짧은 날개 표현형이 나타날 확률은?

① 1/4
② 2/5
③ 1/2
④ 3/5
⑤ 3/4

105

가계도분석

사람의 유전형질 중 이마의 머리모양의 유전현상을 알아보기 위하여 어느 집안에 대한 가계 분석을 통하여 다음과 같은 가계도를 그릴 수 있었다. 단, 이 형질에는 widow's peak(중앙 부분의 머리가 내려온 이마)와 중앙 부분의 머리가 편평한 이마 2종류의 대립형질만 있다고 가정한다.

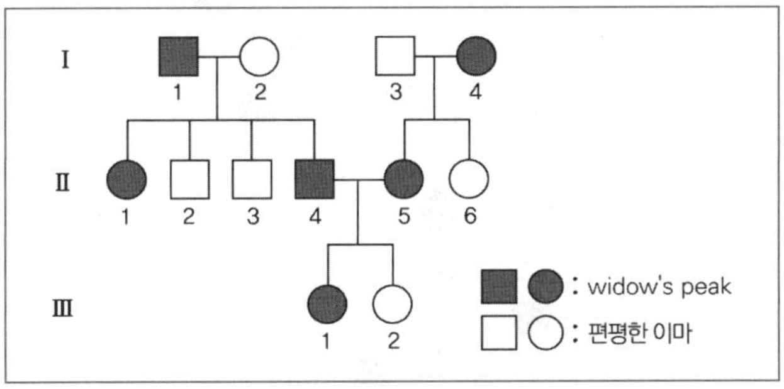

위 자료에 대한 설명이나 추론으로 옳은 것만을 〈보기〉에서 있는 대로 고르시오.

[보 기]

ㄱ. Ⅰ-4과 Ⅱ-1은 반드시 이형접합자이어야 한다.
ㄴ. 만약 Ⅱ-4가 Ⅱ-6과 결혼했다면, 이들 자식은 모두 widow's peak를 보일 것이다.
ㄷ. Ⅱ-4과 Ⅱ-5의 3번째 자식이 아들이면서 widow's peak일 확률은 3/4이다.
ㄹ. Ⅱ-3과 Ⅲ-2는 반드시 동형접합자이어야만 한다.

① ㄱ ② ㄱ, ㄴ ③ ㄷ
④ ㄱ, ㄹ ⑤ ㄱ, ㄷ

106

가계도분석

다음은 신장에서 발병하는 어떠한 유전 질환에 대한 가계도이다.

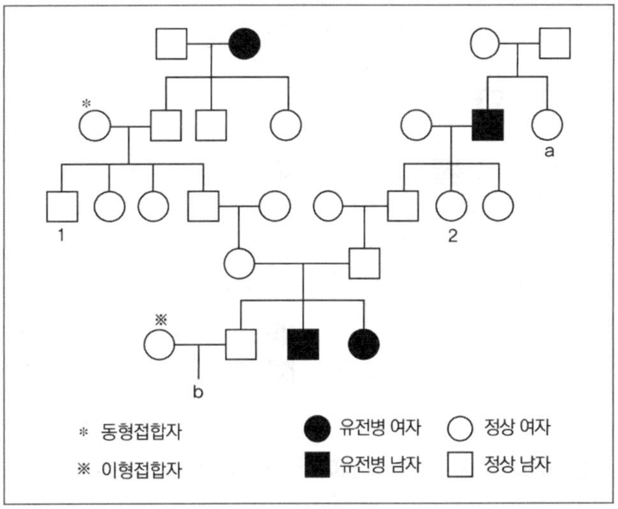

다음 〈보기〉 중 옳은 설명이나 추론을 모두 고르시오.

[보 기]

ㄱ. 위의 질환은 상염색체 열성유전 질환이다.
ㄴ. a가 보인자일 확률은 1/2이다.
ㄷ. 1번과 2번 사이에서 생긴 아이가 유전 질환을 가질 확률은 1/8이다.
ㄹ. b가 질환을 가질 확률은 1/8이다.

① ㄱ ② ㄱ, ㄴ ③ ㄷ
④ ㄱ, ㄹ ⑤ ㄱ, ㄷ

107

가계도분석

다음은 골격근에 발병하는 어떤 유전 질환에 대한 가계도이다.

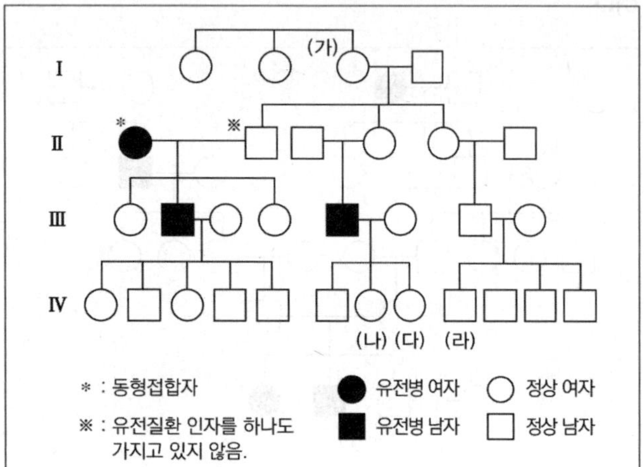

다음 〈보기〉 중 옳은 설명이나 추론을 모두 고르시오.

[보기]

ㄱ. 위의 질환은 X 염색체 열성 유전 질환이다.
ㄴ. Ⅰ 세대의 (가)와 Ⅳ 세대의 (나)는 모두 보인자이다.
ㄷ. Ⅳ 세대의 (다), (라)가 결혼하여 아기를 가질 때, 질환이 생길 확률은 0이다.
ㄹ. (가)의 부모님 중 아버지가 정상인이라면, 어머니가 질환자일 확률은 1이다.

① ㄱ ② ㄱ, ㄴ ③ ㄷ
④ ㄱ, ㄹ ⑤ ㄱ, ㄷ

108

가계도분석

(가)는 여성에서만 발생하는 유방암 질환 유발 유전자를 지닌 한 집안의 가계도이며, (나)는 이 질환의 원인 인자를 추적하기 위해 염색체 A, B에서 RFLP를 수행한 결과이다.

(가) 가계도

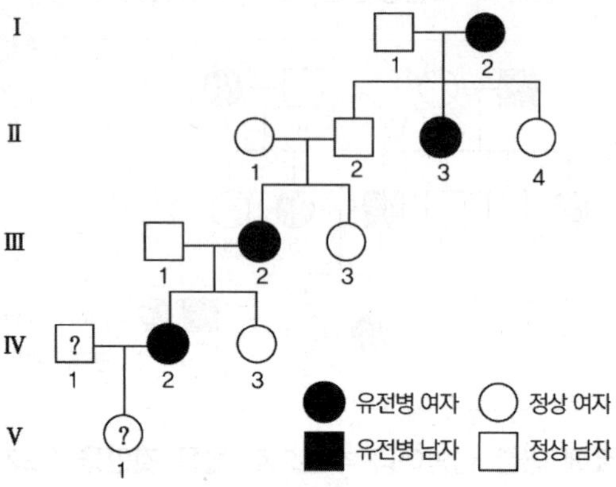

(나) RFLP 결과

kb	Chromosome #A				Chromosome #B				kb
9						—		—	9
7	—	—	—	—					7
5	—	—		—	—	—	—	—	5
3					—	—	—	—	3
	Ⅱ-1	Ⅲ-2	Ⅲ-3	Ⅳ-2	Ⅱ-1	Ⅲ-2	Ⅲ-3	Ⅳ-2	

다음 〈보기〉 중 옳은 설명이나 추론을 모두 고르시오.

[보기]

ㄱ. 이 유전병은 상염색체 우성으로 유전된다.
ㄴ. Ⅱ-2의 RFLP를 수행하면, 염색체 A에서 7kb band가 나타날 것이다.
ㄷ. 유방암 질환을 유발하는 유전자에 대한 RFLP 마커는 염색체 A에 존재한다.
ㄹ. Ⅳ-1의 RFLP결과가 Ⅱ-2와 동일할 경우 Ⅴ-1의 유방암 발생 확률은 1/2이다.

① ㄱ ② ㄱ, ㄴ ③ ㄷ
④ ㄱ, ㄹ ⑤ ㄱ, ㄷ

109

다인자유전

다음은 다인자에 의한 양적 유전에 대한 자료이다.

- 어떤 식물의 열매 색은 서로 다른 염색체에 존재하는 4가지 유전자에 의해 결정되며 각각 한 쌍의 대립유전자 A와 a, B와 b, C와 c, D와 d를 가진다.
- 우성 대립유전자 A, B, C, D는 열매를 붉게 만든다. 각각이 표현형에 미치는 효과는 동등하고 누적되며, 우성 대립유전자의 수에 의해 붉은 정도가 결정된다.
- 열성 대립유전자 a, b, c, d는 열매 색을 하얗게 만든다.
- AaBbCcDd 개체의 자매교배

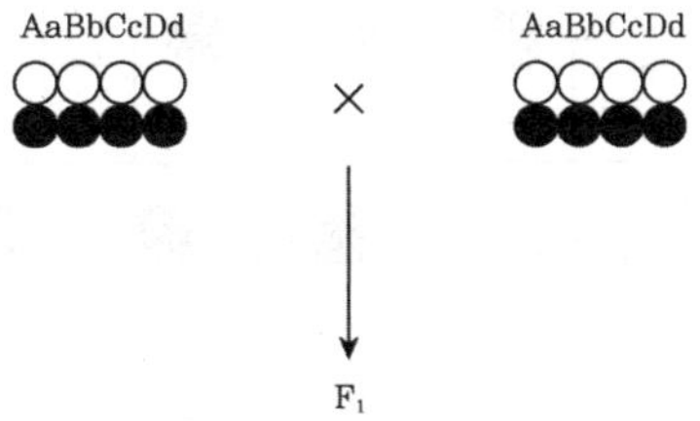

F_1에서 나타나는 표현형의 가짓수와 우성 대립유전자를 4개 가지는 개체의 비율로 옳은 것은?

	표현형의 가짓수	우성 대립유전자를 4개 가지는 개체의 비율
①	5	6/16
②	8	20/64
③	8	70/256
④	9	20/64
⑤	9	70/256

110

다인자유전

다음은 돼지에서 일어나는 털 색깔 유전에 대한 자료이다.

- 털 색깔은 서로 다른 상염색체에 존재하는 두 유전자 X와 Y에 의해 결정된다.
- X와 Y는 각각 우열 관계가 뚜렷한 한 쌍의 대립유전자를 가진다.
- 털 색깔 표현형은 붉은색, 갈색, 흰색의 3가지이다.
- 교배의 결과

P		F_1	F_2
붉은색	갈색	붉은색 (㉠)	붉은색 : 갈색 = 3 : 1
갈색	흰색 (㉡)	갈색	갈색 : 흰색 = 3 : 1
붉은색	흰색	붉은색	붉은색 : 갈색 : 흰색 = 9 : 6 : 1
갈색	갈색	붉은색	㉢

이에 대한 설명으로 옳은 것만을 〈보기〉에서 있는 대로 고른 것은?

[보기]

ㄱ. 흰색 개체는 X와 Y의 유전자형이 모두 동형접합성이다.

ㄴ. ㉠와 ㉡을 교배하면 자손에서 갈색 표현형이 나타날 확률은 50%이다.

ㄷ. ㉢의 표현형 비율은 붉은색 : 갈색 : 흰색 = 9 : 6 : 1 이다.

① ㄱ ② ㄴ ③ ㄷ
④ ㄱ, ㄴ ⑤ ㄱ, ㄴ, ㄷ

111

반성유전

다음은 예쁜꼬마선충의 성 결정과 어떤 질환의 유전에 대한 자료이다.

- 자웅동체가 자가수정하면 99% 이상의 자웅동체와 1% 이하의 수컷 자손이 생기며, 자웅동체와 수컷이 교배하면 각각 50%의 자웅동체와 수컷 자손이 생긴다.

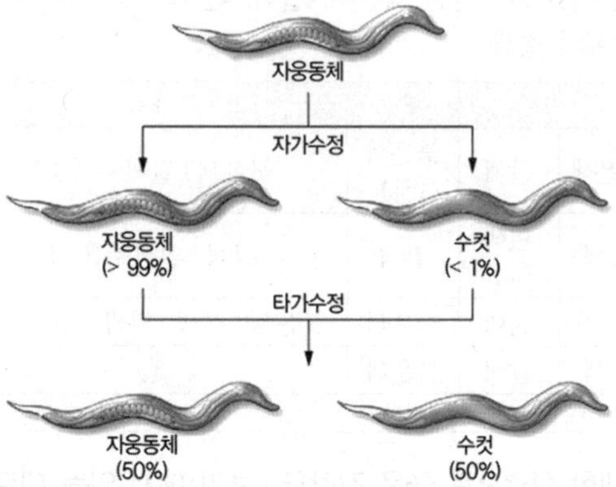

- 자웅동체는 XX, 수컷은 XO 성염색체를 가진다.
- 질환 자웅동체와 정상 수컷을 교배하면 정상 자웅동체와 질환 수컷 자손만 태어난다.

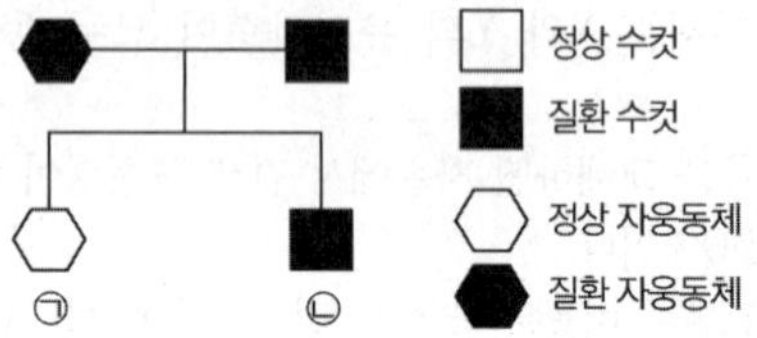

이에 대한 설명으로 옳은 것만을 〈보기〉에서 있는 대로 고른 것은?

[보 기]

ㄱ. 질환은 열성으로 유전되며, 질환 유전자는 상염색체 상에 존재한다.
ㄴ. ㉠을 자가수정하면 자손이 ㉠과 동일한 유전자형을 가질 확률은 약 75%이다.
ㄷ. ㉠과 ㉡을 교배하면 자손의 50%가 질환을 가진다.

① ㄱ ② ㄴ ③ ㄷ
④ ㄱ, ㄴ ⑤ ㄱ, ㄷ

112

Mt유전

어떤 남성은 진행성 근육 이상을 보이며, 아래의 가계도에서 보듯이 친척들 중 많은 이들이 유사한 증상을 보이고 있다. 이 질환의 발현 정도는 가계 구성원들 사이에서 매우 다양하게 나타나고 있다. 어떤 사람은 영향을 적게 받는 반면, 어떤 사람은 어린 나이에 심한 증상을 보이는 경우도 있었다. (단, 이 질환은 상염색체 우성 유전은 아닌 것으로 밝혀졌다.)

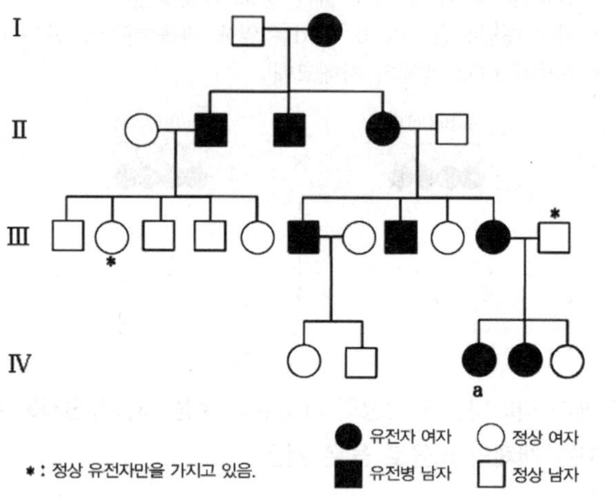

다음 〈보기〉 중 옳은 설명이나 추론을 모두 고르시오.

[보 기]

ㄱ. 위 질환 유전자는 X 염색체 상에 존재한다.
ㄴ. 질환자들도 정상 유전자를 지닐 수 있다.
ㄷ. a가 정상 남성과 결혼하여 아이들을 낳을 경우, 이들은 모두 질환을 가질 것이다.
ㄹ. 질환의 발현 정도가 다른 이유는 질환자마다 돌연변이 유전자의 발현 빈도가 다르기 때문이다.

① ㄴ ② ㄴ, ㄷ, ㅁ ③ ㄴ, ㄷ, ㅁ, ㅂ
④ ㅁ, ㅂ ⑤ ㄷ, ㄹ, ㅁ, ㅂ

113

우성질환

다음은 유전질환 D에 대한 자료이다.

- 유전질환 D는 유전자 A에 존재하는 CGG 반복 부위에 의해 결정된다.
- 유전질환 D에 대한 가계도

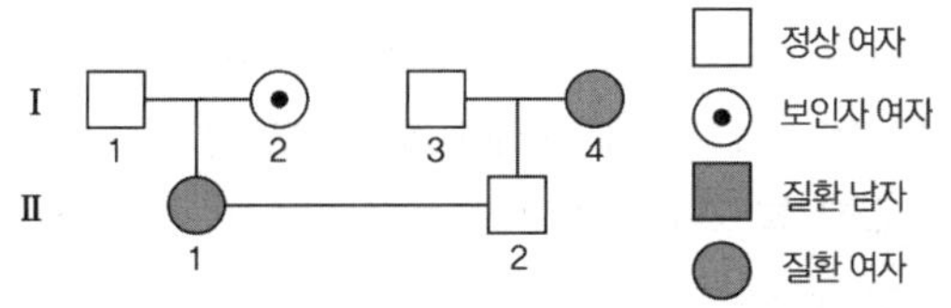

- 유전자 A의 CGG 반복 부위를 증폭한 PCR 결과

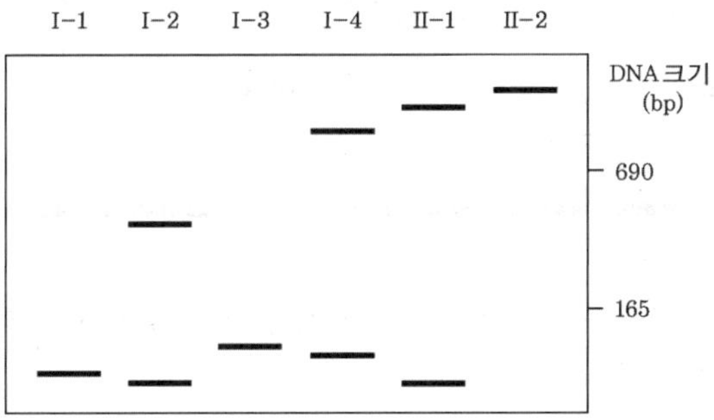

이에 대한 설명으로 옳지 않은 것은?

① A는 X 염색체 상에 존재한다.
② A의 질환을 일으키는 대립유전자는 우성이다.
③ 질환을 일으키는 대립유전자의 CGG 반복 부위는 자손에서 길이가 증가하였다.
④ CGG 반복 부위의 길이가 690 이상이면 D에 걸린다.
⑤ Ⅱ-1과 Ⅱ-2 사이에서 태어나는 자녀는 모두 D에 걸릴 것이다.

114

세균의 접합

다음은 대장균에서 일어나는 접합(conjugation)에 대해 알아보기 위한 실험이다.

〈자료〉

○ 대장균 균주 A와 B의 유전자형

	유전자형
균주 A	$leu^+met^+thr^-trp^-amp^rtet^s$
균주 B	$leu^-met^-thr^+trp^+amp^stet^r$

○ amp^r 와 tet^r은 각각 앰피실린과 테트라사이클린에 대한 저항성을, amp^s와 tet^s는 감수성을 나타낸다.

〈실험 내용〉

(가) 파지에 감염되지 않은 균주 A와 B를 각각 배양한다.
(나) A와 B를 혼합하여 12시간 배양한다.
(다) 혼합배양한 세균을 앰피실린 또는 테트라사이클린이 포함된 최소배지에 도말하고 콜로니를 관찰한다.

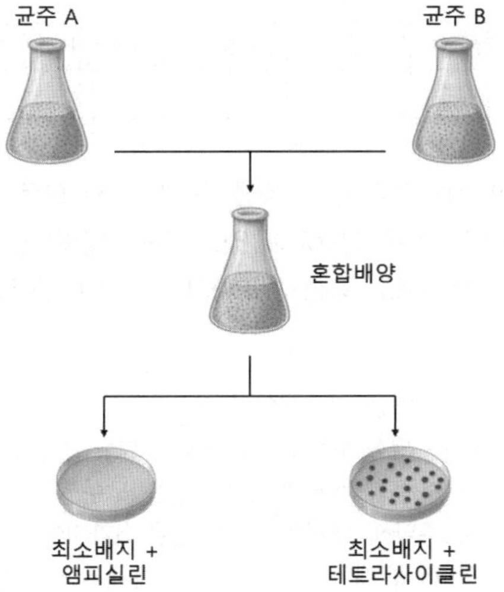

이에 대한 설명으로 옳은 것만을 〈보기〉에서 있는 대로 고른 것은? (단, 실험에서 형질전환은 일어나지 않았다.)

[보기]

ㄱ. 균주 A가 성선모를 만들었다.
ㄴ. thr^+trp^+가 균주 B로부터 균주 A로 전달되었다.
ㄷ. (가)에서 균주 B를 배양한 배지를 분리하여 균주 A에 첨가하면 최소배지에서 자라는 콜로니가 얻어진다.

① ㄱ　② ㄴ　③ ㄷ
④ ㄱ, ㄴ　⑤ ㄱ, ㄷ

115

상위

다음은 어떤 식물의 꽃잎 색을 결정하는 유전자 A, B, C에 대한 자료이다.

(가) 유전자 A, B, C에 대한 효소 Ⅰ, Ⅱ, Ⅲ이 각각 합성되며, 유전자 a, b, c에 의해서는 합성되지 않는다. 효소 Ⅰ은 흰색 색소를 주황색 색소로 변화시키고, 효소 Ⅱ는 주황성 색소를 붉은 색으로 변화시킨다. 그러나 효소 Ⅲ는 붉은 색 색소가 자주색으로 변환되지 못하도록 억제한다.

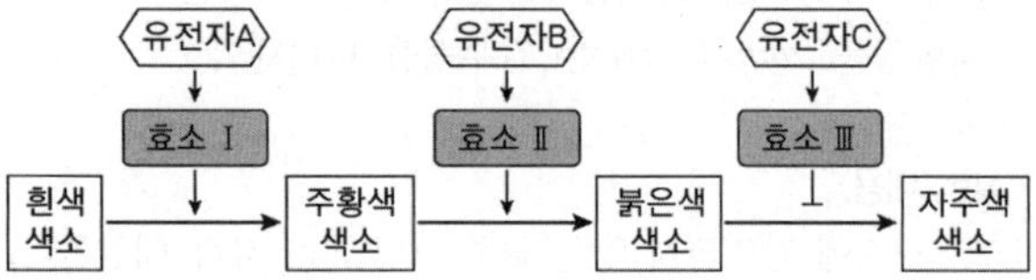

(나) 표는 유전자형이 AaBbCc 개체(P)를 검정교배하여 얻은 자손(F_1) 1000개체에서 표현형에 따른 개체수를 나타낸 것이다.

표현형	흰색	주황색	붉은색	자주색
개체수	500	50	225	225

이에 대한 설명으로 옳은 것을 〈보기〉에서 모두 고르시오. (단, A와 B는 같은 염색체에 있고 C는 독립된 염색체에 있으며, P의 생식세포 형성시 교차가 한 번만 일어났다.)

[보 기]

ㄱ. P의 꽃잎 색은 자주색이다.
ㄴ. P가 만든 생식세포의 유전자형 종류는 8가지이다.
ㄷ. F_1에서 자주색 개체의 유전자형은 모두 같다.
ㄹ. F_1에서 주황색 개체의 유전자형은 3가지이다.
ㅁ. F_1에서 흰색 개체 중 B를 갖는 개체의 비율은 10%이다.
ㅂ. A와 B사이의 교차율은 10%이다.

① ㄴ　② ㄴ, ㄷ, ㅁ　③ ㄴ, ㄷ, ㅁ, ㅂ
④ ㅁ, ㅂ　⑤ ㄷ, ㄹ, ㅁ, ㅂ

116

바소체

Glucose 6-phosphate dehydrogenase(G-6PD)는 X 염색체 상의 유전자에 의해 발현되며, 이합체를 형성해 기능하는 것으로 알려져 있다. G-6PD는 정상적으로 기능하는 A, B의 두 가지 아형이 존재하는데, 어떤 가족의 혈액 샘플을 채취해 세포들을 파쇄한 결과 아버지는 A형, 어머니는 B형만을 관찰할 수 있었다. 두 자식의 혈액 샘플도 채취해 각 세포 별로, 또는 전체 세포들을 파쇄한 추출물로 각각 G-6PD의 아형을 확인해 보았다.

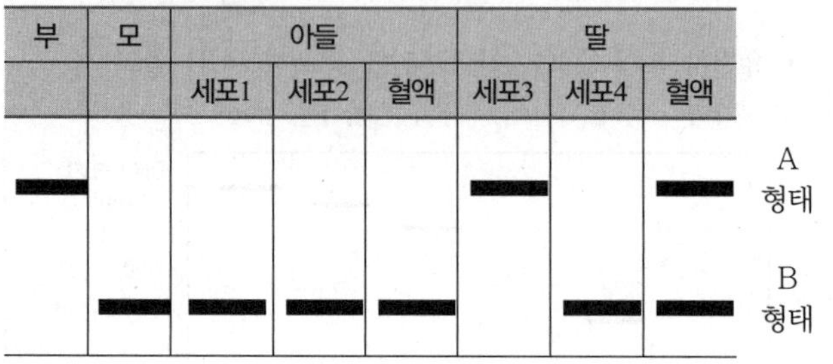

다음 〈보기〉 중 위 실험 결과에 대한 옳은 설명이나 추론을 모두 고르시오.

[보 기]

ㄱ. 부부로부터 태어나는 모든 아들은 B형만을 지닐 것이다.
ㄴ. 딸의 세포들 속에는 A형과 B형이 서로 이합체를 형성한 단백질도 관찰될 수 있다.
ㄷ. G-6PD는 분비 단백질로, 혈액 속에서 기능할 것이다.
ㄹ. G-6PD 유전자는 '공동 우성' 현상을 나타낸다.

① ㄱ　② ㄱ, ㄴ　③ ㄷ
④ ㄱ, ㄹ　⑤ ㄱ, ㄷ

117

상위

다음은 ABO식 혈액형의 발현에 대한 자료와 영희 가족의 혈액형에 대한 자료이다.

- ABO식 혈액형은 9번 염색체에 존재하는 대립유전자 I^A, I^B, i에 의해 결정된다.
- I^A와 I^B는 각각 A형과 B형을 지정하는 대립유전자이다.
- ABO식 혈액형의 표현은 19번 염색체에 존재하는 한 쌍의 대립유전자 H와 h의 영향을 받는다.
- 유전자형이 HH 또는 Hh인 경우에는 ABO식 혈액형이 정상적으로 표현된다.
- 유전자형이 hh일 때 I^A 또는 I^B가 있더라도 ABO식 혈액형은 O형으로 나타나는 봄베이(Bombay) 표현형을 보인다.
- 표는 혈액형 검사에서 봄베이(Bombay) 표현형을 보이는 영희의 가족에서 ABO식 혈액형을 나타낸 것이다.

구성원	혈액형
아버지	AB
어머니	A
영희 동생	B

이에 대한 설명으로 옳은 것만을 〈보기〉에서 있는 대로 고른 것은?

[보 기]

ㄱ. 영희의 ABO식 혈액형에 대한 유전자형은 I^BI^B이다.
ㄴ. 대립유전자 H와 h에 대한 유전자형은 아버지에서 헤테로이다.
ㄷ. ABO식 혈액형의 유전자에 대한 대립유전자 h의 상위(epistasis)는 열성일 때 나타난다.

① ㄱ ② ㄴ ③ ㄷ
④ ㄱ, ㄴ ⑤ ㄴ, ㄷ

118

상위

꽃의 색깔이 빨간색, 자주색, 흰색을 나타내는 식물이 있다. 이 식물의 꽃 색깔의 유전 현상을 알아보기 위하여 아래와 같은 교배 실험을 실시하였다. 교배 1과 3의 F2는 F1 의 자가교배를 통해서 얻어졌다. 하나의 유전자가 관여하면 A로, 두개의 유전자가 관여하면 A, B로, 세 개의 유전자가 관여하면 A, B, C로 유전자형을 나타내기로 한다.

	교배 1	교배 2	교배 3
부모세대(P)	빨간색 x 빨간색	자주색 x 흰색	빨간색 x 빨간색
F1	모두 빨간색	자주색 195 빨간색 403 흰색 205	모두 자주색
F2	모두 빨간색		자주색 272 빨간색 179 흰색 31

위 실험 결과에 대한 추론으로 옳은 것은?

① 멘델의 유전법칙에 벗어나며, 하나의 유전자가 관여한다.
② 2개의 유전자가 관여하며, 두 유전자 중 하나만이 우성일 때는 자주색을 나타낸다.
③ 교배 1의 F1을 흰색 꽃과 교배하면 자주색이 나타날 것이다.
④ 교배 1의 부모세대(P)의 유전자형은 AABB로 표시할 수 있다.
⑤ 교배 3의 F1은 AaBb의 유전자형을 나타낸다.

119

각인

그림은 유전적 각인 현상을 나타낸 것이다.

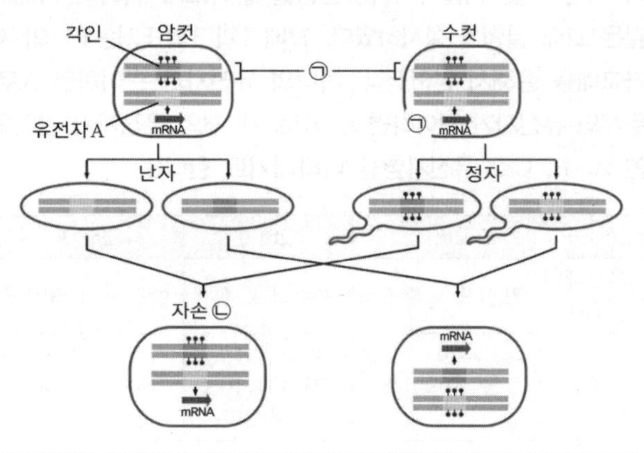

이에 대한 설명으로 옳은 것만을 〈보기〉에서 있는 대로 고른 것은?

[보기]

ㄱ. ㉠은 부계 염색체이다.
ㄴ. ㉡의 모든 체세포에서 동일한 각인 양상이 나타난다.
ㄷ. 정자 형성 과정에서 유전자 A에 DNA 메틸화가 일어난다.

① ㄱ　② ㄴ　③ ㄷ
④ ㄱ, ㄴ　⑤ ㄱ, ㄴ, ㄷ

120

바소체

다음은 X 염색체에서의 유전자 발현에 대해 알아본 실험이다.

〈실험 과정〉
(가) 다양한 성염색체를 가진 사람들로부터 mRNA를 분리한다.
(나) X 염색체에 존재하는 유전자 ㉠~㉢에 대한 탐침을 이용하여 노던 블롯을 한다.

〈실험 결과〉

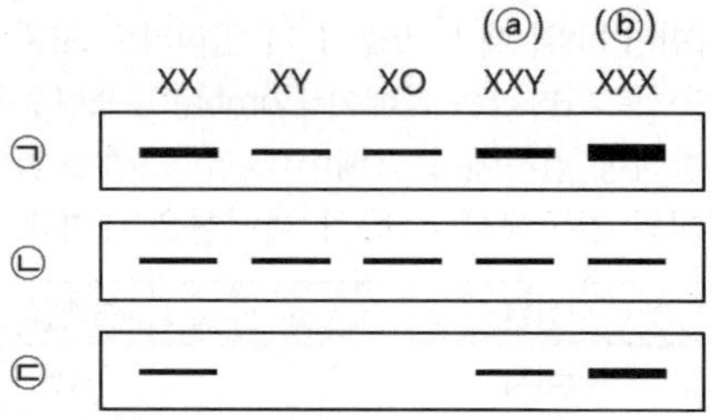

이에 대한 설명으로 옳은 것은?

① ㉠은 활성화된 X 염색체에서만 발현되는 유전자이다.
② 불활성화된 X 염색체에서 발현되는 유전자는 ㉡과 같은 양상을 보인다.
③ Xist 유전자의 경우 ㉢과 같은 양상을 보인다.
④ ⓐ 염색체를 가진 사람에서 정소 기능에 이상이 발견되지 않는다.
⑤ ⓑ 염색체를 가진 사람은 불임이 된다.

121

혈액형 유전

다음은 어떤 두 집안의 색맹과 혈액형 유전 관계를 나타낸 가계도이다.

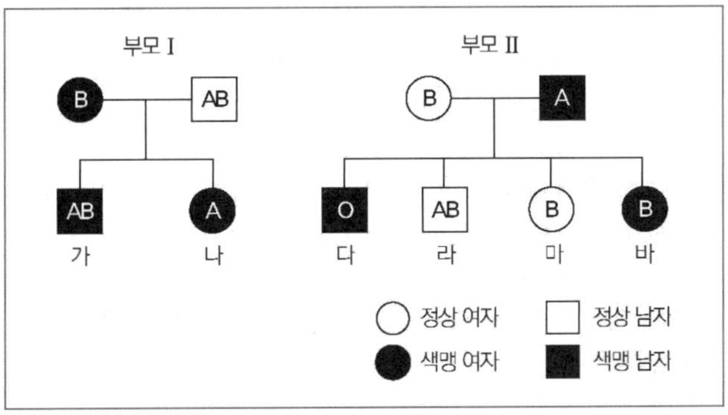

위의 두 가계에서 부모 Ⅰ의 자손이 태어난 후 바로 부모 Ⅱ의 자손과 바뀌었다. 부모 Ⅰ과 부모 Ⅱ에서 바뀐 자손의 기호를 바르게 짝지은 것은?

① 나 － 마　② 가 － 라　③ 나 － 라
④ 가 － 다　⑤ 나 － 바

122

구조 이상

그림 (가)는 사람의 정상 세포에서 14번과 21번 염색체만을, (나)는 이 두 염색체에 돌연변이가 일어난 세포를 나타낸 것이다.

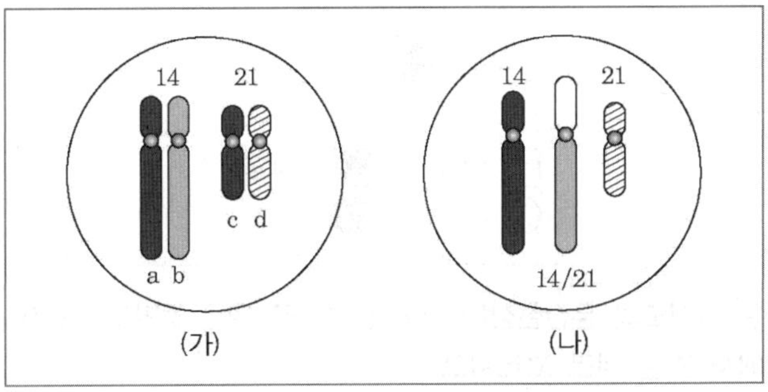

이에 대한 설명으로 옳은 것만을 〈보기〉에서 있는 대로 고른 것은? (단, 염색체 비분리는 일어나지 않았다.)

[보기]
ㄱ. (가)에서 a와 b는 모두 아버지로부터, c와 d는 모두 어머니로부터 물려받은 것이다.
ㄴ. (나)의 돌연변이는 남자에게만 나타난다.
ㄷ. (나)에서는 14번과 21번 염색체에서 결실과 전좌가 일어났다.

① ㄱ　② ㄴ　③ ㄷ
④ ㄱ, ㄴ　⑤ ㄱ, ㄷ

123

개수 이상

다음은 터너증후군 환자인 B의 가계도이다.

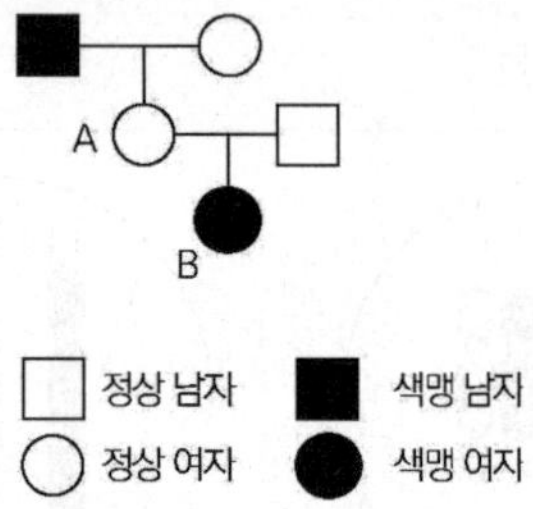

위 가계도의 유전현상에 대한 설명으로 옳은 것만을 〈보기〉에서 있는 대로 고르시오.

[보기]

ㄱ. 환자 B의 모친 A는 비정상 색각유전자를 보유한 보인자이다.
ㄴ. 환자 B의 외할아버지는 또한 터너증후군환자이다.
ㄷ. 환자 B는 아버지에서 정자형성과정의 염색체 불분리 현상이 발생한 경우이다.
ㄹ. 환자 B의 남동생이 태어날 경우 1/4은 색맹일 것이다.

① ㄱ, ㄷ　② ㄱ, ㄹ　③ ㄷ
④ ㄱ, ㄷ, ㄹ　⑤ ㄱ, ㄴ, ㄷ

124

개수 이상

다음은 어떤 생물의 염색체를 그림으로 나타낸 것이다.

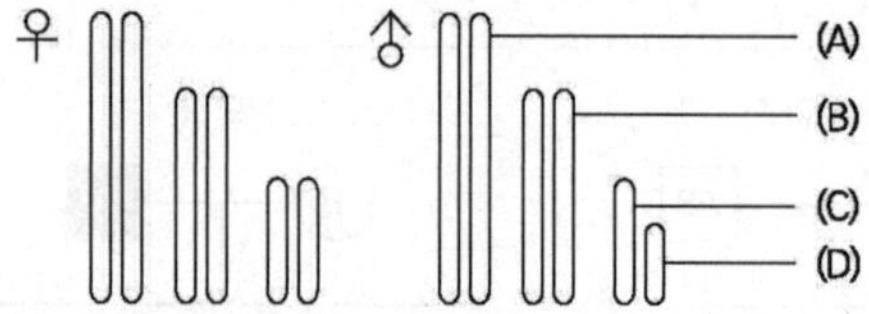

이 동물의 털색은 검은색과 회색이 있고 검은색이 우성이다. 순계인 검은색 암컷과 회색 수컷을 교배하였더니 그 결과 자손이 모두 검은색이 나왔고 이 F1의 암수를 교배하였더니 F2의 암컷은 모두 검은색, 수컷은 검은색과 회색이 1 : 1로 출현하였다.

위 자료에 대한 설명으로 옳은 것만을 〈보기〉에서 있는 대로 고르시오.

[보기]

ㄱ. 털색 유전자가 존재하는 염색체의 기호는 C이고 검은색과 회색 유전자는 대립인자이다.
ㄴ. F1의 유전 인자형은 XBXG(암컷), XBY이다.
ㄷ. F1의 암컷이 이형접합자이고 수컷은 X가 한 개만 있고 모두 모계로 부터 유전된다.
ㄹ. F2의 암컷과 회색 수컷을 교배할 경우 F3에서 회색의 수컷이 출현 할 확률은 1/4이다.

① ㄱ, ㄷ　② ㄱ, ㄹ　③ ㄷ
④ ㄱ, ㄷ, ㄹ　⑤ ㄱ, ㄴ, ㄷ

125

연관과 교차

완두의 여러 가지 유전형질 중 떡잎의 색, 떡잎의 모양, 개체의 크기(T)를 대상으로 다음의 세 잡종개체를 교배한 결과가 다음과 같다. 떡잎의 색은 황색(Y)이 녹색에 대해 우성이며, 떡잎의 모양은 둥근 것(R)이 주름진 것에 대해 우성이다. 또한 키가 큰 것(T)은 작은 것에 대해 우성이다.

- YyTt의 검정교배 결과, 황색이며 키 큰 개체 : 녹색이며 키 큰 개체 : 황색이며 키 작은 개체 : 녹색이며 키 작은 개체 = 19 : 1 : 1 : 19
- YyRr의 검정교배 결과, 황색이며 둥근 개체 : 녹색이며 둥근 개체 : 황색이며 주름진 개체 : 녹색이며 주름진 개체 = 3 : 97 : 97 : 3
- TtRr의 검정교배 결과, 키 크고 둥근 개체 : 키 작고 둥근 개체 : 키 크고 주름진 개체 : 키 작고 주름진 개체 = 1 : 49 : 49 : 1

위의 결과에 대한 추론으로 옳은 것만을 〈보기〉에서 있는 대로 고르시오.

[보기]

ㄱ. 세 형질 중 가장 가까운 두 형질은 떡잎의 모양과 키이다.
ㄴ. 완두의 색과 키는 상인연관되어 있으며, 완전연관이다.
ㄷ. 세 형질의 대립유전자는 동일염색체 위에 있으며, 배열 순서는 YrT이다.
ㄹ. 완두의 키와 모양은 상반연관되어 있으며, 유전자 사이의 거리가 가까워 교차율이 가장 낮다.

① ㄱ, ㄷ ② ㄱ, ㄹ ③ ㄷ
④ ㄱ, ㄷ, ㄹ ⑤ ㄱ, ㄴ, ㄷ

126

연관과 교차

검은색(BB), 짧은 털(SS), 굽은모(HH)의 암컷 밍크와 흰색(bb), 긴 털(ss), 직모(hh)의 수컷 밍크를 교배하였다. 여기서 태어난 검은 색의 짧고 굽은모(BbSsHh)의 F_1 암컷과 흰색의 긴 직모(bbsshh)의 수컷을 교배한 결과 다음과 같이 다양한 표현형의 자손들을 얻을 수 있었다.

표현형	개체수(전체 = 800)
검고 긴 직모	42
희고 짧은 굽은 모	38
검고 짧은 직모	7
검고 짧은 굽은 모	348
희고 긴 굽은 모	9
희고 긴 직모	356

다음 〈보기〉 중 위 표에 대한 옳은 설명이나 추론을 모두 고르시오.

[보기]

ㄱ. 3개의 유전자 중에서 털 길이에 관련된 유전자가 가운데에 위치한다.
ㄴ. 털길이에 관련된 유전자는 H보다 B 좌위에 더 가깝게 존재한다.
ㄷ. F_1 암컷의 경우 우성 대립 유전자들은 모두 같은 염색체 상에 존재한다.

① ㄱ, ㄷ ② ㄱ, ㄹ ③ ㄷ
④ ㄱ, ㄷ, ㄹ ⑤ ㄱ, ㄴ, ㄷ

127

연관과 교차

백색증(Albinism)은 멜라닌 색소의 합성에 이상이 생겨 적절한 양의 멜라닌이 만들어지지 않아 피부와 홍채 등이 백색을 띠는 유전 질환이다. 다음 가계도는 백색증을 가진 환자의 가계도이며 이 집단에서 백색증 환자는 1만 명 중 16명 나타난다고 한다.

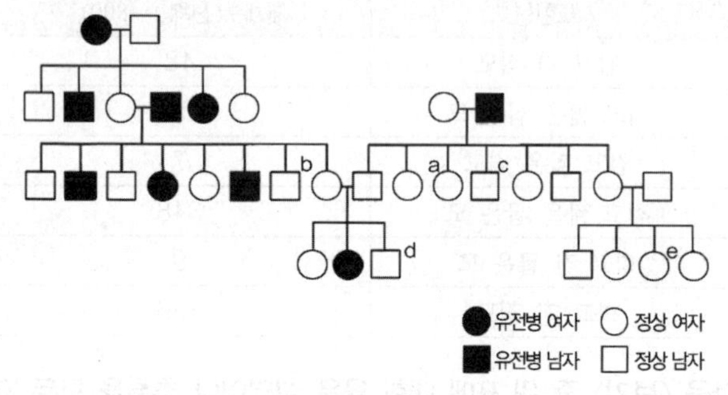

〈보기〉에서 위의 가계도를 바탕으로 유추할 수 있는 추론으로 옳은 것을 고르시오.

[보 기]

ㄱ. 위의 가계도 구성원 중 확실히 질환 유전자의 존재 여부를 가릴 수 없는 사람은 모두 8명이다.
ㄴ. 위의 질환은 성염색체 열성으로 유전된다.
ㄷ. a와 b가 결혼하였을 때와 a와 c가 결혼하였을 때 자녀가 백색증일 확률은 동일하다.
ㄹ. d와 e가 결혼했을 때 자녀가 백색증일 확률은 8%이다.

① ㄱ, ㄷ　② ㄱ, ㄹ　③ ㄷ
④ ㄱ, ㄷ, ㄹ　⑤ ㄱ, ㄴ, ㄷ

128

유전자 지도 작성

열성대립유전자 k(타원형 눈, 야생형은 둥근 눈)와 cd(검붉은 눈, 야생형은 빨간 눈). 그리고 e(흑색 몸, 야생형은 회색 몸)는 초파리의 제3염색체에 존재한다. 타원형인 검붉은 눈을 가지는 암컷을 흑색 몸의 수컷과 교배하여 얻은 야생형 암컷 자손(F1)을 열성 동형접합성 수컷과 교배하여 다음과 같은 자손(F2)을 얻었다. (단, +는 각 형질의 우성 표현형을 나타낸다.)

자손의 표현형	개체 수
k cd e	3
k cd +	876
k + e	67
k + +	49
+ cd e	44
+ cd +	58
+ + e	899
+ + +	4
전체 = 2,000	

위 자료에 대한 해석이나 추론으로 옳은 것만을 〈보기〉에서 있는 대로 고르시오.

[보 기]

ㄱ. 야생형 암컷 자손(F1)은 위의 3개의 유전자 좌(locus) 모두에서 이형접합성이다.
ㄴ. 야생형 암컷 자손(F1)의 경우 k는 cd와는 연관되어 있지만, 몸 색깔 유전자(+)와는 연관되어 있지 않다.
ㄷ. 3유전자 사이에서 단일교차에 의하여 생성된 자손은 모두 225마리이다.
ㄹ. 3유전자 중 가운데 있는 유전자는 몸의 색깔을 나타내며, 눈의 모양 유전자 좌(locus)가 눈의 색깔 유전자 좌(locus)보다 몸 색깔 유전자 좌로부터 더 멀리 떨어져 있다.

① ㄱ, ㄷ　② ㄱ, ㄹ　③ ㄷ
④ ㄱ, ㄷ, ㄹ　⑤ ㄱ, ㄴ, ㄷ

129

배양

아래와 같이 서로 다른 두 유전형을 가진 Hfr, F^- 대장균들을 섞어 접합이 일어나도록 하였다.

Hfr : $arg^+leu^+pro^+thr^+thy^+ser^+his^+lac^+str^s$	
F^- : $arg^-leu^-pro^-thr^-thy^-ser^-his^-lac^-str^r$	

완전배지에 락토오스와 스트렙토마이신을 투여한 후 접합이 일어난 세균들을 배양한 결과 6개의 콜로니를 획득할 수 있었다. 이 콜로니들을 복제판 배양법으로 아래와 같이 몇 개의 아미노산이 공급된 여러 가지 최소배지들에 옮겨 콜로니 형성여부를 관찰해 보았다.

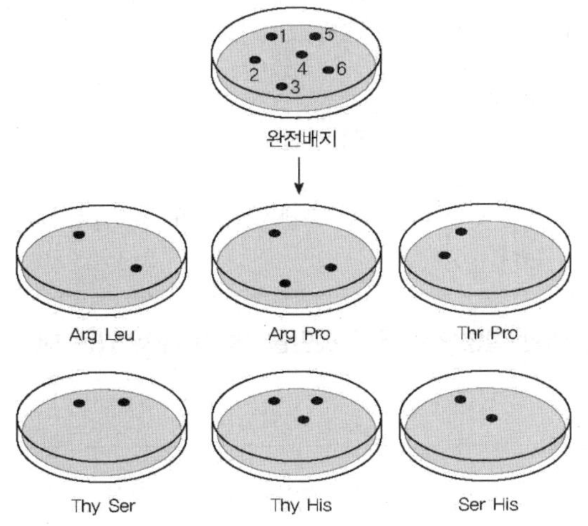

위 실험 결과로부터 각 콜로니의 대장균의 대사에 필요한 아미노산을 유추한 것으로 옳지 <u>않은</u> 것은?

① 콜로니 2 : thr
② 콜로니 3 : arg, pro
③ 콜로니 4 : his
④ 콜로니 5 : thy
⑤ 콜로니 6 : arg, leu

130

형질전환

다음은 대장균에서 일어나는 접합(conjugation)에 대해 알아보기 위한 실험이다.

〈자료〉
- 대장균 균주 A와 B의 유전자형

	유전자형
균주 A	$leu^+met^+thr^-trp^-amp^rtet^s$
균주 B	$leu^-met^-thr^+trp^+amp^stet^r$

- amp^r 와 tet^r은 각각 앰피실린과 테트라사이클린에 대한 저항성을, amp^s 와 tet^s 는 감수성을 나타낸다.

〈실험 내용〉
(가) 파지에 감염되지 않은 균주 A와 B를 각각 배양한다.
(나) A와 B를 혼합하여 12시간 배양한다.
(다) 혼합배양한 세균을 앰피실린 또는 테트라사이클린이 포함된 최소배지에 도말하고 콜로니를 관찰한다.

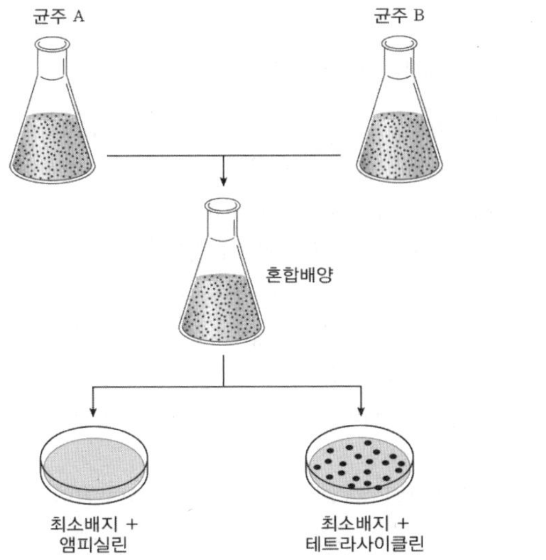

이에 대한 설명으로 옳은 것만을 〈보기〉에서 있는 대로 고른 것은? (단, 실험에서 형질전환은 일어나지 않았다.)

[보 기]
ㄱ. 균주 A가 성선모를 만들었다.
ㄴ. thr^+trp^+가 균주 B로부터 균주 A로 전달되었다.
ㄷ. (가)에서 균주 B를 배양한 배지를 분리하여 균주 A에 첨가하면 최소배지에서 자라는 콜로니가 얻어진다.

① ㄱ　② ㄴ　③ ㄷ
④ ㄱ, ㄴ　⑤ ㄱ, ㄷ

131

형질전환

아래 그림은 Hfr 세균과 F^- 세균 사이에 접합(conjugation)을 통해 플라스미드 DNA를 전달하는 과정에 대한 모식도이다. (a) 플라스크에 Hfr과 F^- 세균을 섞어 일정 시간 배양한 뒤, 잘 흔들어 준다. 이 배양액을 str^+(적당한 양분 첨가) 배지에 접종하여 생성되는 콜로니(colony)들의 수를 각 배양 시간 별로 측정한다. 이 결과 (b)와 같은 그래프를 얻을 수 있다.

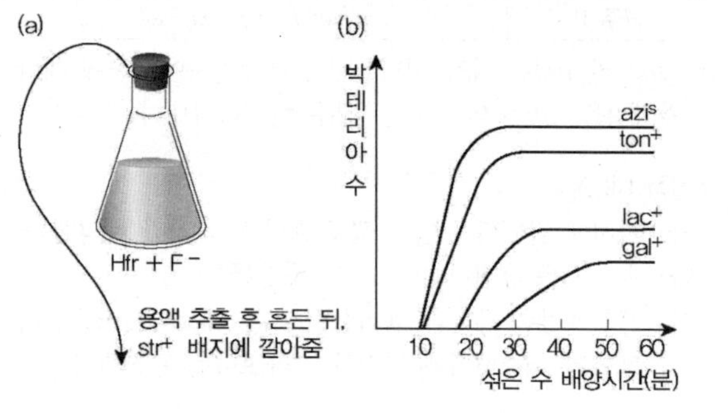

이 과정에 대한 설명으로 틀린 것은?

① 각 시간대별로 흔들어줌으로써 접합을 멈추는 이유는 Hfr의 유전자가 F^- 세포로 넘어가는 도중에 멈추도록 하려는 것이다.
② 그래프에서 약 60분이 되면, (b) 그래프에 표현된 Hfr의 4가지 유전자가 모두 F^- 세포로 넘어갔다고 봐야할 것이다.
③ 이 그래프로부터 Hfr의 유전자 배열순서는 $azi^s-ton^+-lac^+-gal^+$라고 생각할 수 있을 것이다.
④ 이 실험이 성공적으로 수행되기 위해서는 Hfr 세포로부터 유전자를 받기 전의 F^- 세포의 유전형은 $azi^s-ton^--lac^--gal^-$이어야만 한다.
⑤ 그래프로부터 azi^s와 ton^+ 유전자 사이의 거리가 ton^+와 lac^+ 유전자 사이의 거리보다 가까울 것으로 예상할 수 있다.

132

형질전환

다음은 대장균 균주 A와 B를 이용하여 균주 D를 제조하는 실험이다.

〈자료〉
○ 대장균 균주
- 균주 A: 스트렙토마이신(Str) 저항성을 나타내는 F 플라스미드를 지님, 젖당을 분해하지 못함.
- 균주 B: F 플라스미드가 없어서 Str 민감성을 보임, 젖당을 분해함.
- 균주 D: Str 저항성을 지니며 젖당을 분해할 수 있는 Hfr 균주임.

○ 아크리딘 오렌지는 대장균의 F 플라스미드의 복제는 억제하지만 염색체나 Hfr 형태의 DNA의 복제에는 영향을 미치지 않는다.

〈실험 과정〉
(가) 균주 A와 B를 접합시킨다.
(나) 균주 C를 선별한다.
(다) 균주 C에 아크리딘 오렌지를 처리하여 균주 D를 얻는다.

이에 대한 설명으로 옳은 것만을 〈보기〉에서 있는 대로 고른 것은?

[보기]
ㄱ. 균주 C는 Str에 저항성을 보이고 젖당을 분해할 수 있다.
ㄴ. 균주 D의 염색체는 균주 B에서 유래되었다.
ㄷ. (나) 과정에서 Hfr 균주가 선별된다.
ㄹ. (다)의 선별과정에 Str을 처리해야 한다.

① ㄱ, ㄴ ② ㄴ, ㄷ ③ ㄷ, ㄹ
④ ㄱ, ㄷ, ㄹ ⑤ ㄱ, ㄴ, ㄹ

MEMO

3 | 분자생물학

133

반보존적복제

대장균을 각각 ^{14}N, ^{15}N를 함유한 배지 A, B에서 배양하였다. 그 후 각 배지의 조건을 달리하여 키운 대장균에서 DNA를 추출해 CsCl 밀도차 원심분리를 하였다. 실험 결과 아래와 같은 그래프들을 얻을 수 있었다. (X축은 DNA의 밀도, Y축은 DNA의 상대량이다.)

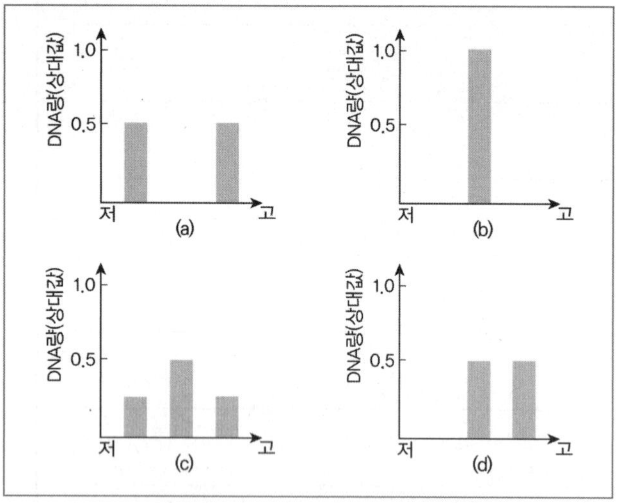

다음 〈보기〉 중 위 실험 결과들에 대한 옳은 설명이나 추론을 모두 고르시오.

[보 기]

ㄱ. (b)의 그래프는 A에서 키우던 대장균을 B에 옮겨 1회 분열시키면 얻을 수 있는 DNA 값이다.

ㄴ. (d)의 그래프는 B에서 키우던 대장균을 A에 옮겨 2회 분열시키면 얻을 수 있는 DNA 값이다.

ㄷ. A, B 각각에서 키운 대장균에서 동량의 DNA를 얻어 가열, 변성 후 상온에 두면 (a) 그래프가 나온다.

ㄹ. 대장균의 DNA에 '보존적 복제'가 일어난다고 가정하면, B에서 키우던 대장균을 A에 옮겨 2회 분열시킬 경우 (c)의 그래프가 나온다.

① ㄱ ② ㄱ, ㄹ ③ ㄱ, ㄷ
④ ㄷ, ㄹ ⑤ ㄱ, ㄴ, ㄷ

134

반보존적복제

다음은 DNA의 복제를 검증하기 위한 실험으로 ^{14}N를 함유한 배지(A)와 ^{15}N를 함유한 배지(B)에 대장균을 배양한 후, 원심분리하여 다양한 실험을 하였다. 그래프는 그 결과를 나타낸 것이며 세로축은 원심 분리한 DNA 전량을 1로 했을 때의 상대량이며 가로축은 분리한 DNA의 밀도차를 나타낸다. (단, 그림에서 X축은 원심분리 튜브 상단으로부터의 거리에 해당한다.)

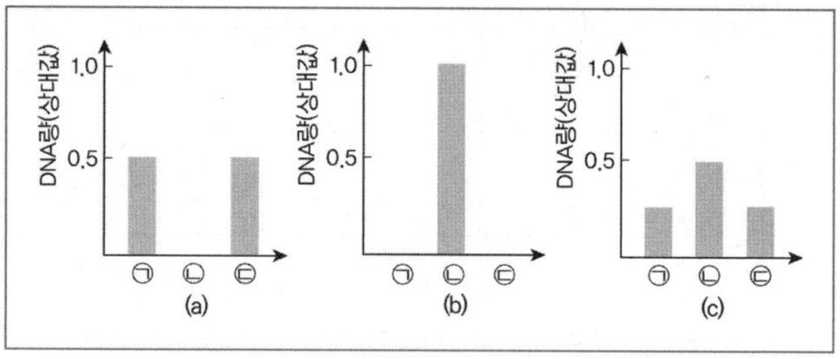

위 실험 결과에 대한 예측을 정리한 것으로 옳지 <u>않은</u> 것은?

① A, B로부터 같은 양의 DNA를 추출하여 변성없이 혼합하면 (a)와 같은 그래프가 형성될 것이다.

② A, B로부터 추출한 DNA를 같은 양 혼합하여 열을 가한 후 상온에 두면 (c)와 같은 그래프가 형성될 것이다.

③ B의 대장균을 A배지에 옮겨 1회 분열시킨 후 DNA를 추출하면 (b)와 같은 그래프가 형성될 것이다.

④ (b), (c) 결과를 통해 복제과정은 효소에 의한 반보전적 과정임을 알 수 있다.

⑤ B의 대장균을 A배지에 옮겨서 3회 분열시킨 후 DNA를 추출하여 원심 분리할 경우 (ㄱ)의 상대치는 각각 1 : 1 : 0일 것이다.

135

DNA안정도

DNA를 변성시키는 요인 중에 하나는 열처리를 하는 것인데, 다음 그림은 온도가 증가함에 따라 DNA 용액의 260nm에서의 흡광도를 그래프로 나타낸 것이다.

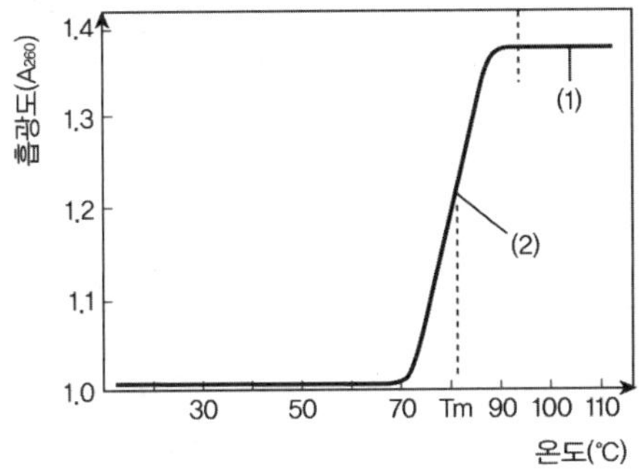

위 그래프에 대한 설명으로 옳은 것만을 〈보기〉에서 있는 대로 고르시오.

[보 기]

ㄱ. 나선풀림효소(Helicase)를 첨가하면 Tm 값이 증가할 것이다.
ㄴ. (2) 지역에서는 DNA의 복제원점 부위와 같은 G−C 함량이 높은 부위가 먼저 단일가닥으로 변성되어 있을 것이다.
ㄷ. (1) 지역에서 DNase Ⅰ을 처리하면 흡광도는 더욱 증가할 것이다.
ㄹ. NaCl을 더 첨가하면 그래프는 오른쪽으로 이동하게 될 것이다.

① ㄱ ② ㄱ, ㄹ ③ ㄱ, ㄷ
④ ㄷ, ㄹ ⑤ ㄱ, ㄴ, ㄷ

136

복제단백질

다음 그림은 대장균에서 일어나는 DNA 복제과정을 나타낸 모식도이다.

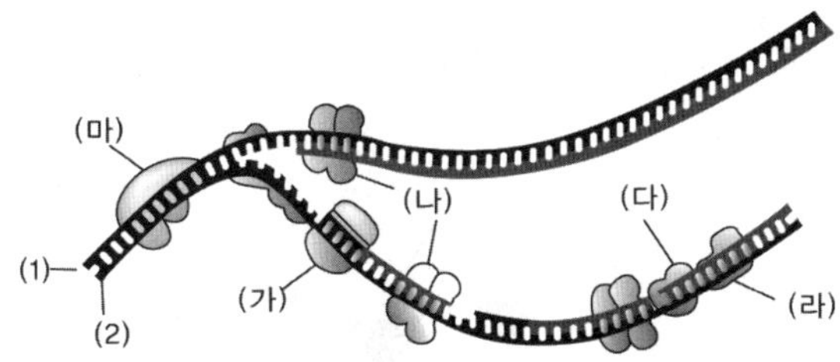

위 자료에 대한 해석이나 추론으로 옳은 것만을 〈보기〉에서 있는 대로 고른 것은?

[보 기]

ㄱ. (가)와 (나)는 DNA 중합효소로서 교정(proof reading) 기능을 가지 고 있어 정확한 합성을 할 수 있다.
ㄴ. (1)은 주형 가닥(template strand)이고, (2)는 비주형 가닥(nontemplate strand)이다.
ㄷ. (마)는 RNA 중합효소의 일종으로 복제가 적절히 진행하게 하는데 있어서 반드시 필요하다.
ㄹ. (다)와 (라)는 절제수선(excision repair) 등에도 관여한다.

① ㄹ ② ㄱ, ㄴ ③ ㄱ, ㄷ
④ ㄴ, ㄹ ⑤ ㄱ, ㄷ, ㄹ

137

복제과정

다음은 어떤 DNA 복제 과정의 모식도이다.

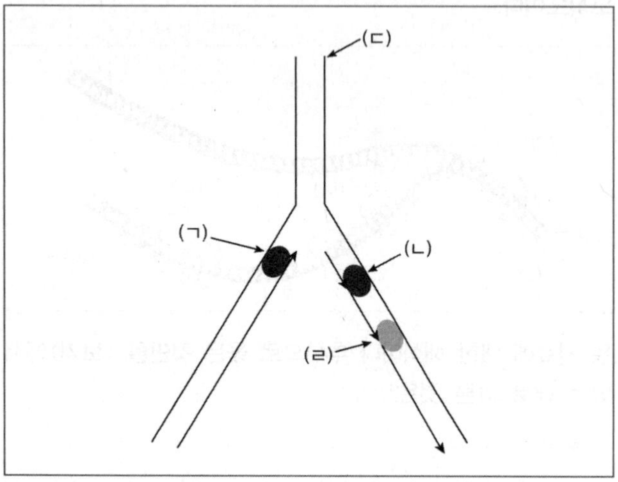

다음 〈보기〉 중 위 모식도에 대한 옳은 설명이나 추론을 모두 고르시오.

[보기]

ㄱ. 박테리아에서 같은 종류의 DNA polymerase가 (ㄱ), (ㄴ) 과정에 관여한다.
ㄴ. (ㄷ)은 '–OH'기가 노출된 3′ 말단부이다.
ㄷ. 진핵 생물 DNA에서는 위와 같은 구조를 여러 곳에서 관찰할 수 있다.
ㄹ. (ㄹ)에서 RNA primer의 제거와 지연가닥(lagging strand)의 연결은 한 개의 단백질에 의해 일어난다.

① ㄱ ② ㄱ, ㄹ ③ ㄱ, ㄷ
④ ㄷ, ㄹ ⑤ ㄱ, ㄴ, ㄷ

138

염색체 구조

다음은 염색질의 구조와 핵산분해효소의 활성에 대해 알아보기 위한 실험이다.

〈실험 과정〉

(가) 생쥐세포의 핵에 핵산분해효소 MNase 또는 DNase I을 30초간 또는 10분간 처리한다.
(나) 100℃로 끓인 후 DNA를 전기영동한다.

〈실험 결과〉

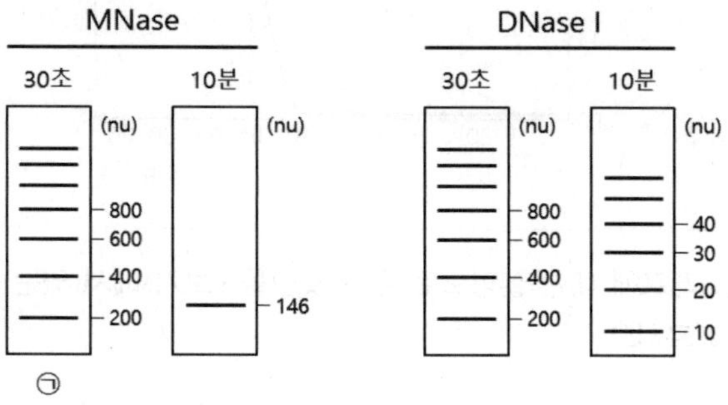

이에 대한 설명으로 옳은 것만을 〈보기〉에서 있는 대로 고르시오. (단, 실험 결과에서 밴드의 굵기는 고려하지 않는다.)

[보기]

ㄱ. 생쥐 염색질에 *Eco*RI 제한효소를 처리하면 ㉠와 같은 결과가 나타난다.
ㄴ. 생쥐 염색질에 단백질분해효소 K를 처리한 후 MNase를 10분간 처리하면 뉴클레오티드가 얻어진다.
ㄷ. 히스톤 핵심 8량체는 146 bp 길이의 DNA와 결합하고 있다.

① ㄱ ② ㄴ ③ ㄷ
④ ㄱ, ㄴ ⑤ ㄴ, ㄷ

139

복제신장

E. coli DNA polymerase Ⅰ의 기능을 알아보기 위해 인위적으로 DNA를 합성하여 다음과 같은 실험을 진행하였다.

[실험 방법]

1) poly(dA) DNA를 주형으로, poly(dT)를 프라이머로 하여 일부는 ^{32}P로 표지된 dT 뉴클레오티드를 합성하고, 일부는 ^{3}H로 표지된 dC 뉴클레오티드를 합성하여 다음과 같은 DNA를 얻었다.

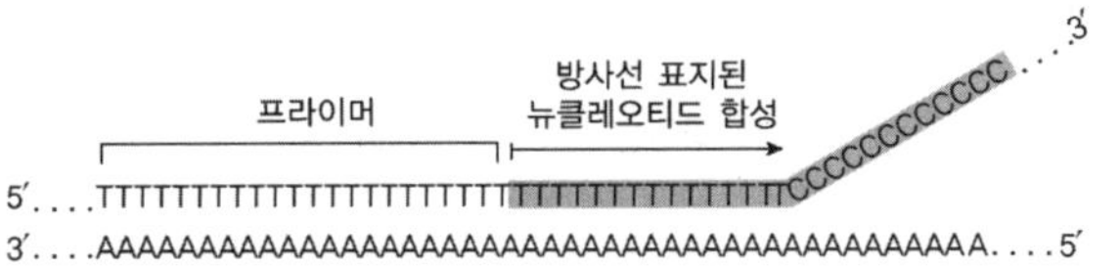

2) 위의 DNA 절편에 E. coli DNA polymerase Ⅰ을 투여하였다. (이 때 dTTP 첨가 여부에 따라 (A), (B) 실험을 진행하였다.)

3) DNA에 남아 있는 방사선량을 ^{32}P와 ^{3}H에 대하여 각각 측정하였다.

[실험 결과]

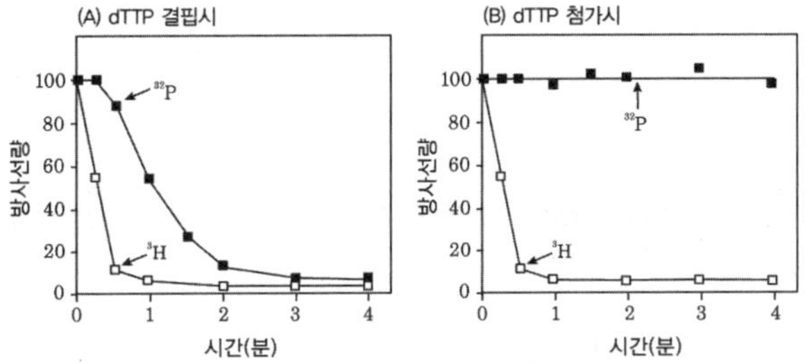

다음 〈보기〉 중 옳은 설명이나 추론을 모두 고르시오.

[보 기]

ㄱ. Klenow fragment를 이용해 위 실험들을 수행해도 같은 결과를 얻을 수 있다.

ㄴ. 위 실험에서 DNA polymerase Ⅰ은 dTTP가 없는 조건 하에서는 mismatch된 염기서열만을 분해한다.

ㄷ. (B) 실험군에 방사선이 표지되지 않은 dCTP를 함께 첨가하여 실험한 후 ^{3}H, ^{32}P양을 측정해도 유사한 결과를 얻을 것이다.

① ㄱ ② ㄱ, ㄹ ③ ㄱ, ㄷ
④ ㄷ, ㄹ ⑤ ㄱ, ㄴ, ㄷ

140

복제신장

다음은 T4 phage DNA 복제과정을 확인한 실험이다. 방사성 동위원소로 표지된 디옥시뉴클레오티드(dNTP)가 포함된 배지에서 매우 짧은 시간동안 배양하여 복제되는 DNA를 표지하였다. 방사성동위원소로 표지한 시간을 2초, 7초, 15초, 30초, 60초 그리고 120초 동안 진행한 후 DNA를 분리하여 초원심분리로 크기에 따라 분리하였다. 튜브로부터의 상대적 거리에 대해 검출되는 방사선량을 도식화하면 다음과 같다. (가), (나)는 동일한 실험을 DNA ligase가 결여된 돌연변이체를 사용한 결과이다.

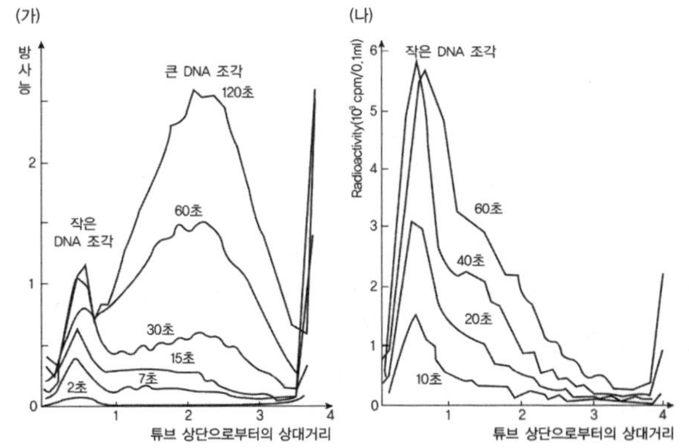

위 실험 결과에 대한 추론으로 옳은 것만을 〈보기〉에서 있는 대로 고르시오.

[보 기]

ㄱ. 대장균의 DNA 중합효소 Ⅰ이 결여된 돌연변이체를 사용한 실험 결과는 (나)와 같을 것이다.

ㄴ. 위 실험은 수선기작이 결여된 돌연변이체에서도 동일한 결과를 얻을 것이다.

ㄷ. 불연속 복제가닥의 신장에는 DNA ligase가 관여하며, DNA 주형 두 가닥 중 한 가닥은 모두 불연속적으로 이루어진다.

ㄹ. 방사선량은 DNA길이와 정비례하므로 방사선량이 높은 것이 큰 DNA조각이다.

① ㄱ ② ㄱ, ㄹ ③ ㄱ, ㄷ
④ ㄷ, ㄹ ⑤ ㄱ, ㄴ, ㄷ

141

회전환 복제

다음은 회전환 복제(rolling-circle replication)를 하고 있는 서로 다른 두 바이러스 DNA의 모식도이다. (A'는 A의 상보적 가닥을 의미한다.)

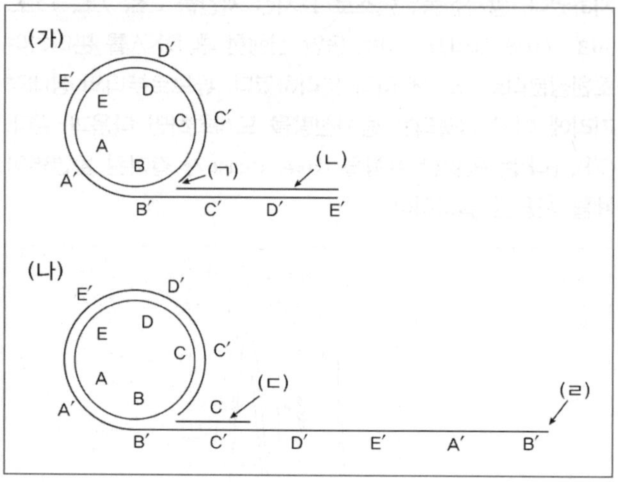

다음 〈보기〉 중 위 모식도들에 대한 옳은 설명이나 추론을 모두 고르시오.

[보 기]

ㄱ. (가), (나)에서 복제 개시를 위해 처음 DNA 가닥이 절단되는 부위는 서로 다르다.
ㄴ. (ㄱ)은 5′ 말단부로 인산기가 노출되어 있다.
ㄷ. (ㄴ), (ㄷ)DMS 선도가닥(leading strand)으로 모두 한 개의 primer에 의해 합성된다.
ㄹ. (ㄹ)은 3′ 말단부로 수산화기가 노출되어 있다.

① ㄹ ② ㄱ, ㄹ ③ ㄴ
④ ㄷ, ㄹ ⑤ ㄱ, ㄴ, ㄷ

142

복제종결

텔로미어(telomere)의 길이는 생명체의 수명과 밀접한 관련이 있는 것으로 알려져 있다. 분열이 반복될수록 텔로미어의 길이가 점점 짧아지기 때문에 결과적으로 세포의 수명이 짧아진다는 보고가 있다. 아래 그림 (A)는 꼬마 선충에서 발현되는 *daf*-2, *daf*-16의 유전자들이 수명에 미치는 영향을 보여주고 있다. 그래프 (B)는 꼬마 선충의 텔로미어 길이를 길게 늘인 돌연변이와 야생형 꼬마 선충 성체들의 수명을 비교한 그래프이다. (단, ⊣ 는 억제, → 는 활성을 나타낸다.)

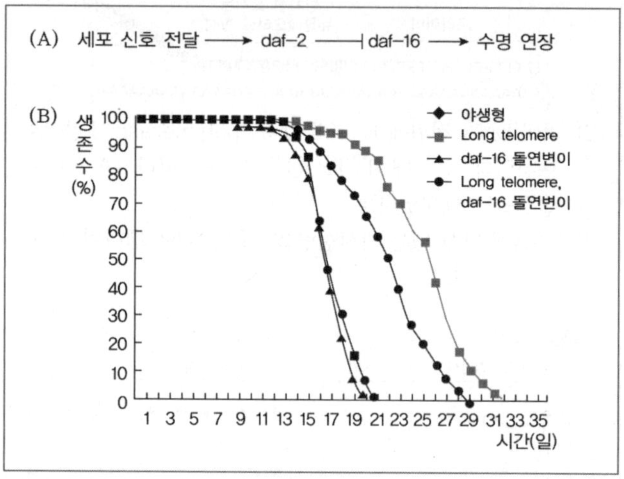

위 자료에 대한 해석으로 옳은 것만을 〈보기〉에서 있는 대로 고르시오.

[보 기]

ㄱ. *daf*-16 유전자는 꼬마 선충의 수명에 큰 영향을 주지만, telomere의 길이는 수명에 별다른 영향을 주지 않는다.
ㄴ. long telomere 돌연변이는 *daf*-16 유전자의 돌연변이에 대해 상위성(epistasis)으로 작용한다.
ㄷ. *daf*-2 유전자의 기능상실형 돌연변이에서, telomere의 길이가 늘어나면 수명이 길어진다.
ㄹ. *daf*-2 유전자가 과량 발현되면, telomere의 길이가 아무리 길어져도 수명이 짧아질 것이다.

① ㄹ ② ㄱ, ㄹ ③ ㄴ
④ ㄷ, ㄹ ⑤ ㄱ, ㄴ, ㄷ

143

전사인자 결합부위

당질코르티코이드에 의해 전사되는 유전자의 조절 서열 내에는 당질코르티코이드 수용체의 결합 부위가 존재한다. 어떤 학자가 이 결합 부위를 확인하기 위해 아래와 같은 실험을 수행하였다. (당질코르티코이드 수용체의 결합 서열은 AGANCAGT이다.)

[실험]

(1) 조절 서열을 차례로 잘라낸 방사성 표지된 6개의 DNA 절편들을 아래와 같이 확보한다.

(2) 각 DNA 절편과 당질코르티코이드 수용체 단백질을 섞어 NC paper에 뿌려준다.(NC paper는 단백질과 비특이적으로 결합한다.)

(3) NC paper에 결합된 DNA 절편들을 용출해 전기영동을 수행하였다.

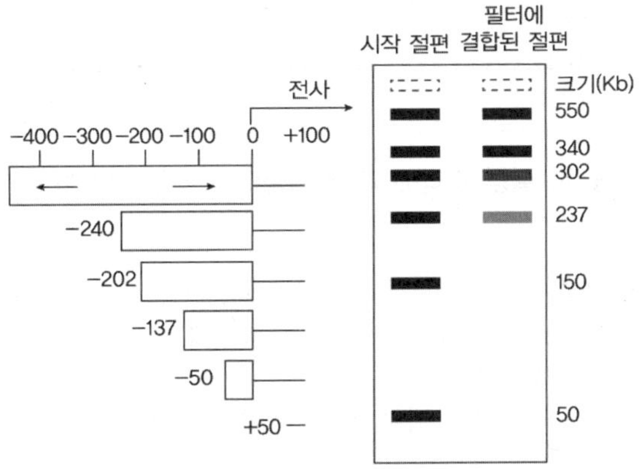

다음 〈보기〉 중 위 실험 결과에 대한 옳은 설명이나 추론을 모두 고르시오.

[보기]

ㄱ. 조절 서열 내에 수용체의 결합 서열은 최소 다섯 군데 이상 존재한다.

ㄴ. −50~−1 서열 사이에는 수용체 결합 서열이 존재하지 않는다.

ㄷ. 실험에 사용된 DNA 절편들은 조절 서열에 LacZ 유전자와 같은 적당한 리포터를 연결해야 한다.

ㄹ. 당질코르티코이드는 세포막을 단순 확산 할 수 있다.

① ㄹ ② ㄱ, ㄹ ③ ㄴ
④ ㄷ, ㄹ ⑤ ㄱ, ㄴ, ㄷ

144

mRNA

그림은 어떤 진핵생물의 1차 RNA 전사체로부터 mRNA가 만들어지는 과정을 나타낸 것이다.

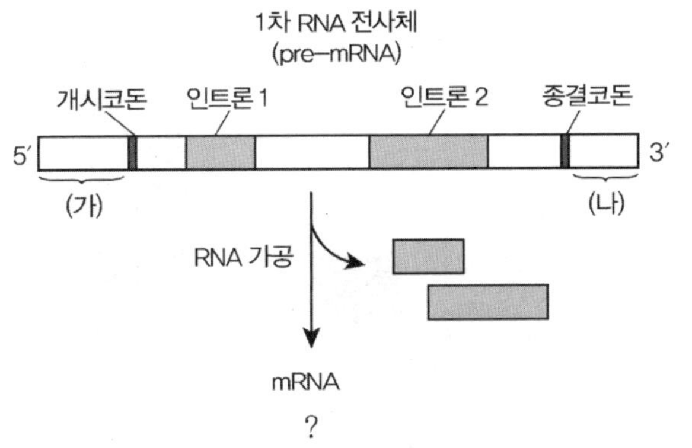

이에 대한 설명으로 옳은 것만을 〈보기〉에서 있는 대로 고른 것은?

[보기]

ㄱ. (가)는 5′ 비번역부위이다.

ㄴ. 폴리 A 꼬리(poly−A tail) 첨가 신호서열인 AAUAAA는 (나)에 있다.

ㄷ. 최종적으로 생성된 mRNA의 암호화 영역은 3개의 엑손에서 유래한다.

① ㄱ ② ㄴ ③ ㄷ
④ ㄱ, ㄴ ⑤ ㄱ, ㄴ, ㄷ

145

인트론 찾기

어떤 학생이 합성한 polyU를 코팅한 충전제를 튜브에 채워 넣은 후, 친화 크로마토그래피를 수행하였다.

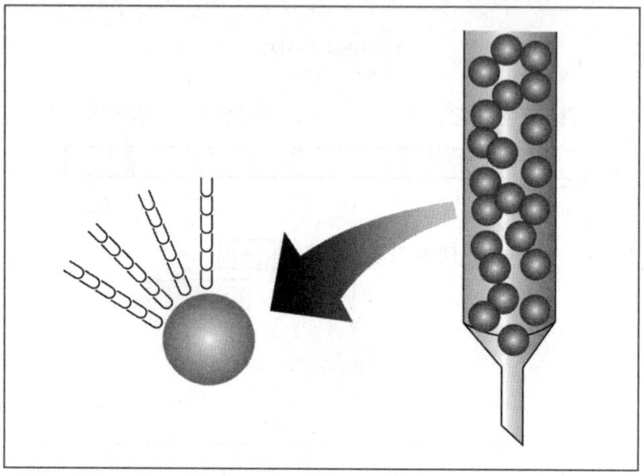

다음 〈보기〉 중 위 크로마토그래피에 대한 옳은 설명이나 추론을 모두 고르시오.

[보기]

ㄱ. 진핵 세포 내의 모든 mRNA는 위의 충전제에 결합할 수 있다.

ㄴ. 원핵 생물의 mRNA를 추출하는 과정에는 적합하지 않다.

ㄷ. 세포 파쇄물을 흘려준 후, 충전제에 결합한 물질은 1.0M NaCl, pH 11.0 용액을 처리해 추출할 수 있다.

ㄹ. 진핵 생물의 유전자를 벡터에 클로닝한 후, 대장균에서 과량 발현한 mRNA는 위의 충전제에 결합할 것이다.

① ㄹ ② ㄱ, ㄹ ③ ㄴ
④ ㄷ, ㄹ ⑤ ㄱ, ㄴ, ㄷ

146

모계영향유전

성게의 수정란에 엑티노마이신 D나 퓨로마이신을 각각 처리한 후 단백질이 합성되는 비율을 조사한 결과 아래의 그래프를 얻을 수 있었다. (단, 엑티노마이신 D는 mRNA의 신장을 방해하며, 퓨로마이신은 폴리펩티드 신장을 종결하는 저해제이다.)

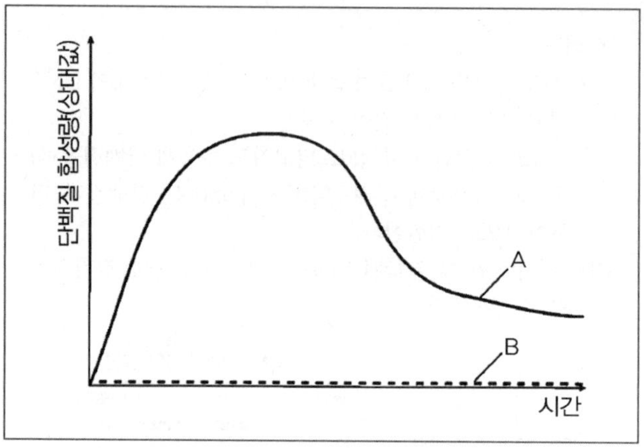

다음 중 위 실험 결과에 대한 설명이나 추론으로 옳지 않은 것은?

① A는 엑티노마이신 D, B는 퓨로마이신 처리 후의 그래프이다.
② 엑티노마이신 D와 퓨로마이신을 동시에 처리하면 B와 유사한 그래프를 얻는다.
③ 성게의 수정 직후, 번역 개시 억제제를 처리하면 A와 유사한 그래프를 얻는다.
④ 수정 후 몇 분 동안 mRNA의 전사는 일어나지 않는다.
⑤ 수정 전부터 모체로부터 물려받은 mRNA가 성게 난자의 세포질에 존재한다.

147

RNA 편집

유전자 X는 소장세포와 간(liver)세포에서 발현된다. 이 유전자의 조직특이적 발현양상을 확인하기 위해 노던 혼성화(northern hybridization)와 방사성 표지(pulse labeling)를 통해 발현산물(mRNA와 단백질)의 특성을 확인하였다.

〈노던 혼성화〉

동일한 수의 소장세포와 간세포에서 획득한 mRNA를 전기영동한 후, 유전자 X의 mRNA에 특이적인 혼성화 탐침을 이용하여 혼성화하였다.

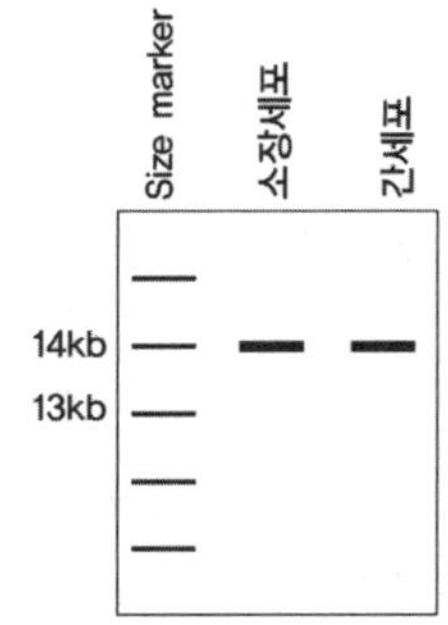

〈방사성 표지(pulse labelling)〉

배양액에 ^{3}H−Leu(류신)을 첨가한 후, 시간의 경과에 따른 유전자 X의 번역이 완료된 단백질 산물(동일 몰수)의 방사성 표지량을 측정하였다.

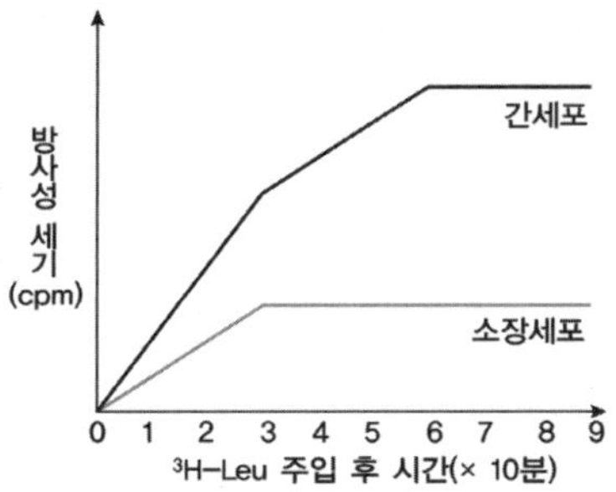

위 그림에 대한 설명이나 추론으로 옳은 것만을 〈보기〉에서 있는 대로 고른 것은?

[보 기]

ㄱ. ^{3}H−Leu 주입 후 10분 이내에 분비된 X−단백질은 C−말단 부위에서만 방사성 활성을 보인다.

ㄴ. 소장에서 발현된 X−단백질은 간에서 발현된 X−단백질의 N−말단 부위와 유사할 것이다.

ㄷ. 소장세포에서 X−단백질의 1차 전사체는 선택적 스플라이싱(alternative splicing)이 일어난다.

① ㄱ ② ㄴ ③ ㄱ, ㄴ
④ ㄱ, ㄷ ⑤ ㄱ, ㄴ, ㄷ

148

번역

다음 그래프는 동량의 mRNA와 방사성 동위원소가 표지된 아미노산을 첨가하여 in-vitro 조건에서 박테리아의 번역을 수행한 후, 합성된 폴리펩티드들의 방사선량으로 측정한 결과이다. 각 그래프의 화살표는 어떤 물질을 처리한 시점을 나타낸 것이다.

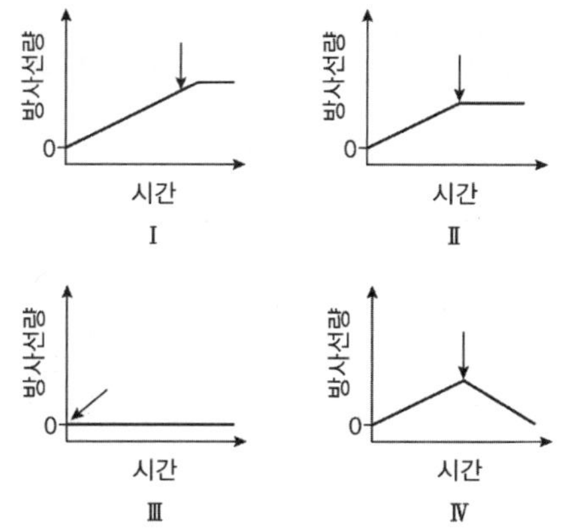

다음 〈보기〉 중 위 그래프들에 대한 옳은 설명이나 추론을 모두 고르시오.

[보 기]

ㄱ. 번역 개시 억제제 처리 시 Ⅰ과 Ⅲ의 그래프를 보일 것이다.

ㄴ. 리보솜의 A site에 비가역적으로 결합하는 물질을 넣으면, Ⅱ와 Ⅲ의 그래프를 보일 것이다.

ㄷ. RNase 처리 시 Ⅳ의 그래프를 보일 것이다.

ㄹ. Actinomycin D 처리 시 Ⅱ의 그래프를 보일 것이다.

① ㄱ, ㄷ ② ㄱ, ㄴ ③ ㄷ
④ ㄷ, ㄹ ⑤ ㄴ, ㄷ

149

번역

대장균에서 추출한 여러 가지 효소, APT, 리보솜, 아미노산, tRNA를 넣고 합성된 단백질 합성계에 인공적으로 합성한 mRNA를 넣고 합성되는 폴리펩티드를 조사하여 다음 표와 같은 결과를 얻었다. (Phe: 페닐알라닌, Lys: 리신, Pro: 프롤린, Thr: 트레오닌, His: 히스티딘, Gln: 글루타민, Asn: 아스파라긴)

순서	인공 RNA		합성된 폴리펩티드
1	U-U-U-U-U-U-…	→	Phe - Phe - Phe - Phe …
2	A-A-A-A-A-A-…	→	Lys - Lys - Lys - Lys …
3	C-C-C-C-C-C-…	→	Pro - Pro - Pro - Pro …
4	A-C-A-C-A-C-…	→	Thr - His - Thr - His …
5	C-A-A-C-A-A-…	→	각각 Gln, Asn, Thr로 된 폴리펩티드

위 표를 통해 알 수 있는 사실만을 〈보기〉에서 있는 대로 고르시오.

[보 기]

ㄱ. 아미노산 리신을 지정하는 유전 암호는 AAA이다.
ㄴ. 코돈 GGG는 아미노산 프롤린을 지정한다.
ㄷ. ACA는 이미노산 히스티딘을 지정하는 유전 암호이다.
ㄹ. 하나의 mRNA에서 3염기조 단위로 구성된 세 개의 번역틀이 형성될 수 있다.

① ㄹ ② ㄱ, ㄹ ③ ㄴ
④ ㄷ, ㄹ ⑤ ㄱ, ㄴ, ㄷ

150

동요가설

다음은 Crick이 주장한 동요가설과 알라닌에 대한 효모의 tRNA에 대한 설명이다.

Crick은 tRNA 분자내 안티코돈은 단일가닥으로 된 루프내에 위치하고 있기 때문에 코돈-안티코돈 상호작용은 DNA의 이중나선의 구조에서와 같이 제약을 받지 않는다고 생각하였다. 그는 모형을 만들어봄으로써 코돈의 3번째 위치에서는 입체적 조건이 덜 엄격하다는 것을 알았다. 효모의 알라닌 tRNA는 2가지 종류가 있는데, 그 중 하나는 코돈 5′-GCU-3′, 5′-GCC-3′ 및 5′-GCA-3′와 반응한다. 그의 안티코돈은 5′-IGC-3′이다.

이에 대한 설명으로 옳은 것만을 〈보기〉에서 있는 대로 고르시오.

[보 기]

ㄱ. 알라닌에 대한 코돈은 적어도 4개 이상이 존재할 것이다.
ㄴ. 안티코돈의 5′ 첫 염기의 돌연변이체 내에서는 단백질의 1차 구조가 모두 변할 것이다.
ㄷ. 알라닌 tRNA의 또 한 종류의 안티코돈 서열은 5′-GCG-3′이다.
ㄹ. 안티코돈에 5′말단에 존재하는 염기 I는 적어도 3종류의 염기와 수소 결합을 할 수 있다.

① ㄹ ② ㄱ, ㄹ ③ ㄴ
④ ㄷ, ㄹ ⑤ ㄱ, ㄴ, ㄷ

151

시험관내 번역

다음은 니렌버그와 레더가 수행한 '결합 측정법(binding assay)'에 대한 설명이다.

가. 대장균의 리보솜을 분리한 후 고농도의 염화마그네슘을 처리한다.
나. AUG' 트리뉴클레오티드를 첨가한다. (*in vitro*에서 고염화마그네슘에서 리보솜이 mRNA에 결합함이 알려져 있다.)
다. 방사선동위원소로 표지된 아미노산이 결합된 tRNA을 첨가한다.
라. 위 혼합액을 여과하여 여과액의 방사선 방출여부를 확인한다.

위 실험에 대한 설명이나 예상되는 결과에 대한 설명으로 옳은 것만을 〈보기〉에서 있는 대로 고르시오.

[보기]

ㄱ. 방사성 메티오닌이 결합된 $tRNA^{Met}$을 첨가한 경우 여과액에서 방사선이 검출될 것이다
ㄴ. 위 실험 결과를 통해 mRNA의 코돈과 tRNA의 안티코돈의 상호작용은 충전된 아미노산이 중요하다는 것을 알 수 있다.
ㄷ. 방사성 알라닌이 결합된 $tRNA^{Ala}$을 첨가한 경우 여과액에서 방사선이 검출될 것이다.
ㄹ. 방사성 트립토판이 결합된 $tRNA^{Met}$를 첨가한 경우 여과지에서 방사선이 검출될 것이다.

① ㄹ ② ㄱ, ㄹ ③ ㄴ
④ ㄷ, ㄹ ⑤ ㄱ, ㄴ, ㄷ

152

단백질 번역

어떤 단백질 X의 mRNA를 추출해 소포체와 골지체를 첨가하거나 첨가하지 않은 튜브에서 각각 시험관내 번역을 진행하였다. 이 때 각 튜브에 ^{3}H-류신이나 ^{14}C-만노오스를 첨가하였다. 몇 분 동안 번역을 진행한 후, 튜브 속의 모든 분획들을 파괴해 단백질들을 얻어 겔에 전기 영동한 결과 아래와 같은 그래프들을 얻을 수 있었다. (단, 단백질 X에는 만노오스 이외의 당은 결합하지 않는다.)

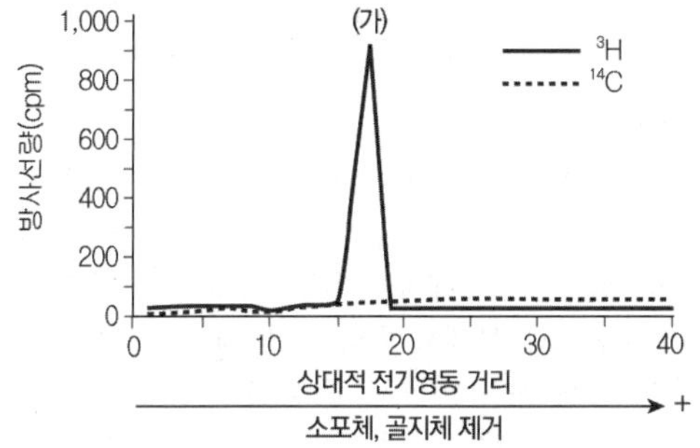

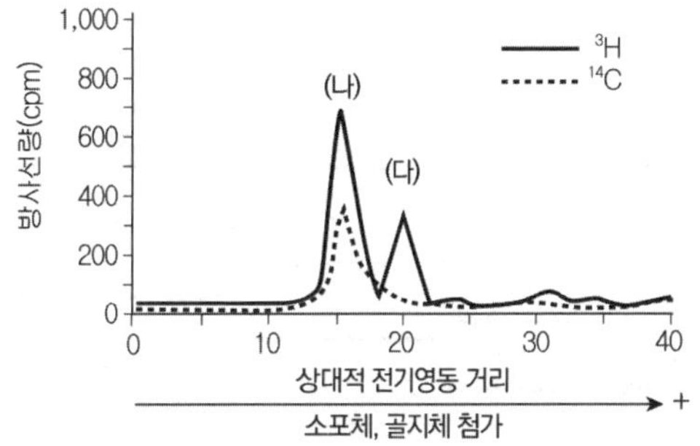

다음 〈보기〉 중 위 실험 결과에 대한 옳은 설명이나 추론을 모두 고르시오.

[보기]

ㄱ. (가), (다) 단백질의 이동 거리 차이는 오직 신호 서열의 존재 여부 때문에 발생한다.
ㄴ. (나) 단백질을 추출해 당을 제거하면, (가)와 동일하게 이동할 것이다.
ㄷ. 대장균 내에서 X 단백질의 번역을 유도하면, (가)와 같은 결과를 얻을 것이다.

① ㄱ, ㄷ ② ㄱ, ㄴ ③ ㄷ
④ ㄷ, ㄹ ⑤ ㄴ, ㄷ

153

tRNA/아미노아실tRNA 충전효소

다음은 유전암호에 차이가 있는 두 생물 A와 B에서 일어나는 번역에 대해 알아본 실험이다.

〈자료〉

• A와 B에서 서로 다른 유전암호

	A	B
AAG	리신	종결코돈
UAA	종결코돈	글루타민
UAG	종결코돈	글루타민

〈실험 과정〉

(가) A의 세포추출물이 포함된 무세포 번역시스템을 제조한다.

(나) B의 세포질에 존재하는 tRNA와 효소를 분리하고 여러 조합으로 무세포 번역시스템에 첨가한다.

(다) A에 존재하는 mRNA ㉠~㉢을 각각 첨가한다.

(라) ㉠~㉢으로부터 생성된 단백질을 전기영동으로 확인한다.

〈실험 결과〉

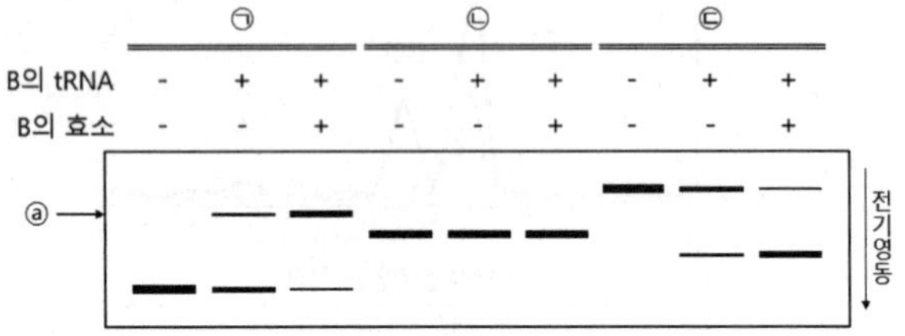

이에 대한 설명으로 옳지 않은 것은?

① B의 세포질로부터 분리한 tRNA에서 UAA 또는 UAG 코돈을 인식하는 tRNA를 제거하면 ㉠으로부터 ⓐ가 생성되지 않는다.

② B의 세포질에 존재하는 아미노아실-tRNA 합성효소에 의해 ⓐ의 합성량이 증가한다.

③ ㉡의 종결코돈은 UGA이다.

④ ㉢에는 AAG 코돈이 존재한다.

⑤ A의 무세포 번역시스템에 B의 $tRNA^{Gln}$을 첨가하면 글루타민 $-tRNA^{Gln}$이 합성된다.

154

폴리리보솜

다음 자료는 유전자가 발현되는 과정을 보여 주는 그림이다.

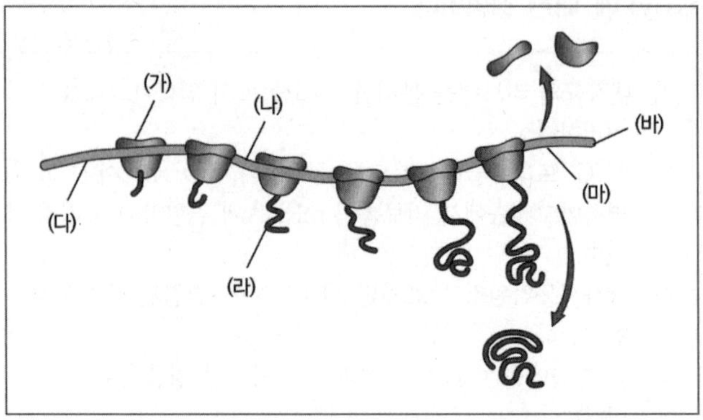

위 자료에 대한 설명이나 추론으로 옳은 것만을 〈보기〉에서 있는 대로 고르시오.

[보 기]

ㄱ. 이러한 과정은 전사와 해독이 동시에 일어날 수 있는 원핵생물에서 만 관찰 가능하다.

ㄴ. (나)는 mRNA인데, 리보솜인 (가)가 왼쪽에서 오른쪽으로 이동하므로, (바)는 3′말단이다.

ㄷ. (라)는 합성될 폴리펩티드의 N-말단 부위이다.

ㄹ. (다)는 프로모터(promoter)이고 (마)는 종결자(terminator)이다.

① ㄱ, ㄷ ② ㄱ, ㄴ ③ ㄷ

④ ㄷ, ㄹ ⑤ ㄴ, ㄷ

155

번역후 이동

다음은 vesicular stomatitis virus의 외피 단백질 P가 숙주세포 내에서 합성되는 과정을 연구한 실험이다.

[실험 Ⅰ]

(1) 재조합된 당단백질(P-GFP) 유전자(녹색형광단백질 유전자를 융합)를 지닌 vesicular stomatitis virus를 동물세포에 감염(숙주 세포 내에서 합성된 재조합 당단백질의 GFP는 소포체의 내강 쪽에 위치하며, 37℃ 이상에서는 올바른 3차 구조를 형성하지 못한다.)

(2) 온도를 40℃로 유지하다가 32℃로 낮춘 후 소포체, 골지체, 그리고 세포막에서 녹색형광의 변화 측정

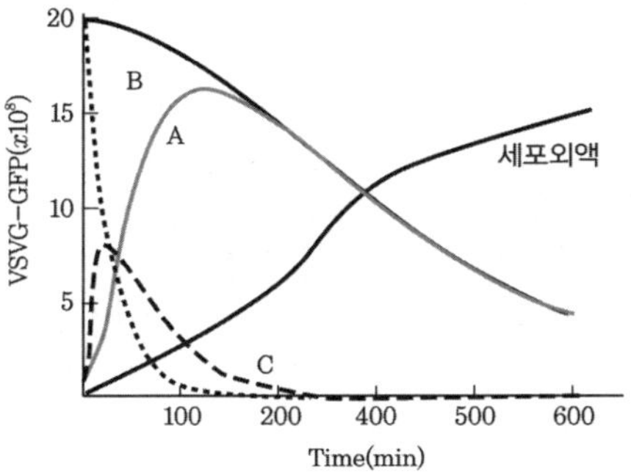

[실험 Ⅱ]

(1) 소포체와 cis-골지체에서 분리한 재조합된 virus 당단백질을 섞어 효소 E로 처리 후 SDS-PAGE 수행(효소 E는 당단백질에서 당($Man_5(GlcNAc)_2$)을 특이적으로 제거함)

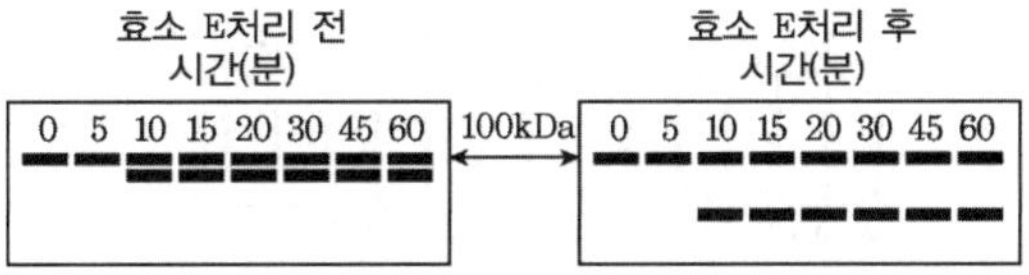

다음 〈보기〉 중 위 실험 결과들에 대한 옳은 설명이나 추론을 모두 고르시오.

[보 기]

ㄱ. [실험 Ⅰ]에서 세포 밖으로 방출된 바이러스들에 GFP 항체를 처리하면 응집 반응을 일으킬 것이다.

ㄴ. [실험 Ⅰ]에서 온도를 40℃로 계속 유지하면 주로 B의 형광만 관찰될 것이다.

ㄷ. 당단백질의 세포 내 이동경로는 C→B→A 순이다.

① ㄱ, ㄷ ② ㄱ, ㄴ ③ ㄷ
④ ㄷ, ㄹ ⑤ ㄴ, ㄷ

156

염기유사체

다음은 돌연변이에 대한 자료이다.

• 옥소구아닌 및 브로모우라실의 구조

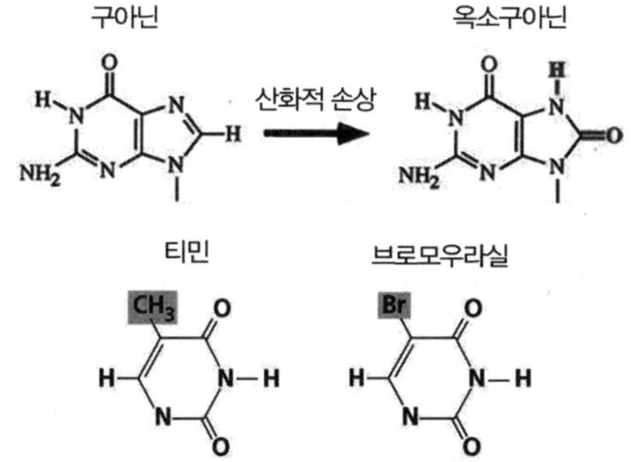

• 옥소구아닌은 A 또는 C와 염기쌍을 이룬다.

• 브로모우라실은 DNA 복제 과정에서 티민의 자리에 삽입되며, G 또는 A와 염기쌍을 이룬다.

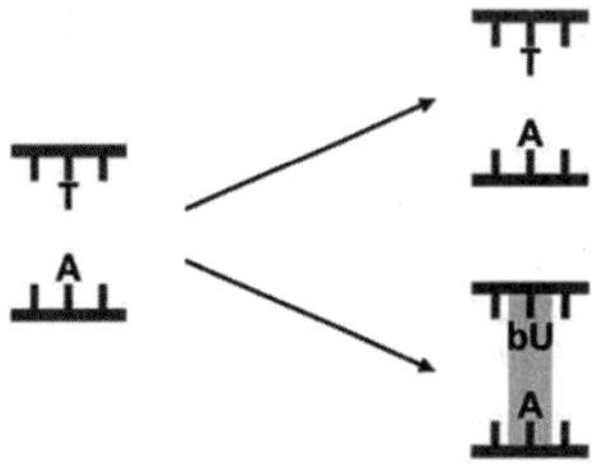

• 돌연변이 ㉠과 ㉡

GTG —㉠→ GCG —㉡→ GCA

이에 대한 설명으로 옳은 것만을 〈보기〉에서 있는 대로 고른 것은?

[보 기]

ㄱ. 브로모우라실은 ㉠의 돌연변이를 유도한다.

ㄴ. 옥소구아닌에 의해 ㉡의 돌연변이가 발생한다.

ㄷ. 옥소구아닌은 염기 절제 수선보다는 뉴클레오티드 절제 수선에 의해 제거된다.

① ㄱ ② ㄴ ③ ㄷ
④ ㄱ, ㄴ ⑤ ㄱ, ㄷ

157

알킬화제

다음은 알킬화 약물인 MNNG에 의해 발생하는 돌연변이에 대한 자료이다.

- 낮은 농도의 MNNG를 대장균에 처리하면 적응반응이 유도되어 높은 농도의 MNNG를 처리하였을 때 일어나는 돌연변이의 발생률이 감소한다.
- 야생형 대장균과 낮은 농도의 MNNG를 처리하여 적응시킨 대장균에서 높은 농도의 MNNG 처리하였을 때, 구아닌으로부터 발생한 메틸구아닌의 상대적인 양

	야생형 대장균	MNNG에 적응된 대장균
7-메틸구아닌	60	100
O^6-메틸구아닌	40	0

- MNNG를 처리한 대장균에서 일어난 돌연변이

$$5'\text{-ATG-}3' \xrightarrow{\text{2회의 DNA 복제}} \longrightarrow 5'\text{-ATA-}3'$$

- 야생형 동물세포와 효소 A를 과발현하는 동물세포에서 MNNG 및 X-선 처리에 의한 세포사멸

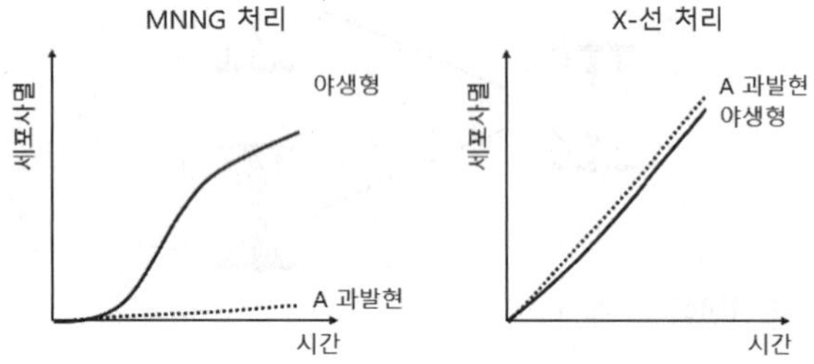

이에 대한 설명으로 옳은 것만을 <보기>에서 있는 대로 고른 것은?

[보 기]

ㄱ. O^6-메틸구아닌보다 7-메틸구아닌이 돌연변이를 더 많이 일으킨다.
ㄴ. O^6-메틸구아닌은 티민과 염기결합쌍을 형성한다.
ㄷ. 효소 A는 재조합 수선에 참여한다.

① ㄱ ② ㄴ ③ ㄷ
④ ㄱ, ㄴ ⑤ ㄱ, ㄷ

158

돌연변이 수선

다음 자료는 염기절제회복(base excision repair) 과정[(가) → (나) → (다) → (라) → (마)]을 나타낸 그림이다.

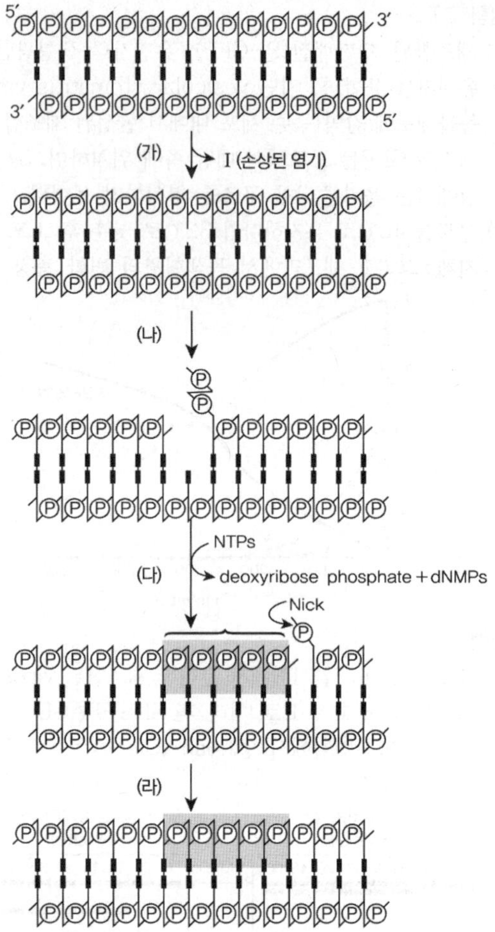

위 자료에 대한 설명이나 해석으로 옳은 것만을 <보기>에서 있는 대로 고르시오.

[보 기]

ㄱ. (가) 과정에서는 핵산내부가수분해효소(endonuclease)의 작용이 필요하다.
ㄴ. (나) 과정에서는 핵산외부가수분해효소(exonuclease)의 작용이 필요하다.
ㄷ. (다) 과정은 DNA 중합효소 I은 수행할 수 있지만, DNA 중합효소 III는 수행 할 수 없다.
ㄹ. (라) 과정에서는 ATP의 가수분해가 필수적으로 요구된다.

① ㄱ, ㄷ ② ㄱ, ㄴ ③ ㄷ
④ ㄷ, ㄹ ⑤ ㄴ, ㄷ

159

복귀돌연변이

아래의 표는 3종류의 서로 다른 *Salmonella typhimurium*의 히스티딘을 생합성 할 수 없는 돌연변이 균주(his mutant)를 대상으로 여러 가지 돌연변이 유발원(mutagen)을 처리한 후 복귀돌연변이(back mutation) 발생 빈도를 정리한 것이다. (단, proflavin은 삽입물질이며, EMS는 DNA를 알킬화시키는 물질(alkylating agent)이다.)

돌연변이 균주	복귀돌연변이의 수 / 10^8 세포			
	proflavin	EMS	무처리	물질 X
his−1	0	0	0	0
his−2	1,853	15	17	20
his−3	21	795	20	387

위 자료에 대한 해석이나 추론으로 옳은 것만을 〈보기〉에서 있는 대로 고르시오.

[보 기]

ㄱ. his−1은 트랜스포존 삽입에 의한 돌연변이체일 수 있다.
ㄴ. his−2는 염기치환 돌연변이에 의한 돌연변이체일 수 있다.
ㄷ. his−3은 탈퓨린반응을 일으킬 수 있는 아질산(HN03)에 의해서도 높은 복귀돌연변이율을 보일 것이다.
ㄹ. 물질 X는 돌연변이 유발원이며, 삽입형 점 돌연변이를 일으킬 수 있을 것이다.

① ㄱ, ㄷ ② ㄱ, ㄴ ③ ㄷ
④ ㄷ, ㄹ ⑤ ㄴ, ㄷ

160

단백질의 이동

다음은 조건을 달리하여 얻은 인슐린 단백질을 SDS-PAGE 전기 영동한 결과이다.

〈실험 결과〉

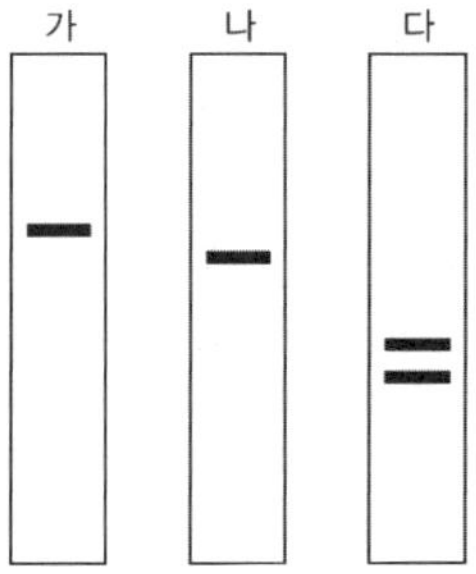

가. 인슐린의 cDNA를 얻어 in−vitro 번역한 경우
나. β 세포의 소포체 분획에서 인슐린 단백질을 추출한 경우
다. β 세포의 분비 소낭 분획에서 인슐린 단백질을 추출한 경우

다음 〈보기〉 중 위 실험 결과들에 대한 옳은 설명이나 추론을 모두 고르시오.

[보 기]

ㄱ. (가), (나)에서 band가 차이나는 이유는 소포체 신호 서열의 절단 때문이다.
ㄴ. (다)의 band는 혈액에 방출된 인슐린 단백질을 전기 영동한 결과와 같다.
ㄷ. 분리한 인슐린 시료에 β−ME를 처리하지 않았다면, (나), (다)의 band는 다른 위치에 나타난다.
ㄹ. (나)의 band는 인슐린의 cDNA를 대장균에 주입 후 번역을 유도한 결과와 동일하다.

① ㄹ ② ㄱ, ㄹ ③ ㄴ
④ ㄷ, ㄹ ⑤ ㄱ, ㄴ, ㄷ

161

번역후 이동

단백질 X는 신호에 의해 핵으로 이동하는 세포막의 내재성 단백질이다. 다음은 단백질 X와 Y의 관계를 siRNA 기법과, 면역침전법을 이용하여 조사한 결과이다.

(a) 단백질 X가 발현되는 세포주에, control siRNA, 유전자 Y의 siRNA를 형질도입한 후, 세포질과 핵에서 단백질 X와 Y의 발현량을 웨스턴 블랏팅으로 조사하였다.

(b) 야생형 단백질 X와 NLS(nuclear localiztion signal)이 제거된 X를 각각 발현시킨 세포들의 세포 파쇄액을 항-X 항체로 면역 침전법을 수행한 후, 단백질 X와 Y의 발현을 웨스턴 블랏팅으로 조사하였다.

(a) siRNA와 웨스턴 블랏팅

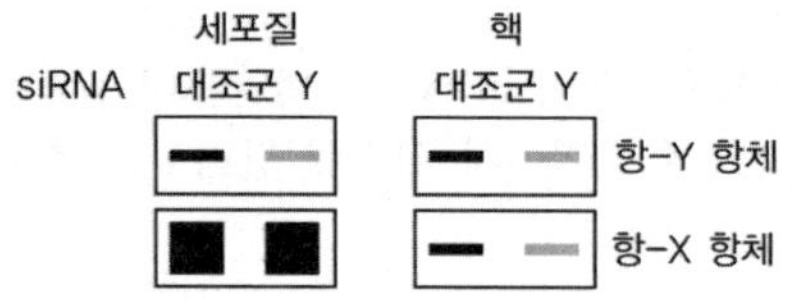

(b) X 면역침전물의 웨스턴 블랏팅

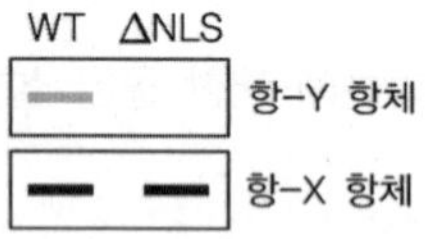

다음 〈보기〉 중 위 실험 결과들에 대한 옳은 설명이나 추론을 모두 고르시오.

[보 기]

ㄱ. 단백질 Y는 단백질 X의 발현을 억제할 것이다.

ㄴ. (b)의 면역침전물에 사용된 항체는 단백질 X의 NLS 부위와 결합할 것이다.

ㄷ. 단백질 X의 NLS 단백질 Y가 결합하는 부위이다.

ㄹ. NLS가 제거된 단백질 X가 발현되는 세포에는 단백질 Y가 발현되지 않는다.

① ㄱ, ㄷ　② ㄱ, ㄴ　③ ㄷ　④ ㄷ, ㄹ　⑤ ㄴ, ㄷ

162

오페론

다음은 살모넬라균에서 플라젤린(편모 구성 단백질) 오페론의 발현 조절에 대한 자료이다.

- 플라젤린 오페론 A와 B의 구조 및 돌연변이체 Ⅱ~Ⅳ (★ : 기능상실 돌연변이)

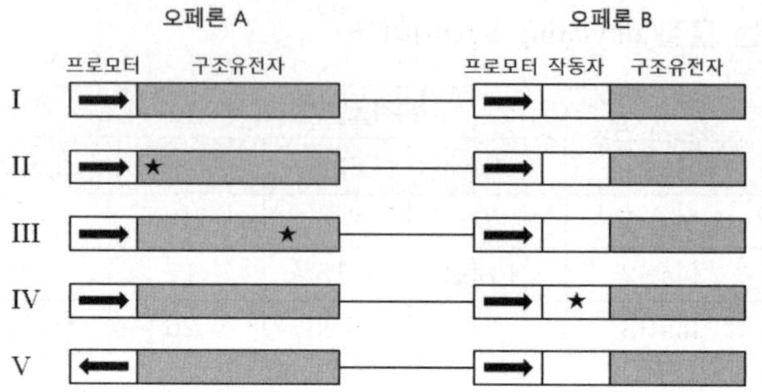

- Ⅰ~Ⅳ의 mRNA 발현

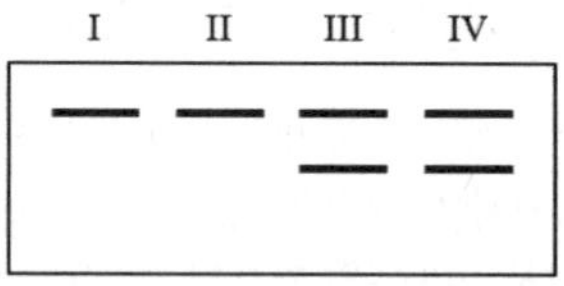

- Ⅰ~Ⅳ의 단백질 발현

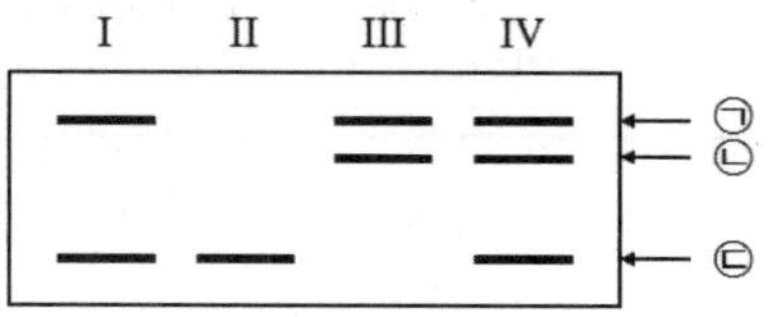

- ㉠~㉢ 중 2개는 플라젤린이고, 1개는 유전자 발현 조절자이다.

이에 대한 설명으로 옳지 않은 것은?

① 오페론 A는 폴리시스트론이다.
② ㉢은 ㉡의 발현을 억제한다.
③ 살모넬라균의 이동성은 Ⅱ보다 Ⅲ이 더 높다.
④ Ⅰ과 Ⅴ의 편모에는 서로 다른 플라젤린이 존재한다.
⑤ Ⅱ~Ⅳ의 세 가지 돌연변이를 모두 가지는 경우에는 편모가 만들어지지 않는다.

163

염색질 수준

다음 자료는 성게의 히스톤 H2A 프로모터에 미치는 결실 돌연변이의 영향을 알아보기 위한 실험과 그 결과이다.

성게의 야생형 H2A 유전자나 각각 결실된 H2A 유전자를 가지는 플라스미드를 개구리 난자에 주입한 후, 이들 유전자의 발현여부를 전기영동을 통하여 확인하였다. 또한, 성게의 야생형 H2B 유전자를 대조군표 사용하여 각 실험군과 동시에 개구리 난자에 주입하였다.

(가) : 결실지도

① ΔA는 TATA 상자의 상류 약 60bp를 제거한 것

② ΔB는 TATA 상자를 포함하는 약 60bp를 제거한 것

③ ΔC는 전사 개시자 서열과 그 하단부위를 포함하는 약 80bp를 제거한 것

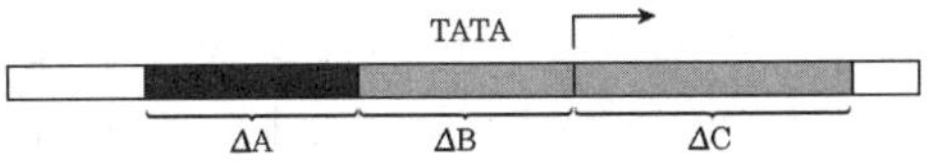

(나) : 실험결과

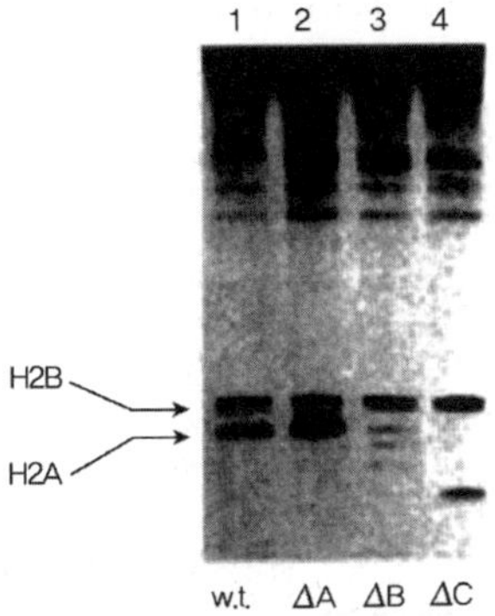

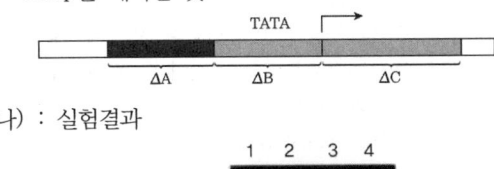

위 실험에 대한 해석이나 추론으로 옳은 것만을 〈보기〉에서 있는 대로 고르시오.

[보 기]

ㄱ. TATA 상자의 상류 약 60bp 영역에는 히스톤 H2A 유전자의 발현을 억제하는 조절부위가 존재한다.

ㄴ. (나)의 결과 사진은 southern hybridization 결과 얻어진 X선 필름 사진이다.

ㄷ. H2B 유전자를 사용하는 이유는 주입한 성게의 유전자가 개구리의 난자에서 정상적으로 발현되는 지의 여부만을 알기 위한 실험이다.

ㄹ. 전사 개시자 서열과 그 하단부위를 포함하는 약 80bp가 결실되면 야생형의 경우에 비해 전사 시작점은 하류로 이동한다.

① ㄹ　② ㄱ, ㄹ　③ ㄴ

④ ㄷ, ㄹ　⑤ ㄱ, ㄴ, ㄷ

164

염색질 수준

어떤 학생이 다음과 같은 실험을 수행하였다.

1) HeLa 세포주에 바이러스를 감염시켰다.

2) 시간 경과에 따라, 세포 파쇄 후 핵 추출물을 얻었다.

3) 포름알데히드를 처리해 DNA와 단백질들을 고정하였다.

4) 초음파페쇄기(sonicator)를 이용해 DNA를 적당히 절편화하였다.

5) 구슬이 결합된 아래의 항체를 이용해 침전 반응을 수행하였다.

　α-acH4 K8 : 히스톤 H48lys의 아세틸화 구조에 대한 항체

　α-acH3 K9 : 히스톤 H39lys의 아세틸화 구조에 대한 항체

6) 침전된 물질들에 인터페론-β의 프로모터에 대한 프라이머로 PCR을 수행해 (가)의 결과들을 얻었다.

7) 바이러스 감염 후 시간 경과에 따라 세포를 파쇄해, 인터페론-β mRNA의 전사량을 측정해 (나)의 결과를 얻었다.

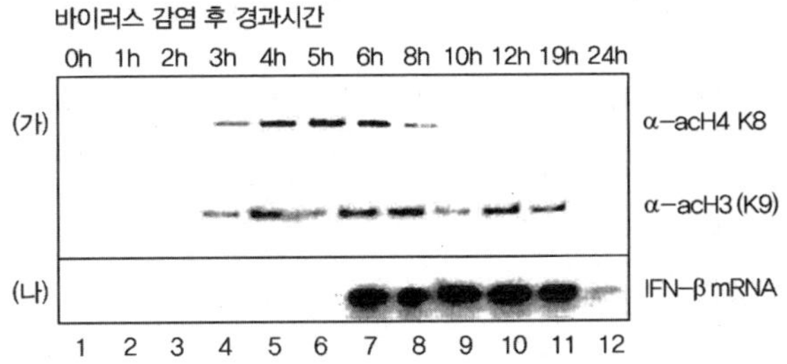

다음 〈보기〉 중 위 실험 결과에 대한 옳은 설명이나 추론을 모두 고르시오.

[보 기]

ㄱ. 아세틸화가 일어나면, 히스톤 단백질은 염색체로부터 분리된다.

ㄴ. 인터페론-β는 바이러스 감염에 의해 활성화된다.

ㄷ. lys이 탈아세틸화 되면 히스톤 H3와 DNA 가닥의 결합력은 더 강해진다.

ㄹ. 유전자 발현 시, 같은 유전자에 결합된 히스톤 단백질들은 모두 동시에 아세틸화가 일어난다.

① ㄱ, ㄷ　② ㄱ, ㄴ　③ ㄷ

④ ㄷ, ㄹ　⑤ ㄴ, ㄷ

165

전사인자

생쥐의 혈구암 세포주에서 글로빈 유전자의 발현 조절을 분석하기 위해 아래와 같은 실험을 진행하였다.

〈실험 1〉

1) 글로빈 유전자의 조절부위를 리포터 유전자에 연결한 벡터를 제조한다.
2) 제조한 벡터를 혈구암 세포주에 도입한다.
3) 벡터가 도입된 혈구암 세포주를 HMBA(hexamethylene bisacetamide : 암세포 분화 인자)로 처리한 그룹과 처리하지 않은 두 그룹으로 나눈다.
4) 리포터 유전자의 활성을 측정한다.

〈결과〉

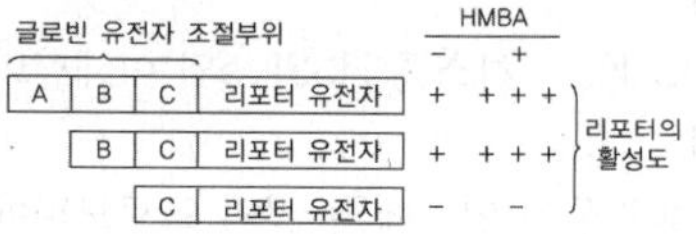

〈실험 2〉

1) 글로빈 유전자 조절부위 내의 A, B, C 영역에 결합하는 단백질을 분석하기 위해, HMBA를 처리한 그룹과 처리하지 않은 두 그룹의 혈구암 세포주에서 핵 extract를 추출한다.
2) A, B, C 각각의 DNA 서열 절편을 방사성 동위원소로 표지한다.
3) 준비한 핵 extract와 표지된 DNA 서열 절편을 반응시킨 후, 아크릴아미드 젤(acrylamide gel)에서 전기영동한다.
4) 전기영동 후, 젤을 말리고 X-ray 필름에 노출시킨 후 현상한다.

〈결과〉

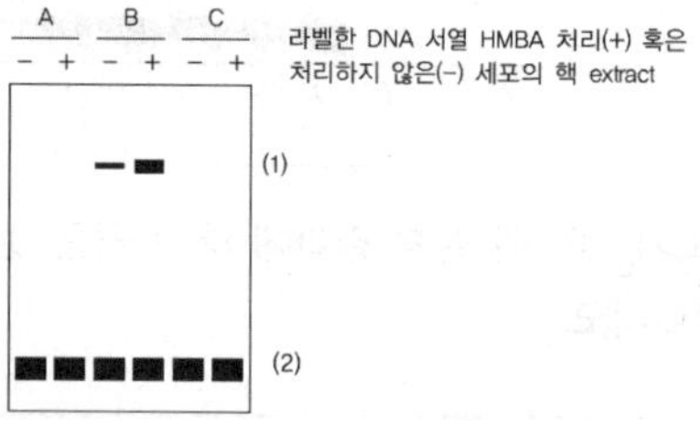

이 실험에 대한 설명이나 추론으로 옳은 것만을 〈보기〉에서 있는 대로 고르시오.

[보기]

ㄱ. 글로빈 유전자의 A 부위는 HMBA 처리 시 글로빈 유전자의 전사를 극적으로 증가시킬 수 있다.
ㄴ. HMBA는 혈구암 세포주에서 글로빈 유전자 전사를 증가시킬 수 있다.
ㄷ. 글로빈 유전자의 B 부위에 결합하는 단백질의 DNA 결합 능력은 HMBA 처리에 의해 증가될 수 있다.
ㄹ. <실험 2>의 결과에서, (2)에 해당하는 밴드는 단백질과 결합한 상태의 DNA를 나타낸다.

① ㄱ, ㄷ ② ㄱ, ㄴ ③ ㄷ
④ ㄷ, ㄹ ⑤ ㄴ, ㄷ

166

염색질

효모의 염색질을 remodeling하는 SWI/SNF 복합체는 뉴클레오좀의 이동을 유도하여 유전자 전사를 활성화 시킨다. 염색질 remodeling 시에 SWI/SNF 복합체가 작용하는 메커니즘을 알아보기 위하여 아래 그림과 같이 뉴클레오좀이 결합된 DNA를 합성하여 5′말단에 32P로 표지한 후, magnetic bead에 결합시켜 다음과 같은 실험을 수행하였다.

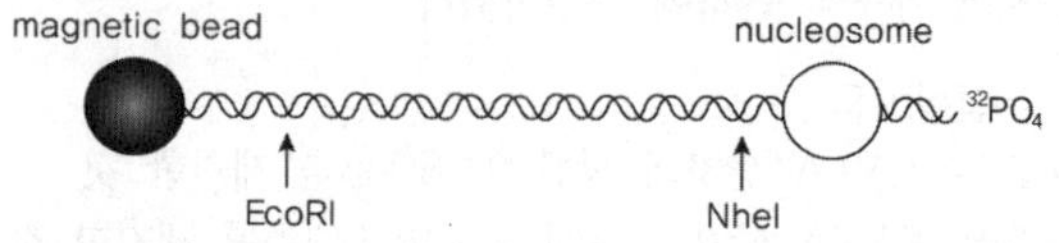

〈실험 방법〉

1) 여러 조합의 물질들(ATP, EcoRI, Nhef, SWI/SNF 복합체)을 DNA와 섞어 반응시켰다.(이 때 제한효소 NheI과 EcoRI는 SWI/SNF 복합체를 첨가하기 전, 또는 첨가한 후 처리하였다.)
2) 자석을 이용하여 잘려진 DNA 절편 중 magnetic band에 결합한 쪽을 제거하였다.
3) 남은 DNA 절편을 전기영동 수행 후 필름에 감광하였다.

〈실험 결과〉

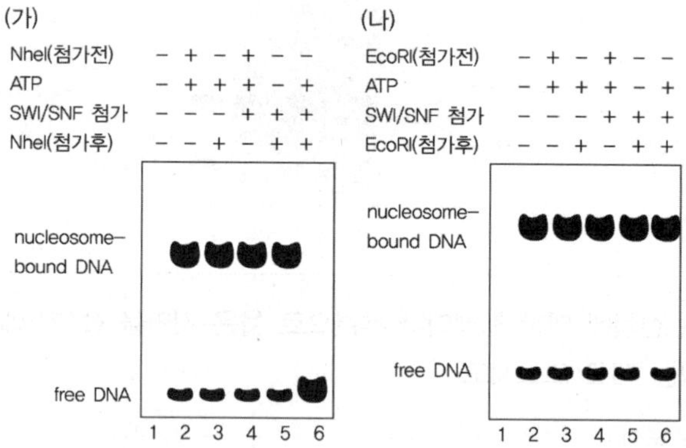

다음 〈보기〉 중 옳은 설명이나 추론을 모두 고르시오.

[보기]

ㄱ. SWI/SNF 복합체가 뉴클레오좀의 이동 유도 시에 ATP가 반드시 필요하다.
ㄴ. 염색질 remodeling 시의 뉴클레오좀 이동은 EcoRI 인식 서열과 magnetic bead 사이의 위치로 일어난다.
ㄷ. 제한효소 NheI과 EcoRI을 동시에 처리하여 위와 같은 실험 진행 시 (가)와 같은 결과를 얻을 것이다.

① ㄱ, ㄷ ② ㄱ, ㄴ ③ ㄷ
④ ㄷ, ㄹ ⑤ ㄴ, ㄷ

167

퍼프구조

초파리와 여러 쌍시류들은 침샘을 비롯한 몇몇 조직들에서 다사 염색체(polygene chro-mosome)가 발견된다. 다사 염색체 내에는 시간 경과에 따라 염색체가 부푼 퍼프라는 구조가 관찰된다.

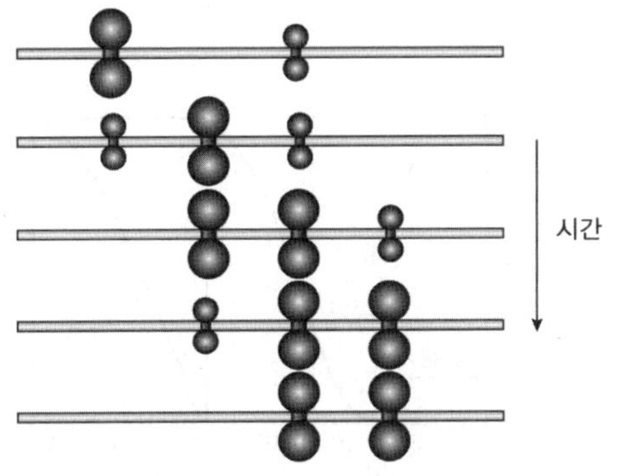

다음 〈보기〉 중 다사 염색체와 퍼프에 대한 옳은 설명이나 추론을 모두 고르시오.

[보 기]

ㄱ. 특정 조직에서만 형성되는 퍼프도 존재한다.
ㄴ. 다사 염색체는 세포 분열기에만 관찰된다.
ㄷ. 일반적으로 한 개의 퍼프 속에는 여러 개의 유전자 전사가 일어난다.
ㄹ. 특정 조직에서 다사 염색체의 어떤 부위는 항상 퍼프 상태로 존재할 수 있다.

① ㄹ ② ㄱ, ㄹ ③ ㄴ
④ ㄷ, ㄹ ⑤ ㄱ, ㄴ, ㄷ

168

대체가공

어떤 학자가 생쥐에서 발현되는 유전자 A의 구조를 분석한 결과 아래 모식도와 같이 5개의 엑손으로 구성되어 있는 것을 알 수 있었다.

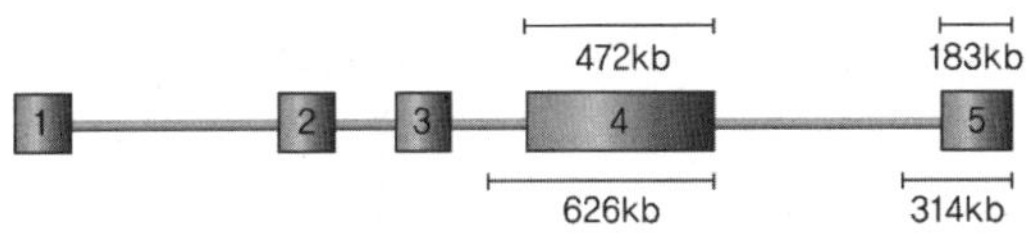

이 학자는 유전자 A를 이용해 다음과 같은 실험을 수행하였다.

〈실험 과정〉

(ㄱ) 4번 엑손 부위의 626kb, 5번 엑손 부위의 314kb 절편에 해당하는 antisense RNA를 각각 합성하였다.
(ㄴ) 두 Aantisense RNA 모두를 갑상선 세포와 신경 세포에 각각 주입한 후, 1시간 동안 배양하였다.
(ㄷ) 세포를 핵막까지 완전히 파쇄해 total RNA를 추출하였다.
(ㄹ) 외가닥 RNA만을 분해하는 RNaseA를 처리한 후, 아가로오스 겔에 전기영동 하였다.

〈결과〉

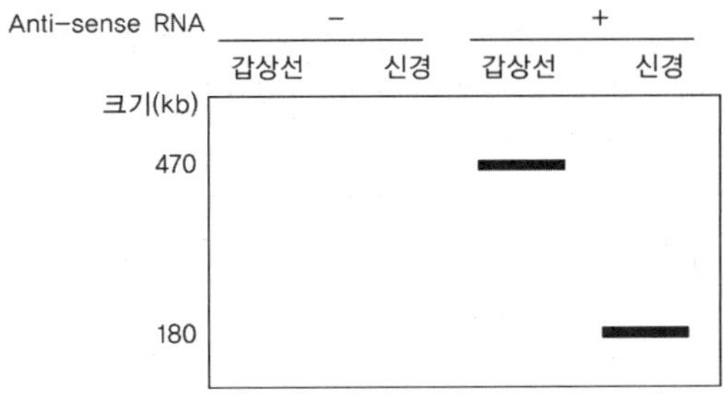

다음 〈보기〉 중 위 실험 결과에 대한 옳은 설명이나 추론을 모두 고르시오.

[보 기]

ㄱ. antisense RNA를 투여하지 않은 세포들에서 유전자 A는 발현되지 않는다.
ㄴ. 유전자 A는 alternative splicing이 일어날 것이다.
ㄷ. 이 유전자는 전사 종결 신호가 최소 두 군데 있을 것이다.

① ㄹ ② ㄱ, ㄹ ③ ㄴ
④ ㄷ, ㄹ ⑤ ㄱ, ㄴ, ㄷ

169

RNA 간섭

그림은 세포에서 microRNA가 생성되는 두 가지 과정 (가), (나)를 나타낸 것이다.

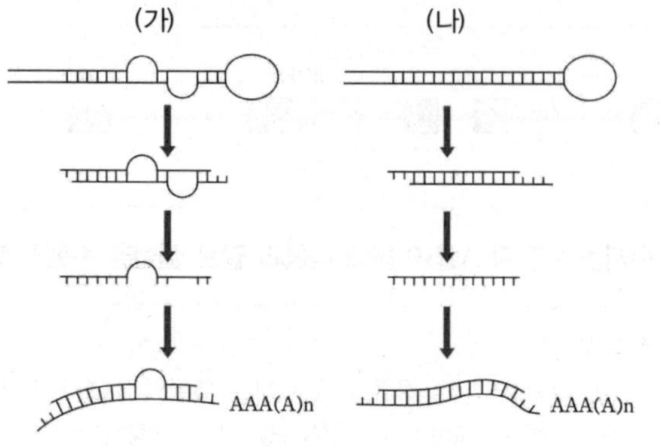

이에 대한 설명으로 옳은 것만을 〈보기〉에서 있는 대로 고른 것은?

[보기]

ㄱ. (가) 과정으로 생성된 microRNA는 표적 mRNA의 5′ UTR에 결합하여 mRNA를 파괴한다.
ㄴ. (나) 과정으로 생성된 microRNA는 리보자임이다.
ㄷ. microRNA는 초파리, 식물, 포유동물 같은 고등 진핵세포에서 발견된다.

① ㄱ ② ㄴ ③ ㄷ
④ ㄱ, ㄴ ⑤ ㄱ, ㄷ

170

총론–Virus의 증식

다음 그림은 바이러스의 단일성장실험을 나타낸 그래프로서, 대장균에 T2 파아지(phage)를 감염시킨 후 숙주세포에서 방출된 파아지의 수를 시간대별로 측정하여 정리한 것이다. 단, 그래프 (가)는 완성된 비리온의 총 수를 나타낸 것이며, (나)는 방출된 바이러스의 수를 나타낸 것이다.

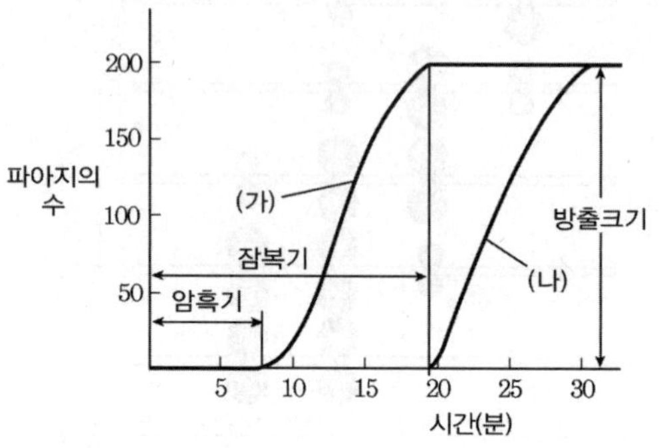

용해성 주기를 갖는 T2 파이지의 성장에 대한 추론으로 옳은 것만을 〈보기〉에서 있는 대로 고르시오.

[보기]

ㄱ. 대장균의 물질대사 경로를 이용하여 바이러스 DNA가 전사되고 해독 되는 것은 감염 후 약 8분 정도 지나야만 일어난다.
ㄴ. 감염 후 15분이 지난 후, 클로로포름으로 세균을 용해시켜보면 감염 성 있는 T2 파지를 얻을 수 있을 것이다.
ㄷ. 감염 후 약 18분 정도 지나야만, 펩티도글리칸을 공격하여 분해시키는 파아지 효소가 작용하게 된다.
ㄹ. 파아지의 연속 배양 곡선에 따른 성장 곡선도 위의 단일 성장 곡선과 같다.

① ㄱ, ㄷ ② ㄱ, ㄴ ③ ㄷ
④ ㄷ, ㄹ ⑤ ㄴ, ㄷ

171

파지

그림은 어떤 파지의 생활사를 나타낸 것이다.

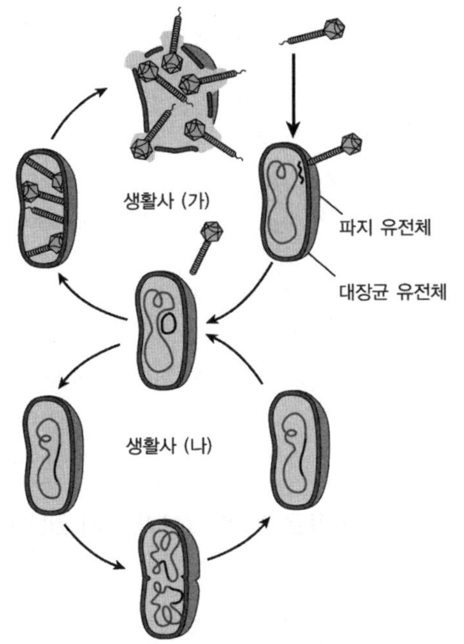

이에 대한 설명으로 옳은 것만을 〈보기〉에서 있는 대로 고른 것은?

[보기]

ㄱ. 생활사 (가)에서 프로파지(prophage)가 발견된다.
ㄴ. 생활사 (나)는 용원회로(lysogenic cycle)이다.
ㄷ. 콜레라 병원균에서 콜레라 독소는 파지 유전체에 의해 암호화되어 있다.

① ㄱ ② ㄴ ③ ㄷ
④ ㄱ, ㄴ ⑤ ㄴ, ㄷ

172

상보성

T4 파아지는 대장균에 감염하는 박테리오파아지이다. 이 파아지에 돌연변이 (A-G)가 일어난 경우, 단독으로 대장균을 용해(lysis)시키지 못한다. T4 파아지에 존재하는 유전자를 알아보기 위하여, 각각 두 돌연변이 파아지를 동시에 감염시킨 후 용해가 일어났는지의 여부를 확인하는 실험을 수행하여 그 결과를 아래 표로 정리하였다. (단, 표에서 +는 용해를 일으킨 것이다.)

	A	B	C	D	E	F	G
A	−	+	−	+	−	+	−
B		−	+	−	+	−	+
C			−	+	−	+	−
D				−	+	−	+
E					−	+	−
F						−	+
G							−

위 표에 대한 해석이나 추론으로 옳은 것만을 〈보기〉에서 있는 대로 고르시오.

[보기]

ㄱ. 돌연변이 A는 돌연변이 C, E, G와 같은 시스트론에 존재할 것이다.
ㄴ. 돌연변이 A를 가지는 파아지와 동시에 감염되었을 때 용혈을 일으킬 수 있는 돌연변이 파아지는, 돌연변이 D를 가지는 파아지와 동시에 감염되었을 때에는 용혈을 일으키지 못할 수 있다.
ㄷ. T4 파아지 DNA에는 적어도 2개의 시스트론이 존재한다.
ㄹ. 돌연변이 C와 G에 상보성을 보이는 새로 발견된 돌연변이 K와, 돌연변이 B와 F에 상보성을 보이는 새로 발견된 돌연변이 J는, 동일 시스트론의 돌연변이일 수 있다.

① ㄹ ② ㄱ, ㄹ ③ ㄴ
④ ㄷ, ㄹ ⑤ ㄱ, ㄴ, ㄷ

173

(+)RNA바이러스

그림은 단일가닥의 양성(+) RNA를 유전체로 가지는 폴리오 바이러스의 증식 과정 일부를 나타낸 것이다.

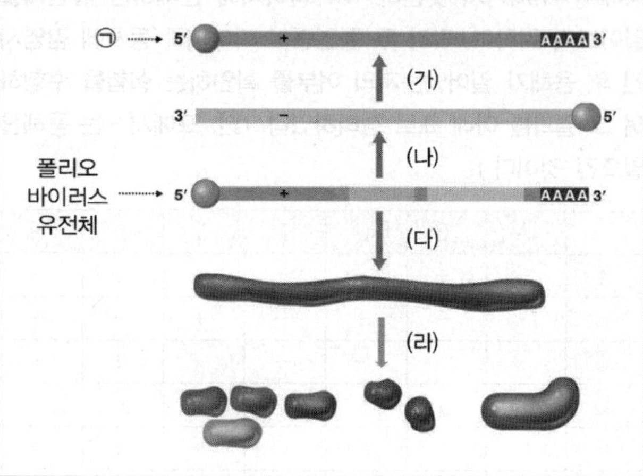

이에 대한 설명으로 옳지 않은 것은?

① ㉠은 새로 만들어진 바이러스의 캡시드 속으로 포장된다.
② (가)는 숙주세포의 RNA 중합효소 II에 의해 일어난다.
③ (나)에는 바이러스의 RNA 중합효소가 사용된다.
④ (가)~(라) 중에서 (다)는 가장 먼저 일어난다.
⑤ (라)와 같은 거대 전구체 단백질의 절단에 의한 단백질 생성은 레트로바이러스 증식 과정에서도 일어난다.

174

Influenza

그림은 음성 단일가닥 RNA를 유전체로 가지는 인플루엔자 바이러스를 나타낸 것이다.

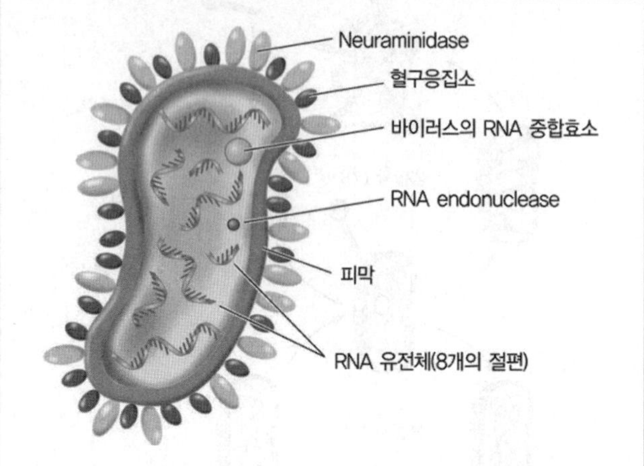

이에 대한 설명으로 옳은 것만을 〈보기〉에서 있는 대로 고른 것은?

[보 기]

ㄱ. 바이러스의 mRNA는 5′-cap 구조를 가지지 않는다.
ㄴ. 인플루엔자 예방접종을 맞으면 혈구응집소에 대한 항체가 생성된다.
ㄷ. 타미플루는 neuraminidase의 활성부위를 차단하여 바이러스의 출아를 저해한다.

① ㄱ ② ㄴ ③ ㄷ
④ ㄱ, ㄴ ⑤ ㄴ, ㄷ

175

클로닝벡터

아래 그림 (가)는 대장균에 사용하는 플라스미드 벡터의 지도를 보여주는 것이고, (나)는 외래유전자(사람의 인슐린 cDNA)와 이 벡터를 연결하여 재조합 DNA가 만들어지는 과정을 보여주는 것이다. (amp^R은 앰피실린 저항성 유전자를 의미하고 tet^R은 테트라사이클린 저항성 유전자를 의미한다.)

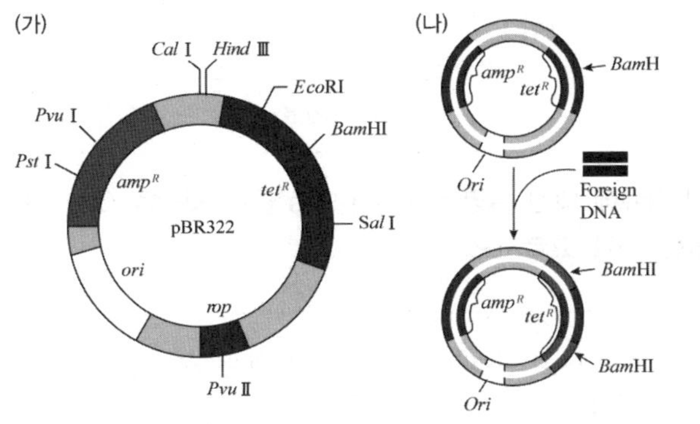

위 자료에 대한 설명으로 옳은 것만을 〈보기〉에서 있는 대로 고르시오.

[보기]

ㄱ. (나)의 재조합 DNA를 가지고 있는 세균은 앰피실린과 테트라사이클린이 들어있는 완전배지에서 균총(colony)을 형성할 것이다.

ㄴ. 앰피실린 저항성 유전자나 테트라사이클린 저항성 유전자는 대장균의 RNA 중합효소가 인식할 수 있는 프로모터를 반드시 가지고 있어야 한다.

ㄷ. 플라스미드 벡터 (가)는 인슐린을 생산하는 목적에 이용하기에는 적합하지 않다.

ㄹ. *HindⅢ*를 이용하여 삽입하는 것이 가장 적당한 클로닝 방법이다.

① ㄱ, ㄷ ② ㄱ, ㄴ ③ ㄷ
④ ㄷ, ㄹ ⑤ ㄴ, ㄷ

176

발현벡터

다음 그림은 포유동물의 세포에 이용할 수 있는 발현 벡터(expression vector)와 그에 대한 기술이다.

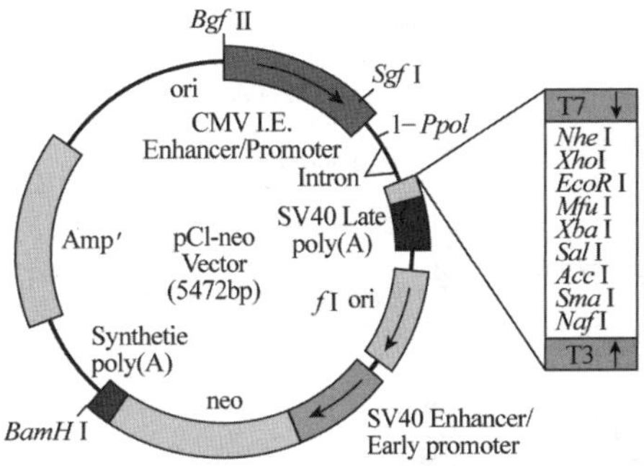

A. 이 벡터는 cytomegalovirus(CMV) immediate early enhancer/promoter 지역(CMV I. E. Enhancer/Promoter)을 가지는데, 이것은 포유동물의 세포에서 클로닝 한 DNA가 발현되어질 수 있게 해준다.

B. 이 벡터는 항생제 G-418를 분해할 수 있는 neomycin phosphotransferase를 암호화하는 유전자(neo)를 가지고 있다.

C. 이 벡터는 MCS(multiple cloning site) 바로 아래쪽에 SV40 Late polyadenylation signal(SV40 Late poly(A))을 가지고 있다.

D. 이 벡터는 filamentous phage f1의 복제원점(f1 ori)을 가지고 있다.

이 벡터에 대한 설명이나 추론으로 옳은 것만을 〈보기〉에서 있는 대로 고르시오.

[보기]

ㄱ. MCS(multiple cloning site)에 존재하는 제한효소 인식서열은 이 벡터의 다른 부위에 존재할 가능성이 없다.

ㄴ. G-418과 앰피실린(ampiciilin)은 형질전환된 포유동물의 세포만을 선별하기 위한 선택표지인자(selectable market)이다.

ㄷ. 클로닝된 DNA가 포유동물의 세포에서 CMV I. E. Enhancer/Promoter에 의하여 전사될 때, RNA 중합효소 Ⅱ는 SV40 Late poly(A) 근처에서 전사를 종결하고 polyA 첨가 반응이 진행될 것이다.

① ㄱ ② ㄱ, ㄹ ③ ㄴ
④ ㄷ, ㄹ ⑤ ㄱ, ㄴ, ㄷ

177

효모이종잡종체계

아래 그림은 Target gene A와 상호 작용하는 단백질을 암호화하는 Target gene B를 찾기 위해 고안된 실험을 설명한 것이다.

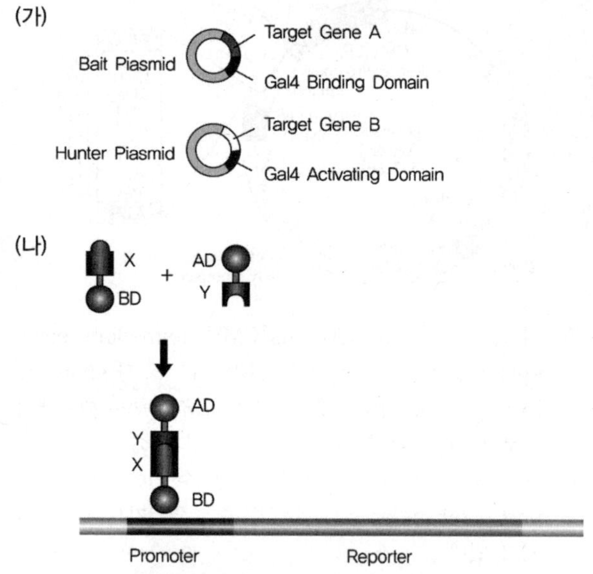

이 자료에 대한 설명으로 옳지 않은 것은?

① (가)에서 Bait plasmid와 Hunter plasmid는 반드시 발현벡터이어야 한다.

② Hunter plasmid의 target gene B는 보통 cDNA library를 이용할 수 있다.

③ Bait plasmid와 Hunter plasmid가 한 세포로 함께 형질전환 되어야 적절한 결과를 얻을 수 있다.

④ 이 실험을 위한 숙주세포는 Gal4를 암호화하는 유전자를 가지고 있는 것이 바람직하다.

⑤ 만약 Target gene A가 Cdk 2를 암호화하고 있었고 Target gene B가 cyclin A를 암호화하고 있었다면 리포터 유전자의 발현 결과를 얻을 수 있다.

178

PCR

다음 그림은 DNA를 증폭하는 기술인 중합효소연쇄반응의 한 cycle 동안 일어나는 온도의 변화를 나타낸 그래프이다.

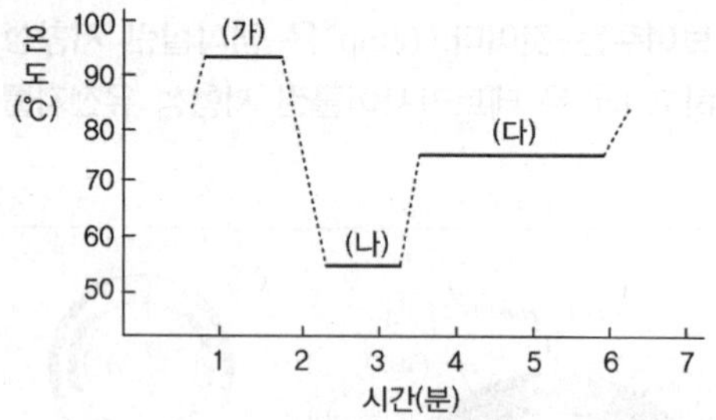

위 자료에 대한 설명이나 추론으로 옳은 것만을 〈보기〉에서 있는 대로 고르시오.

[보기]

ㄱ. primer의 길이가 길어지면 (나)의 온도는 높이는 것이 좋다.

ㄴ. primer의 GC함량이 낮은 경우 (나)온도를 낮추는 것이 좋다.

ㄷ. 증폭의 특이성을 높이기 위해서는 (다)의 온도를 높여주어야 한다.

ㄹ. (다)온도는 대장균 DNA 중합효소를 사용하여도 그대로 이용할 수 있다.

① ㄱ, ㄷ　② ㄱ, ㄴ　③ ㄷ　④ ㄷ, ㄹ　⑤ ㄴ, ㄷ

179

DNA library

다음 그림은 유전자도서관에서 찾고자 하는 플라스미드를 갖는 클론을 찾아내는 과정을 나타낸 것이다.

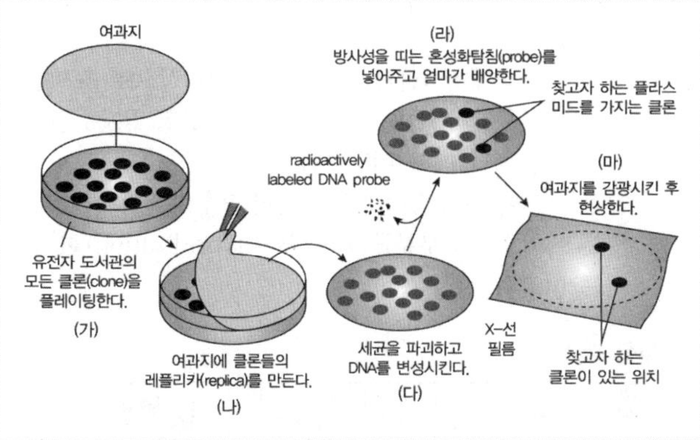

위 자료에 대한 설명이나 추론으로 옳지 않은 것은?

① 알카리(alkali) 처리가 필요한 과정은 (다) 과정이다

② (라) 과정에 사용되는 혼성화 탐침(probe)으로는 단일클론항체가 이용될 수 있다.

③ (가) 과정에 형성된 클론들에 대하여 PCR 방법을 이용, 선별하여 원하는 클론을 찾을 수도 있다.

④ 혼성화 탐침(probe)은 찾고자 하는 유전자의 아미노산 서열을 근거로 유전자 합성기를 통하여 합성할 수 있다.

⑤ (라) 과정은 혼성화 탐침의 T_m값 근처의 온도에서 수행하는 것이 바람직하다.

180

진핵생명체의 전사인자 TF2H

다음은 효모에서 일반전사인자 TFIIH의 소단위체 A의 역할에 대해 알아보기 위한 실험이다.

〈자료〉

○ 플라스미드 L과 S의 구조

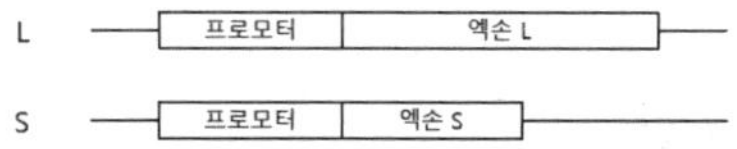

○ A의 유전자에 대한 온도민감성 돌연변이체 X를 37℃에서 배양하면 기능이 결핍된 A의 돌연변이형이 만들어진다.

〈실험 I〉

(가) X를 37℃ 또는 25℃에서 3시간 배양한다.

(나) 세포추출물을 분리한 후, 탈인산화효소를 처리한다.

(다) RNA 중합효소 II의 소단위체인 Rpb1에 대한 항체를 이용하여 웨스턴 블롯을 한다.

○ 웨스턴 블롯 결과

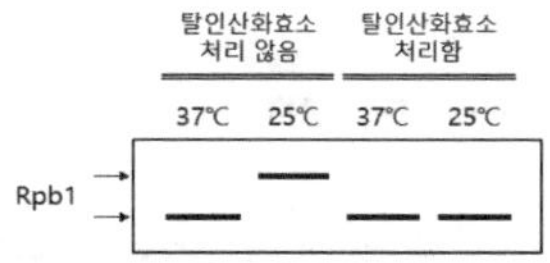

〈실험 II〉

(가) X를 37℃에서 배양한 후 핵추출물을 제조하여 시험관 ㉠과 ㉡에 넣는다.

(나) 순수정제한 소량의 야생형 A를 ㉡ 시험관에 첨가한다.

(다) 플라스미드 L과 S를 여러 조합으로 시험관 ㉠ 또는 ㉡에 첨가하고 30분간 배양한다.

(라) 시험관 ㉠과 ㉡의 내용물을 혼합하고 NTP를 첨가한 후, 전기영동으로 전사체를 확인한다.

○ 전사 반응 결과

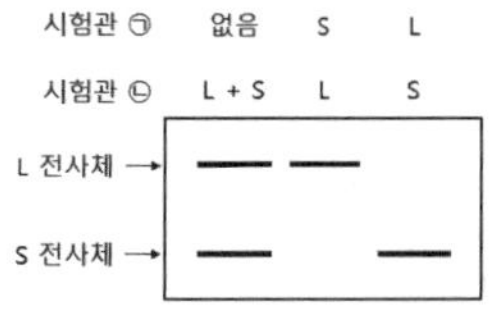

이에 대한 설명으로 옳은 것만을 <보기>에서 있는 대로 고른 것은?

[보 기]

ㄱ. A는 RNA 중합효소 II를 인산화시킨다.

ㄴ. (다)의 시험관 ㉠에 L과 NTP를 첨가하면 L의 전사체 밴드가 나타난다.

ㄷ. A는 전사가 개시된 이후에 작용한다.

① ㄱ ② ㄱ, ㄹ ③ ㄱ, ㄷ

④ ㄷ, ㄹ ⑤ ㄱ, ㄴ, ㄷ

181

RFLP

그림 (가)는 유방암을 나타내는 가계도이며, 그림 (나)는 이 가계도의 사람들에 대하여 D17S74 RFLP 마커를 이용하여 전기영동을 실시한 결과이다. Ⅰ세대의 두 사람은 이미 죽었기 때문에 DNA 시료를 얻을 수 없어 (나)에서 보이는 전기영동 결과가 없다. 전기영동 패턴은 젤 위의 가계도에 있는 사람의 것이다. A, B, C, D, E는 D17S74 RFLP 마커에 대한 대립유전자들이다.

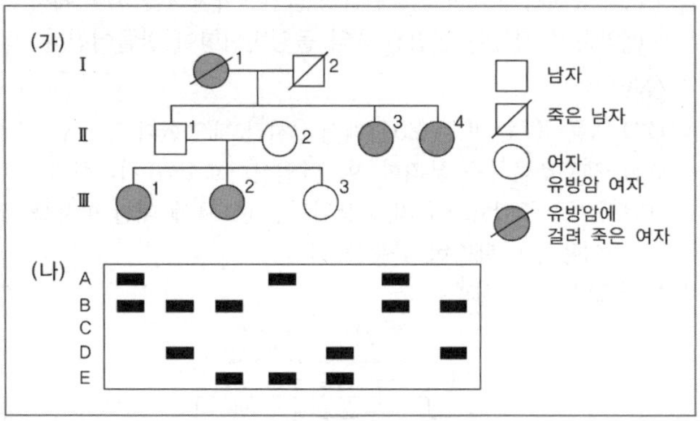

위 결과에 대한 추론으로 옳지 않은 것은?

① 이 유방암은 열성의 특징을 갖는다.
② Ⅱ-1은 유방암 질환 유전자를 가지고 있다.
③ D17S74 마커의 B 대립유전자에 이 유방암 유전자가 있을 가능성이 높다.
④ Ⅱ-3의 유전자형은 AB로 표시할 수 있다.
⑤ 그림 (나)의 결과는 Southern blot을 통해서 얻어진 결과이다.

182

마이크로 어레이

각 조직에서 여러 유전자의 발현양상을 조사하기 위해 아래와 같은 실험을 수행하여 그림과 같은 결과를 얻었다.

〈실험 과정〉

가. 뇌, 간, 근육에서 핵들을 분리한 후 방사성으로 표지된 a-32P-UTP와 RNA 개시 억제제를 넣고, RNA 합성이 가능한 조건에서 배양하였다.
나. 일정 시간이 지난 후 RNA를 분리하여 유전자 칩에 부착된 여러 DNA 부분들과 혼성화(hybridization)한 결과는 아래와 같았다.

〈실험 결과〉

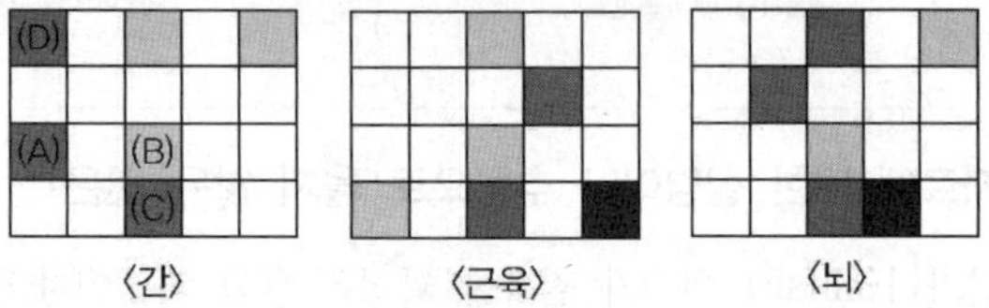

(진하게 나타날수록 높은 방사성을 보이는 것임)

위 실험에 대한 설명이나 결과에 대한 추론으로 옳지 않은 것은?

① 여러 가지 유전자들에 대해서 존재하는 RNA의 양들이 다르다.
② 실험에 RNA 개시 억제제를 넣는 이유는 보다 정제된 RNA를 얻기 위한 것이다.
③ (B)와 (C)의 유전자는 Housekeeping gene으로, 액틴 단백질을 암호화하는 RNA일 것이다.
④ (D)의 경우 tissue specific gene으로, 헤파린을 암호화 하는 RNA일 것이다.
⑤ 모든 조직들은 같은 유전자들을 가지고 있지만, 이러한 유전자들이 각 조직에서 발현되는 양은 다르다.

183

웨스턴블러팅

다음은 N-말단의 아미노산이 단백질의 안정성에 미치는 영향을 알아보기 위한 실험이다.

〈자료〉

• 세포내에서 유비퀴틴화 된 단백질 X(㉠~㉢)가 탈유비퀴틴화에 의해 서로 다른 N-말단 아미노산을 갖는 단백질 X(㉣~㉥)를 만드는 반응

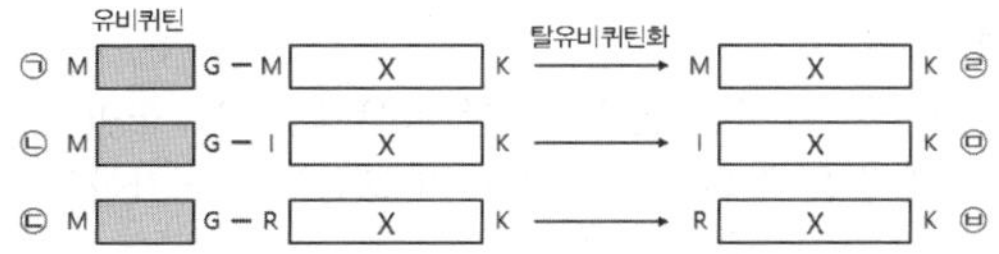

〈실험 Ⅰ〉

(가) ㉠~㉢을 암호화하는 각각의 플라스미드로 효모를 형질전환한다.

(나) 세포추출물을 얻고, X에 대한 항체로 면역침전한다.

(다) 면역침전물을 전기영동하고, 유비퀴틴에 대한 항체로 웨스턴 블롯을 한다.

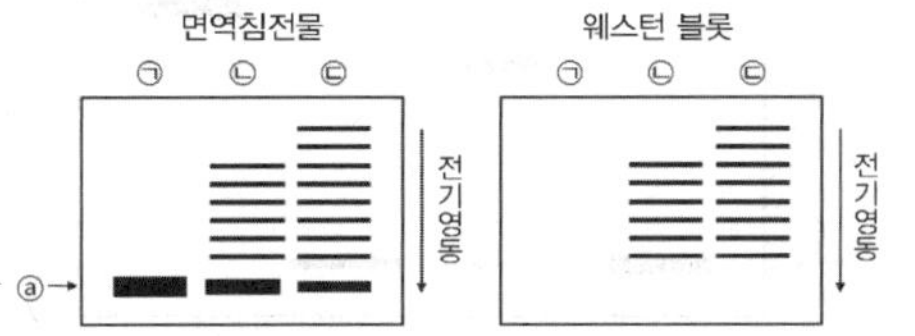

〈실험 Ⅱ〉

(가) ㉠~㉢을 암호화하는 각각의 플라스미드로 효모를 형질전환한 후, 방사능 표지된 아미노산을 처리하고 배양한다.

(나) 번역을 중지시킨 후, 시간에 따라 세포로부터 X를 정제하고 X의 방사선량을 측정한다.

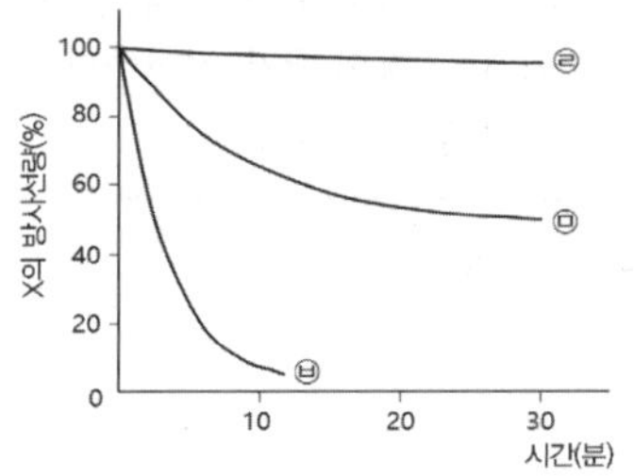

이에 대한 설명으로 옳은 것만을 〈보기〉에서 있는 대로 고른 것은?

[보 기]

ㄱ. ⓐ는 ㉠~㉢에 해당한다.

ㄴ. 탈유비퀴틴화 반응은 ㉠에서보다 ㉢에서 잘 일어난다.

ㄷ. ㉥의 반감기는 10분 이하이다.

① ㄱ ② ㄴ ③ ㄷ
④ ㄱ, ㄴ ⑤ ㄱ, ㄷ

184

유전자결실 생쥐

다음은 형질전환 생쥐(transgenic mouse)를 만드는 과정이다.

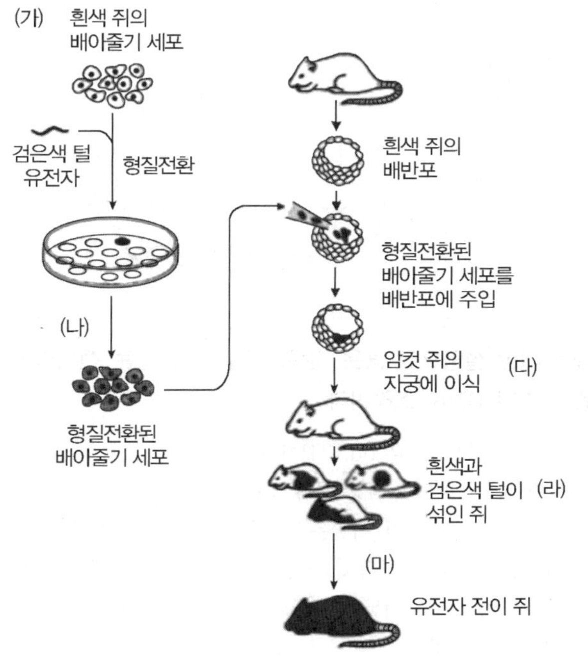

위 실험에 대한 설명이나 추론으로 옳은 것만을 〈보기〉에서 있는 대로 고르시오.

[보 기]

ㄱ. (라)는 유전적 모자이크(genetic mosaic)이다.

ㄴ. 배반포기의 모든 세포들은 전체 형성능(totipotency)을 갖는다.

ㄷ. (다)의 암컷 쥐는 (가)의 배아줄기세포 제공 쥐와 동일한 개체여야 면역 거부를 하지 않는다.

ㄹ. (나) 과정의 형질전환 세포들은 스트렙토마이신을 이용해 선별할 수 있다.

① ㄱ ② ㄱ, ㄹ ③ ㄴ
④ ㄷ, ㄹ ⑤ ㄱ, ㄴ, ㄷ, ㄹ

185

중합사슬종결법

그림은 DNA (가)의 염기 서열을 파악하는 실험을 나타낸 것이다. ㉠과 ㉡은 각각 dNTP와 ddNTP 중 하나이다.

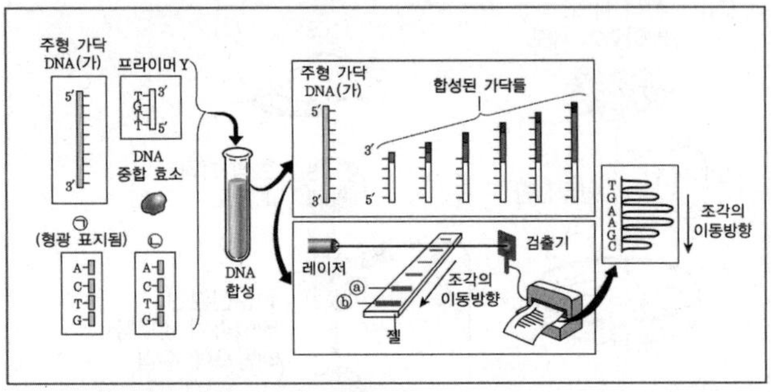

이에 대한 설명으로 옳은 것은? (단, ⓐ와 ⓑ는 전기영동으로 분리된 DNA 조각이다.)

① ㉠은 dNTP, ㉡은 ddNTP이다.
② ⓐ의 염기 서열은 5′−TTGTCG−3′이다.
③ DNA (가)의 염기 서열은 5′−TTGTCGAAGT−3′이다.
④ 전기영동 결과 ⓐ보다 ⓑ가 음(−)극에 더 가까이 위치했다.
⑤ 프라이머 Y가 없어도 이 과정으로 DNA (가)의 염기 서열을 파악할 수 있다.

186

EMSA

다음은 전사인자 A와 B, DNA 사이의 결합에 대해 알아본 실험이다.

〈자료〉
• 올리고뉴클레오티드 X에는 A 또는 B가 결합하는 서열의 사본 1개가 있다.

〈실험 과정〉
(가) 방사능 표지된 올리고뉴클레오티드 X를 준비한다.
(나) X에 같은 양의 A와 B를 여러 조합으로 첨가하고 상온에서 30분간 반응시킨다.
(다) 비변성 폴리아크릴아미드 겔에서 전기영동한 후, 자동 방사선사진법으로 밴드를 확인한다.

〈실험 결과〉

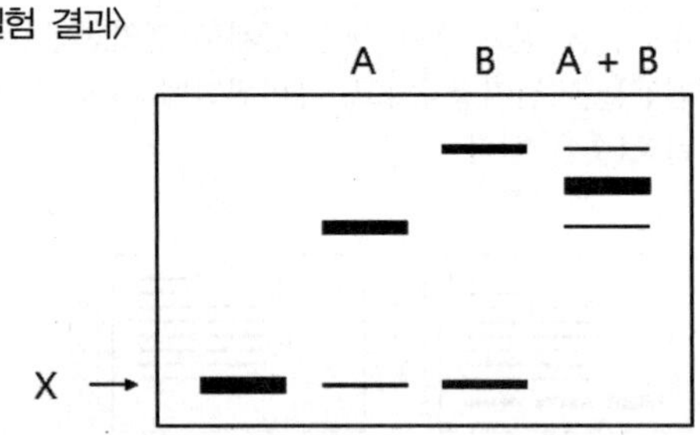

이에 대한 설명으로 옳은 것만을 〈보기〉에서 있는 대로 고른 것은? (단, 단백질의 양은 X와 반응하기에 충분하다.)

[보기]
ㄱ. X에 대한 결합력은 A보다 B가 더 강하다.
ㄴ. 1 분자의 X에 1 분자의 B가 결합한다.
ㄷ. A와 B는 복합체를 형성한다.

① ㄱ ② ㄴ ③ ㄷ
④ ㄱ, ㄴ ⑤ ㄱ, ㄷ

MEMO

4 | 인체생리학

187

상피조직

그림은 어떤 동물의 기도, 신장, 폐에서 관찰되는 상피조직을 순서 없이 나타낸 것이다.

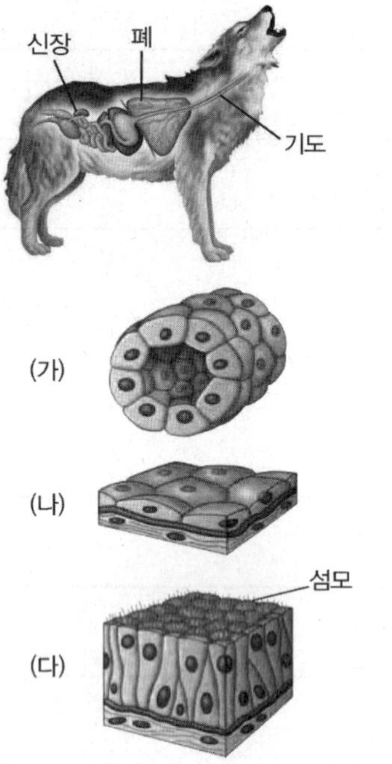

기도, 신장, 폐에서 관찰되는 상피조직으로 가장 적절한 것은?

	기도	신장	폐
①	(가)	(나)	(다)
②	(나)	(가)	(다)
③	(나)	(다)	(가)
④	(다)	(가)	(나)
⑤	(다)	(나)	(가)

188

근육조직

그림은 골격근, 심근수축세포, 평활근에서 근육수축의 기간을 나타낸 것이다.

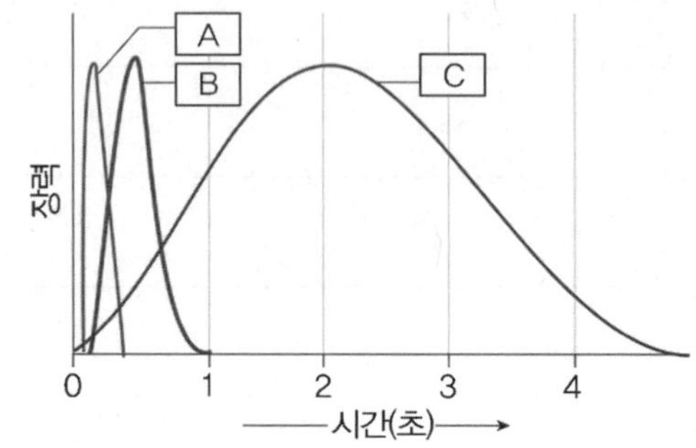

이에 대한 설명으로 옳은 것만을 〈보기〉에서 있는 대로 고른 것은?

[보 기]

ㄱ. A는 차등적으로 수축한다.

ㄴ. B의 수축이 일어날 때 Ca^{2+}은 칼모듈린과 결합한다.

ㄷ. C는 막전위의 변화가 일어나지 않아도 수축이 가능하다.

① ㄱ ② ㄴ ③ ㄷ

④ ㄱ, ㄴ ⑤ ㄴ, ㄷ

189

체온조절

다음 그래프는 여러 가지 온도 조건에서 두 동물 A, B의 대사율을 측정한 결과이다.

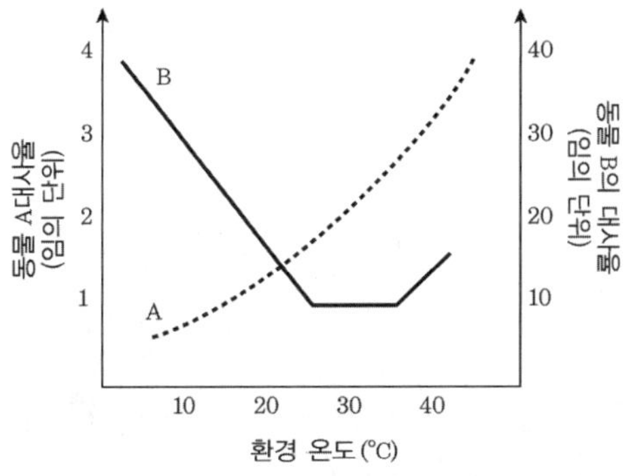

다음 〈보기〉 중 위 그래프에 대한 옳은 설명이나 추론을 모두 고른 것은?

[보 기]

ㄱ. A 동물은 환경 온도에 관계없이 체온을 일정하게 유지한다.
ㄴ. A 동물은 질량에 비례해 대사율이 증가한다.
ㄷ. B 동물은 표면적/부피 비율이 작을 수록 단위 부피당 대사율이 감소한다.
ㄹ. B 동물은 몸에 두꺼운 단열층을 발달시킨다.

① ㄱ, ㄷ　② ㄱ, ㄹ　③ ㄷ, ㄹ
④ ㄱ, ㄴ, ㄹ　⑤ ㄴ, ㄷ, ㄹ

190

체온조절

다음은 시상하부 설정점 값의 변화에 따른 체온조절의 양상을 나타낸 그래프이다.

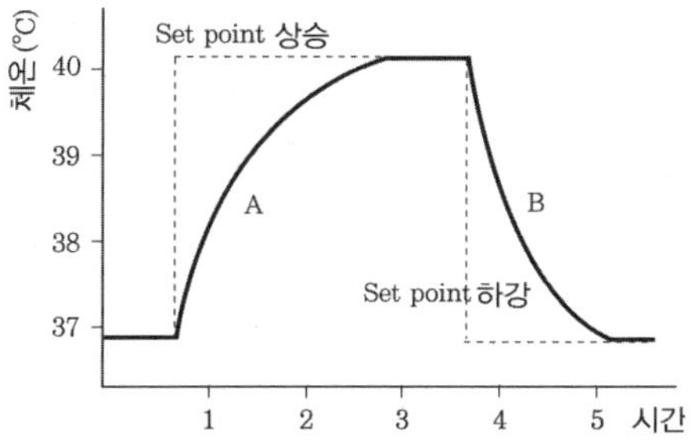

다음 〈보기〉 중 위 그래프에 대한 옳은 설명이나 추론을 모두 고른 것은?

[보 기]

ㄱ. 세균 감염 시, 시상하부에서 프로스타글란딘이 방출되어 설정점을 낮춘다.
ㄴ. A 구간에서 입모근 수축과 에피네프린의 방출이 일어날 것이다.
ㄷ. B 구간에서 피하혈관 확장과 발한이 나타날 것이다.

① ㄱ　② ㄷ　③ ㄱ, ㄴ
④ ㄴ, ㄷ　⑤ ㄱ, ㄴ, ㄷ

191

체온조절

다음은 인체에 발열물질이나 해열제를 투여한 후, 근육과 피부의 혈류량 변화를 측정한 그래프이다.

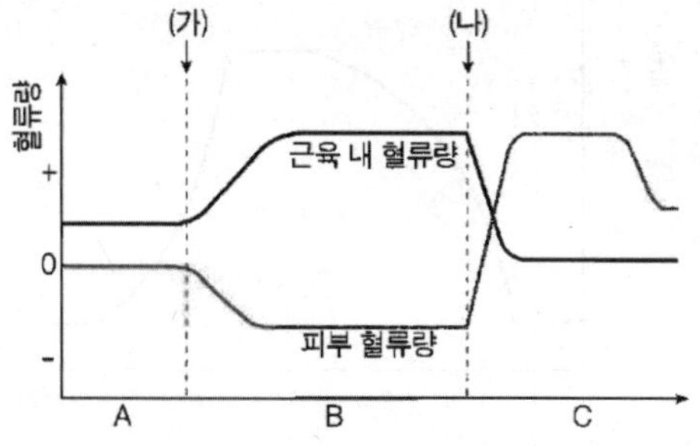

다음 〈보기〉 중 위 그래프에 대한 옳은 설명이나 추론을 모두 고른 것은?

[보 기]

ㄱ. B 구간에서 설정점이 낮아질 것이다.
ㄴ. B 구간에서는 근육과 피부의 소동맥 평활근에 노르에피네프린이 분비된다.
ㄷ. (가)는 발열 물질을, (나)는 해열제를 투여했을 것이다.
ㄹ. C 구간에서는 땀분비가 감소할 것이다.

① ㄱ, ㄴ　② ㄱ, ㄷ　③ ㄴ, ㄷ
④ ㄴ, ㄹ　⑤ ㄷ, ㄹ

192

체온조절

시상하부는 설정점을 이용해 체온을 조절한다. 다음 그래프들은 피부 온도에 따른 설정점 변화와 땀 분비나 골격은 운동 (떪)을 통한 에너지 방출량의 관계를 각각 나타낸 것이다.

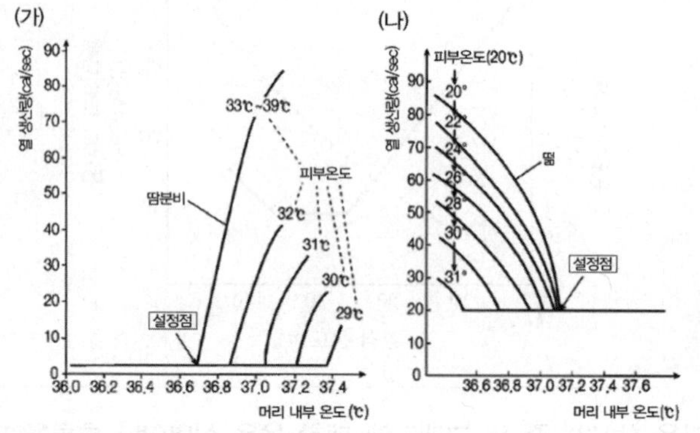

다음 〈보기〉 중 위 그래프들에 대한 옳은 설명이나 추론을 모두 고르시오.

[보 기]

ㄱ. 날씨가 더워지면, 땀 분비량과 골격근 운동 (떪)은 증가한다.
ㄴ. 몸의 떪이 발생할 때 피하혈관과 입모근이 수축한다.
ㄷ. LPS 감염 시, 피하혈관 확장과 한선 분비가 증가한다.
ㄹ. 영아들도 체온이 낮아질 경우, (나)와 같은 기작으로 체온 유지를 한다.

① ㄱ　② ㄱ, ㄹ　③ ㄴ
④ ㄷ, ㄹ　⑤ ㄱ, ㄴ, ㄷ, ㄹ

193

영양소

다음편은 하룻동안 사람이 섭취하는 물질과 배설하는 물질을 비교한 것이다.

〈섭취하는 물질〉

물질	중량(g)	비율(%)
물 (가)	2500	62.5
산소	850	21.3
탄수화물 (나)	500	12.5
단백질 (다)	65	1.6
지방 (라)	55	1.4
(마)	30	0.7

〈배설하는 물질〉

물질	중량(g)	비율(%)
물 (가)	2900	72.5
이산화탄소	1000	25.0
요소	40	1.0
무기염류	40	1.0
기타 유기물	20	0.5

위 자료에 대한 해석이나 출현으로 옳은 것을 〈보기〉에서 모두 고르시오. (단, (나), (다), (라)는 에너지원이며 (다)는 효소와 항체의 주요 성분이다.)

[보 기]

ㄱ. (가)는 대장에서 대부분 흡수되며 체온 유지 작용을 한다.
ㄴ. (가)의 배설량이 섭취량보다 많은 것은 호흡 때문이다.
ㄷ. (나)는 주에너지원이며 체내에서 녹말이나 글리코겐 형태로 저장된다.
ㄹ. (다)는 C, H, O, N, S로 구성되며 오르니틴 회로를 통해 분해된다.
ㅁ. 무기염류는 (마)의 해당하며 일부는 체내에서 합성된다.
ㅂ. (다)보다 (라)가 cal당 질량이 크다.
ㅅ. (나)보다 (마)가 인체 구성 비율이 높다.

① ㄴ ② ㄴ, ㅅ ③ ㅅ
④ ㄴ, ㄷ, ㅅ ⑤ ㄷ, ㅁ

194

소화

다음 그래프는 여러 소화 기관을 거치면서 3대 영양소의 소화율을 측정한 결과이다.

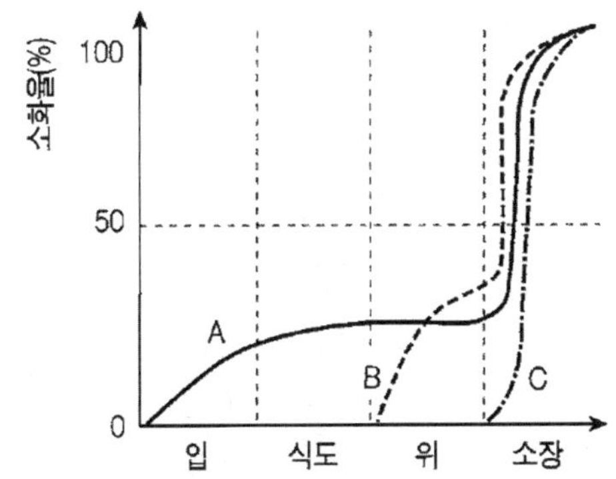

다음 〈보기〉 중 위 그래프에 대한 옳은 설명이나 추론을 모두 고르시오.

[보 기]

ㄱ. A는 소장에서 흡수한 뒤, 혈관을 거쳐 바로 간에 저장된다.
ㄴ. 단량체로 소화된 B는 모두 소장에서 Na^+과 공동 수송으로 흡수된다.
ㄷ. C는 담즙에 포함된 물질에 의해 일부 소화된다.
ㄹ. 소장은 A, B, C와 음식물에 포함된 물의 약 90% 정도를 흡수한다.

① ㄱ ② ㄱ, ㄹ ③ ㄴ
④ ㄷ, ㄹ ⑤ ㄱ, ㄴ, ㄷ, ㄹ

195

수용성 비타민

비타민 C는 식물이나 동물에서 항산화 효과를 보이며, 효소 반응에서는 보조인자로서 작용하는 영양소로 알려져 있다. 비타민 C가 암세포에 작용하는 효과를 알아보기 위해 인간 흑색종 세포에 대해 다음과 같은 실험을 수행하였다.

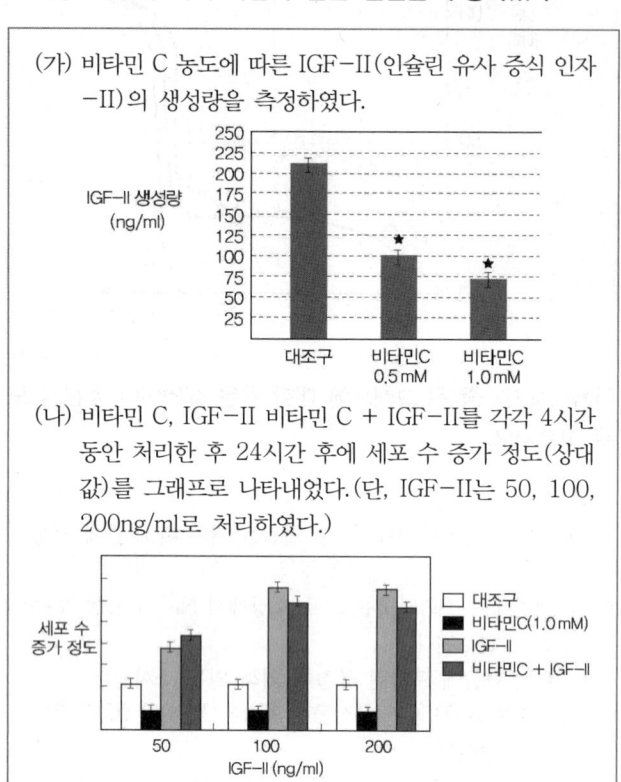

(가) 비타민 C 농도에 따른 IGF-II(인슐린 유사 증식 인자-II)의 생성량을 측정하였다.

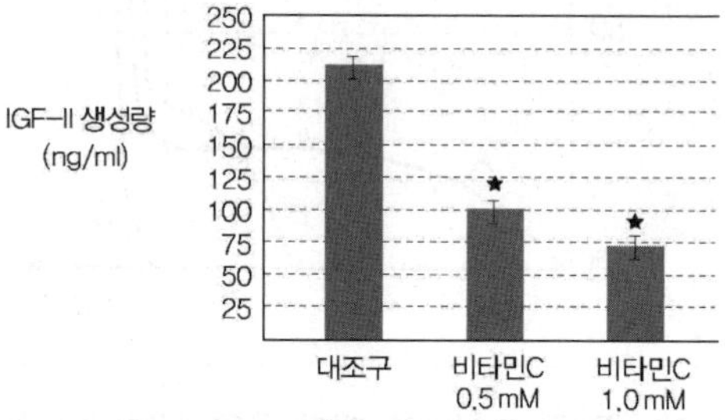

(나) 비타민 C, IGF-II 비타민 C + IGF-II를 각각 4시간 동안 처리한 후 24시간 후에 세포 수 증가 정도(상대값)를 그래프로 나타내었다.(단, IGF-II는 50, 100, 200ng/ml로 처리하였다.)

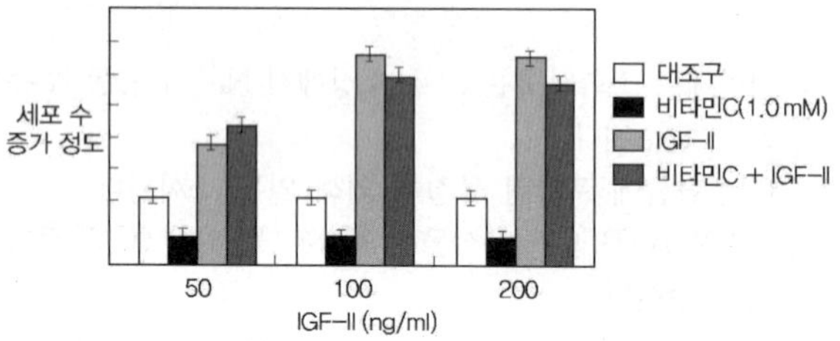

이 실험에 대한 설명이나 추론으로 옳은 것만을 〈보기〉에서 있는 대로 고르시오.

[보기]

ㄱ. IGF-II는 암세포 증식을 촉진한다.
ㄴ. 비타민 C + IGF-II 처리군으로 보아 IGF-II는 비타민 C의 작용을 억제한다.
ㄷ. 비타민 C는 IGF-II에 의한 세포증식 촉진작용을 효과적으로 억제한다.
ㄹ. 이 실험을 통해 비타민 C는 IGF-II의 생성을 억제함으로써 암세포 증식을 억제할 수 있다.

① ㄱ ② ㄱ, ㄹ ③ ㄴ
④ ㄷ, ㄹ ⑤ ㄱ, ㄴ, ㄷ, ㄹ

196

위

그림 (가)는 위 점막 상피세포의 보호작용을, (나)는 헬리코박터균이 위에 감염되었을 때 일으키는 작용을, (다)는 헬리코박터균에 의한 위 점막 상피세포의 손상을 나타낸 것이다.

(가)

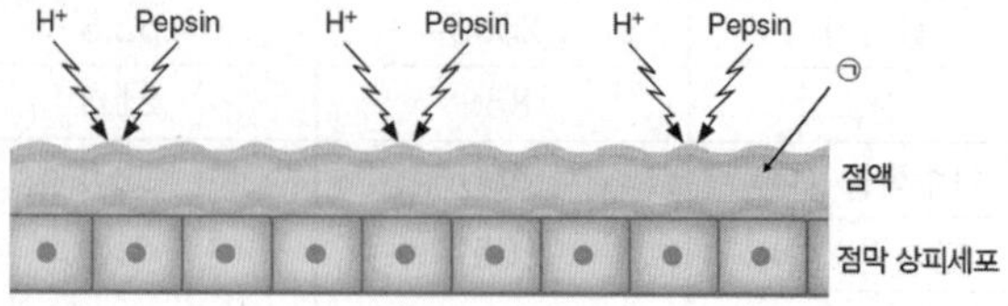

(나)

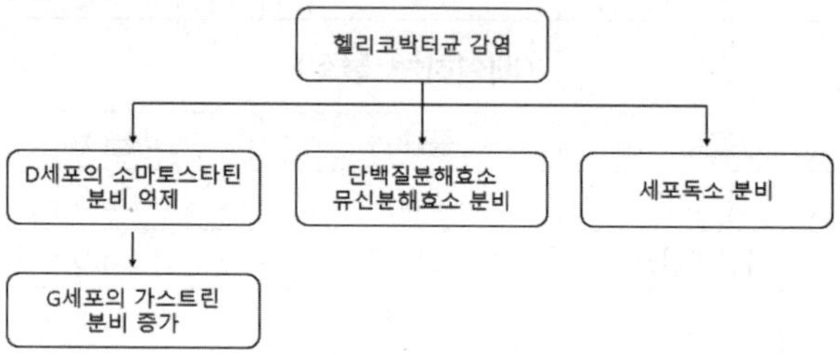

(다)

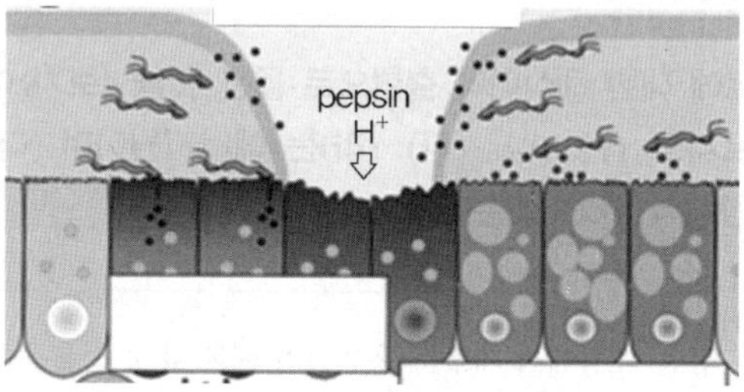

이에 대한 설명으로 옳은 것만을 〈보기〉에서 있는 대로 고른 것은?

[보기]

ㄱ. ㉠에는 뮤신과 HCO_3^-가 존재한다.
ㄴ. (나)에서 헬리코박터균 감염에 의해 위산의 분비가 증가한다.
ㄷ. 벽세포에 결합하는 아세틸콜린의 수가 증가하면 (다)에서의 손상이 감소한다.

① ㄱ ② ㄴ ③ ㄷ
④ ㄱ, ㄴ ⑤ ㄱ, ㄷ

197

위

그림은 위장관에서 H^+, HCO_3^-, Cl^-의 분비와 흡수를 나타낸 것이다.

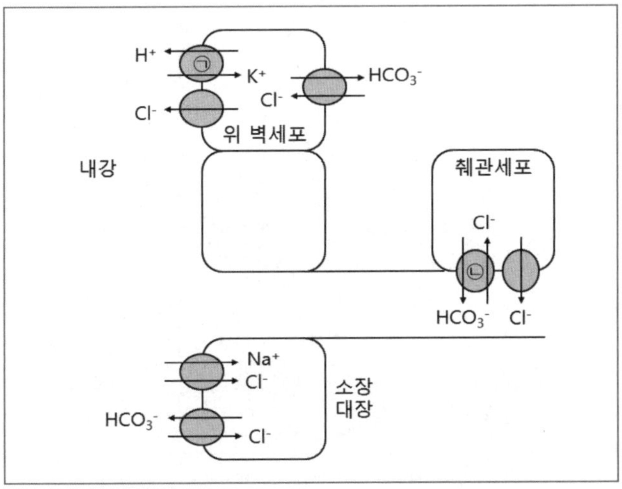

이에 대한 설명으로 옳은 것만을 〈보기〉에서 있는 대로 고른 것은?

[보 기]

ㄱ. ㉠은 ATP 가수분해 에너지를 사용하여 H^+를 분비한다.
ㄴ. 미즙의 산에 의해 분비된 세크레틴은 ㉡의 활성을 촉진한다.
ㄷ. 구토에 의해 위의 H^+와 Cl^-가 몸밖으로 배출되면 혈장의 pH가 높아지고 Cl^- 농도가 감소한다.

① ㄱ ② ㄴ ③ ㄷ
④ ㄱ, ㄴ ⑤ ㄱ, ㄷ

198

위

그림은 위 점막의 벽세포에서 일어나는 위산 분비의 조절을 나타낸 것이다.

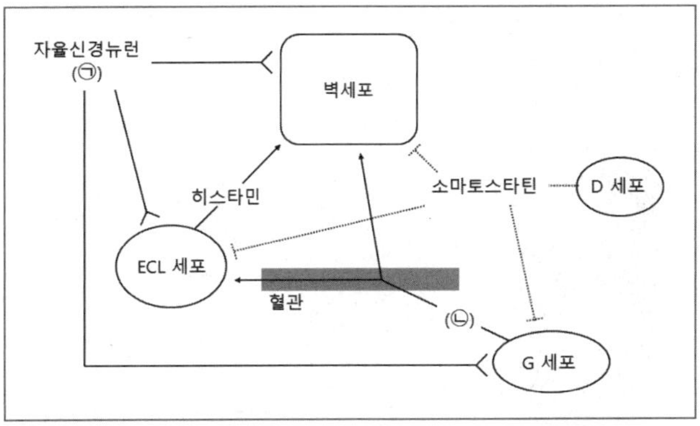

이에 대한 설명으로 옳은 것만을 〈보기〉에서 있는 대로 고른 것은?

[보 기]

ㄱ. ㉠은 노르에피네프린을 분비하여 위산 분비를 촉진한다.
ㄴ. ㉡은 가스트린이다.
ㄷ. 소마토스타틴의 분비는 위 내강의 펩티드에 의해 촉진된다.

① ㄱ ② ㄴ ③ ㄷ
④ ㄱ, ㄴ ⑤ ㄱ, ㄷ

199

소장 & 이자

다음 모식도는 이자의 외분비선을 나타낸 것이다.

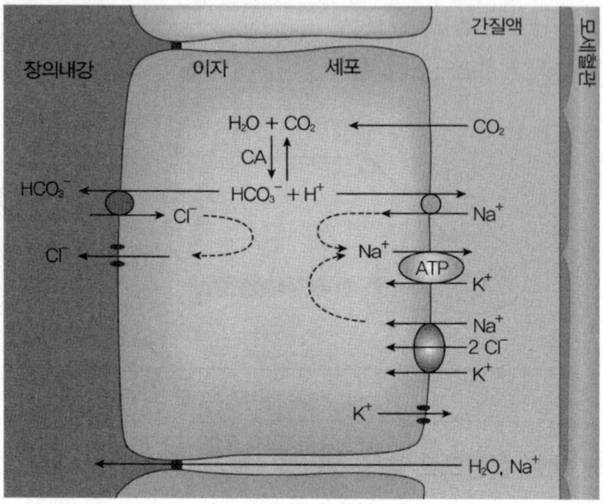

이 모식도에 대한 옳은 설명이나 추론으로 옳은 것만을 〈보기〉에서 있는 대로 고르시오.

[보 기]

ㄱ. 중탄산이온의 분비에는 에너지가 소모된다.
ㄴ. 이자액의 분비 시 주변 모세혈관 혈액의 pH는 변하지 않을 것이다.
ㄷ. Na^+은 전기화학적기울기에 순응하여 내강으로 이동한다.
ㄹ. 위 기작은 소장에서 분비된 세크레틴에 의해 촉진될 수 있다.

① ㄱ ② ㄱ, ㄹ ③ ㄴ
④ ㄷ, ㄹ ⑤ ㄱ, ㄴ, ㄷ, ㄹ

200

흡수

그림은 지방의 소화와 흡수를 나타낸 것이다.

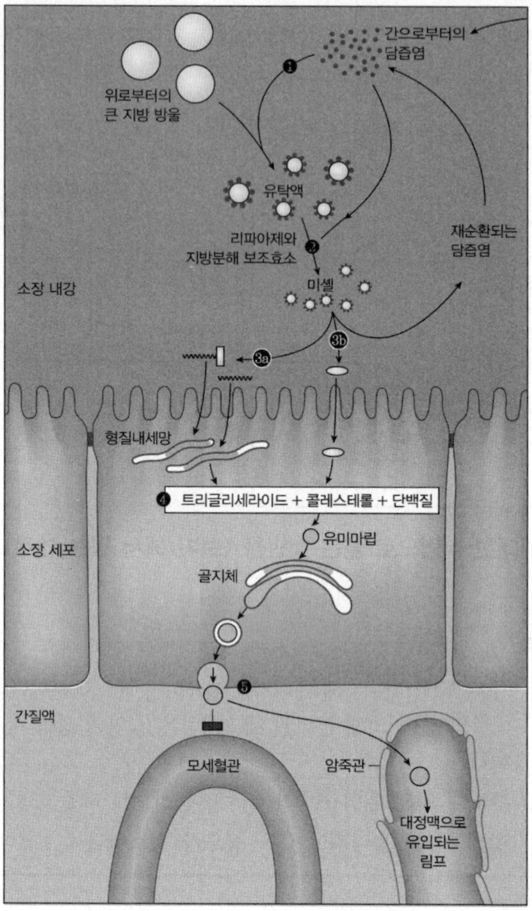

이자 세포이에 대한 설명으로 옳은 것만을 〈보기〉에서 있는 대로 고른 것은?

[보 기]

ㄱ. 담즙염은 양쪽친화성(amphipathic)을 띈다.
ㄴ. 유미미립(chylomicron)은 암죽관으로 흡수된다.
ㄷ. 모노글리세라이드와 지방산은 확산으로, 콜레스테롤은 막수송체에 의해 흡수된다.

① ㄱ ② ㄴ ③ ㄷ
④ ㄱ, ㄴ ⑤ ㄱ, ㄴ, ㄷ

201

간

다음은 담즙염의 장간순환에 대한 자료이다.

- 담즙산에 글리신 또는 타우린이 포합(conjugation)되면 담즙염이 된다.
- 간과 장 사이의 담즙염 및 담즙산 순환

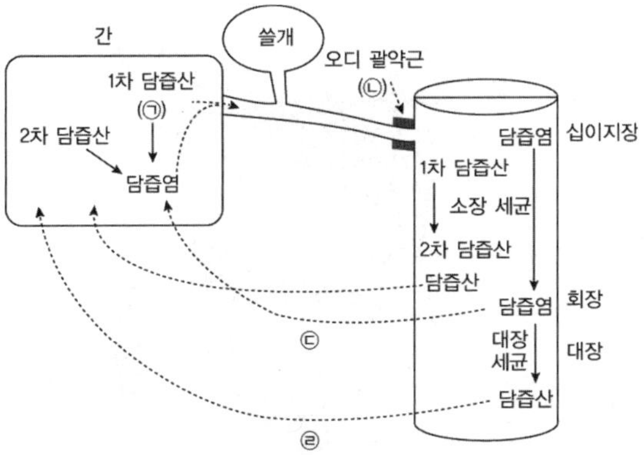

- 담즙염과 담즙산의 pK 및 십이지장 내강의 pH

담즙염의 pK	1 ~ 4
담즙산의 pK	5 ~ 6.5
십이지장 내강의 pH	3 ~ 5

이에 대한 설명으로 옳지 않은 것은?

① ㉠의 전구체는 콜레스테롤이다.
② 콜레시스토키닌은 ㉡의 이완을 유도한다.
③ 십이지장에서 담즙산은 이온화된 형태보다 이온화되지 않은 형태로 존재한다.
④ ㉢에서 단순확산에 의해 담즙염이 회장 상피세포로 흡수된다.
⑤ ㉢과 ㉣에서 간문맥을 통해 간으로 운반된다.

202

당뇨

다음 그래프는 소화기관 중 이자를 제거한 환자가 겪게 되는 체내의 변화를 나타낸 것이다.

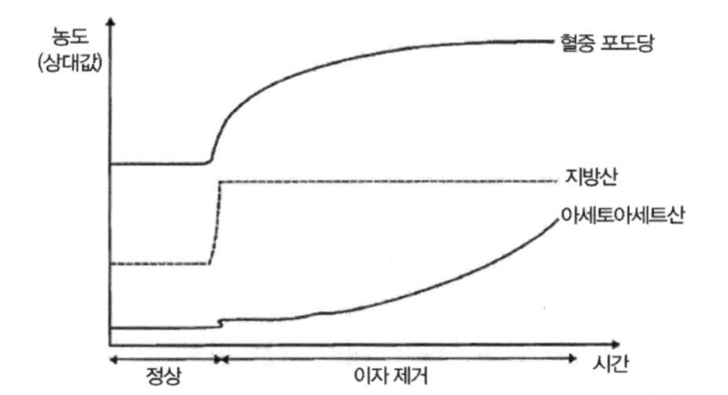

위 자료에 대한 해석으로 옳은 것만을 〈보기〉에서 있는 대로 고르시오.

[보 기]

ㄱ. 이 환자는 혈중 아미노산 농도도 증가하여 간에서 포도당신생합성이 일어날 것이다.
ㄴ. 지방산의 급격한 증가로 인해, 지방산의 분해가 촉진되어 아세토아 세트산의 양이 많아지게 된다.
ㄷ. 이자의 제거 후 혈중 포도당의 농도 변화로 보아, 이자 제거에 의한 즉각적인 영향은 글루카곤 분비가 억제되어 일어나는 효과라 볼 수 있다.
ㄹ. 위 환자는 케톤산증으로 인해 구토가 유발될 수 있으며 호흡이 촉진될 것이다.

① ㄱ ② ㄱ, ㄹ ③ ㄴ, ㄹ
④ ㄷ, ㄹ ⑤ ㄱ, ㄴ, ㄹ

203

취장

다음은 이자 외분비선의 모식도를 나타낸 것이다.

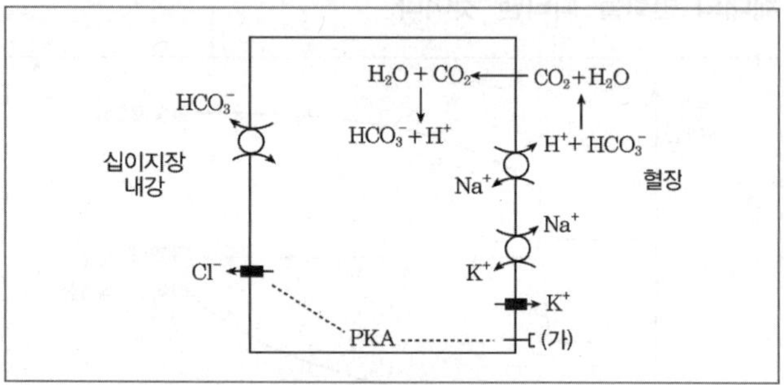

다음 〈보기〉 중 위 모식도에 대한 옳은 설명이나 추론을 모두 고르시오.

[보기]

ㄱ. 탄산수소나트륨은 이자 외분비선에서 생성되어 혈장으로 분비된다.
ㄴ. 이자액 분비 시 혈액의 pH는 변하지 않는다.
ㄷ. 혈장 속은 세포질에 비해 Na^+ 농도가 높게 유지된다.
ㄹ. (가)는 세크레틴이며, 세포질 내 cAMP 농도를 증가시킬 것이다.

① ㄱ ② ㄱ, ㄹ ③ ㄴ, ㄹ
④ ㄷ, ㄹ ⑤ ㄱ, ㄴ, ㄹ

204

대장

어떤 대장암 환자의 종양을 제거한 후, 회복될 때까지 소장과 대장의 연결 부위를 잘라 대장 부분은 묶고 소장 끝은 비닐 주머니에 연결해 장 내용물을 받았다.

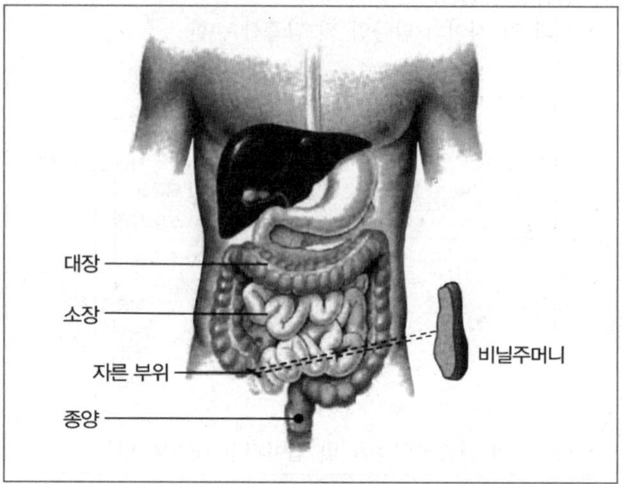

다음 〈보기〉 중 수술 직후 이 환자에게 나타나는 변화로 옳은 설명이나 추론을 모두 고른 것은?

[보기]

ㄱ. 장 내용물이 수시로 배출되며, 배출되는데 걸리는 시간이 줄어든다.
ㄴ. 수분 부족으로 갈증을 많이 느끼게 된다.
ㄷ. 탄수화물이 잘 소화되지 않는다.
ㄹ. 혈액응고가 평소보다 잘 일어나지 않는다.

① ㄱ, ㄴ ② ㄴ, ㄷ ③ ㄷ, ㄹ
④ ㄱ, ㄴ, ㄹ ⑤ ㄱ, ㄷ, ㄹ

205

혈액구성

다음은 철수가 혈액원에서 혈액검사와 헌혈을 한 과정을 설명한 것이다.

(가) 채혈 전 손가락 끝에서 피를 약간 뽑아 혈청이 있는 슬라이드 글라스에 떨어뜨렸다.
(나) 일부 혈액은 고정액과 김자액으로 처리한 후 처리한 뒤 핵형 분석을 하였다.
(다) 혈관에 채혈용 바늘을 찔러 채혈하면서 주먹을 쥐었다 폈다 반복하였다.
(라) 시트로산나트륨이 들어 있는 채혈봉투에 채혈한 후, 채혈 봉투를 냉장고에 넣었다.

위 과정에 대한 설명을 〈보기〉에서 모두 고르시오.

[보 기]

ㄱ. (가)는 적혈구 분석을 통해 혈액형을 판정하기 위한 것이다.
ㄴ. (나) 과정의 고정액은 메탄올을 사용하며 백혈구를 고정시킨다.
ㄷ. (나)의 김자액으로 염색된 혈구는 핵을 가지므로 혈구 중 수명이 가장 길다.
ㄹ. (나)에서 간기 때의 혈구를 현미경으로 관찰한다.
ㅁ. (다)에서 채혈하는 혈관은 동맥이다.
ㅂ. (라)는 혈액의 응집을 방지하기 위한 것이다.
ㅅ. 적혈수는 채혈 이후 출현 부위의 혈병을 만드는데 관여한다.

① ㄱ ② ㄱ, ㄹ ③ ㄴ
④ ㄴ, ㄷ, ㅂ ⑤ ㄱ, ㄴ, ㅂ

206

혈액응고

다음 그림 (가)는 상처가 나서 출혈이 생겼을 때 혈액 응고가 일어나는 과정을 나타낸 것이다. 그림 (나)는 Rh+ AB형인 어떤 사람의 혈액을 채취하여 Ⅰ은 실온에서 아무 처리 없이 원심 불리한 것이며, Ⅱ는 4℃에서 시트로산 나트륨을 처리한 뒤 원심분리한 것이다. 또한 (다)는 Ⅱ 시험관의 D성분을 분석한 결과이다.

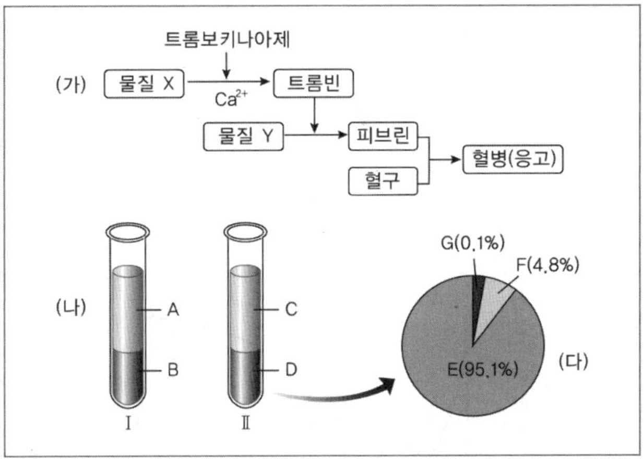

위 자료에 대한 해석으로 옳은 것을 〈보기〉에서 모두 고르시오.

[보 기]

ㄱ. 물질 X와 물질 Y은 모두 비활성상태 효소이다.
ㄴ. A와 C에는 뷰렛 반응과 베네딕트 반응을 일으키는 성분이 모두 들어있다.
ㄷ. A에는 트롬보키나아제와 트롬빈의 존재한다.
ㄹ. A와 C에는 혈액형 응집소가 존재한다.
ㅁ. B는 아래의 적혈구가, 위에 백혈구가 층을 이룬다.
ㅂ. E는 이산화탄소의 운반에 관여한다.
ㅅ. F는 조직액에서 관찰할 수 있다.
ㅇ. 원심 분리는 혈구가 피브린과 엉키는 것을 막는 작용을 한다.

① ㄱ ② ㄱ, ㄹ ③ ㄴ
④ ㄴ, ㄷ, ㅂ ⑤ ㄱ, ㄴ, ㅂ

207

부피압력곡선

그래프 (가)는 1회 심장박동이 일어나는 동안 좌심실이 압력과 부피 변화를 나타낸 것이다. 그림 (나)는 심장박동 시 시간에 따른 좌심실의 부피 변화를 나타낸 것이다.

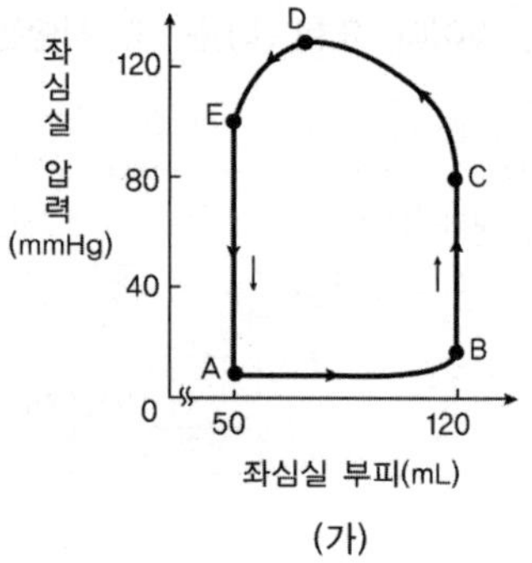

(가)

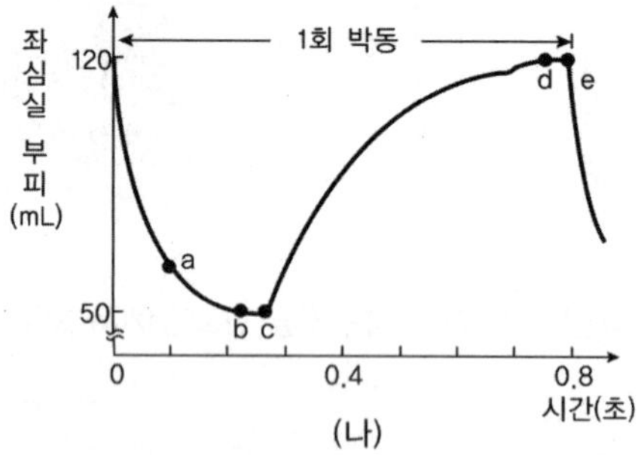

(나)

이에 대한 설명으로 옳은 것을 〈보기〉에서 모두 고르시오.

[보기]

ㄱ. (나)의 a에서 압력은 대동맥 > 좌심방 > 좌심실이다.
ㄴ. (가)의 c시점은 (나)의 e시점에 해당한다.
ㄷ. (가)의 D~E 구간에서 좌심실이 이완하고 있다.
ㄹ. (가)의 B와 E, (나)의 b와 d에서 심장 박동음이 발생한다.
ㅁ. 심실 내 압력이 증가하기 시작하면 심실 내 혈액양이 감소하기 시작한다.
ㅂ. (가)의 c시점에서 삼첨판은 열려있다.
ㅅ. (나)의 e시점에서 좌심실의 압력과 대동맥의 압력은 같다.

① ㄱ, ㄷ, ㅁ, ㅅ ② ㄱ, ㄹ ③ ㄴ
④ ㄷ, ㅂ ⑤ ㄱ, ㄷ, ㅂ, ㅅ

208

압력부피

그래프 (가)는 심장 각 부위의 압력변화와 심전도를 나타내는 것이고, (나)는 좌심실의 변화를 인공 펌프 모형으로 나타나는 것이다.

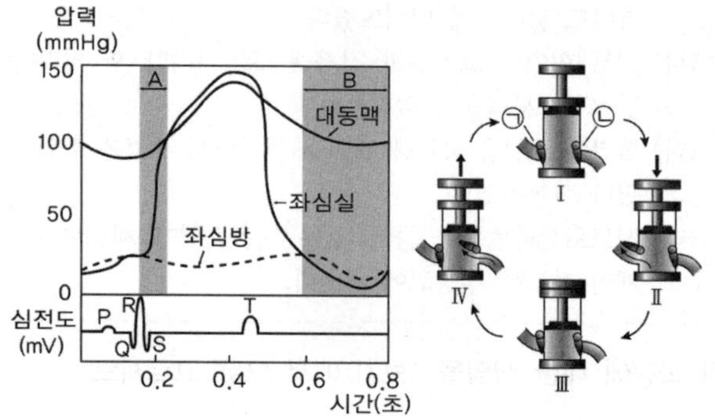

위 자료에 대한 설명으로 옳은 것을 〈보기〉에서 모두 고르시오.

[보기]

ㄱ. (가)의 A에서는 판막이 모두 닫혀있는 상태에서 압력만 변한다.
ㄴ. (가)의 B구간 동안 대정맥에서 좌심방으로 혈액이 유입된다.
ㄷ. 반월판이 제대로 닫히지 않으면 대동맥의 최저 압력이 하강한다.
ㄹ. 이첨판이 닫히는 시점에 심전도의 T파가 나타난다.
ㅁ. 심전도의 QRS파는 동방결절의 흥분 발생 시점에 나타난다.
ㅂ. (나)의 ㉠는 반월판, ㉡는 이첨판에 해당한다.
ㅅ. (나)의 Ⅰ시기는 (가)의 A에 해당하며 좌심실의 부피가 최대인 시점이다.
ㅇ. (나)의 Ⅲ시기는 좌심실의 압력이 최대인 시점에 해당한다.

① ㄱ, ㄷ, ㅁ, ㅅ ② ㄱ, ㄹ ③ ㄴ
④ ㄷ, ㅂ ⑤ ㄱ, ㄷ, ㅂ, ㅅ

209

혈압측정

그림(가)는 어떤 사람이 혈압을 측정하는 과정을, (나)는 시간에 따라 감소하는 압박대 압력과 주기적으로 변하는 대동맥 혈압을 나타낸 것이다.

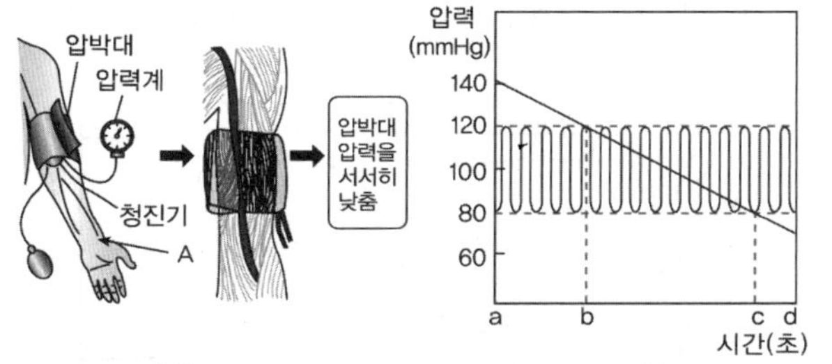

(가) (나)

이에 대한 설명으로 옳은 것을 〈보기〉에서 모두 고르시오.

[보기]

ㄱ. 이 과정을 통해 이 사람의 좌심실 압력을 측정할 수 있다.
ㄴ. (가)에서 청진기로 판막이 닫히는 소리를 듣는다.
ㄷ. 압박대 압력이 80 mmHg 미만일 때에도 A에서 맥박을 느낄 수 있다.
ㄹ. (나)의 b~c 구간에서 시간 경과에 따라 혈압이 낮아지고 있다.
ㅁ. (나)이 a~b와 c~d 구간에서는 청진기를 통해 혈관음을 들을 수 있다.
ㅂ. 최고 혈압은 A에서 느껴지는 맥박의 여부로도 측정할 수 있다.

① ㄱ, ㄷ, ㅁ, ㅅ ② ㄱ, ㄹ ③ ㄴ
④ ㄷ, ㅂ ⑤ ㄱ, ㄷ, ㅂ, ㅅ

210

혈관종류

다음은 영국의 생리학자 하비가 1692년 실시한 실험 내용이며, 그림은 동맥, 모세혈관, 정맥의 세가지 혈관을 순서없이 나타낸 것이다.

[실험 1]
팔의 위쪽을 끈으로 강하게 묶었더니 끈 윗부분에 현관에서 맥박이 강하게 뛰었지만 아랫부분은 맥박도 점점 차가워졌다.

[실험 2]
팔의 위쪽을 느슨하게 묶었더니 끈 아랫부분에서 혈관이 부풀어 올랐다. 이 혈관을 엄지손가락으로 누르면서 아래로 갔더니 중간에 혈관이 심하게 부풀어 올랐다.

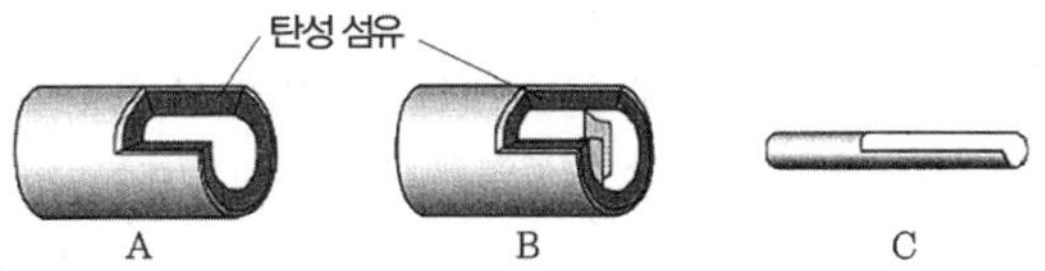

위 자료에 대한 해석이나 추론으로 옳은 것을 〈보기〉에서 모두 고르시오.

[보기]

ㄱ. 이 실험에서 혈관 A와 B의 혈액 이동 방향을 확인할 수 있었다.
ㄴ. [실험 2]에서 혈관 A와 B 가 모두 묶인다.
ㄷ. 조직 세포와 물 교환은 오로지 C에서만 이루어진다.
ㄹ. C는 A와 B 달리 적혈구가 지나갈 수 없다.
ㅁ. 혈관의 총 단면적은 C>B>A이다.
ㅂ. C는 가장 얇은 근육층을 갖는다.
ㅅ. 좌심실의 수축과 이완의 의해 A에서 맥압이 형성된다.

① ㄱ, ㄷ, ㅁ, ㅅ ② ㄱ, ㄹ ③ ㄴ
④ ㄷ, ㅂ ⑤ ㄱ, ㄷ, ㅂ, ㅅ

211 혈액순환

그림 (가)는 근육 조직에서 체액의 이동과정을, (나)는 어떤 환자의 모세혈관 혈압과 혈장 삼투압을 정상인과 비교한 것이다.

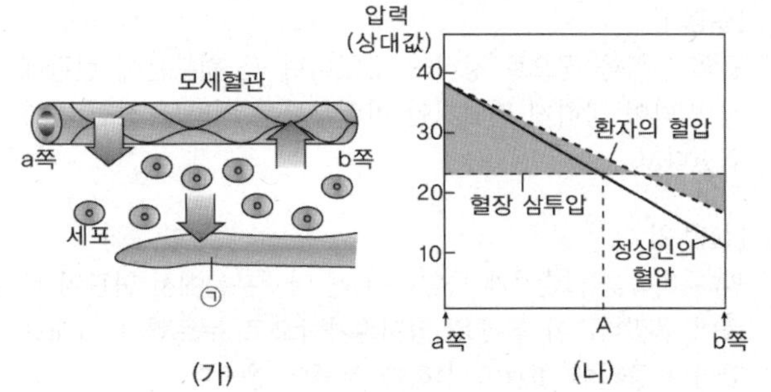

(가) (나)

위 자료에 대한 해석으로 옳은 것을 〈보기〉에서 모두 고르시오. (단, 이 환자의 혈장 삼투압은 정상인과 같다.)

[보 기]

ㄱ. 이 환자는 정상인보다 여과량은 줄고 흡수량을 증가 것이다.
ㄴ. 이 환자는 림프액의 양이 증가할 것이다.
ㄷ. 정상인의 경우 모세혈관으로 유입된 조직액의 양/조직으로 유출된 혈장의 양은 a쪽 < b쪽이다.
ㄹ. a에는 동맥혈, b에는 정맥혈이 흐른다.
ㅁ. ㉠에는 주로 지용성 양분이 흡수된다.
ㅂ. 림프의 흐름은 주변 근력운동과 외부 압력에 의해 이루어진다.
ㅅ. 정상인의 경우 (나)의 A시점에서는 물질의 이동이 일어나지 않는다.

① ㄷ ② ㄹ, ㅂ ③ ㄴ, ㄷ, ㄹ
④ ㄴ, ㄷ, ㄹ, ㅂ ⑤ ㄷ, ㄹ, ㅂ

212 적혈구

다음은 사람 헤모글로빈의 조성을 전기영동으로 알아본 실험이다.

〈자료〉

• 사람의 발생 단계에 따른 글로빈 유전자 $\alpha \sim \gamma$의 발현 양상

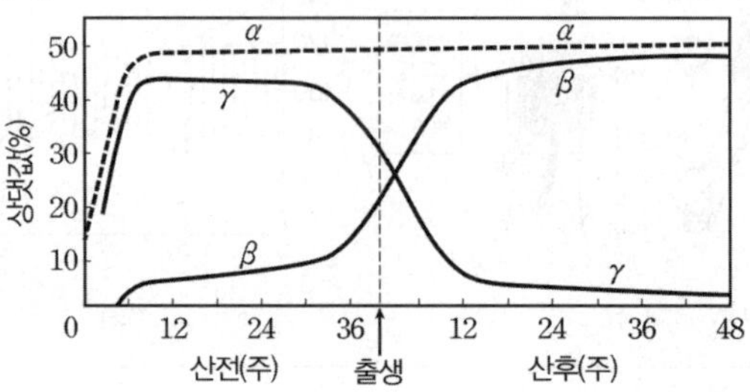

〈실험〉

• 두 혈액시료에서 각각 분리한 헤모글로빈 (가)와 (나)를 단백질 복합체가 유지되는 조건에서 전기영동하였다.

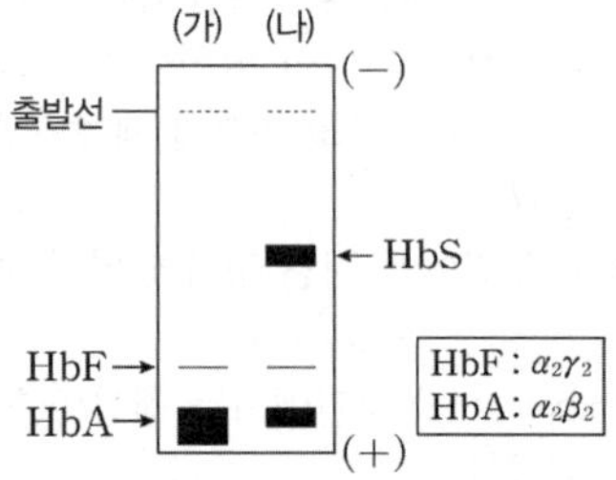

이에 대한 설명으로 옳은 것만을 〈보기〉에서 있는 대로 고른 것은?

[보 기]

ㄱ. (가)는 태아의 헤모글로빈이다.
ㄴ. (나)는 겸상적혈구 빈혈증 보인자의 헤모글로빈이다.
ㄷ. 위의 전기영동 조건에서 HbS는 HbA보다 더 많은 음전하를 지닌다.

① ㄱ ② ㄴ ③ ㄷ
④ ㄱ, ㄴ ⑤ ㄴ, ㄷ

213

혈구구성

다음의 그림 (가)는 응고된 혈액을 원심 분리한 것이며, (나)는 항응고제로 처리한 혈액을 원심 분리한 결과이다.

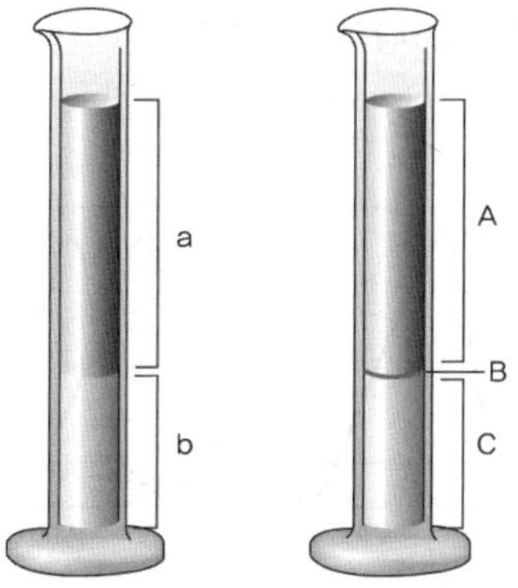

(가) (나)

위 그림에 대한 설명으로 옳은 것만을 〈보기〉에서 있는 대로 고르시오.

[보 기]

ㄱ. (가)의 상층액 a에는 호르몬이 없으나, (나)의 상층액 A에는 호르몬이 포함되어 있다.

ㄴ. 정상인과 빈혈이 있는 사람 사이에 빈혈의 정도를 알아보려면, (나) 에서 (A+B+C)에 대한 C의 비를 계산하여 비교하면 된다.

ㄷ. (나)에서 옥살산나트륨과 EDTA가 항응고제로 이용될 수 있는데, 이들은 Ca^{2+}과 결합하여 트롬빈 활성을 저해한다.

ㄹ. 반복서열 DNA에서 만들어지는 유전자 지문을 이용하여 친자확인을 위해서는 B부분을 이용해야 한다.

① ㄷ ② ㄹ, ㅂ ③ ㄴ, ㄷ, ㄹ
④ ㄴ, ㄷ, ㄹ, ㅂ ⑤ ㄷ, ㄹ, ㅂ

214

전기적 전도

그림은 심근수축세포에서의 흥분-수축 짝물림과 이완 과정을 나타낸 것이다.

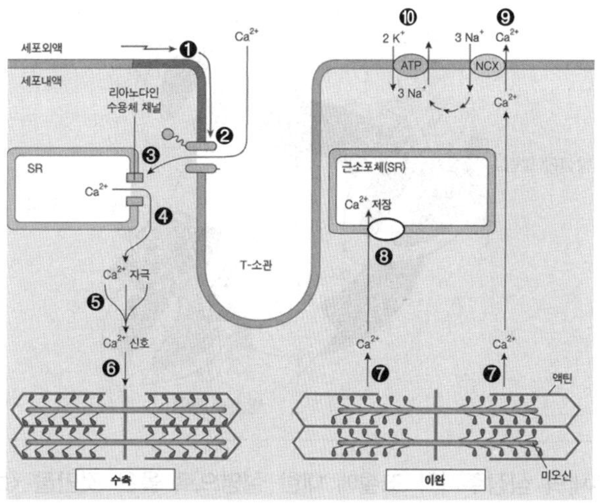

이에 대한 설명으로 옳은 것은?

① ❷에서 활동전위는 세포막에 있는 전압작동 Na^+ 채널을 열게 한다.

② ❸에서 칼슘 이온이 리아노다인 수용체 채널과 결합하여 채널이 열리게 한다.

③ ❻ 칼슘 이온이 미오신에 결합하여 수축을 일으킨다.

④ ❽ 과정은 ATP를 요구하지 않는다.

⑤ ❾에서 Ca^{2+}이 수동수송에 의해 세포 밖으로 이동한다.

215

심장근 탈분극 주기

다음 그림은 인체의 심장주기를 나타낸 것이다.

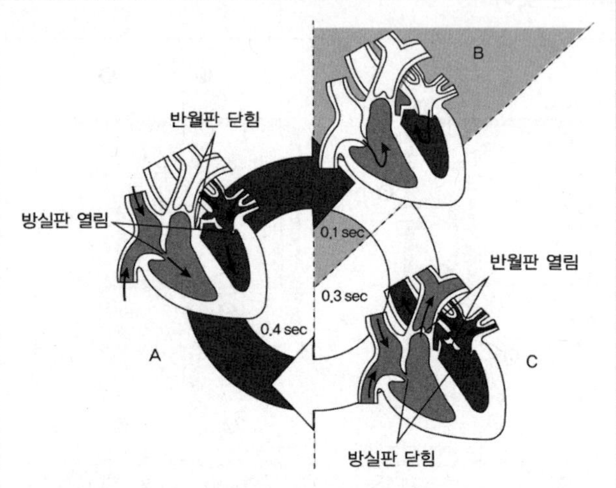

인체의 심장주기와 조절에 대한 설명으로 옳은 것만을 〈보기〉에서 있는 대로 고르시오.

[보 기]

ㄱ. 심장박동은 심실수축 – 심실이완 – 심방수축의 주기적 양상이 A – B – C의 순서로 반복되어 진행된다.
ㄴ. 그림의 심장주기에서 박동원(pacemaker)의 자극으로 B 구간에서만 심방이 수축된다.
ㄷ. 그림에서 C 구간의 말기에 제 1심음이 발생할 것이다.
ㄹ. A 구간에서 대동맥 압력은 심실의 압력보다 크며, 심방의 압력은 심실의 압력보다 크다.

① ㄱ ② ㄱ, ㄹ ③ ㄴ, ㄹ
④ ㄷ, ㄹ ⑤ ㄱ, ㄴ, ㄹ

216

심장근 탈분극 주기

심장은 주기성을 가지고 스스로 수축하는데, 자율신경계의 자극에 의하여 심장박동이 빨라질 수도 있고 느려질 수도 있다. 오른쪽 그림은 박동원에 있는 심박조율기 세포에서 발생하는 막전위 변화를 나타낸 것이다.

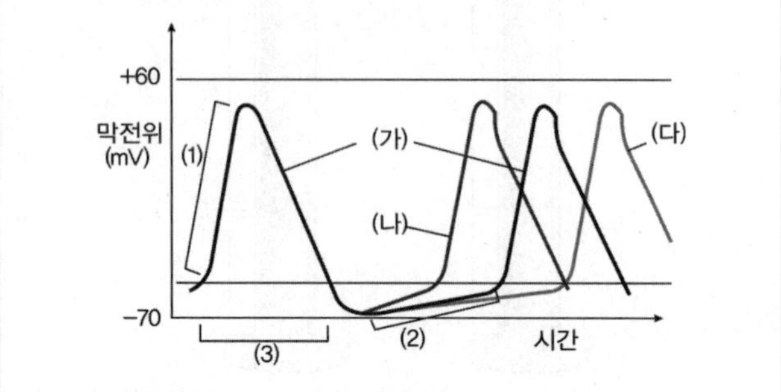

위 자료에 대한 설명이나 추론으로 옳은 것만을 〈보기〉에서 있는 대로 고르시오. (단, 그래프 (가)가 평상시 쉬고 있을 때의 막전위 변화이다.)

[보 기]

ㄱ. (1)지역에서는 전압의존성 이온통로에 의해 Na^+이 세포 내부로 유입 되는데 반하여, (2)지역에서는 Ca^{2+}이 유출되고 있다.
ㄴ. 교감신경이 흥분되면 노르에피네프린의 자극으로 K^+ 통로가 열려 심박조율기 전위의 발생속도가 빨라져, 그래프가 (가)에서 (나)로 변하게 된다.
ㄷ. (다)는 아세틸콜린에 의해 자극받았을 때 나타나는 그래프로, (나)의 경우에 비해서 심박출량이 작을 것이다.
ㄹ. (3)시기는 심장주기의 심실수축기에 해당된다.

① ㄷ ② ㄹ, ㅂ ③ ㄴ, ㄷ, ㄹ
④ ㄴ, ㄷ, ㄹ, ㅂ ⑤ ㄷ, ㄹ, ㅂ

217

동방 결절 주기

그림 (가)는 심장 동방결절세포에서 기록한 막전위를, (나)는 (가)의 막전위 동안 특정 채널을 통한 이온의 투과도를 표시한 것이다. (단, 한 종류의 이온이라도 서로 다른 채널에 의해 운반되는 경우에는 서로 다른 그래프로 나타내었다.)

(가)

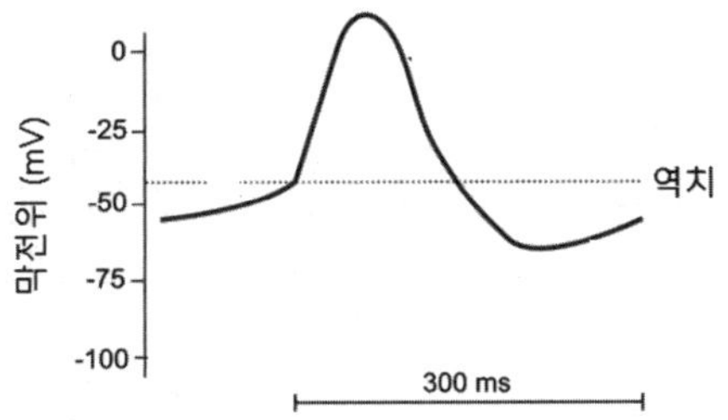

(나)

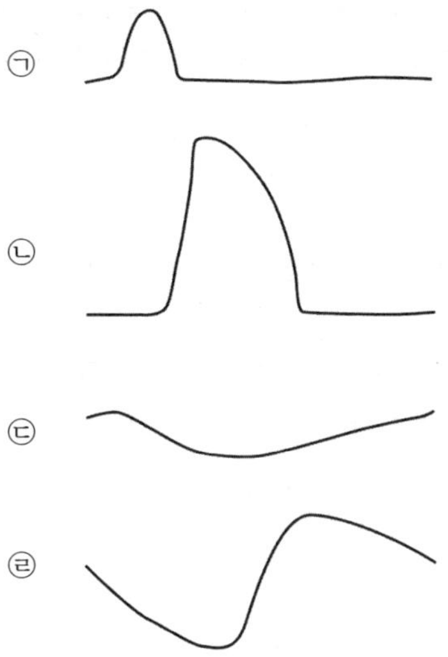

다음 중 ㉠~㉣에 해당하는 이온으로 가장 적절한 것은?

	㉠	㉡	㉢	㉣
①	Ca^{2+}	Ca^{2+}	Na^{+}	K^{+}
②	Na^{+}	Ca^{2+}	Ca^{2+}	K^{+}
③	Ca^{2+}	Na^{+}	Ca^{2+}	K^{+}
④	K^{+}	Na^{+}	Ca^{2+}	Ca^{2+}
⑤	K^{+}	Ca^{2+}	Na^{+}	Ca^{2+}

218

심장주기

다음은 심장의 주기를 나타낸 그래프이다.

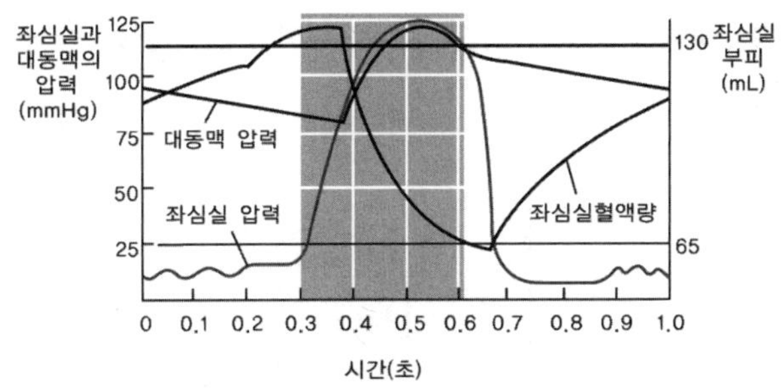

위 자료에 대한 해석이나 설명으로 옳은 것만을 〈보기〉에서 있는 대로 고르시오.

[보기]

ㄱ. 이완기와 수축기의 구분은 좌심실의 압력 변화를 근거로 이루어지며, 위 심장의 심실수축기는 0.3초 걸린다.
ㄴ. 위 심장에 아세틸콜린이 첨가되면 심장주기가 단축되어 박동수가 감소될 것이다.
ㄷ. 그림의 0.2초와 0.3초 사이에 방실결절은 활동전위가 심방에서 심실로 전달되는 것을 지연시키고 있다.
ㄹ. 위 심장의 박동량이 약 80mL이면 심박출량은 약 4.8L 이다.

① ㄱ　② ㄱ, ㄹ　③ ㄴ, ㄹ
④ ㄷ, ㄹ　⑤ ㄱ, ㄷ, ㄹ

219

심장주기

그림 (가)는 정상인의 심장 박동에 따른 좌심실의 부피와 압력 변화를 나타낸 것이다. (나)와 (다)는 각각 좌심실 수축 또는 이완에 이상이 생긴 경우의 부피와 압력 변화 중 하나이다.

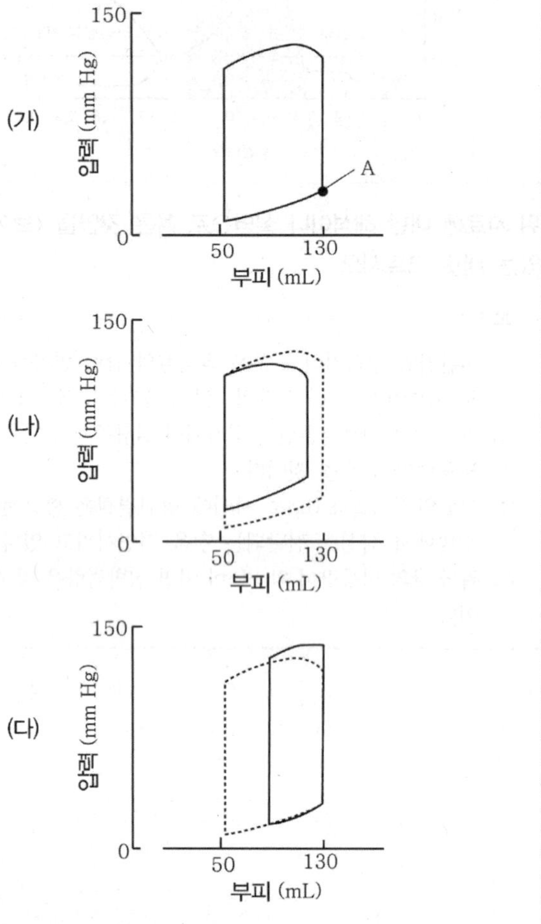

이에 대한 설명으로 옳은 것만을 〈보기〉에서 있는 대로 고른 것은?

[보기]

ㄱ. A에서 이첨판이 열린다.
ㄴ. (나)의 좌심실 신장성(compliance)은 정상에 비해 작다.
ㄷ. (다)의 심박출량은 정상일 때와 동일하다.

① ㄱ ② ㄴ ③ ㄷ
④ ㄱ, ㄴ ⑤ ㄴ, ㄷ

220

자율신경에 의한 조절

다음은 평균동맥혈압에 영향을 주는 인자들을 모식적으로 나타낸 것이다.

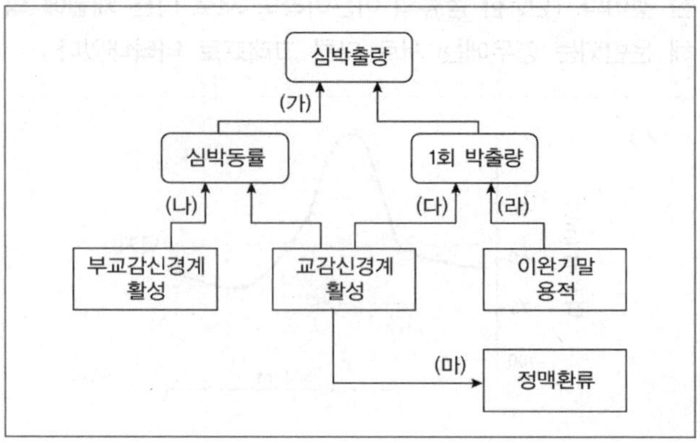

심박출량조절과 관련된 각 과정에 대한 설명으로 옳지 않은 것은? (단, 심박출량은 심박동률과 1회 박출량의 영향을 받는다.)

① (가)에서 심박동률이 증가하면 심박출량은 반드시 증가할 것이다.
② (나)과정에서 심박조율기세포막의 K^+ 통로가 닫히는 것이 억제된다.
③ (다)과정에서 심실근육세포에서 Ca^{2+} 유입 증가가 야기된다.
④ (라)에서 이완기말의 용적이 클수록 심근세포는 더 많이 늘어난다.
⑤ (마)에서 정맥 혈관의 평활근 수축이 야기된다.

221

Frank–Starling 공식

그림은 정상 상태 또는 좌심실의 펌프기능이 약화된 좌심실 부전인 경우에 심실 확장기말 부피와 1회 박출량 사이의 관계를 나타낸 것이다.

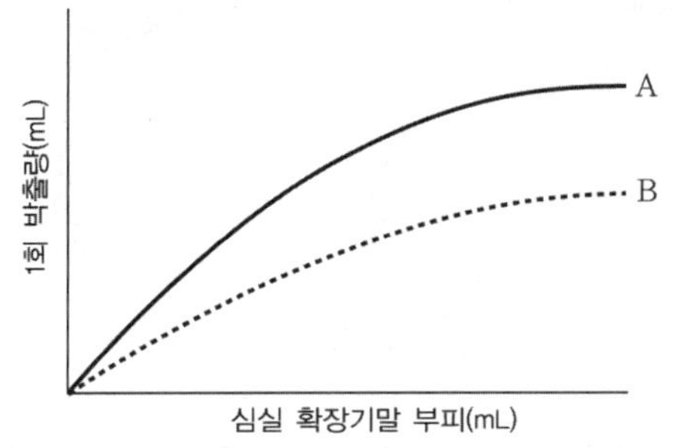

이에 대한 설명으로 옳은 것만을 〈보기〉에서 있는 대로 고른 것은?

[보 기]

ㄱ. 좌심방의 압력은 A에서보다 B에서가 높다.
ㄴ. (수축기 동맥 혈압 − 확장기 동맥 혈압)의 값은 A에서보다 B에서가 크다.
ㄷ. 폐 모세혈관에서의 여과량은 A에서보다 B에서가 적다.

① ㄱ ② ㄴ ③ ㄷ
④ ㄱ, ㄴ ⑤ ㄱ, ㄷ

222

혈액순환

다음 그림은 좌심실과 동맥, 소동맥이 관여하는 체순환을 보여주는 그림이다.

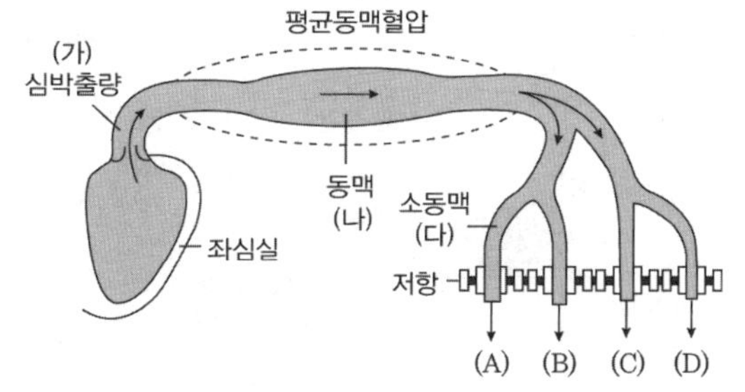

심박출량과 평균동맥혈압은 여러 가지 요인에 의하여 조절되는데, 이에 대한 〈보기〉의 설명이나 추론으로 옳은 것만을 〈보기〉에서 있는 대로 고르시오.

[보 기]

ㄱ. 심박출량 (가)는 폐혈류량과 동일하다.
ㄴ. 심박출량은 일정한데, (A)와 (D)의 혈관저항은 변하지 않고 피와 (C)의 혈관저항이 증가하였다면, 평균동맥혈압은 증가한다.
ㄷ. 에피네프린은 심장의 심박조율기세포에 작용하여 K^+농도를 증가시켜 박동수를 증가시키고, 그로 인해 심박출량이 증가하게 한다.
ㄹ. 교감신경의 흥분 시 평균동맥혈압을 증가시키기 위해 (나)와 (다)의 벽에 있는 평활근이 수축된다.

① ㄱ, ㄴ ② ㄱ, ㄹ ③ ㄴ, ㄹ
④ ㄷ, ㄹ ⑤ ㄱ, ㄴ, ㄷ

223

혈액순환

다음 그림은 모세혈관과 조직 세포 사이에서 혈압과 혈장 교질삼투압에 의한 체액의 여과와 흡수의 관계를 나타낸 것이다.

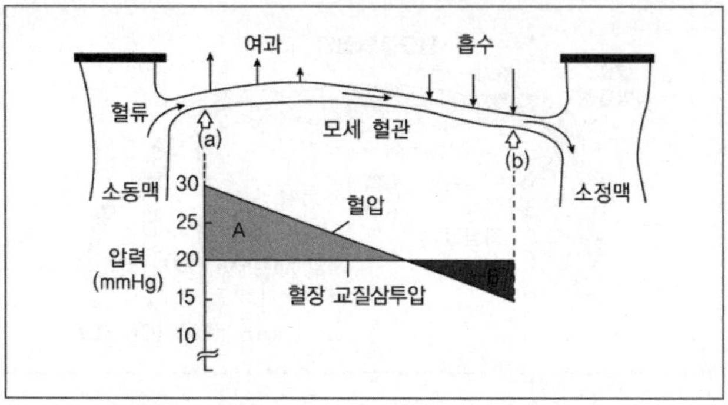

이에 대한 설명으로 옳은 것만을 〈보기〉에서 있는 대로 고르시오.

[보 기]

ㄱ. 간(liver) 손상이 일어나면 A 면적이 증가하며 부종이 나타날 수 있다.
ㄴ. A 면적에서 B 면적을 뺀 값은 림프관으로 이동하는 림프의 양이다.
ㄷ. (a) 지점에서 조직의 교질삼투압은 모세혈관의 혈장을 조직으로 여과 시키는 힘으로 작용한다.
ㄹ. (b)지점의 모세혈관에서 조직액을 흡수하는 힘은 15mmHg이다.

① ㄱ, ㄴ ② ㄱ, ㄹ ③ ㄴ, ㄹ
④ ㄷ, ㄹ ⑤ ㄱ, ㄴ, ㄷ

224

혈관의 특성

그림은 혈관의 구조를 나타낸 것이다.

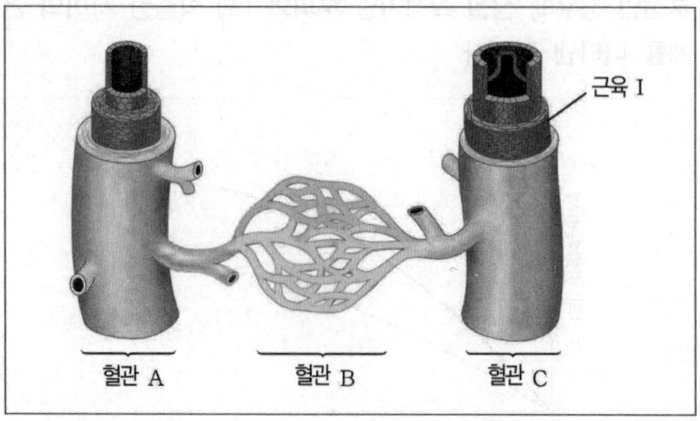

이에 대한 설명으로 옳은 것만을 〈보기〉에서 있는 대로 고른 것은?

[보 기]

ㄱ. 근육 I 에서 근절(sarcomere)이 관찰된다.
ㄴ. 혈관 A의 혈류 속도는 혈관 B의 혈류 속도보다 느리다.
ㄷ. 혈관 B의 압력은 혈관 C의 압력보다 높다.

① ㄱ ② ㄴ ③ ㄷ
④ ㄱ, ㄴ ⑤ ㄴ, ㄷ

225

혈관의 특성

그림은 혈관벽의 구성과 모양을 나타낸 것이다. (A)~(E)는 각각 동맥, 소동맥, 모세혈관, 세정맥, 정맥 중의 하나이다.

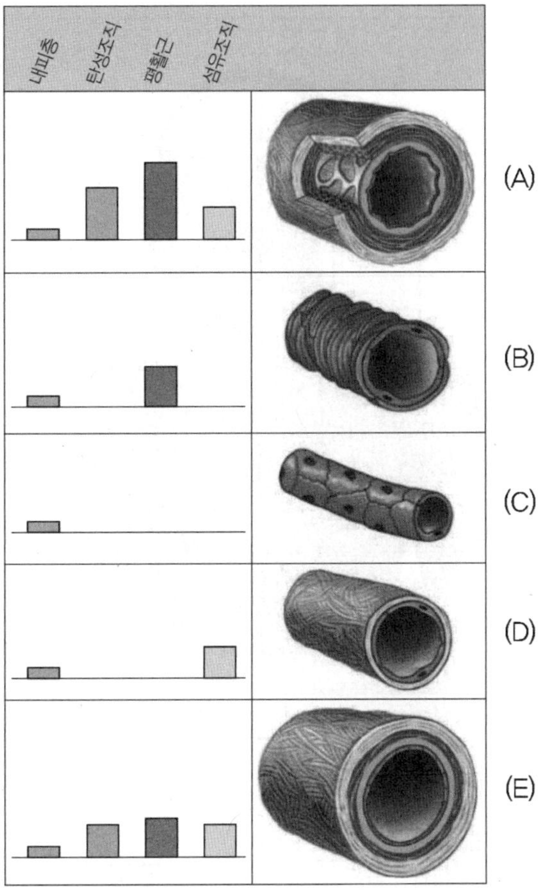

이에 대한 설명으로 옳은 것만을 〈보기〉에서 있는 대로 고른 것은?

[보 기]

ㄱ. 혈액의 양은 (A)와 (B)보다 (D)와 (E)에 더 많다.
ㄴ. 혈관의 총 단면적은 (B)보다 (C)가 크다.
ㄷ. 자율신경은 (D)의 수축과 이완을 조절한다.

① ㄱ ② ㄴ ③ ㄷ
④ ㄱ, ㄴ ⑤ ㄱ, ㄷ

226

전부하×후부하

다음은 염분 섭취량과 그에 따른 동맥 혈압의 관계를 나타낸 그래프이다.

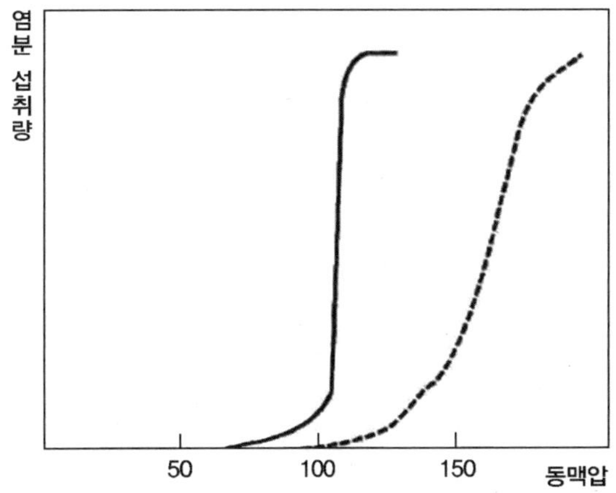

위 그래프에 대한 해석으로 옳은 것만을 〈보기〉에서 있는 대로 고르시오.

[보 기]

ㄱ. 동일한 염분 섭취량에 대해 점선이 실선보다 더 높은 동맥압을 보이는 것으로 보아 점선은 고혈압 환자의 것으로 예상할 수 있다.
ㄴ. 신장에 문제가 있어 여과 기능이 제대로 수행되지 못할 때에 점선과 같은 그래프가 나올 수 있을 것이다.
ㄷ. 점선의 주인공은 혈액 내의 염분 농도의 조절이 제대로 이루어지지 않기 때문에 동맥압이 더 민감한 변화를 보이고 있는 것으로 추정할 수 있다.
ㄹ. 실선에 비해서 점선이 더 완만한 곡선을 그리는 것으로 보아, 동맥의 압력에 대한 유연성 면에서는 점선의 경우가 더 크다고 판단할 수 있다.

① ㄱ, ㄴ ② ㄱ, ㄹ ③ ㄴ, ㄹ
④ ㄷ, ㄹ ⑤ ㄱ, ㄴ, ㄷ

227

심실근전위

다음은 심근세포의 활동전위와 활동전위발생과정 동안의 심근세포의 막단백질의 작용을 나타낸 그림이다.

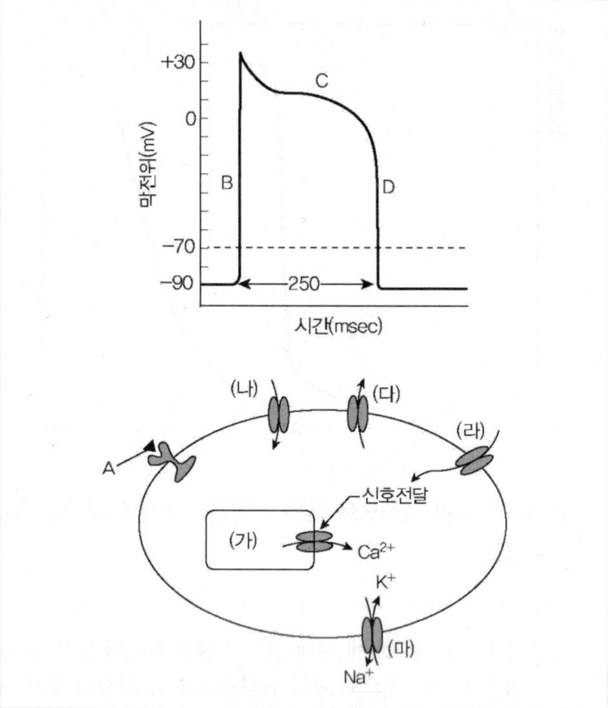

위 자료에 대한 설명이나 추론으로 옳지 않은 것은? (단, (나)와 (다)는 K^+ 통로 혹은 Na^+ 통로이다.)

① A가 아드레날린이라면 심근세포의 탈분극속도가 증가할 것이다.
② B의 전위변화는 전압의존 이온통로인 (나)채널이 열리면서 일어난다.
③ (다)채널이 열리면 C가 유발되고 곧이어 (라)채널이 열리면서 D가 유발된다.
④ (가)에서 방출된 칼슘은 심근세포의 세포질에 존재하는 트로포닌 단백질과 결합하여 수축을 유도한다.
⑤ (마)는 인산화와 탈인산화에 의해 형태적 변형이 일어나는 ATP 가수분해 효소이다.

228

압력 수용기 반사

그림 (가)는 혈압에 대한 압력수용기 반사 경로를, (나)는 평균동맥압(MAP)에 따른 압력수용기의 활동전위 생성을 나타낸 것이다.

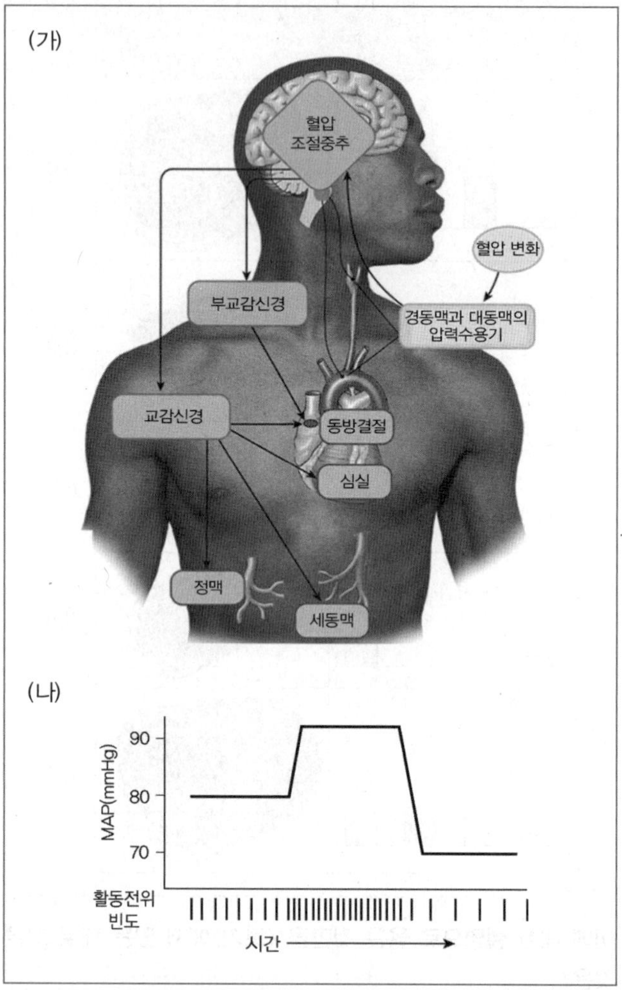

이에 대한 설명으로 옳지 않은 것은?

① 혈압조절중추는 연수에 존재한다.
② 부교감신경은 1회 심박출량을 감소시킨다.
③ 대동맥의 압력수용기는 긴장성 수용체이다.
④ 경동맥의 압력수용기는 뇌로 가는 혈압을 감지한다.
⑤ 혈압이 정상보다 높아지면 혈압조절중추가 활성화된다.

229

기립성 저혈압

그림은 앉아 있거나 누워 있다가 갑자기 일어설 때 우리 몸에서 일어나는 혈압 조절 과정을 나타낸 것이다.

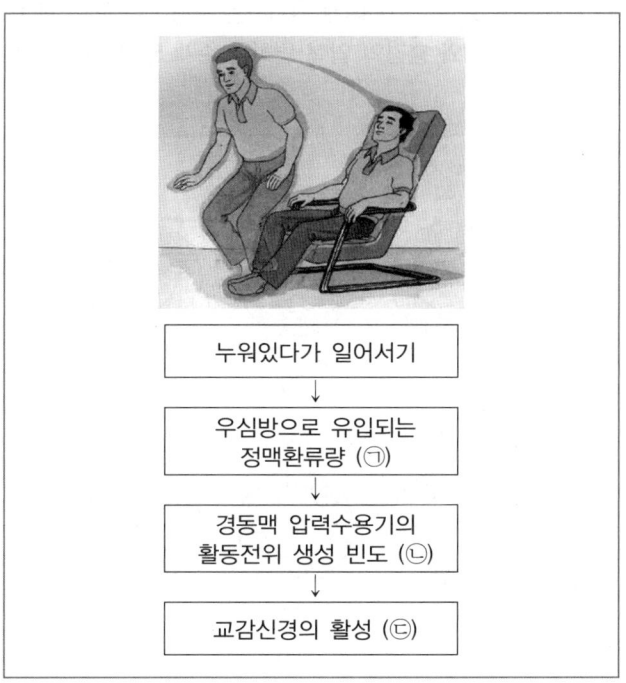

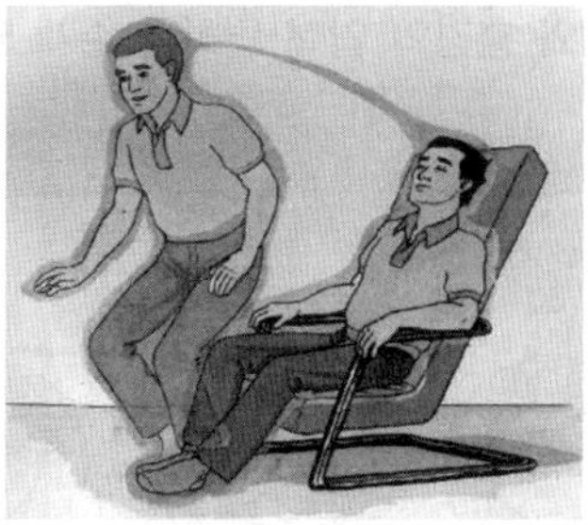

누워있다가 일어서기

↓

우심방으로 유입되는 정맥환류량 (㉠)

↓

경동맥 압력수용기의 활동전위 생성 빈도 (㉡)

↓

교감신경의 활성 (㉢)

다음 중 ㉠~㉢의 변화로 가장 적절한 것은?

	㉠	㉡	㉢
①	증가	증가	감소
②	증가	감소	증가
③	감소	증가	감소
④	감소	감소	증가
⑤	감소	증가	증가

230

조직으로의 혈액 분배

그림은 소동맥의 수축과 이완이 혈압에 미치는 영향을 나타낸 것이다.

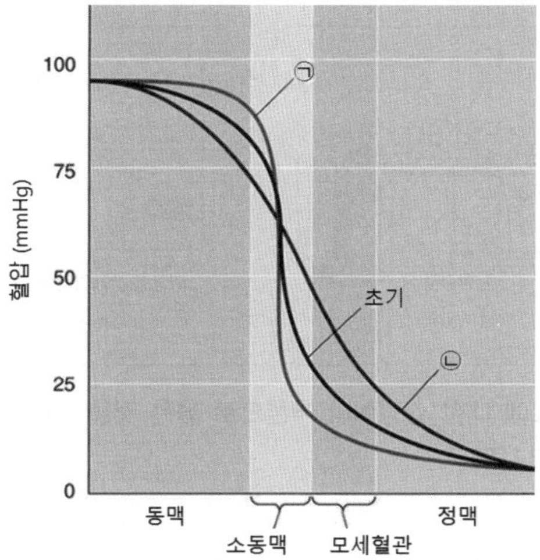

이에 대한 설명으로 옳은 것만을 〈보기〉에서 있는 대로 고른 것은?

[보기]

ㄱ. ㉠의 경우 소동맥의 평활근이 수축한다.

ㄴ. ㉠일 때 모세혈관으로 흡수되는 간질액의 양이 감소한다.

ㄷ. ㉡의 경우 조직에 부종이 발생할 수 있다.

① ㄱ ② ㄴ ③ ㄷ

④ ㄱ, ㄴ ⑤ ㄱ, ㄷ

231

호흡계의 구조

그림(가)는 호흡 운동의 어느 순간에 폐와 흉강의 압력을 대기압과 비교하여 수면높이로 측정한 것이며, 그래프(나)는 호흡 시 폐와 흉강의 압력 차이를 나타낸 것이다.

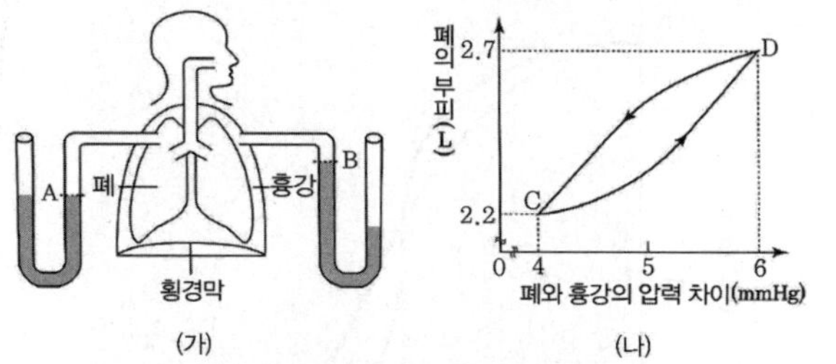

위 자료에 대한 설명이나 추론으로 옳은 것을 〈보기〉에서 모두 고르시오.

[보기]

ㄱ. 횡격막이 이완하는 동안 수면 A는 계속 하강한다.
ㄴ. 수면 B의 높이가 가장 낮을 때 폐의 부피는 가장 작다.
ㄷ. (가)의 상태는 (나)의 C→D 과정의 중간에 나타난다.
ㄹ. (나)의 D에서 폐 내부 압력은 대기압과 같다.
ㅁ. (나)의 D에서 (가)의 수면 A는 수면 B보다 낮다.
ㅂ. (나)의 D에서 폐포 내 O_2 분압이 최대가 된다.
ㅅ. D→C시기에 폐포 내 CO_2 분압이 계속 감소한다.

① ㄱ, ㄷ
② ㄹ, ㅂ
③ ㄴ, ㄷ, ㄹ
④ ㄴ, ㄹ, ㅁ, ㅂ
⑤ ㄴ, ㄷ, ㄹ, ㅁ, ㅂ

232

수동적호흡

그림(가)의 A~C는 정상인 호흡할 때 폐와 흉강의 압력 변화 과정을 순서 없이 나타낸 것이고, 그림(나)의 D~F는 의식을 잃고 호흡을 못하는 환자에게 실시하는 구강 대 구강 인공호흡 과정에서 폐와 흉강의 압력 변화를 순서 없이 나타낸 것이다.

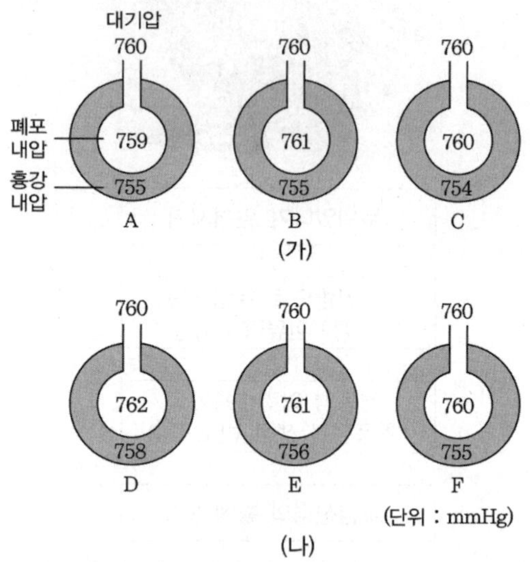

이에 대한 설명으로 옳은 것을 〈보기〉에서 모두 고르시오. (단, 그림에서 폐포와 흉강의 부피 변화는 나타내지 않았다.)

[보기]

ㄱ. (가)의 순서는 A－B－D가 된다.
ㄴ. (나)의 순서는 D－E－F가 된다.
ㄷ. (가)의 경우 C상태에서 횡격막이 최대로 수축된다.
ㄹ. D에서 폐의 압력이 커지면서 폐의 부피가 증가한다.
ㅁ. (나)의 경우, F상태에서 폐의 부피가 최소가 된다.
ㅂ. (가)에서 흉강의 압력 변화에 의해 폐의 부피 변화가 일어난다.
ㅅ. (나)에서 횡격막과 늑골의 움직임에 의해 폐가 팽창한다.

① ㄴ, ㄷ, ㄹ, ㅁ, ㅂ
② ㄹ, ㅂ
③ ㄴ, ㄷ, ㄹ
④ ㄴ, ㄹ, ㅁ, ㅂ
⑤ ㄱ, ㄷ

233

수동적호흡

그림(가)는 횡격막의 상승과 하강에 따른 흉강과 복강의 부피 변화를, (나)는 정상인이 호흡할 때 폐의 부피변화를 나타낸 것이다.

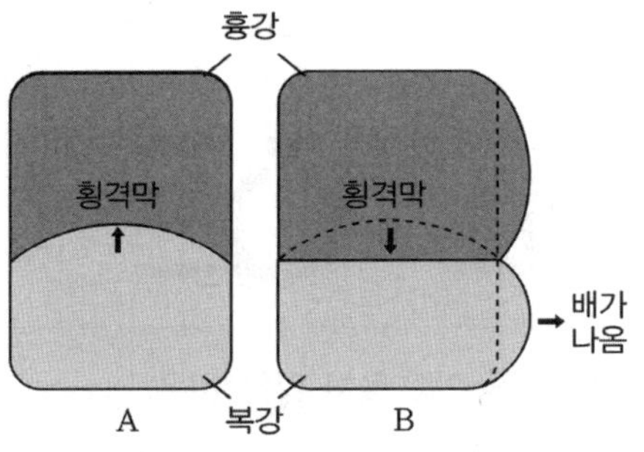

(가)

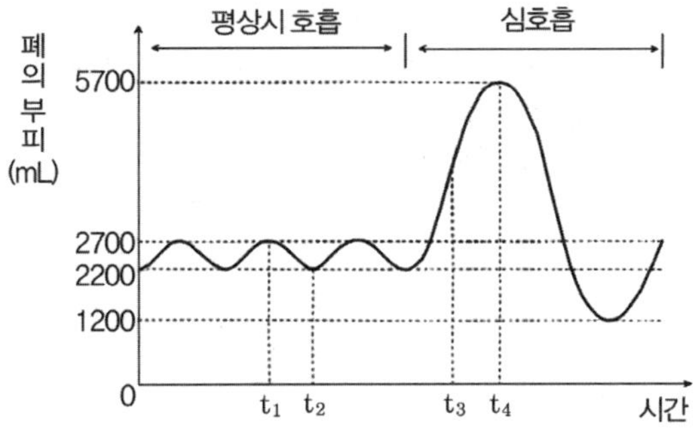

(나)

위 자료에 대한 해석으로 옳은 것을 〈보기〉에서 모두 고르시오.

[보기]

ㄱ. t_1에서 흉강과 복강의 상태는 그림 (가)의 B와 같다.
ㄴ. (가)의 A는 B보다 흉강 내압이 높고, 복강 내압이 낮다.
ㄷ. 횡격막이 이완하면 복강의 압력 증가로 배가 나오게 된다.
ㄹ. (나)에서 폐포 내압의 크기는 $t_1 > t_4$이다.
ㅁ. 폐로 공기가 유입되면 흉강의 부피가 커지면서 그림 (가)의 B와 같은 상태가 된다.
ㅂ. 폐로 유입되는 공기의 이동 속도는 $t_2 > t_4$이다.

① ㄱ, ㄴ ② ㄱ, ㄹ ③ ㄴ, ㄹ
④ ㄷ, ㄹ ⑤ ㄱ, ㄴ, ㄷ

234

폐포의 구조와 특성

다음은 폐포에서의 호흡 역학에 대한 자료이다.

- 폐포세포 표면의 안쪽 층에는 수분막이 형성되어 있으며, 제2형 폐포세포는 계면활성제를 분비한다.
- 폐포의 수축압(P)은 표면장력(T)에 비례하고 폐포의 반지름(r)에 반비례한다.

$$P = \frac{2T}{r}$$

- 폐포관을 공유하고 반지름이 다른 폐포 A와 B

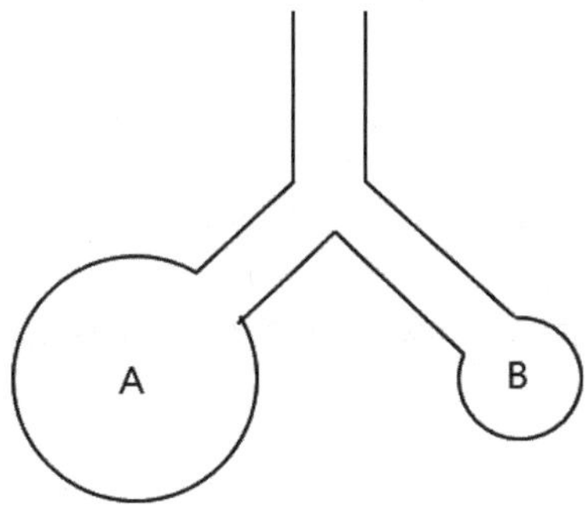

이에 대한 설명으로 옳은 것만을 〈보기〉에서 있는 대로 고른 것은?

[보기]

ㄱ. 계면활성제가 없을 때, 공기가 A에서 B로 이동한다.
ㄴ. 계면활성제가 분비되면 A보다 B에서 표면장력이 더 많이 감소된다.
ㄷ. 조용한 호흡을 할 때보다 심호흡을 할 때 계면활성제의 분비가 촉진된다.

① ㄱ ② ㄴ ③ ㄷ
④ ㄱ, ㄴ ⑤ ㄴ, ㄷ

235

폐포의 구조와 특성

그림은 폐의 압력 - 용적 곡선을 나타낸 것이다. A는 생리식염수로, B는 공기로 용적을 변화시킬 때의 압력 - 용적 곡선이다.

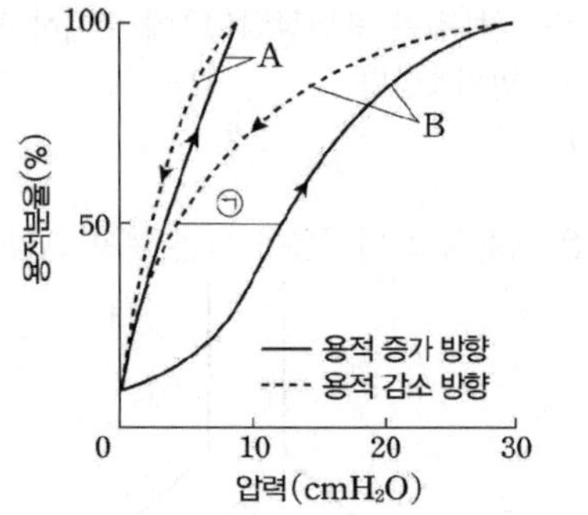

이에 대한 설명으로 옳은 것만을 〈보기〉에서 있는 대로 고른 것은?

[보 기]

ㄱ. 같은 용적 변화를 일으키기 위해 필요한 압력은 공기로 용적을 증가시킬 때가 생리식염수로 용적을 증가시킬 때보다 크다.

ㄴ. 같은 용적에서 측정되는 압력은 용적을 증가시킬 때가 감소시킬 때보다 크다.

ㄷ. 폐 안쪽 표면에 표면장력을 줄이는 물질이 많아지면 ㉠의 길이가 줄어든다.

① ㄱ ② ㄷ ③ ㄱ, ㄴ
④ ㄴ, ㄷ ⑤ ㄱ, ㄴ, ㄷ

236

폐환기·관류비율

그림 (가)는 정상 상태에서 폐포의 환기와 폐포에 흐르는 혈류를, (나)는 기도저항에 의해 폐포의 환기가 감소한 경우를, (다)는 폐포로의 혈류가 감소한 경우를 나타낸 것이다.

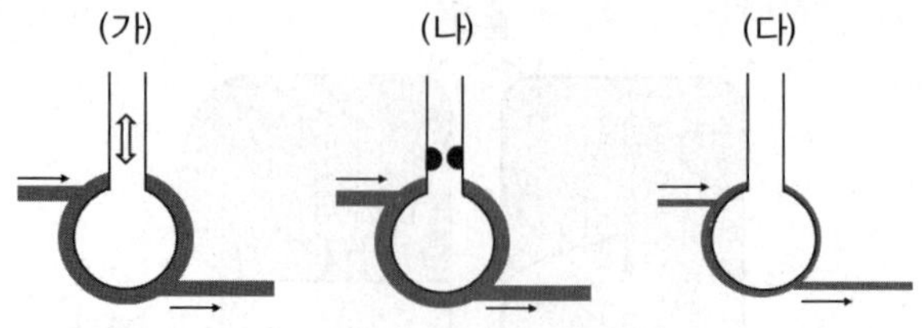

이에 대한 설명으로 옳지 않은 것은?

① (가)에서 폐포환기량이 증가하면 폐포의 이산화탄소분압은 감소한다.
② 폐정맥의 산소분압은 (가)에서보다 (나)에서가 낮다.
③ 폐포의 이산화탄소분압은 (가)에서보다 (다)에서가 낮다.
④ (나)에서 폐소동맥의 수축이 일어난다.
⑤ (다)에서 세기관지의 확장이 일어난다.

237

폐활량계 / 폐활량곡선

그림은 정상인에서 최대 흡기와 최대 호기에 따른 폐활량계의 부피와 공기 흐름을 나타낸 것이다.

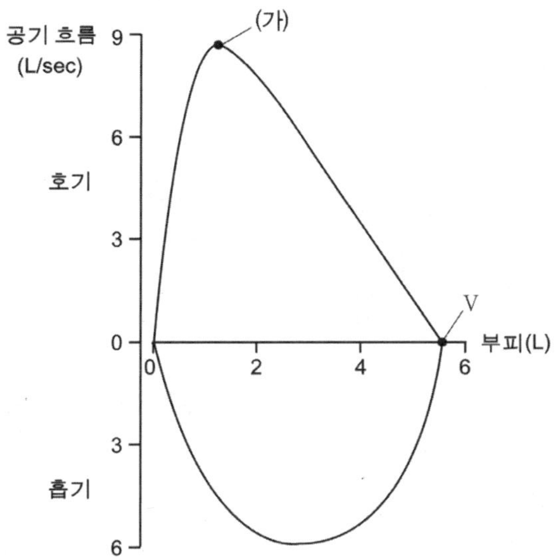

이에 대한 설명으로 옳은 것만을 〈보기〉에서 있는 대로 고른 것은?

[보 기]

ㄱ. (가)에서 횡격막은 수축한다.
ㄴ. 부피 V는 1회 호흡량과 흡기성 예비용량의 합이다.
ㄷ. 천식이 있는 환자의 호기 시 공기 흐름의 최댓값은 정상인에서보다 작다.

① ㄱ　② ㄴ　③ ㄷ
④ ㄱ, ㄴ　⑤ ㄴ, ㄷ

238

폐 질환

그림은 외상에 의해서 오른쪽 폐의 흉막에 구멍이 생긴 것을 나타낸 것이다.

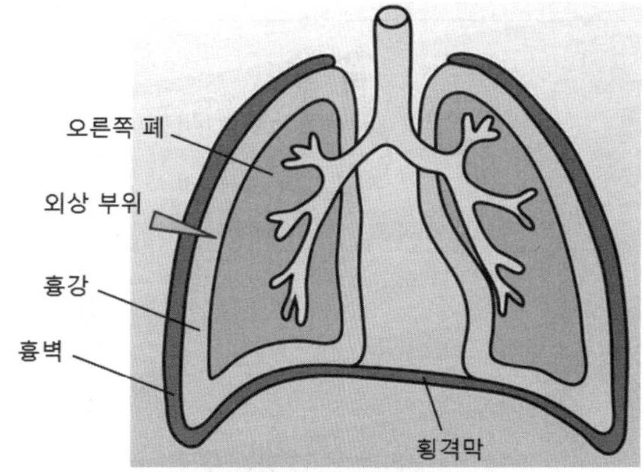

외상 후에 일어나는 변화에 대한 설명으로 옳은 것만을 〈보기〉에서 있는 대로 고른 것은?

[보 기]

ㄱ. 흉강의 압력이 감소한다.
ㄴ. 오른쪽 폐의 크기가 작아진다.
ㄷ. 왼쪽 폐로의 혈류가 증가한다.

① ㄱ　② ㄴ　③ ㄷ
④ ㄱ, ㄴ　⑤ ㄴ, ㄷ

239

기체교환

호흡가스의 교환은 호흡, 순환계를 이용한 기체이동, 조직 세포로의 운반과정 등 여러 단계에 걸쳐 일어나는데, 다음 그림은 이와 같은 호흡가스 교환을 설명해주는 그림이다.

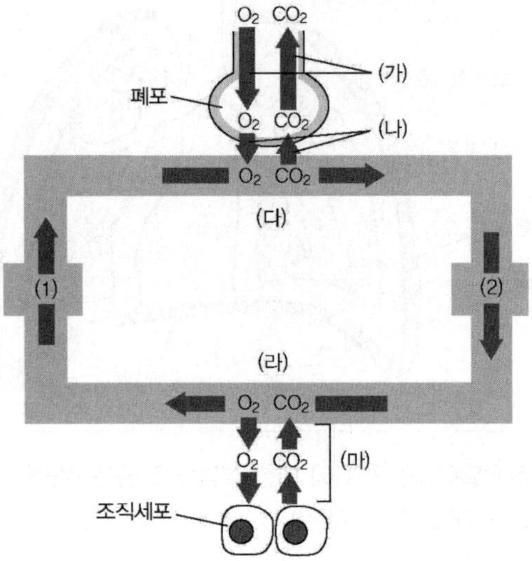

위 자료에 대한 해석이나 설명으로 옳은 것만을 〈보기〉에서 있는 대로 고르시오.

[보 기]

ㄱ. 압력 변화가 일어나면서 (가) 과정이 진행되는데, 공기가 들어오기 위해서는 폐 내부에 음의 압력이 형성되어야 한다.

ㄴ. (나)와 (마) 과정은 에너지가 소비되지 않으면서 일어나는 과정인데, 수송단백질의 도움이 필요하다.

ㄷ. (다)는 폐순환이고 (라)는 체순환인데, (1)은 우심실이고 (2)는 좌심실일 수 있다.

ㄹ. 호흡가스인 산소와 이산화탄소는 물에 대한 용해도가 작으므로 대부분 헤모글로빈과 결합한 상태로 운반된다.

① ㄱ, ㄷ ② ㄹ, ㅂ ③ ㄴ, ㄷ, ㄹ
④ ㄴ, ㄹ, ㅁ, ㅂ ⑤ ㄴ, ㄷ, ㄹ, ㅁ, ㅂ

240

기체교환

다음 그림은 폐포에 흐르는 혈류 흐름에 대한 모식도이다.

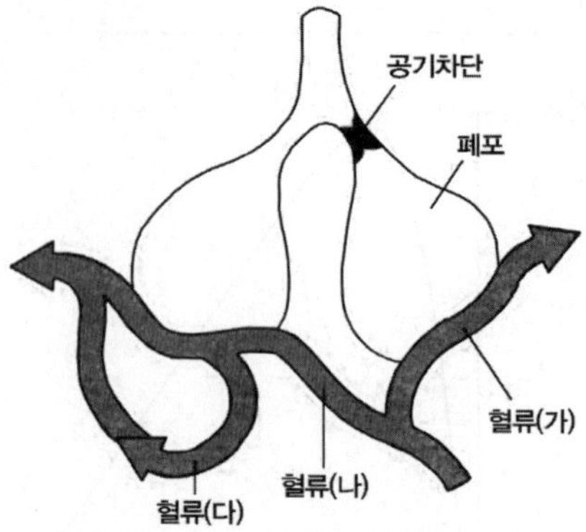

위 그림에 대한 설명이나 추론으로 옳은 것만을 〈보기〉에서 있는 대로 고르시오.

[보 기]

ㄱ. 혈류 (가)의 혈관이 수축되지 않을 경우, 이것은 폐정맥의 산소분압을 낮추게 된다.

ㄴ. 혈류 (나)에서 혈류 (다)로의 혈액 흐름 전환은 기체교환을 감소시킨다.

ㄷ. 혈관이 폐포와 밀접하게 배열되어 있어야 하는 이유는, 기체 이동 속도가 두 지역 사이의 거리에 비례하기 때문이다.

ㄹ. 공기가 차단된 폐포 주위의 산소분압은 감소되는데, 이것은 혈류(가)를 증가시키게 된다.

① ㄱ, ㄴ ② ㄱ, ㄹ ③ ㄴ, ㄹ
④ ㄷ, ㄹ ⑤ ㄱ, ㄴ, ㄷ

241

Hb곡선

척추동물의 헤모글로빈(Hb)의 산소에 대한 친화력은 종 간(間)에, 혈액의 pH나 발생단계, 혹은 신체의 크기에 따른 종에 따라 다양하다. 혈액이 조직의 모세혈관을 통과할 때 Hb로부터 조직세포로 전달되는 산소의 정도를 이용계수(utilization coefficient)라고 한다. 보통 그 값은 0.25 정도이다. 아래 그림은 Hb의 산소해리곡선(A, B, C)과 미오글로빈의 산소해리곡선(D)이다. (단, 포화도는 산소 결합 자리의 상대적인 점유도이다.)

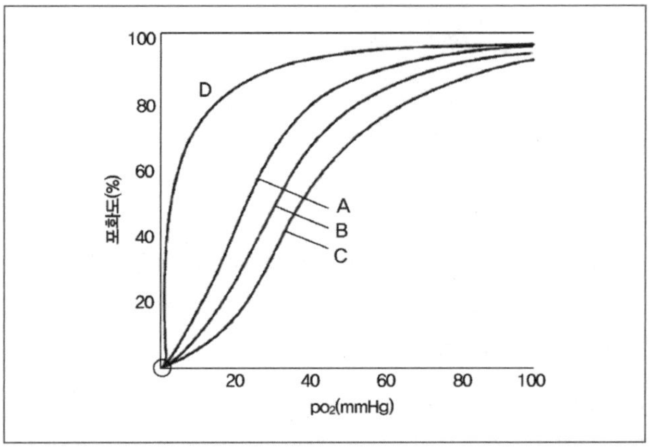

이에 대한 설명으로 옳은 것만을 〈보기〉에서 있는 대로 고르시오.

[보 기]

ㄱ. 라마는 고지대에 사는 온혈 포유동물로 고지대 환경에 적응하는 Hb의 형태로 진화해 왔다. 만일 B 곡선이 말의 Hb를 나타내는 산소 해리곡선을 나타낸다면 라마의 Hb를 나타내는 것은 곡선 A일 것이다.
ㄴ. 만일 곡선 B 가 코끼리의 Hb의 산소 해리곡선을 나타낸다면, 쥐의 Hb의 해리곡선과 가장 유사하게 나타내는 곡선은 곡선 C일 것이다.
ㄷ. 만일 곡선 B가 사람 성인의 산소 해리도를 나타내는 곡선이라면 곡선 C가 태아의 Hb에 가장 가까운데, 이것은 태아의 Hb가 성인의 Hb보다 산소에 더 높은 친화력을 갖는다는 것을 의미한다.
ㄹ. 곡선 B에서 이용계수가 보통은 0.25라는 것은 대부분의 조직의 산소 분압이 40이라는 것을 의미한다.

① ㄱ, ㄴ, ㄹ ② ㄱ, ㄹ ③ ㄴ, ㄹ
④ ㄷ, ㄹ ⑤ ㄱ, ㄴ

242

Hb곡선

다음은 여러 가지 산소운반체들의 산소 해리곡선을 나타낸 결과이다.

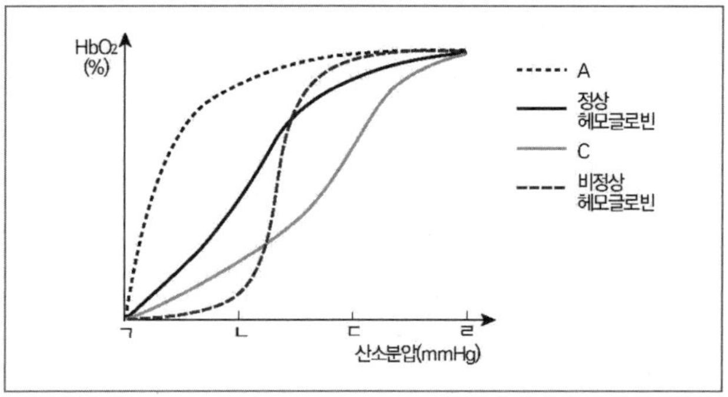

다음 설명 중 옳지 않은 것은?

① A는 조직말단이나 근육에 존재하는 미오글로빈일 것이다.
② C의 경우는 정상 헤모글로빈에 대한 보어효과를 나타낸 것으로 근육의 젖산발효에 의해 야기될 수 있다.
③ 비정상 헤모글로빈의 경우는 겸상적혈구와 같이 산소운반에는 비효율적이기 때문이 빈혈을 일으킬 수 있다.
④ 고산지대에서 산소 운반 효율을 증가시키기 위해서는 2,3-BPG 함량을 증대시키는 것이 효율적이다.
⑤ 헤모글로빈이 ㄴ-ㄷ 구간에서 가파른 기울기를 보이는 것은 알로스테릭 효소 조절 때문이다.

243

CO2 운반

다음 그림은 인체의 CO_2 운반과정의 일부를 나타낸 모식도이다.

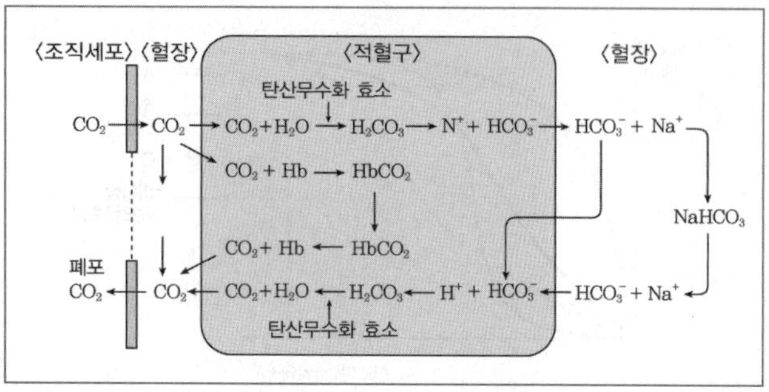

위에 대한 설명으로 옳은 것만을 〈보기〉에서 있는 대로 고르시오.

[보기]

ㄱ. 적혈구에서는 탄산무수화효소가 이산화탄소의 용해과정을 촉매하므로 이산화탄소를 빠른 속도로 운반할 수 있다.
ㄴ. H_2CO_3의 이온화 과정에서 발생한 H^+는 호흡을 저하시킨다.
ㄷ. CO_2의 약 75%는 적혈구 내의 헤모글로빈과 결합하여 운반된다.
ㄹ. CO_2는 적혈구의 pH를 낮추어 헤모글로빈의 산소운반에 대해 보어효과를 나타낼 수 있다.

① ㄱ, ㄴ, ㄹ ② ㄱ, ㄹ ③ ㄴ, ㄹ
④ ㄷ, ㄹ ⑤ ㄱ, ㄴ

244

호흡중추

다음 모식도는 호흡 조절의 중추를 찾아내기 위해 고양이 뇌간의 여러 지역을 절단한 뒤, 호흡이 조절되는 양상을 확인한 결과이다.

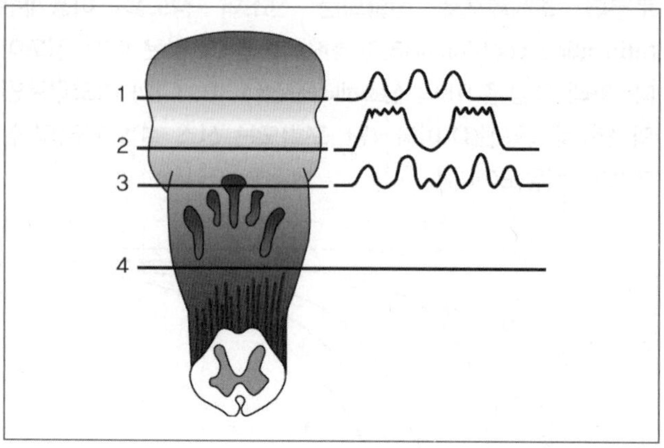

이 모식도에 대한 옳은 설명이나 추론으로 옳은 것만을 〈보기〉에서 있는 대로 고르시오. (단, 절단 부위 아래쪽의 몸체는 모두 정상적으로 연결되어 있다.)

[보기]

ㄱ. 절단 부위를 1번으로 선택했을 경우, 호흡 양상이 여전히 일정한 주기를 유지하고 있는 것으로 보아, 대뇌는 호흡 조절에 큰 영향을 미치지 않는 것을 알 수 있다.
ㄴ. 절단 부위를 2번으로 선택했을 경우, 호흡의 주기가 길어지고 더 높은 peak를 보이는 것으로 보아, 흡식을 저해하는 중추가 2번 부위 위쪽에 존재하고 있을 것으로 예상할 수 있다.
ㄷ. 절단 부위를 3번으로 선택했을 경우, 호흡 양상이 불규칙적이고 조절이 되지 않는 것으로 보아, 호흡을 조절하는 중추는 3번 절단 부위 위쪽에 모두 존재할 것으로 예상할 수 있다.
ㄹ. 절단 부위를 4번으로 선택했을 경우, 호흡이 완전히 사라지는 것으로 보아 3, 4번 절단 부위 사이에 호흡의 주기성과 관련된 중추가 존재할 것으로 예상할 수 있다.

① ㄱ, ㄴ, ㄹ ② ㄱ, ㄹ ③ ㄴ, ㄹ
④ ㄷ, ㄹ ⑤ ㄱ, ㄴ

245

호흡조절의 중추

그림은 호흡에 대한 신경 조절을 나타낸 것이다. ㉠과 ㉡은 연수의 호흡중추에 존재하는 2개의 호흡군이다.

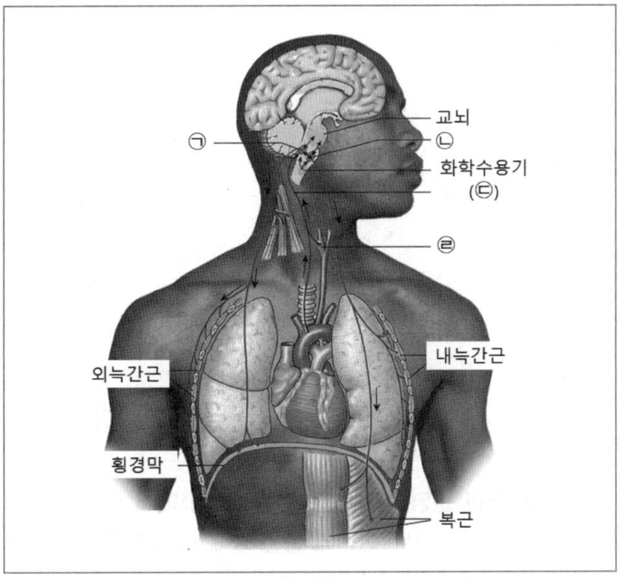

이에 대한 설명으로 옳은 것은?

① 교뇌의 호흡군이 기능을 하지 못하면 호흡이 중지된다.
② ㉠은 흡기 근육보다 호기 근육을 활성화시킨다.
③ 심호흡을 할 때 ㉡이 체성운동뉴런을 억제한다.
④ 뇌척수액의 이산화탄소분압이 낮아지면 ㉢이 ㉠과 ㉡을 활성화시킨다.
⑤ 혈장의 pH가 감소하면 ㉣의 화학수용기가 감각뉴런으로 분비하는 신경전달물질의 양이 증가한다.

246

선천성면역

그림 (가)는 체내에서 A, B, C 3종류의 항원을 제거하는 방어 작용을 모식도로 나타낸 것이고, 그래프 (나)는 체내에 침입한 세균 B의 수를 번역 세포가 정상인 경우와 결핍된 경우로 비교하여 나타낸 것이다.

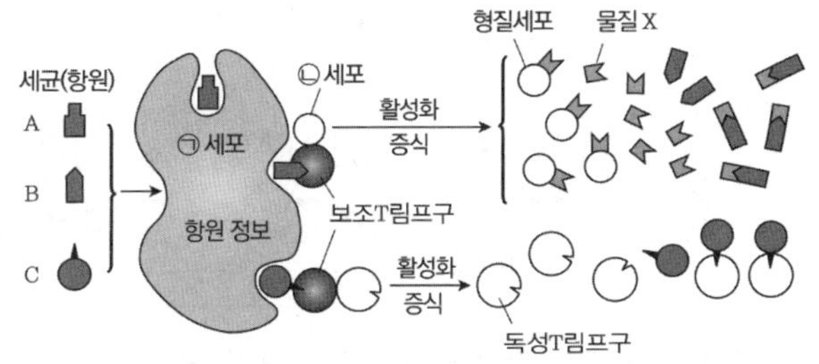

(가)

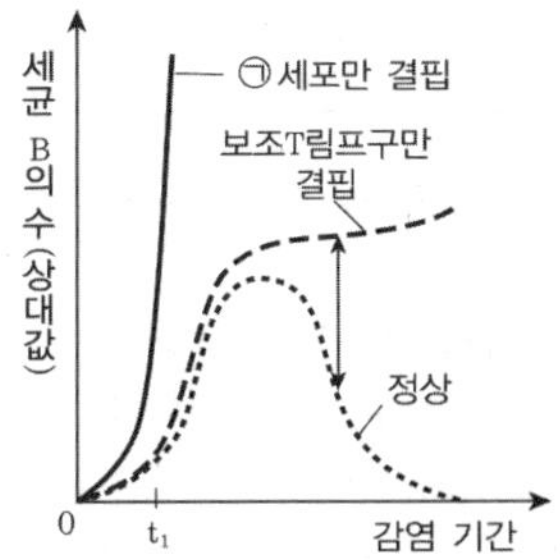

(나)

위 자료에 대한 해석으로 옳은 것을 〈보기〉에서 모두 고르시오.

[보 기]

ㄱ. ㉠세포는 백혈구의 일종으로 골수에서 생성된다.
ㄴ. ㉡세포는 보조 T림프구에 의해 항원으로 인식된다.
ㄷ. 보조 T림프구는 세포성 면역과 체액성 면역에 모두 관여한다.
ㄹ. T림프구는 B림프구와 달리 항원 특이성이 없다.
ㅁ. 물질 X는 항체로써, 항원 A에 특이적으로 작용한다.
ㅂ. 정상의 경우 (나)의 t_1시점에 식균작용보다 항체의 작용이 더 활발하다.
ㅅ. (나)의 Ⅰ은 물질 X에 의한 작용 효과 차이이다.

① ㄱ, ㄷ, ㅅ ② ㄱ, ㄹ, ㅂ ③ ㄴ, ㄹ
④ ㄷ, ㄹ ⑤ ㄱ, ㄴ

247

후천성면역

다음은 전염병을 극복하는 두 가지 방법을 확인하기 위해 동일한 쥐를 이용한 실험을 나타낸 것이다.

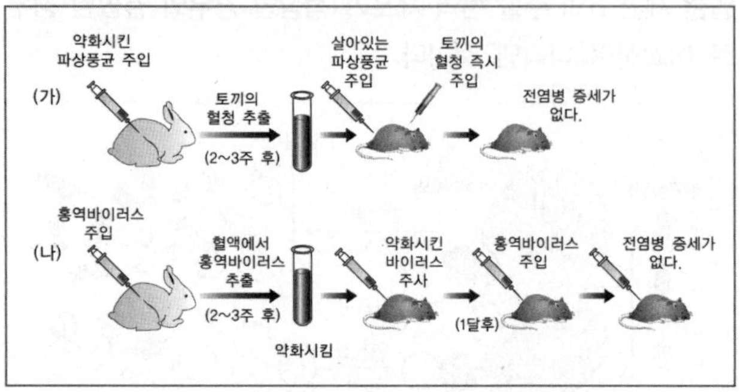

위 자료에 대한 해석으로 옳은 것을 〈보기〉에서 모두 고르시오. (단, 이 쥐는 이전에 파상풍이나 홍역을 앓은 경험이 없다.)

[보기]
ㄱ. (가)에서 토끼의 혈청 성분은 쥐에게 면역 단백질로 작용한다.
ㄴ. (가)에서 쥐에게 살아있는 파상풍을 주입했을때, 쥐의 체내에서 항체가 빠르게 생성된다.
ㄷ. (나)에서 토끼에게 홍역바이러스를 주입한 목적은 토끼 체내에 홍역에 대한 기억을 생성시키기 위함이다.
ㄹ. 실험 이후, 쥐 체내에 홍역 바이러스에 대한 기억세포는 있지만 파상풍에 대한 기억 세포는 없다.
ㅁ. (가)는 파상풍으로부터 토끼를 치료하기 위한 조치이다.
ㅂ. (나)는 홍역에 대해 쥐를 예방할 수 있는 과정이다.

① ㄱ, ㄷ, ㅅ ② ㄱ, ㄹ, ㅂ ③ ㄴ, ㄹ
④ ㄷ, ㄹ ⑤ ㄱ, ㄴ

248

후천성면역

두 마리의 생쥐에게 아래와 같이 물질을 A와 B로 각각 주사하고 4개월 후 동일한 농도의 항원 X를 조사하였다. 아래의 그래프는 생쥐의 체내에 항원 X에 대한 항체의 농도 변화를 나타낸 것이다.

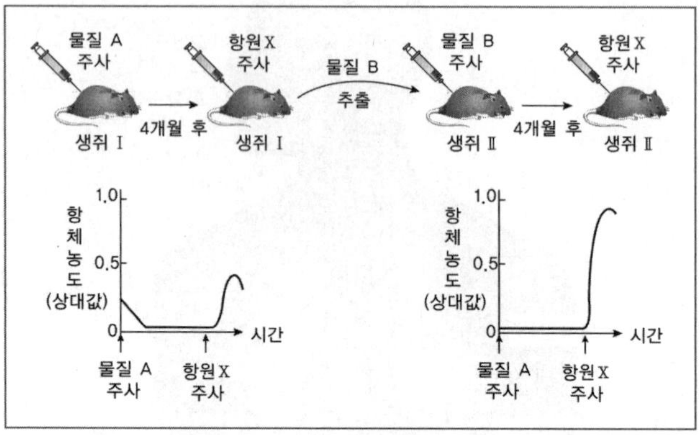

이 실험에 대한 설명으로 옳은 것을 〈보기〉에서 모두 고르시오. (단, 생쥐들은 모두 이전에 항원 X에 노출된 적이 없으며 생쥐 Ⅰ과 Ⅱ는 일란성 쌍생아이다.)

[보기]
ㄱ. 물질 A에는 항원 X가 들어있다.
ㄴ. 물질 B에는 백혈구의 일종이 들어있다.
ㄷ. 물질 A는 치료용 면역혈청으로 사용할 수 있다.
ㄹ. 체내의 항체는 항원이 없을 경우 자연 감소한다.
ㅁ. 생쥐Ⅱ는 물질 B 주입으로 기억 세포가 형성되었다.
ㅂ. 기억세포는 항원의 침입이 없을 경우 항체를 만들지 않는다.
ㅅ. 생쥐Ⅰ은 물질 A를 주사해도 기억 세포가 형성되지 않았다.

① ㄱ, ㄷ, ㅅ ② ㄴ, ㄷ, ㄹ, ㅂ, ㅅ
③ ㄴ, ㄹ ④ ㄱ, ㄷ, ㄹ, ㅂ
⑤ ㄱ, ㄴ

249

수동면역

다음 적아 세포증이 나타나는 과정을 모식적으로 그린 것이고, 아래 자료는 이를 극복하기 위한 방법을 소개한 것이다.

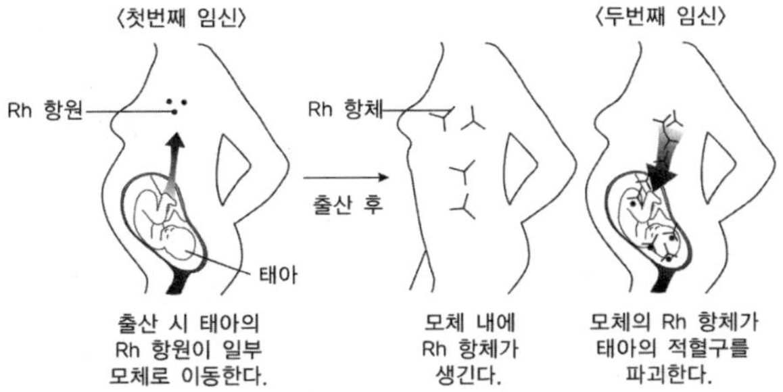

(가) Rh+인 첫 아이 출산직후, 외부에서 준비한 Rh항체를 산모에게 주입한다.

(나) 적아 세포증 신생아가 태어날 경우, 체내 Rh를 제거하기 위해 혈액을 교환시킨다.

위 자료에 대한 설명으로 옳은 것을 〈보기〉에서 모두 고르시오.

[보기]

ㄱ. 적아 세포증은 Rh+형 남자와 Rh−형 여자 사이의 자식에게만 나타난다.

ㄴ. 둘째아이부터는 혈액형이 Rh+일 경우, 적아 세포증으로 모두 사산된다.

ㄷ. (가)는 산모의 체내에서 Rh 항원에 대한 기억 세포 형성을 억제하는 방법이다.

ㄹ. (가)는 적아 세포증 예방, (나)는 적아 세포증 치료 방법이다.

ㅁ. ABO 혈액형의 경우, 응집원은 태반을 못 통과하지만 응집소는 태반을 통과한다.

ㅂ. 적아 세포증 태아는 Rh 원숭이들이 적혈구와 응집원을 갖는다.

① ㄱ, ㄷ, ㅅ　② ㄴ, ㄷ, ㄹ, ㅂ, ㅅ　③ ㄴ, ㄹ　④ ㄱ, ㄷ, ㄹ, ㅂ　⑤ ㄱ, ㄴ

250

TLR

식세포활성을 지닌 백혈구는 TLR(Toll-유사 수용체)을 통해 체내로 침투한 병원균의 특이적인 분자의 조각을 인식한다. 다음은 백혈구의 다양한 종류의 TLR이 각각 특이적인 리간드를 인식하여 염증반응을 일으키는 것을 모식적으로 나타낸 것이다.

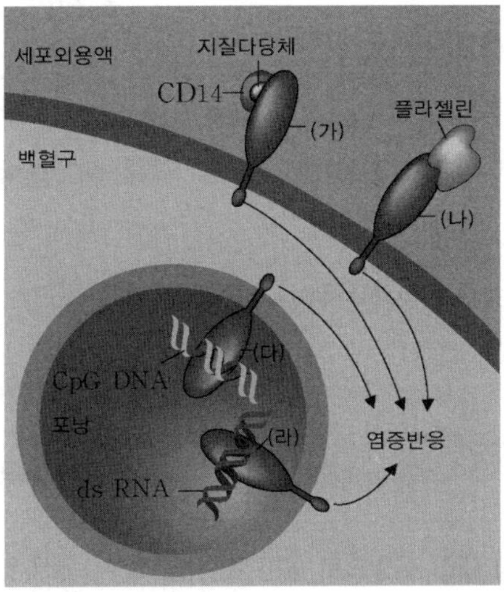

이에 대한 설명으로 옳은 것만을 〈보기〉에서 있는 대로 고른 것은? (단, (가)~(라)는 각각 다른 Toll-유사 수용체를 나타낸다.)

[보기]

ㄱ. TLR에 리간드가 결합하면 염증반응에 관여하는 유전자의 전사가 활발하게 일어날 것이다.

ㄴ. (가)는 TLR4, (라)는 TLR3이다.

ㄷ. (다)는 (나)에 비해 병원균의 내부물질을 인식하는 데 유리하다.

① ㄱ　② ㄴ　③ ㄱ, ㄷ　④ ㄴ, ㄷ　⑤ ㄱ, ㄴ, ㄷ

251

염증반응

피부 등의 물리적 장벽은 병원균이 몸 내부로 침입하지 못하게 한다. 그림은 피부 손상으로 물리적 장벽이 무너져 감염이 일어난 경우 일어나는 염증반응 고침을 단계적으로 보여주는 것이다.

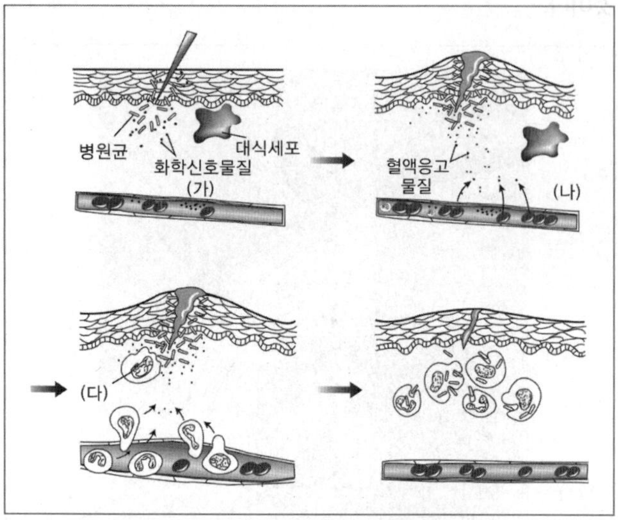

위 그림에 대한 설명으로 옳은 것만을 〈보기〉에서 있는 대로 고르시오.

[보기]

ㄱ. 대식세포에서 분비된 (가)는 모세혈관 투과성을 증가시킨다.
ㄴ. K 염증반응이 진행되면 (나)가 혈관 밖으로 유출되어 붉게 부어오른다.
ㄷ. (다)는 FGF나 혈관신생인자를 분비하여 조직이 수복되게 한다.
ㄹ. 이 과정에서 분비된 내인성발열원은 시상하부의 온도조절중추를 직접 자극하여 설정점을 높인다.

① ㄱ, ㄴ, ㄹ ② ㄱ, ㄹ ③ ㄴ, ㄹ
④ ㄷ, ㄹ ⑤ ㄱ, ㄴ

252

NK Cell

그림은 자연살해세포가 바이러스에 감염된 세포를 살해하는 과정을 나타낸 것이다.

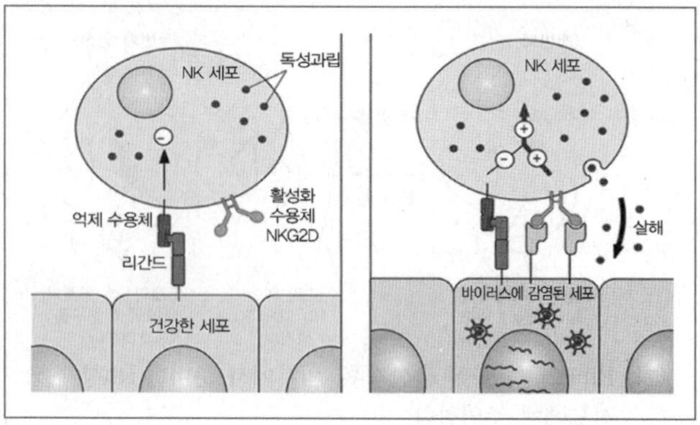

이에 대한 설명으로 옳은 것만을 〈보기〉에서 있는 대로 고른 것은?

[보기]

ㄱ. 억제 수용체에 결합하는 리간드는 주로 제2형 MHC 분자이다.
ㄴ. 활성화 수용체에 결합하는 리간드는 주로 감염된 세포에서 만드는 단백질이다.
ㄷ. 바이러스가 감염된 세포에서 억제 수용체에 결합하는 리간드의 발현을 저해하면 자연살해세포가 감염된 세포를 공격하지 못한다.

① ㄱ ② ㄴ ③ ㄷ
④ ㄱ, ㄴ ⑤ ㄴ, ㄷ

253

NK Cell

그림은 사람의 림프계를 나타낸 것이다. (A)~(E)는 각각 골수, 흉선, 비장, 림프관, 림프절 중의 하나이다.

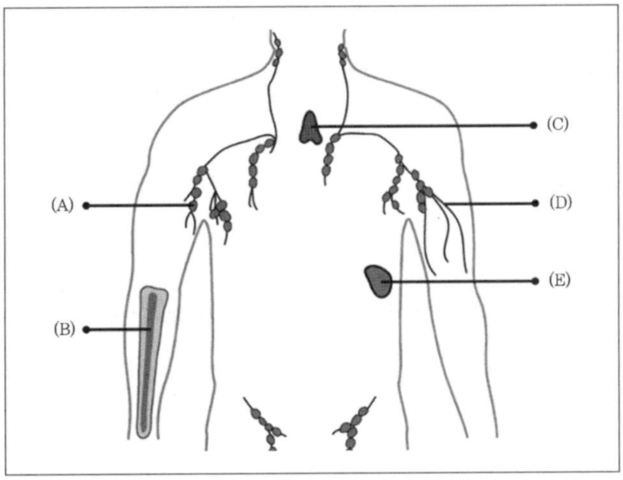

이에 대한 설명으로 옳지 않은 것은?

① (A)에서 미감작 B 세포가 형질세포로 분화된다.
② (B)에서 조혈줄기세포의 자가재생이 일어난다.
③ (C)에서 T 세포가 항원을 만나 보조 T 세포와 세포독성 T 세포로 분화된다.
④ (D)에 림프구가 존재한다.
⑤ (E)에서 혈액이 여과되어 혈액내 항원이 포획된다.

254

체액성 면역

다음은 합텐에 대한 항체 생성 과정에서 보조 T 세포와 B 세포 사이의 협력에 대해 알아본 실험이다.

〈자료〉
- DNP(dinitrophenol)는 분자량 200 미만의 합텐으로 B 세포 수용체에 의해 인식되지만 보조 T 세포에 제시되지 않는다.
- BSA는 단백질이며, DNP-BSA는 공유결합에 의해 연결된 복합체이다.
- 항체 형성의 1차 반응과 2차 반응

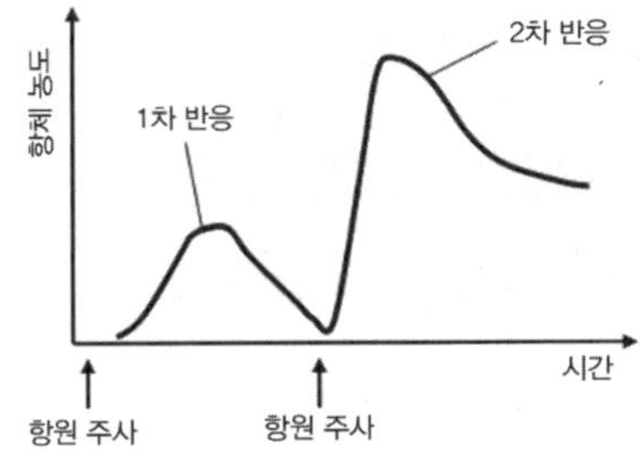

〈실험 과정〉
(가) DNP와 BSA 또는 DNP-BSA를 생쥐에 1차 주입하고, 4주 후에 2차 주입한다.
(나) 1주 후에 DNP를 인식하는 항체의 농도를 측정하여 DNP에 대한 2차 반응 유무를 조사한다.

〈실험 결과〉

실험군	1차 주입	2차 주입	DNP에 대한 2차 반응 유무
Ⅰ	DNP + BSA	DNP − BSA	−
Ⅱ	DNP − BSA	DNP − BSA	+
Ⅲ	DNP − BSA	DNP + BSA	−

이에 대한 설명으로 옳은 것만을 〈보기〉에서 있는 대로 고른 것은?

[보 기]
ㄱ. Ⅰ에서 BSA에 대한 2차 반응이 나타난다.
ㄴ. Ⅱ에서 DNP-BSA 1차 주입후에 DNP를 인식하는 기억 B 세포가 만들어진다.
ㄷ. 항원펩티드를 제시하는 B 세포와 그 항원펩티드를 인식하는 보조 T 세포는 서로를 활성화한다.

① ㄱ ② ㄴ ③ ㄷ
④ ㄱ, ㄴ ⑤ ㄴ, ㄷ

255

Class switching

그림은 항체의 종류전환(class switching) 과정을 나타낸 것이다.

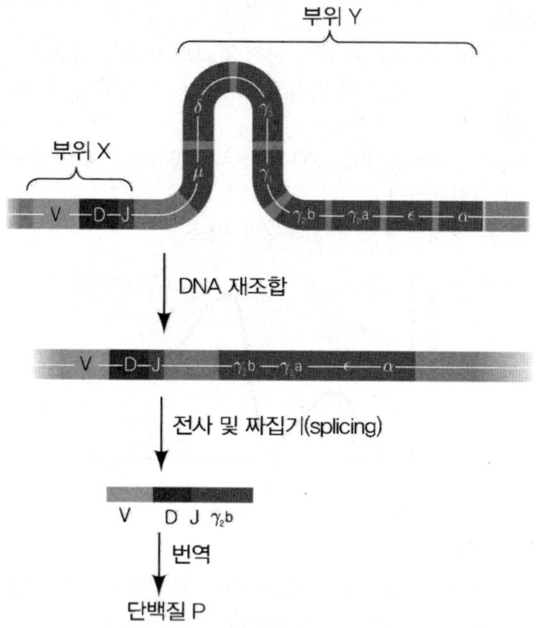

이에 대한 설명으로 옳은 것만을 〈보기〉에서 있는 대로 고른 것은?

[보 기]

ㄱ. 부위 X는 불변부위(constant region)를 암호화한다.
ㄴ. 단백질 P는 항체의 무거운 사슬이다.
ㄷ. 항체 종류변환에 의해 새로 만들어지는 항체는 IgM이다.

① ㄱ ② ㄴ ③ ㄷ
④ ㄱ, ㄴ ⑤ ㄴ, ㄷ

256

양성 / 음성선택

다음은 어떤 환자에서 B 림프구 발달과정 중의 이상을 알아보기 위한 실험이다.

〈자료〉
- CD3은 T 림프구에 대한 표면 마커이다.
- CD20과 CD19는 B 림프구에 대한 표면 마커이다.
- pre-BCR는 B 림프구 발달 과정중에 나타나는 대리경쇄와 μ 중쇄, Igα/β 등으로 구성된 표면 마커이다.

〈실험 Ⅰ〉
(가) 정상인과 환자의 말초혈액에서 림프구를 분리한다.
(나) CD3와 CD20에 대한 항체와 유세포분석기를 이용하여 발현 양상을 분석한다.
- CD3와 CD20의 발현 양상

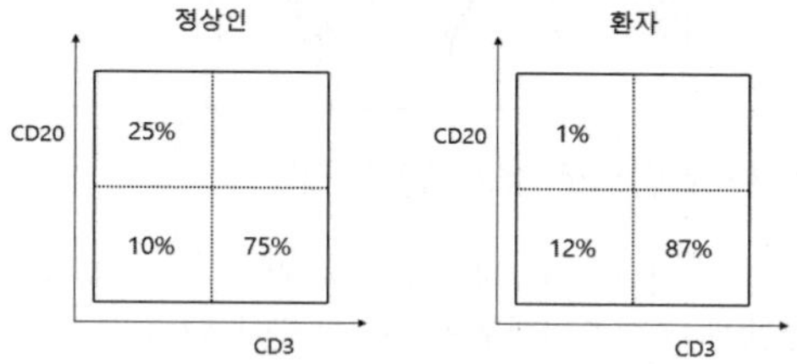

〈실험 Ⅱ〉
(가) CD19 항체를 이용하여 골수로부터 $CD19^+$ 세포를 분리한다.
(나) pre-BCR과 IgM에 대한 항체와 유세포분석기를 이용하여 발현 양상을 분석한다.
- pre-BCR과 IgM의 발현 양상

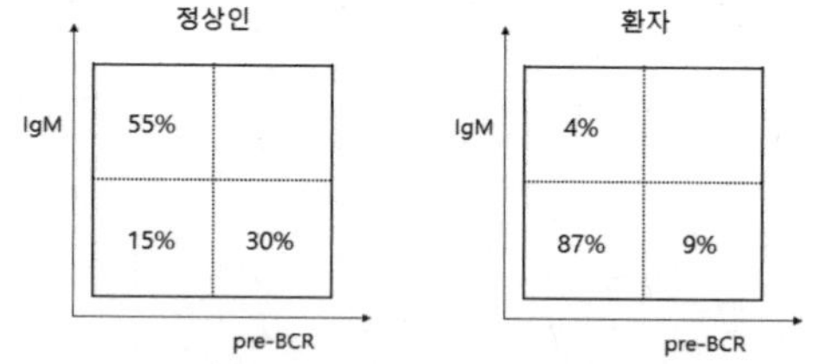

이에 대한 설명으로 옳은 것만을 〈보기〉에서 있는 대로 고른 것은?

[보 기]

ㄱ. 환자의 혈청에는 정상인보다 더 많은 IgG가 있다.
ㄴ. 환자에서 *Rag-1*/*Rag-2* 유전자에 돌연변이가 발생하였다.
ㄷ. B 림프구 발달 과정에서 면역글로불린 경쇄 유전자의 재배열은 정상인에서보다 환자에서 더 적게 일어난다.

① ㄱ ② ㄴ ③ ㄷ
④ ㄱ, ㄴ ⑤ ㄴ, ㄷ

257

양성 / 음성선택

다음은 T 세포 발달 과정에서 항원펩티드에 대한 T 세포 수용체의 친화력이 T 세포 발달에 미치는 영향을 알아본 실험이다.

〈자료〉

- TAP−1 결핍 생쥐는 세포질에서 가공된 항원펩티드를 제1형 MHC에 탑재하지 못하지만, 외부에서 첨가한 항원펩티드는 제1형 MHC에 탑재된다.
- OT−1은 제1형 MHC 분자를 인식하는 T 세포 수용체로서, 항원펩티드 A와 B에 다른 친화력을 가진다.

	펩티드 A	펩티드 B
해리상수 K_d (uM)	57.1	6.5

〈실험 과정〉

(가) TAP−1 유전자가 결손되고 OT−1 T 세포 수용체 유전자가 형질전환된 OT−1^+/TAP−1^- 생쥐를 제조한다.

(나) OT−1^+/TAP−1^- 생쥐의 태아로부터 흉선을 분리하여 기관배양한다.

(다) 배양액에 펩티드 A 또는 펩티드 B를 동일한 농도로 첨가하고 5일 후에 흉선에서 $CD4^+CD8^+$와 $CD4^-CD8^+$ 흉선세포 존재 여부를 조사한다.

〈실험 결과〉

실험군	첨가된 항원펩티드	$CD4^+CD8^+$ 흉선세포	$CD4^-CD8^+$ 흉선세포
Ⅰ	없음	+	−
Ⅱ	펩티드 A	+	+
Ⅲ	펩티드 B	+	−

이에 대한 설명으로 옳은 것만을 〈보기〉에서 있는 대로 고른 것은?

[보기]

ㄱ. 실험군 Ⅰ에서 $CD4^+CD8^-$ 흉선세포는 발달하지 않는다.

ㄴ. T 세포 수용체와 항원펩티드 사이의 친화력이 강할수록 단일양성 흉선세포의 수가 증가한다.

ㄷ. OT−1^+/TAP−1^+ 생쥐의 흉선에서는 $CD4^-CD8^+$ 세포가 발달한다.

① ㄱ ② ㄴ ③ ㄷ

④ ㄱ, ㄴ ⑤ ㄱ, ㄷ

258

양성 / 음성선택

다음은 B 세포 발달 과정에서 세포 표면의 자가항원에 결합하는 B 세포의 음성선택에 대해 알아본 실험이다.

〈자료〉

- B 세포 수용체인 BCR−A는 H−$2K^s$ 형의 제1형 MHC 분자를 특이적으로 인식한다.

〈실험 과정〉

(가) H−$2K^d$ 또는 H−$2K^{d/s}$ 생쥐를 BCR−A의 유전자로 형질전환한다.

(나) 형질전환된 생쥐에서 말초 혈액에 존재하는 미감작(naive) 성숙 B 세포를 분리한다.

(다) 성숙 B 세포의 수와 H−$2K^s$에 대한 결합력을 조사한다.

〈실험 결과〉

실험군	생쥐	성숙 B 세포의 수	성숙 B 세포의 H-$2K^s$에 대한 결합력
Ⅰ	비형질전환	++++++	−
Ⅱ	BCR−A^+/H−$2K^d$	++++++	++++++
Ⅲ	BCR−A^+/H−$2K^{d/s}$	+ (㉠)	−

(− : 없음, +의 개수와 세포의 수 및 결합력은 비례함)

이에 대한 설명으로 옳은 것만을 〈보기〉에서 있는 대로 고른 것은?

[보기]

ㄱ. 실험군 Ⅱ에서 성숙 B 세포는 H−$2K^s$에 결합하는 B 세포 수용체를 가진다.

ㄴ. 실험군 Ⅲ에서 대부분의 미성숙 B 세포가 세포자멸사로 제거된다.

ㄷ. 미성숙 B 세포에서 H−$2K^s$에 대한 결합력이 낮아진 세포가 ㉠의 성숙 B 세포가 되었다.

① ㄱ ② ㄴ ③ ㄷ

④ ㄱ, ㄴ ⑤ ㄱ, ㄴ, ㄷ

259

양성 / 음성선택

다음은 가슴샘 내에서 T세포계통의 분화과정을 나타낸 그림이다.

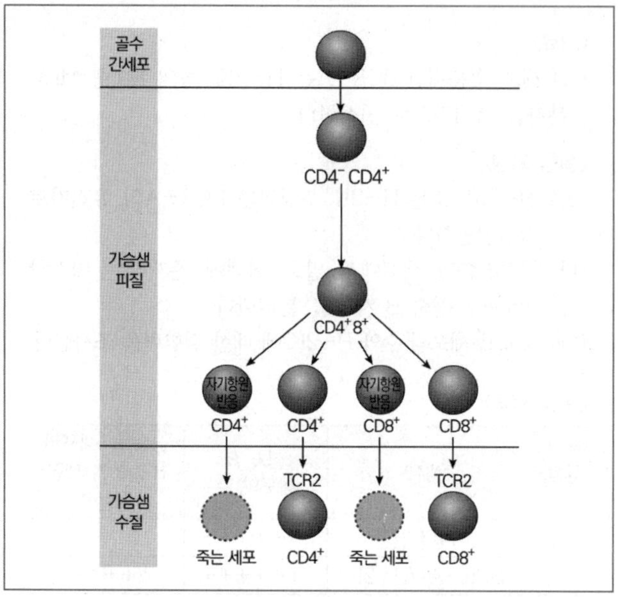

그림에 대한 설명으로 옳은 것만을 〈보기〉에서 있는 대로 고른 것은?

[보 기]

ㄱ. 가슴샘에서 T 세포가 성숙되는 동안 자기항원에 대해 친화력을 나타내는 수용체를 가지는 T 세포는 선택되어 림프절로 이동한다.
ㄴ. 가슴샘에서 성숙되는 동안 피질 상피세포의 세포막에 발현되어 있는 자신의 MHC와 친화력이 없는 T 세포가 제거되는 선택과정도 일어난다.
ㄷ. 골수에서 가슴샘으로 들어간 세포 중 클론제거과정을 거친 후 95% 이상이 성숙하여 말초기관으로 나온다.
ㄹ. T 세포 수용체 유전자는 성숙하는 동안 유전자 재조합에 의해 다양한 T 세포 수용체가 만들어진다.

① ㄱ, ㄴ ② ㄱ, ㄷ ③ ㄴ, ㄷ
④ ㄴ, ㄹ ⑤ ㄱ, ㄴ, ㄹ

260

양성 / 음성선택

다음은 형광활성 세포분류기(FACS)를 이용하여 인체의 특정 조직에 존재하는 T 세포를 분류한 결과이다. 각 세포를 각각 다른 형광물질로 표지된 CD4 또는 CD8 특이적 항체들과 반응시킨 후 형광물질에 특이적인 전자기를 이용하여 편향시키면서 떨어뜨려 분류하였다.

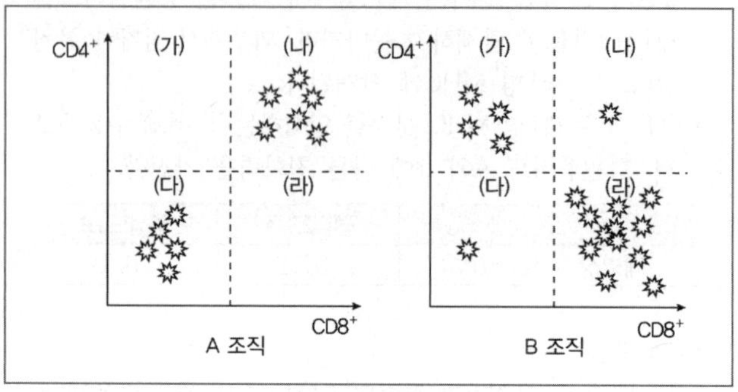

이 실험의 결과에 대한 해석으로 적절하지 않은 것은?

① A 조직의 손상은 세포성 면역의 결핍을 초래할 것이다.
② A 조직의 (나)세포에 특이적인 항원을 제공하면 세포성 면역과 체액성 면역이 동시에 활성화될 수 있다.
③ B 조직은 2차 림프기관으로 암세포에 대한 면역반응이 진행 중일 수 있다.
④ 인체에 vims 감염 시, (라)세포는 (가)세포에 의해 활성화될 것이다.
⑤ 인터루킨-2는 (가), (라)세포에 강하게 결합할 것이다.

261

후천성면역작용

흉선에서 성숙되는 면역세포인 T 세포는 항원수용체로서 주조직적합성복합체(MHC)에 결합하고 있는 항원만 인식할 수 있다는 특성이 있다. 다음 그림은 T 세포가 활성화되는 고정을 보여주는 그림이다. (단, (가)와 (나)는 항원제시 세포이고, (다)와 (라)는 T세포이다.)

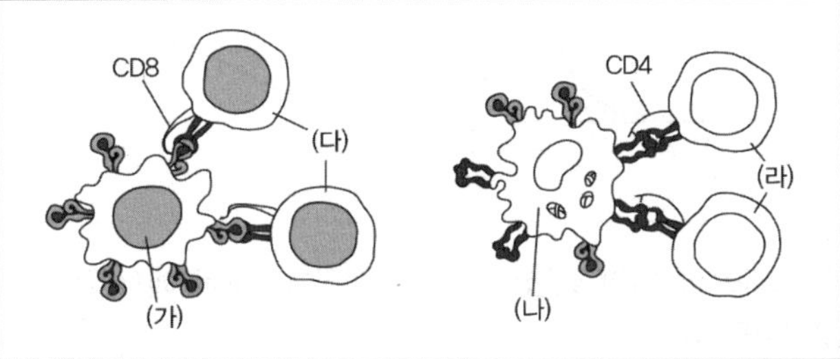

위 자료에 대한 설명이나 추론으로 옳은 것만을 〈보기〉에서 있는 대로 고른 것은?

[보 기]

ㄱ. (가)는 바이러스에 감염된 대식세포일 수 있다.
ㄴ. (가)의 표면에 존재하는 단백질은 I 형 MHC로서 한 개체 내 세포는 동일한 유형을 가진다.
ㄷ. (나)가 제시하고 있는 항원은 (나)의 조면소포체에서 주조직적합성 복합체에 표지된 것이다.
ㄹ. 활성화된 (라)는 동일한 항원 특이성을 갖는 (다)만을 활성화시킨다.

① ㄱ, ㄴ ② ㄱ, ㄷ ③ ㄱ, ㄹ
④ ㄴ, ㄷ ⑤ ㄷ, ㄹ

262

후천성면역작용

다음은 항원에 대한 면역반응이 진행되는 동안 보조 T세포(Th1, Th2)의 양과 항체의 양을 나타낸 그래프이다.

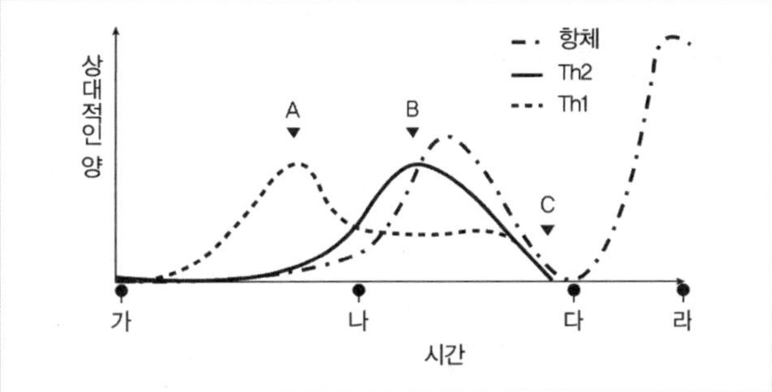

위 면역반응에 대한 설명이나 추론으로 옳은 것만을 〈보기〉에서 있는 대로 고른 것은?

[보 기]

ㄱ. 클론선택 된 B 세포의 활성화를 촉진하는 세포는 Th2 세포이다.
ㄴ. 가 – 나 구간에서 분비되는 항체는 주로 IgM이다.
ㄷ. 다 – 라 구간의 항체의 증가는 보조 T세포의 활성이 필수적이지 않다.
ㄹ. B – C 구간에서 분비되는 항체는 주로 IgG이다.

① ㄱ, ㄴ ② ㄱ, ㄹ ③ ㄴ, ㄷ
④ ㄷ, ㄹ ⑤ ㄱ, ㄴ, ㄷ

263

면역학실험

항체는 항원과 결합하며, 교차결합이 많이 발생할수록 더 잘 침전된다. 일정량의 단일클론항체 용액에 다양한 양의 항원을 첨가한 결과, 침전이 생성되는 양에 대해 아래와 같은 그래프를 얻을 수 있었다.

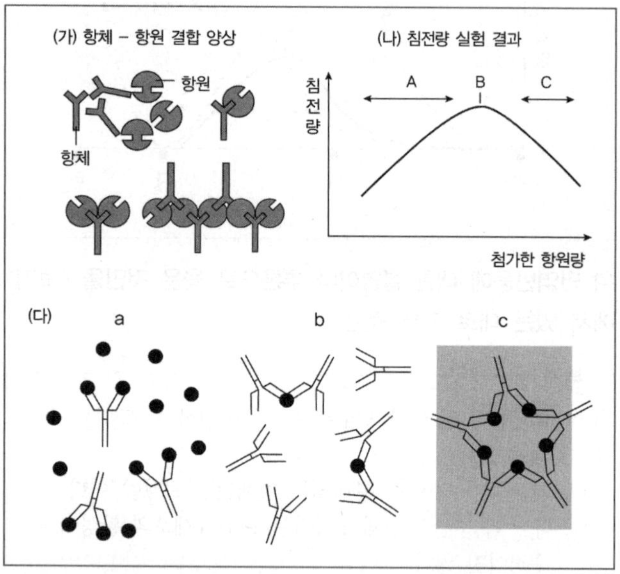

위 실험 결과에 대한 설명이나 추론으로 옳은 것만을 〈보기〉에서 있는 대로 고른 것은?

[보 기]

ㄱ. A 구간은 (다)의 b 상황으로, 항원량이 증가할수록 결합하지 않은 항체수가 감소한다.
ㄴ. C 구간은 (다)의 a 상황으로, 항원량이 증가할수록 결합하지 않은 항체 수가 증가한다.
ㄷ. 항체의 Fab만을 절단·분리하여 실험하였을 때의 결과도 (나)와 같을 것이다.
ㄹ. C 구간에서 항체의 양을 첨가하면 침전량은 더 증가할 것이다.

① ㄱ, ㄴ　② ㄱ, ㄹ　③ ㄴ, ㄷ
④ ㄴ, ㄹ　⑤ ㄱ, ㄴ, ㄷ

264

후천성면역작용

다음 그래프는 태아가 발생하는 동안 항체가 어떻게 유지되고 있는지를 보여 주고 있다.

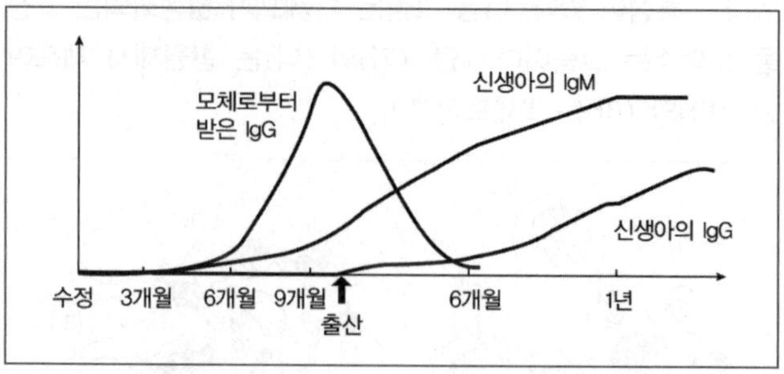

이 그래프에 대한 설명으로 옳은 것만을 〈보기〉에서 있는 대로 고른 것은?

[보 기]

ㄱ. 임신 중에는 태반을 통해 모체의 항체를 받기 때문에 태아는 면역력을 계속 유지할 수 있을 것이다.
ㄴ. 출산 직전부터 태아의 IgM 농도가 꾸준히 높아지기 때문에, 출산 후에도 신생아는 면역력을 출산 전보다 높게 유지할 수 있을 것이다.
ㄷ. 조산하게 되면, 태아는 모체로부터 받는 IgG의 농도가 충분치 않아, 각종 질병에 쉽게 노출될 것이다.
ㄹ. 태아의 면역력이 가장 약한 시점은, 모체로부터 받은 IgG의 농도가 낮아지지만 아직 태아의 IgG 농도가 충분치 못한, 6개월에서 1년 정도의 시기가 될 것이다.

① ㄱ, ㄴ　② ㄴ, ㄷ　③ ㄷ, ㄹ
④ ㄱ, ㄷ, ㄹ　⑤ ㄱ, ㄴ, ㄷ, ㄹ

265

거부반응

다음 표는 동종성(allogeneic) 조직과 혈액을 이식한 후, 각각의 이식거부반응(graft rejection)에 대한 정도를 나타낸 것이다.

실험 쥐 처리	혈액 거부반응	조직거부 반응
무처리	+++	+++
흉선유래 세포 제거	+++	+
골수유래세포 제거	++	+++
항 CD4 항체 처리	+++	+
항 CD8 항체 처리	+++	++

위 표에 대한 설명이나 추론으로 옳은 것만을 〈보기〉에서 있는 대로 고른 것은?

[보기]

ㄱ. 혈액 거부반응은 주로 기억 B 세포가 관여할 수 있다.
ㄴ. 혈액 거부반응은 MHC type이 다른 경우에 유발된다.
ㄷ. 조직 거부반응의 경우, 주로 보조 T 세포에 의해 유발된다.
ㄹ. T 세포 수용체(TCR)는 특이성이 높아 이식된 조직의 MHC는 인식하지 않는다.

① ㄱ, ㄴ ② ㄱ, ㄷ ③ ㄴ, ㄷ
④ ㄱ, ㄴ, ㄷ ⑤ ㄱ, ㄷ, ㄹ

266

질소노폐물

다음은 동물들이 배설하는 질소성 노폐물에 대한 자료와 생체 반응 중 하나를 나타낸 모식도이다.

(가) 질소성의 노폐물의 성분 구성비(%)

구분	사람	개구리	올챙이	닭	오징어
암모니아	4.8	3.2	75.0	8.7	67.0
요소	86.9	91.4	10.0	–	1.7
요산	0.65	–	–	89.0	2.1

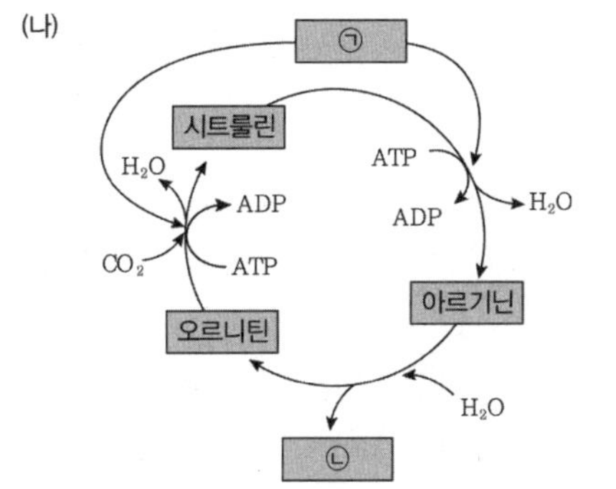

위 자료에 대한 해석이나 추론으로 옳은 것을 〈보기〉에서 모두 고르시오.

[보기]

ㄱ. 질소 노폐물 중 체내에 머무는 시간이 가장 짧은 것은 암모니아이다.
ㄴ. ㉠보다 ㉡이 물에 더 잘 녹는다.
ㄷ. (나) 반응은 동화 작용이며 흡열 반응이다.
ㄹ. 독성이 강한 암모니아를 주로 배설하는 동물일수록 요소 분해 작용이 활발하다.
ㅁ. 수중에서 서식하는 동물일수록 (나) 반응을 위해 다량의 수분을 소모한다.
ㅂ. (나) 반응에서 각 화합물의 질소(N)의 수는 아르기닌>시트룰린>오르니틴> 순이다.
ㅅ. 올챙이가 개구리로 되면서 (나) 반응이 활발해진다.

① ㄱ, ㄷ, ㅂ, ㅅ ② ㄱ, ㄹ, ㅂ ③ ㄴ, ㄹ
④ ㄷ, ㄹ ⑤ ㄱ, ㄴ

267

수분농축

표(가)는 약물 A와 B에 대한 설명이며, 그림(나)는 네프론의 구조와 건강한 사람의 혈장, 원뇨, 오줌에서 물질 ㉠, ㉡의 농도를 동일 부피를 기준으로 비교한 것이다.

	작용
약물 A	세뇨관에서 무기질 코르티코이드 작용 억제
약물 B	집합관에서 ADH 작용 억제

(가)

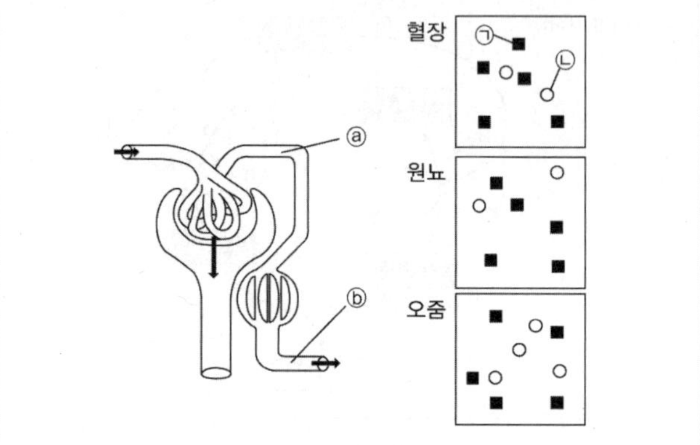

(나)

이에 대한 설명으로 옳은 것을 〈보기〉에서 모두 고르시오.

[보기]

ㄱ. 물질 ㉠은 단위 시간당 ⓐ보다 ⓑ를 지나는 양이 더 많다.
ㄴ. 물질 ㉡의 농도는 신동맥보다 신정맥에서 더 낮다.
ㄷ. 배설량/여과량 > 1인 물질은, 단위 시간당 ⓐ보다 ⓑ를 지나는 양이 많다.
ㄹ. 물질㉠은 여과량/재흡수량 > 1인 물질이다.
ㅁ. 약물 A를 투여하면, 물의 재흡수량이 감소하여 오줌 생성량이 증가한다.
ㅂ. 약물 B를 투여하면, 오줌에서 ㉡이 농도가 감소한다.

① ㄱ, ㄷ, ㅂ, ㅅ ② ㄱ, ㄴ, ㄹ, ㅁ, ㅂ
③ ㄴ, ㄹ ④ ㄷ, ㄹ, ㅂ
⑤ ㄱ, ㄴ

268

소변형성

다음 그래프 (가)는 건강한 사람의 혈액에 물질 X와 Y를 주사하여 혈중 농도에 따른 여과량과 배설량을 측정한 것이고, 그림(나)는 신장의 모식도이다.

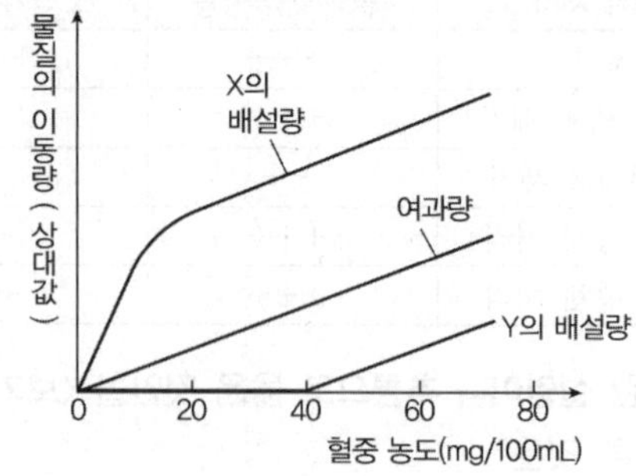

(가)

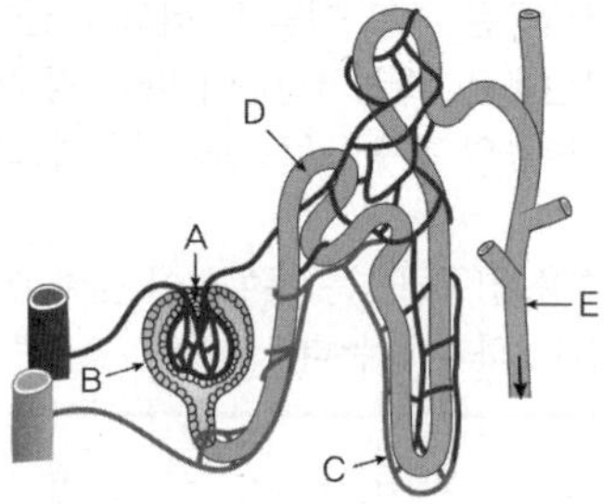

(나)

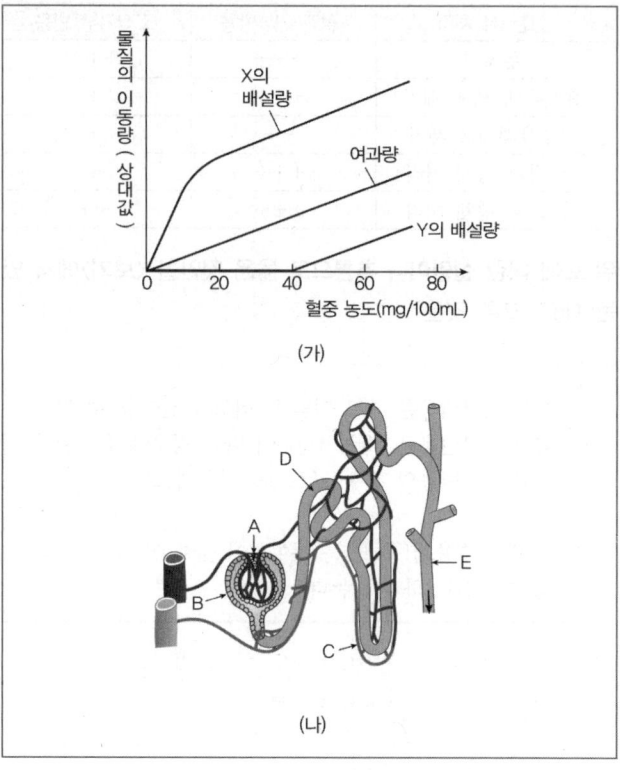

위 자료를 바탕으로 물질 X와 Y에 대한 설명으로 옳은 것을 〈보기〉에서 모두 고르시오. (단, X와 Y의 여과량은 동일하다.)

[보기]

ㄱ. A보다 B에서 용액의 압력이 높다.
ㄴ. 물질 X와 Y가 B로 이동 시 에너지가 소모된다.
ㄷ. 물질 X는 B보다 E에서 농도가 높다.
ㄹ. 물질 X는 C에서 D로의 이동보다 그 반대 방향의 이동량이 적다.
ㅁ. 물질 Y의 혈중 농도가 40mg/100ml 이상부터 재흡수가 되지 않는다.
ㅂ. 물질 Y의 혈중 농도가 20mg/100ml 일 때 신동맥보다 신정맥에서 농도가 높다.

① ㄱ, ㄷ, ㅂ, ㅅ ② ㄱ, ㄴ, ㄹ, ㅁ, ㅂ
③ ㄴ, ㄹ ④ ㄷ, ㄹ, ㅂ
⑤ ㄱ, ㄴ

269

소변형성기작

다음 그림은 네프론에서 각 부분을 흐르는 전체 용액의 양을 나타낸 것이고 표는 혈장, 여과액 및 오줌에 들어 있는 몇 가지 물질의 농도를 나타낸 것이다.

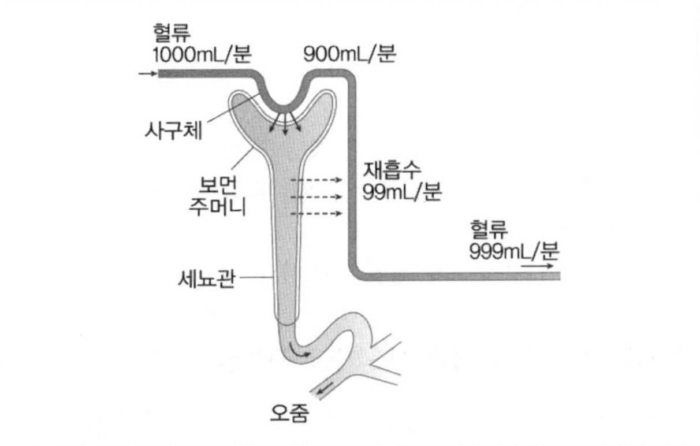

물질	혈장	원뇨	오줌
요소	0.03	?	?
포도당	0.1	0.1	0.0
나트륨	0.9	0.9	0.8
염소	0.15	0.15	0.25
크레아틴	0.01	0.01	4.00

(단위 : g/100mL)

위 자료에 대한 설명으로 옳은 것을 〈보기〉에서 모두 고르시오.

[보 기]

ㄱ. 표의 물질들은 모두 여과되었다.
ㄴ. 염소는 물보다 재흡수율이 낮다.
ㄷ. 크레아틴은 모세혈관에서 세뇨간으로 다량 이동하였다.
ㄹ. 사구체에서 여과되지 않은 포도당의 양은 0.9g/분이다.
ㅁ. 나트륨은 신동맥보다 신정맥에서 농도가 낮다.
ㅂ. 사구체에서 혈장의 여과 비율은 10%이다.
ㅅ. 하루 동안 배설되는 요소의 총량은 43.2g이다.

① ㄱ, ㄴ, ㄷ, ㄹ, ㅂ　② ㄱ, ㄴ, ㄷ, ㄹ, ㅂ, ㅅ
③ ㄴ, ㄹ　④ ㄷ, ㄹ
⑤ ㄱ, ㄴ

270

노폐물제거

그림(가)는 정상인의 네프론을 나타낸 것이고, 그림(나)는 땀샘의 구조를 나타낸 것이다.

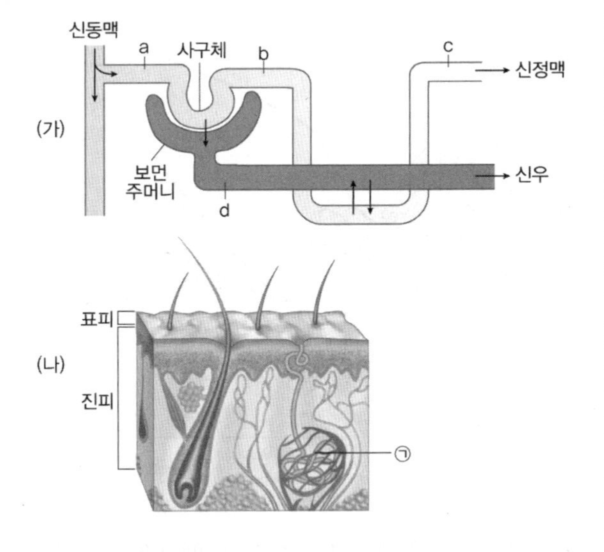

이 그림에 대한 설명으로 옳은 것을 〈보기〉에서 모두 고르시오.

[보 기]

ㄱ. 여과 압력이 생기는 것은 a와 b의 혈관 굵기 차이와 관련이 깊다.
ㄴ. 요소의 농도는 a = b = d > c이다.
ㄷ. 단백질의 농도는 b > c > a > d이다.
ㄹ. ㉠내부의 성분은 오줌과 비슷하다.
ㅁ. 오줌의 생성량은 지점 b와 지점 c를 지나는 혈액량의 차이이다.
ㅂ. 단위 시간당 혈액량은 지점 c가 지점 b보다 많다.
ㅅ. (가)와 (나)에서 무기염류의 분비가 일어난다.

① ㄱ, ㄴ, ㄷ, ㄹ, ㅂ　② ㄱ, ㄴ, ㄷ, ㄹ, ㅂ, ㅅ
③ ㄴ, ㄹ　④ ㄷ, ㄹ
⑤ ㄱ, ㄴ

271

여과조절

그림은 사구체로 여과되는 여러 물질들에 대해 세뇨관에서의 농도를 나타낸 것이다.

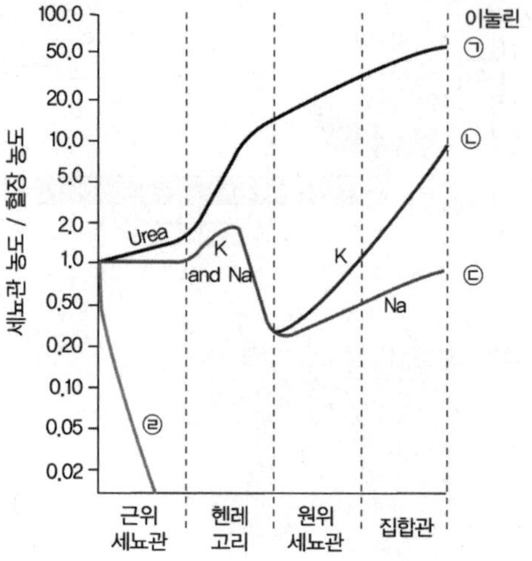

이에 대한 설명으로 옳은 것만을 〈보기〉에서 있는 대로 고른 것은?

[보기]
ㄱ. 근위세뇨관에서 ㉠의 분비가 일어난다.
ㄴ. 원위세뇨관에서 ㉡은 분비되고 ㉢은 재흡수된다.
ㄷ. 아미노산은 ㉣과 유사한 양상을 보인다.

① ㄱ ② ㄴ ③ ㄷ
④ ㄱ, ㄴ ⑤ ㄴ, ㄷ

272

GFR

다음은 어떤 사람의 사구체 여과율을 알아보기 위한 자료이다.

〈자료〉
- 식물의 다당류인 이눌린은 혈장에 주입되었을 때 자유롭게 여과된다.
- 이눌린은 재흡수되거나 분비되지 않고 오줌으로 100% 배설된다.
- 어떤 사람에게 100 mL의 혈장당 1 mg의 농도가 되도록 이눌린을 혈액에 주입하였을 때, 오줌의 이눌린 농도는 오줌 1 mL당 2 mg이었다.
- 이 사람의 오줌량은 매일 1,000 mL이다.

이 사람의 사구체 여과율로 가장 적절한 것은?

① 50L/일 ② 100L/일 ③ 150L/일
④ 200L/일 ⑤ 250L/일

273

GFR

그림은 수입세동맥 평활근에 의한 사구체 여과율의 자동조절의 결과를 나타낸 것이다.

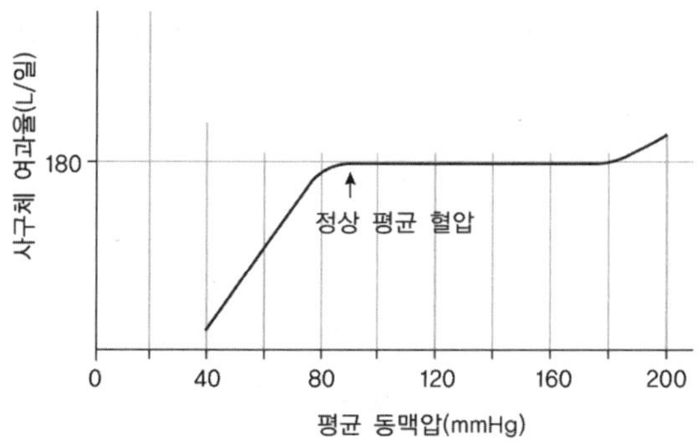

이에 대한 설명으로 옳은 것만을 〈보기〉에서 있는 대로 고른 것은?

[보기]

ㄱ. 수입세동맥 벽에 신장(extension) 수용기가 있다.
ㄴ. 혈압이 정상보다 증가하면 수입세동맥이 확장된다.
ㄷ. 160 mmHg의 혈압 조건에서 수입세동맥 평활근의 세포막에 존재하는 칼슘 채널이 열린다.

① ㄱ　② ㄴ　③ ㄷ　④ ㄱ, ㄴ　⑤ ㄴ, ㄷ

274

배설Hr

다음은 좌측 신장 동맥에 협착증이 발생한 어떤 사람 A에 대한 자료이다.

- A의 좌측 신장 동맥 협착

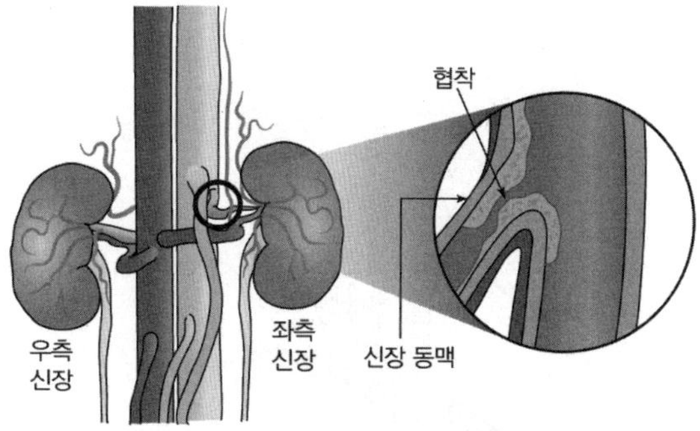

- A의 혈압은 180/125 mmHg로 정상인의 120/80 mmHg보다 높다.

이에 대한 설명으로 옳은 것만을 〈보기〉에서 있는 대로 고른 것은?

[보기]

ㄱ. 사구체인접세포(과립세포)에서 분비하는 레닌의 양은 좌측 신장에서보다 우측 신장에서가 더 높다.
ㄴ. A의 혈장 알도스테론 농도는 정상인보다 더 높다.
ㄷ. 안지오텐신전환효소(ACE)의 활성을 저해하면 A의 혈압이 감소한다.

① ㄱ　② ㄴ　③ ㄷ　④ ㄱ, ㄴ　⑤ ㄴ, ㄷ

275

ADH

다음은 뇌하수체 후엽의 모세혈관으로 호르몬을 분비하는 시상하부 뉴런의 기능이 결핍된 환자 A에 대한 자료이다.

- A의 기능결핍 뉴런

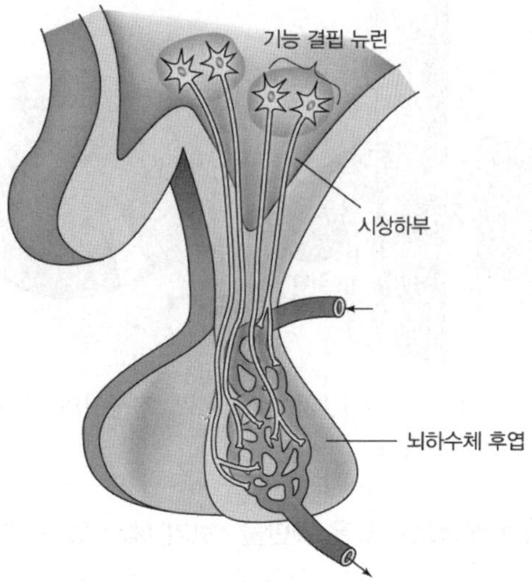

- A는 매 시간마다 소변을 보며, 하루에 5L 이상의 물을 마신다.
- A의 혈장과 소변에서 오스몰농도와 포도당 농도

	혈장	소변
오스몰농도	310 mOsM	70 mOsM
포도당	90 mg/dL	없음

이에 대한 설명으로 옳은 것만을 〈보기〉에서 있는 대로 고른 것은?

[보기]

ㄱ. A의 혈장 Na^{+} 농도는 정상치보다 낮다.
ㄴ. A가 2시간 동안 물을 마시지 않으면 소변의 오스몰농도가 290 mOsM보다 높아진다.
ㄷ. A의 혈관에 바소프레신을 주입하면 혈장의 오스몰농도가 감소한다.

① ㄱ ② ㄴ ③ ㄷ
④ ㄱ, ㄴ ⑤ ㄱ, ㄷ

276

출혈·탈수

그림은 사람에서 세포내액(ICF)과 세포외액(ECF)의 부피와 삼투농도를 나타낸 것이다. 정상 상태 (가)의 혈장에 농도가 다른 용액을 첨가하면 체액 분포와 농도는 (나) 또는 (다)의 상태로 되었다. 이때 첨가된 용액은 각각 저장액과 고장액 중 하나이다.

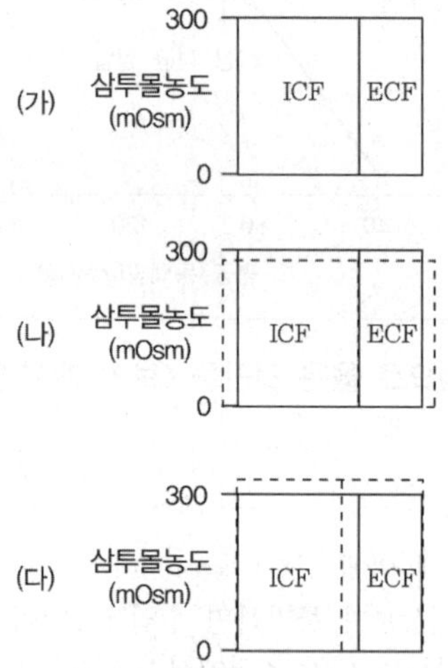

이에 대한 설명으로 옳은 것만을 〈보기〉에서 있는 대로 고른 것은?

[보기]

ㄱ. (가) 상태의 혈장에 저장액을 주입하면 체액 분포와 농도는 (나) 상태로 된다.
ㄴ. 정상 상태에서 땀을 많이 흘리면 체액 분포와 농도는 (나) 상태로 된다.
ㄷ. 항이뇨호르몬(ADH) 결핍 시 체액 분포와 농도는 (다)와 같다.

① ㄱ ② ㄴ ③ ㄷ
④ ㄱ, ㄴ ⑤ ㄴ, ㄷ

277

산염기불균형

혈액의 pH는 약 7.4 정도를 유지한다. pH가 7.4 이하로 감소되면 산증이 나타나며, 7.4보다 높아지면 알칼리증이 나타난다. 혈액의 완충능력은 호흡과 밀접한 연관 관계가 있다. 다음은 호흡과 혈액 PH와의 상관관계를 혈액의 이산화탄소의 분압 변화와 같이 도식화한 것이다. 아래 그래프에서 (가)는 pH 완충선을 나타낸다. (단, 이산화탄소의 분압의 단위는 mmHg이다.)

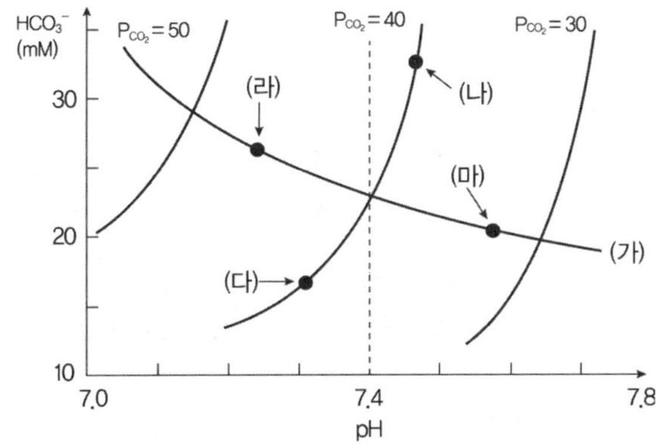

위 그래프에 대한 해석과 추론으로 옳은 것만을 〈보기〉에서 있는 대로 고른 것은?

[보기]
ㄱ. 이산화탄소 분압이 40mmHg인데 반하여, HCCV 농도가 약 23mM 보다 작아지면 (마) 상태가 되며, 이 경우 알칼리증이 나타난다.
ㄴ. 설사병이 난 환자의 경우는 (다)의 경우로 산증이 유발될 수 있다.
ㄷ. (나)와 (다) 지점에서는 주로 호흡저하나 과도 호흡에 의한 산증이나 알칼리증이 나타난다.
ㄹ. (라) 지점에서 산증이 나타나며, 이는 호흡량이 감소하였기 때문으로 해석할 수 있다.

① ㄱ, ㄴ ② ㄴ, ㄷ ③ ㄴ, ㄹ
④ ㄷ, ㄹ ⑤ ㄴ, ㄷ, ㄹ

278

삼투압유지

다음 그래프는 환경 삼투압의 증가에 따라 두 가지 어류 A, B 체내 삼투압 변화를 나타낸 것이다.

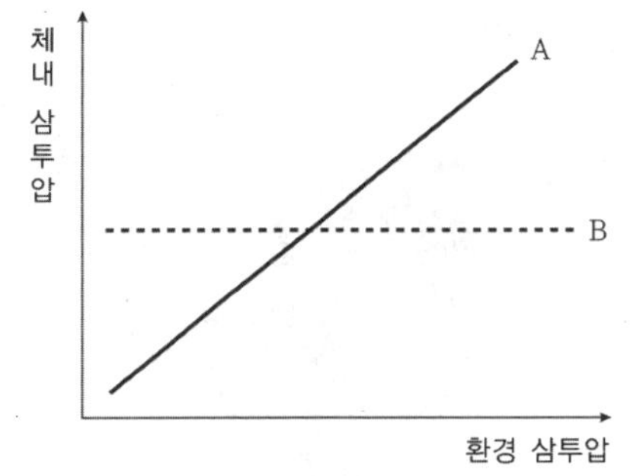

위에 대한 설명이나 추론으로 옳은 것만을 〈보기〉에서 있는 대로 고른 것은?

[보기]
ㄱ. A 어류의 경우 담수에서 생활할 경우 수분이 많이 함유된 배설물을 배출할 것이다.
ㄴ. B 어류의 경우 담수에서 생활할 경우 수분이 많이 포함된 배설물을 배출할 것이다.
ㄷ. A 어류는 B 어류에 비해 환경 삼투압 변화에 대한 에너지 보존적 전략을 구사할 것이다.

① ㄱ ② ㄴ ③ ㄷ
④ ㄱ, ㄷ ⑤ ㄴ, ㄷ

279

신장여과

신장으로 유입되는 혈장의 약 20%는 사구체에서 보먼주머니로 여과되는데, 여과되는 정도는 여러 요인의 영향을 받아 변할 수 있다. 다음은 신장에서 여과가 일어나는 부위를 모식적으로 나타낸 것이다.

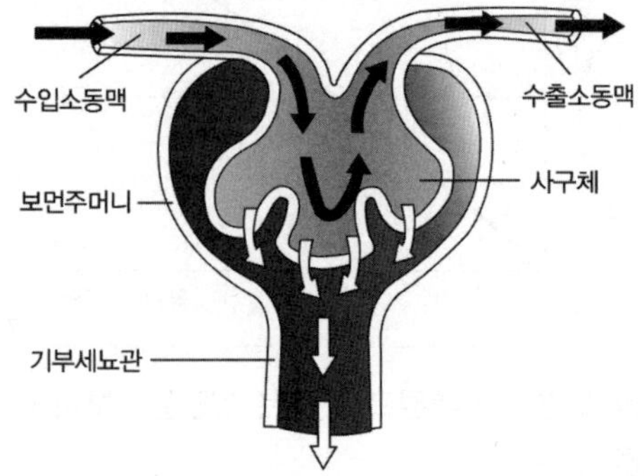

사구체여과율에 영향을 줄 수 있는 여러 요인 중 사구체 여과율을 증가시키는 것만을 〈보기〉에서 있는 대로 고른 것은?

[보기]

ㄱ. 평균동맥혈압 증가
ㄴ. 수입소동맥 수축
ㄷ. 부신피질에서 알도스테론 분비
ㄹ. 심한 탈수를 동반하는 설사
ㅁ. 혈중 바소프레신 농도 증가

① ㄱ, ㄷ, ㅁ ② ㄱ, ㄴ, ㄹ ③ ㄴ, ㄷ, ㄹ
④ ㄱ, ㄴ, ㄷ, ㅁ ⑤ ㄱ, ㄷ, ㄹ, ㅁ

280

물질의 특성

다음 자료는 정상적인 사람에서 신장의 각 부위에서 체액의 각 구성성분의 함량에 대하여 조사한 결과는 나타낸 것이다. (단, 수치는 A지역의 함량에 대한 각 부위의 상대적인 함량을 나타냄)

물질	A	B	C	D
포도당	100	20	0	10
단백질	100	0	0	100
Na^+	100	30	8	92
K^+	100	23	15	85
H^+	100	40	15	85
물	100	30	1	99

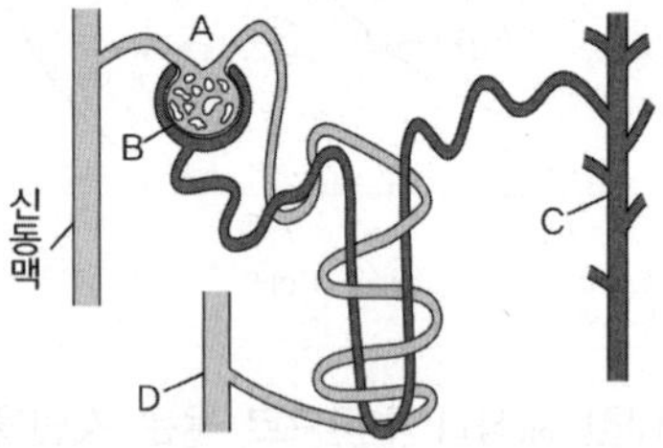

이에 대한 설명이나 추론으로 옳은 것만을 〈보기〉에서 있는 대로 고른 것은?

[보기]

ㄱ. 포도당이 혈관 속에 비정상적인 현상에 의해 기준치 이상으로 존재한다 할지라도 표에서와 같은 현상이 나타난다.
ㄴ. K^+의 증가는 레닌의 분비에 영향을 미칠 수 있다.
ㄷ. Na^+이 D에서 높아진 것은 대부분 능동수송에 의한 것이다.
ㄹ. 부신수질과 피질을 모두 제거할 경우에 C와 D에서의 K^+의 농도는 변화가 일어날 수 있다.
ㅁ. 알도스테론의 작용이 증가하면 C의 H^+ 양은 더욱 감소할 것이다.

① ㄴ, ㄷ ② ㄷ, ㄹ ③ ㄱ, ㄴ, ㄷ
④ ㄴ, ㄷ, ㄹ ⑤ ㄴ, ㄹ, ㅁ

281

물질의 특성

신장에서는 물질 여과 등 여러 작용이 일어난다. 그림은 신장에서의 물질 이동 형태를 나타내는 모식도를 나타낸 것이다.

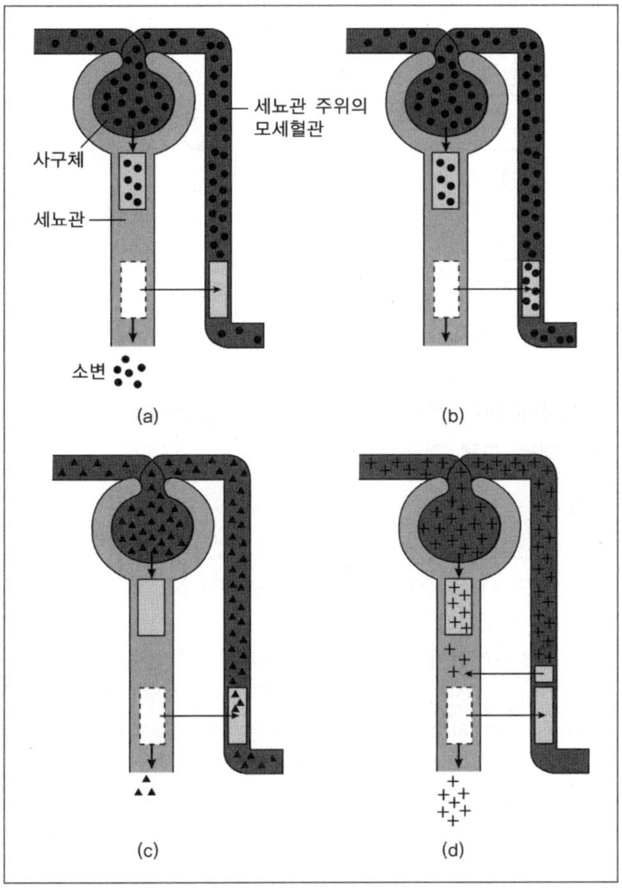

위 자료에 관한 설명으로 옳은 것만을 〈보기〉에서 있는 대로 고른 것은?

[보 기]

ㄱ. (a) 방식으로 배설되는 물질은 포도당이나 아미노산과 같은 영양분 일 것이다.
ㄴ. (c) 방식으로 배설되는 물질은 50%가 몸에 재흡수되어 소변 농축에 기여할 것이다.
ㄷ. (d) 방식으로 배설되는 물질에는 독성물질이 포함될 것이다.
ㄹ. (b) 방식으로 배설되는 물질의 사구체 여과율과 신장 청소율은 동일할 것이다.

① ㄱ, ㄴ ② ㄱ, ㄷ ③ ㄴ, ㄷ
④ ㄴ, ㄹ ⑤ ㄷ, ㄹ

282

신역치

다음 그래프는 포도당의 신혈장역치를 알아보기 위하여 포도당의 농도에 따른 여과량과 재흡수량, 그리고 분비량을 나타낸 그래프이다. (단, 신혈장역치는 소변 속에 배설되는 어느 한 물질의 최소 혈장농도를 의미한다.)

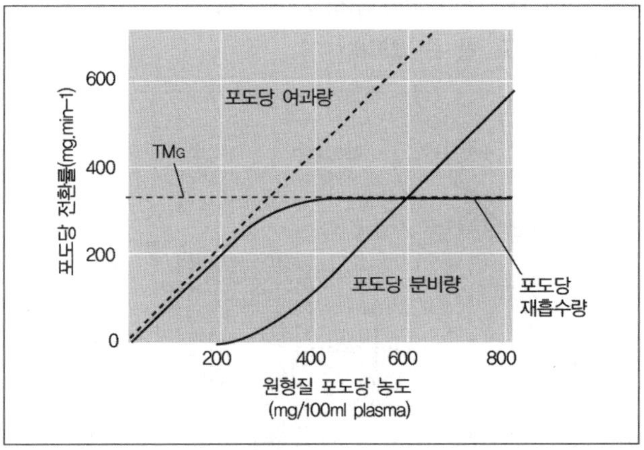

위 자료에 대한 설명이나 주론으로 옳은 것만을 〈보기〉에서 있는 대로 고른 것은?

[보 기]

ㄱ. 포도당의 신혈장역치는 약 200ing/100ml 정도 된다.
ㄴ. 포도당의 재흡수는 능동수송을 통하여 일어난다.
ㄷ. 혈당량이 400mg/100ml인 사람은 소변에서는 단맛이 날 것이다.
ㄹ. 사구체에서 여과되는 포도당 모두는 세뇨관에서 항상 재흡수된다.

① ㄹ ② ㄱ, ㄷ ③ ㄴ, ㄹ
④ ㄱ, ㄴ, ㄷ ⑤ ㄱ, ㄴ, ㄷ, ㄹ

283

신장투석

신장의 기능이 손상된 환자는 정기적으로 인공 투석기를 이용하여 신장의 기능을 대신한다. 즉 아래 그림에서 도식화한 것처럼 반투성막을 이용하여 혈액으로부터 노폐물을 제거한다. 노폐물 제거면에서는 자연 신장보다 월등하지만, 매일 기능을 수행하는 것과 달리 투석 시에만 혈액이 정화된다는 데 한계가 있다고 할 수 있다.

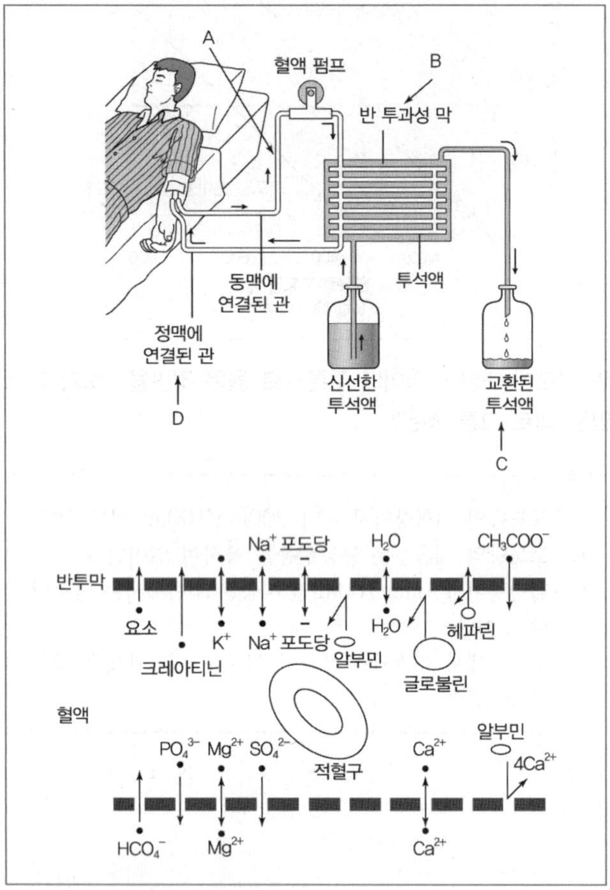

인공신장에 대한 설명으로 옳은 것만을 〈보기〉에서 있는 대로 고른 것은?

[보 기]

ㄱ. 혈액은 체외에서 쉽게 응고되므로 A지점에서 혈액응고 방지제인 헤파린이 주입된다.
ㄴ. B의 투석액은 혈장단백질을 첨가하여 혈액 내 혈장 단백질의 확산을 억제한다.
ㄷ. B에서 농도차를 유지하여 투석효과를 높이려면 혈액과 투석액을 같은 방향으로 흐르게 한다.

① ㄱ ② ㄷ ③ ㄱ, ㄴ
④ ㄱ, ㄷ ⑤ ㄴ, ㄷ

284

수분조절

다음 그림은 신장의 세뇨관과 모세혈관 사이에서 바소프레신이 있는 경우와 없는 경우에 나타나는 현상을 비교한 모식도이다.

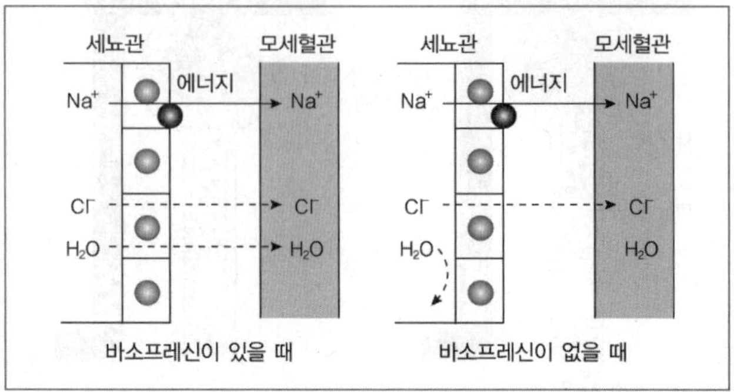

위 자료에 대한 해석이나 추론으로 옳은 것만을 〈보기〉에서 있는 대로 고른 것은?

[보 기]

ㄱ. 바소프레신이 없는 경우, Cl^-와 K^+는 재흡수 된다.
ㄴ. 심방 나트륨 배설인자는 세뇨관에서 Na^+의 능동수송을 감소시킬 것이다.
ㄷ. 바소프레신이 분비되면, 모세혈관의 삼투압은 감소한다.
ㄹ. 바소프레신의 수용체는 상피세포의 세포질에 존재한다.
ㅁ. 레닌-안지오텐신계의 활성화는 수입소동맥을 이완하고, 수출 소동맥을 수축할 것이다.

① ㄱ, ㄴ, ㄷ ② ㄴ, ㄷ, ㄹ ③ ㄴ, ㄷ, ㅁ
④ ㄴ, ㄹ, ㅁ ⑤ ㄷ, ㄹ, ㅁ

285

수분채널

다음 실험은 수분채널의 작용을 알아보기 위한 실험을 정리한 것이다.

〈실험 및 결과〉

[실험 1]

막에 수분채널이 있는 세포와 없는 세포를 물에 넣고 세포의 모습을 비교하였더니 아래 그림과 같은 결과를 얻었다.

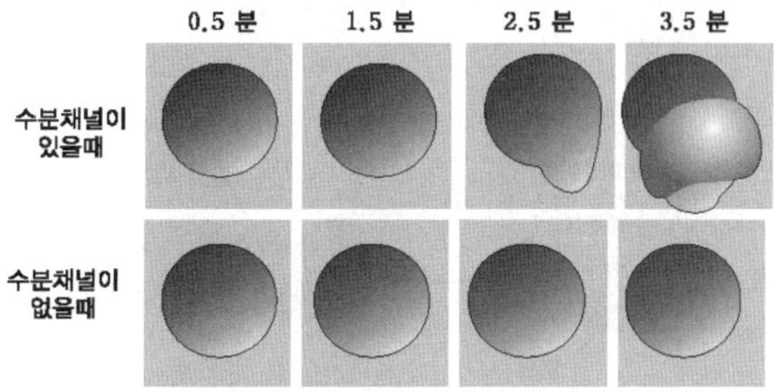

[실험 2]

요붕증에 걸린 어떤 사람의 유전자를 검사하였더니 수분채널-2 유전자에 돌연변이가 일어나 비정상적인 수분채널을 형성하였다.

[실험 3]

수분채널-1 유전자를 결실시킨 쥐의 경우 물이 풍부한 조건에서는 정상적인 혈액삼투압을 유지하였으나 물이 부족한 조건에서는 혈액의 삼투압이 매우 높았다.

위 실험 결과에 대한 해석이나 추론으로 옳은 것만을 〈보기〉에서 있는 대로 고른 것은?

[보기]

ㄱ. 수분채널은 물의 수동 수송에 관여하는 막단백질이다.
ㄴ. 수분채널은 신장의 헨레고리 전체와 말부세뇨관, 집합관 등에 발달되어 있을 것이다.
ㄷ. [실험 2]의 요붕증 환자에게 항이뇨호르몬을 주입하더라도 치료가 불가능해질 것이다.
ㄹ. 수분채널은 물이 풍부한 조건에서 주로 발현되는 단백질이다.

① ㄱ ② ㄱ, ㄷ ③ ㄴ, ㄷ
④ ㄱ, ㄴ, ㄷ ⑤ ㄱ, ㄷ, ㄹ

286

GPCR

다음은 효모에서 mating 행동에 관여하는 α-인자 페로몬의 신호전달에 관한 자료이다.

〈자료〉

- 효모에서 Mat a 반수체는 a-인자 페로몬을 분비하며, Mat α 반수체는 α-인자 페로몬을 분비한다.
- α-인자 페로몬은 Mat a 반수체에서 세포주기를 중지시키고 mating 반응을 일으킨다.
- α-인자 수용체를 통한 α-인자 페로몬의 신호전달경로

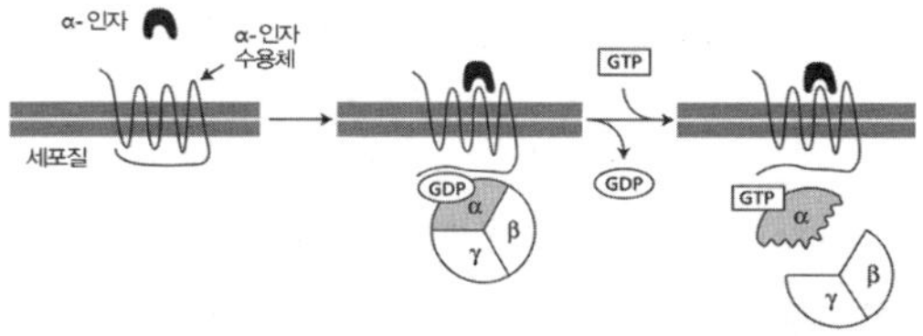

- G-단백질에 돌연변이가 생긴 Mat a 반수체에서 α-인자 페로몬에 대한 반응

G 단백질 소단위체 돌연변이	표현형	
	α-인자 페로몬 처리 않음	α-인자 페로몬 처리
야생형	정상 증식	증식 중지, mating 반응
α 결실	증식 중지	증식 중지, mating 반응
β 결실	정상 증식	정상 증식, 불임
γ 결실	정상 증식	정상 증식, 불임
α & β 결실	정상 증식	정상 증식, 불임
α & γ 결실	정상 증식	정상 증식, 불임
β & γ 결실	정상 증식	정상 증식, 불임

이에 대한 설명으로 옳은 것만을 〈보기〉에서 있는 대로 고른 것은?

[보기]

ㄱ. 활성화된 α-소단위체가 하류의 신호전달자에게 mating 신호를 전달한다.
ㄴ. Mat a 반수체에 GTPγS를 처리하면 α-인자 페로몬을 처리하지 않은 조건에서 증식 중지와 mating 반응을 보인다.
ㄷ. α-인자 수용체에 결합하지 못하는 α-소단위체 돌연변이를 가진 Mat a 반수체에서는 α-인자 페로몬이 없을 때에도 증식중지가 일어난다.

① ㄱ ② ㄴ ③ ㄷ
④ ㄱ, ㄴ ⑤ ㄴ, ㄷ

287

G ptn · 연관 단백질

다음은 심장 자율박동세포에서 아세틸콜린에 의해 일어나는 신호전달에 대해 알아본 실험이다.

〈자료〉

- GTPγS는 GTPase에 의해 가수분해되지 않는 GTP 유사체이다.
- 미세피펫에 봉합된 심장 자율박동세포의 세포막 일부에는 아세틸콜린 수용체와 G 단백질, 칼륨 채널 등이 존재한다.

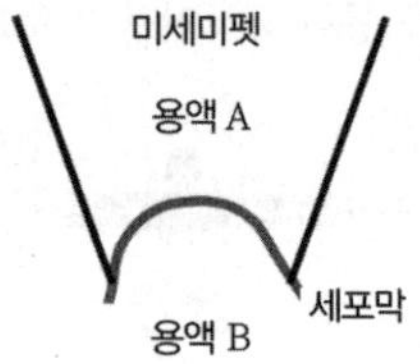

〈실험 과정〉

(가) 야생형 자율박동세포 또는 G 단백질의 α소단위체가 결손된 자율박동세포(ΔG_α)의 세포막 일부를 미세피펫에 봉합시킨다.

(나) 용액 A와 B의 조성을 다르게 하면서 칼륨 채널의 개폐를 측정한다.

〈실험 결과〉

세포	용액 A	용액 B	칼륨 채널
야생형	아세틸콜린		닫힘
야생형	아세틸콜린	GTP	열림
야생형		GTPγS	열림
ΔG_α			열림

이에 대한 설명으로 옳은 것만을 〈보기〉에서 있는 대로 고른 것은?

[보기]

ㄱ. cAMP의 농도 증가에 의해 칼륨 채널이 열린다.
ㄴ. GTPγS를 처리하면 G 단백질의 α 소단위체와 $\beta\gamma$소단위체가 분리된다.
ㄷ. 아세틸콜린을 처리하면 자율박동세포가 탈분극된다.

① ㄱ ② ㄴ ③ ㄷ
④ ㄱ, ㄴ ⑤ ㄱ, ㄷ

288

Epi/Ach

그림은 간세포와 혈관에서 에피네프린의 작용을 나타낸 것이다. 수용체 A~C는 각각 α 수용체와 β 수용체 중 하나이고, 혈관 a와 b는 각각 골격근 혈관과 내장 혈관 중 하나이다.

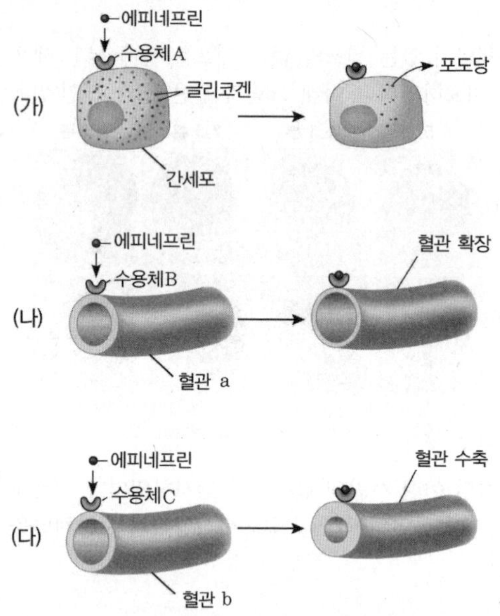

이에 대한 설명으로 옳은 것만을 〈보기〉에서 있는 대로 고른 것은?

[보기]

ㄱ. 수용체 A는 G 단백질 결합 수용체이다.
ㄴ. 수용체 B는 α 수용체이다.
ㄷ. 혈관 b는 골격근 혈관이다.

① ㄱ ② ㄴ ③ ㄷ
④ ㄱ, ㄴ ⑤ ㄴ, ㄷ

289

SHR

다음은 스테로이드 호르몬 수용체의 작용에 대해 알아본 실험이다.

〈자료〉

• 글루코코티코이드 수용체 X와 결손 돌연변이체

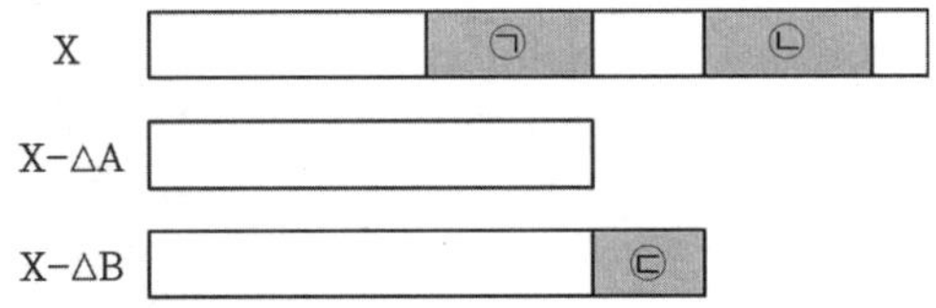

〈실험 Ⅰ〉

(가) X, X−ΔA, X−ΔB를 동물세포에 발현한다.

(나) 코티솔 처리 여부에 따른 표적유전자의 발현 정도를 측정한다.

	X		X−ΔA		X−ΔB	
코티솔 처리 여부	−	+	−	+	−	+
표적유전자의 상대적 발현량(%)	0	100	100	100	0	0

〈실험 Ⅱ〉

(가) GRE 서열을 포함하는 올리고뉴클레오티드를 방사능 표지한다.

(나) X, X−ΔA, X−ΔB, 코티솔을 여러 조합으로 첨가하고 상온에서 30분간 반응시킨다.

(다) 비변성 폴리아크릴아미드 겔에서 전기영동한 후, 자동방사선사진법으로 밴드를 확인한다.

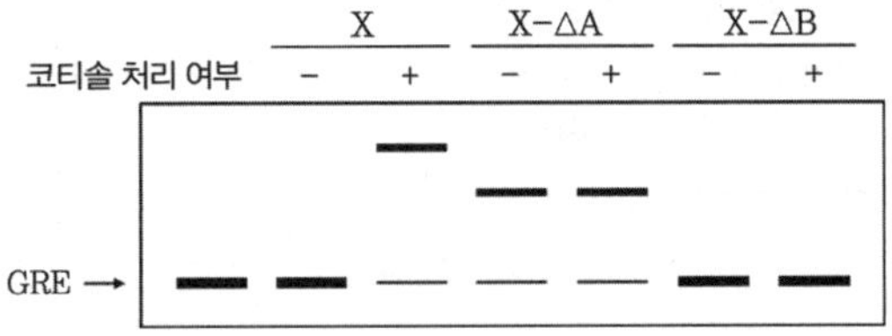

이에 대한 설명으로 옳은 것만을 〈보기〉에서 있는 대로 고른 것은?

[보 기]

ㄱ. 코티솔은 ㉠에 결합한다.

ㄴ. ㉡은 DNA−결합 영역이다.

ㄷ. ㉢에 의해 DNA−결합 영역과 GRE 사이의 결합이 저해된다.

① ㄱ ② ㄴ ③ ㄷ
④ ㄱ, ㄴ ⑤ ㄱ, ㄷ

290

내분비 vs 외분비

그림 (가)와 (나)는 두 종류의 분비선에서 물질이 분비되는 모습을 나타낸 것이며, 그림(다)는 개의 십이지장 안쪽 벽에서 추출한 분비물(a)을 다른 개의 혈관을 통해 이자에 주입했을 때 이자액이 분비되는 것을 확인한 실험이다.

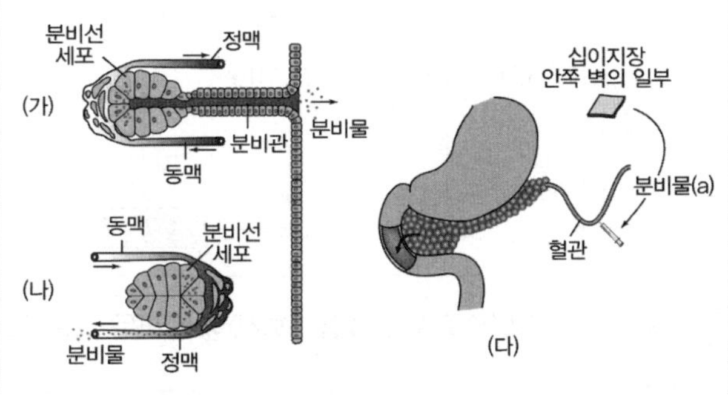

위 자료에 대한 설명으로 옳은 것을 〈보기〉에서 모두 고르시오.

[보 기]

ㄱ. 정소나 난소의 분비물은 (나)와 같은 방식으로 분비된다.

ㄴ. (가)와 (나)의 분비물은 모두 기관 특이성이 있다.

ㄷ. (나)의 분비물에 의해 (가)의 작용이 조절될 수 있다.

ㄹ. (나)의 분비물은 그림 (가)의 방식으로 분비된다.

ㅁ. 분비물(a)는 그림(가)의 방식으로 분비된다.

ㅂ. 분비물(a)는 십이지장 벽의 소화샘에서 합성된다.

① ㄱ, ㄷ ② ㄹ, ㅂ ③ ㄴ, ㄷ, ㄹ
④ ㄴ, ㄹ, ㅁ, ㅂ ⑤ ㄴ, ㄷ, ㄹ, ㅁ, ㅂ

291

항상성 조절

그림은 우리 몸에서 이루어지는 몇 가지 유형의 항상성 조절 경로를 모식적으로 나타낸 것이다.

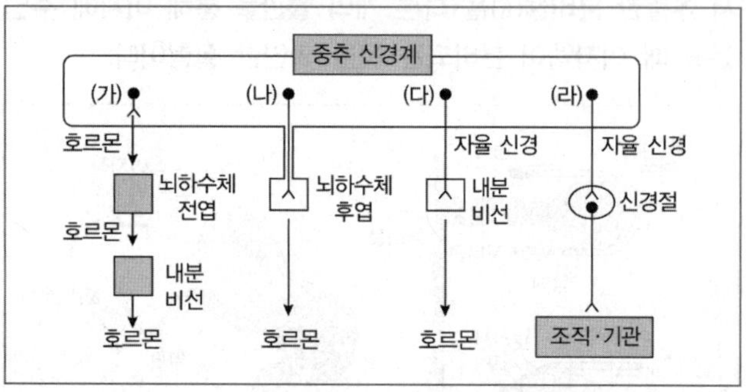

위 자료에 대한 설명으로 옳은 것을 〈보기〉에서 모두 고르시오.

[보 기]

ㄱ. 위 자료의 중추 신경계는 간뇌의 시상 하부이다.
ㄴ. 당질 코르티코이드의 분비는 (가)의 경로를 통해 이루어진다.
ㄷ. 혈당량의 조절은 주로 (라)과정을 통해 조절된다.
ㄹ. (나)의 예로 ADH의 삼투압 조절과 옥시토신의 출산 과정이 있다.
ㅁ. (가), (나), (다)는 피드백에 의해서 조절되고, (라)는 길항 작용에 의해 조절된다.

① ㄱ, ㄷ, ㅂ, ㅅ ② ㄱ, ㄹ, ㅂ ③ ㄱ, ㄴ, ㄹ
④ ㄷ, ㄹ, ㅂ ⑤ ㄱ, ㄴ

292

뇌하수체 호르몬

다음 그림은 사람의 뇌하수체 호르몬의 분비과정과 작용을 나타낸 것이다.

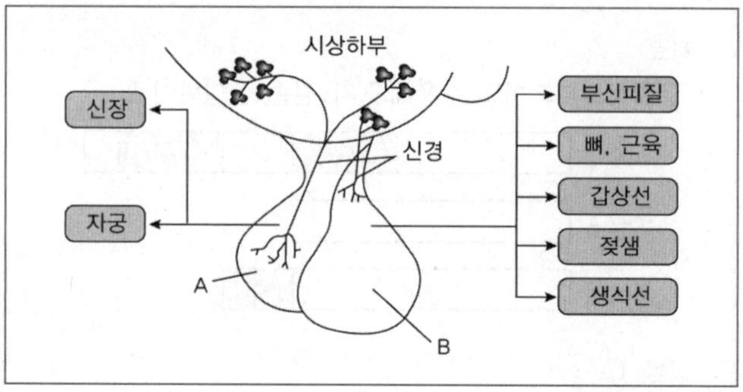

- 뇌하수체 전엽 : 시상하부 신경 세포의 조절 작용으로 호르몬을 생성, 분비한다.
- 뇌하수체 후엽 : 시상하부 신경 세포에서 생성된 호르몬을 저장하였다가 분비한다.

위 자료에 대한 해석으로 옳은 것을 〈보기〉에서 모두 고르시오.

[보 기]

ㄱ. 옥시토신은 뇌하수체 후엽에서 생성되어 자궁을 수축시킨다.
ㄴ. 갑상선 호르몬은 B에서 합성되어 분비된다.
ㄷ. 뇌하수체 전엽 호르몬의 일부는 외분비선을 자극한다.
ㄹ. 뇌하수체 전엽에 이상이 생길 경우 성장 호르몬 분비가 영향을 받는다.
ㅁ. FSH와 LH는 B에서 생성되어 정소의 작용을 촉진한다.
ㅂ. 뇌하수체에 이상이 생기더라도 이자나 부신수질 호르몬은 직접적인 영향이 없다.

① ㄱ, ㄷ, ㅂ, ㅅ ② ㄱ, ㄹ, ㅂ ③ ㄱ, ㄴ, ㄹ
④ ㄷ, ㄹ, ㅂ ⑤ ㄱ, ㄴ

293

호르몬 분비조절

그림은 티로신의 분비 조절 과정을, 표는 세 마리의 쥐 (가)~(다)의 혈중 호르몬 A~C의 농도를 정상 쥐와 비교하여 나타낸 것이다.

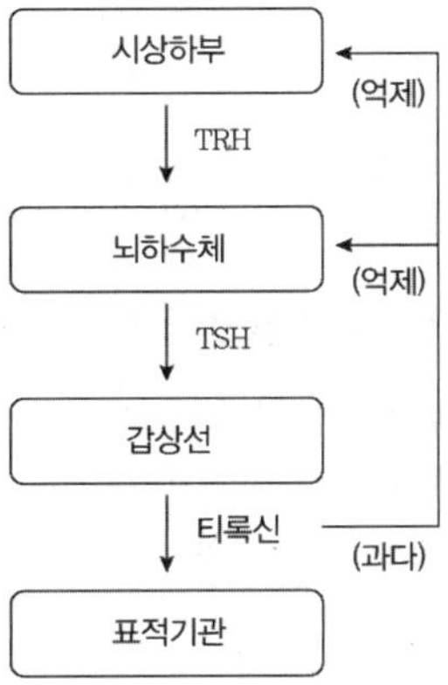

Ⅰ. 갑상선의 절반이 제거된 쥐
Ⅱ. 혈액에 다량의 티록신이 주사된 쥐
Ⅲ. 추운 날씨에 노출된 쥐

쥐 \ 호르몬	A	B	C
(가)	낮음	높음	낮음
(나)	높음	낮음	높음
(다)	높음	높음	?

이에 대한 설명으로 옳은 것을 〈보기〉에서 모두 고르시오. (단, 쥐 (가)~(다)는 Ⅰ~Ⅲ 중 하나이고 A~C는 TRH, TSH, 티록신 중 하나이다.)

[보 기]

ㄱ. 쥐 (다)의 호르몬 C는 '높음'이다.
ㄴ. 쥐 (가)는 티록신의 양을 조절하는 피드백이 제대로 이뤄지지 못하고 있다.
ㄷ. 쥐 (나)는 Ⅰ, 쥐 (다)는 Ⅲ이다.
ㄹ. 요오드 섭취가 부족한 쥐라면 쥐 (나)와 비슷한 호르몬 농도가 나타난다.
ㅁ. 사상하부가 제거된 쥐라면 A, B, C가 모두 낮아진다.
ㅂ. 쥐 (가)는 체온 상승, 체중 감소, 안구 돌출 등이 나타날 수 있다.

① ㄱ, ㅂ
② ㄱ, ㄷ, ㄹ, ㅁ, ㅂ
③ ㄴ, ㄹ
④ ㄷ, ㄹ
⑤ ㄱ, ㄴ, ㄷ, ㄹ

294

인슐린과 당뇨병

그래프 (가)는 당뇨병 환자 A와 B의 혈당량과 인슐린의 변화를 나타낸 것이고, 그래프 (나)는 정상인의 이자에서 분비되는 두 가지 혈장 조절 호르몬 (㉠, ㉡)을 나타낸 것이다.

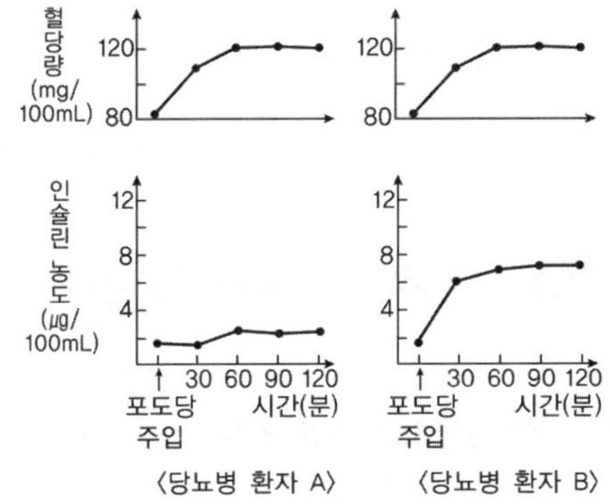

(가)

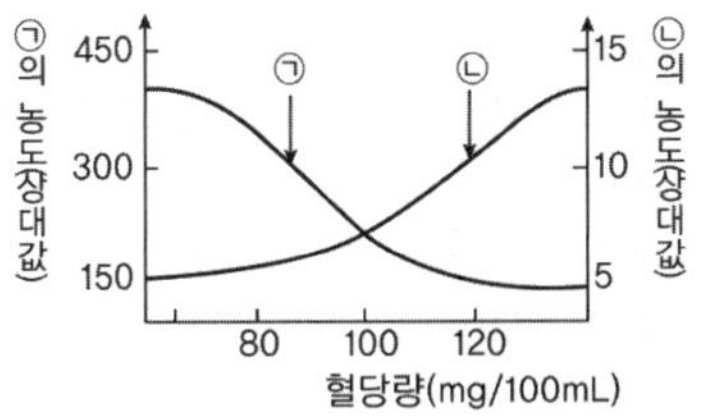

(나)

이 자료에 대한 설명으로 옳은 것을 〈보기〉에서 모두 고르시오. (단 혈당량의 정상치는 100mg/100mL이다.)

[보 기]

ㄱ. 호르몬 ㉠은 이자의 α세포에서 분비되며 혈당량을 높인다.
ㄴ. 정상인에게 ㉠호르몬을 투여하면 잠시 후 ㉡의 양이 증가한다.
ㄷ. 운동 시 호르몬 ㉠이 증가하여 혈당량이 정상으로 유지된다.
ㄹ. 당뇨병 환자 A는 ㉡이 부족하게 분비되는 것이 원인이다.
ㅁ. 당뇨병 환자 B는 이자의 이상에 의해서 유발된다.
ㅂ. 고혈당이 지속될 경우 신장에서 포도당의 여과량이 재흡수량 보다 적어진다.

① ㄱ, ㅂ
② ㄱ, ㄷ, ㄹ, ㅁ, ㅂ
③ ㄴ, ㄹ
④ ㄷ, ㄹ
⑤ ㄱ, ㄴ, ㄷ, ㄹ

295

혈당량 조절

그림은 혈당량의 조절 경로를 나타낸 것이다.

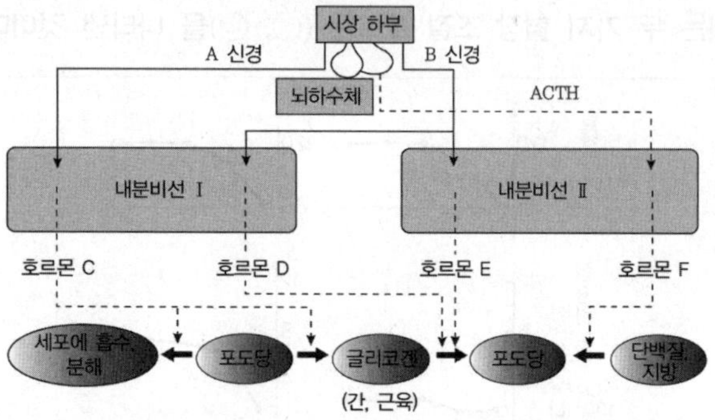

위 자료에 대한 설명으로 옳은 것을 〈보기〉에서 모두 고르시오.

[보 기]

ㄱ. A는 부교감 신경, B는 교감 신경이다.
ㄴ. 내분비선 Ⅰ의 α세포에서 C가 분비되고 β세포에서 D가 분비된다.
ㄷ. 내분비선 Ⅱ는 부신이며 피질에서 E가 분비되고 수질에서 F가 분비된다.
ㄹ. 의 분비량이 적을 경우 고혈당이 지속되고 간의 글리코겐 양이 증가한다.
ㅁ. 호르몬 E와 호르몬 F는 길항적으로 혈당량을 조절한다.
ㅂ. 인슐린의 농도는 피드백에 의해 적절히 조절된다.

① ㄱ, ㅂ
② ㄱ, ㄷ, ㄹ, ㅁ, ㅂ
③ ㄴ, ㄹ
④ ㄷ, ㄹ
⑤ ㄱ, ㄴ, ㄷ, ㄹ

296

Hr의 종류 및 특징

표는 펩티드호르몬과 스테로이드호르몬을 비교한 것이다.

호르몬	펩티드호르몬	스테로이드호르몬
합성 및 저장	㉠	필요시 합성
세포에서의 방출	㉡	단순확산
혈액에서의 운반	혈장에 용해	㉢
반감기	㉣	㉤
표적세포에서의 반응	신호전달경로의 활성화	㉥

이에 대한 설명으로 옳지 <u>않은</u> 것은?

① ㉠에서 펩티드호르몬은 분비소포에 저장된다.
② ㉡은 세포외방출(exocytosis)이다.
③ ㉢에서 스테로이드호르몬은 단백질에 결합된 상태로 운반된다.
④ ㉣보다 ㉤이 짧은 편이다.
⑤ ㉥은 유전자 발현 조절이다.

297

수용체의 종류와 작용

다음 자료는 서로 다른 종류의 호르몬이 작용하는 방식을 나타낸 그림이다.

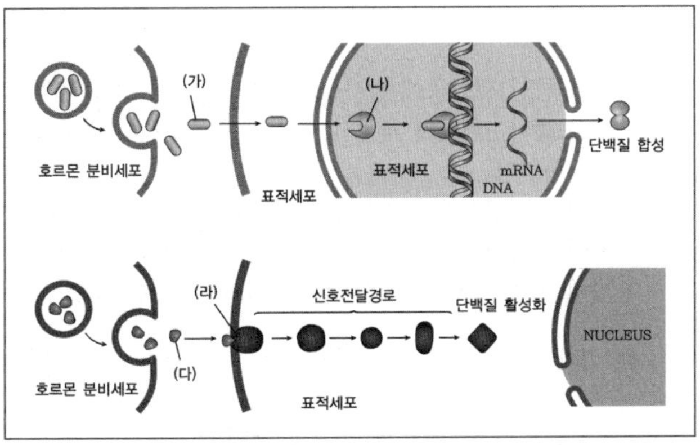

위 자료에 대한 설명이나 추론으로 옳은 것만을 〈보기〉에서 있는 대로 고른 것은?

[보 기]

ㄱ. (가)와 (나)는 지용성 물질이고, 전사인자로 작용한다.
ㄴ. (다)는 제 2차 성징의 발현 등의 장기적인 효과로 나타내고, (가)는 세포의 대사조절이나 운동성 등의 단기적인 효과로 나타난다.
ㄷ. (라)의 표면의 일부는 반드시 소수성 아미노산으로 덮여 있어야 한다.
ㄹ. (나)의 예로는 코티졸 수용체(cortisol receptor)가 있으며, (라)의 예로는 G단백질 연계 수용체(G-protein liked receptor)과 단백질 인산화효소(receptor tyrosine kinase) 등이 있다.

① ㄱ, ㄴ　② ㄱ, ㄹ　③ ㄴ, ㄷ
④ ㄴ, ㄹ　⑤ ㄷ, ㄹ

298

Ca2+ 생리적 작용

칼슘이온은 생체에서 많은 생리현상에 관여하는 이온으로, 생체 내 유기구성 물 다음으로 가장 풍부한 무기이온이다. 칼슘이온은 다음 그림에서 나타낸 것처럼 세포질에서 그 농도가 낮게 유지되며, 세포외부나 소포체, 미토콘드리아 내부에 저장된다. 세포질에 칼슘이온의 농도가 높아지면, 칼슘과 결합한 칼모듈린에 의해 다양한 생리 반응이 유발된다. 또한 칼슘은 침적되어 저장 되며 호르몬조절에 의해 혈액의 칼슘농도는 일정하게 유지된다.

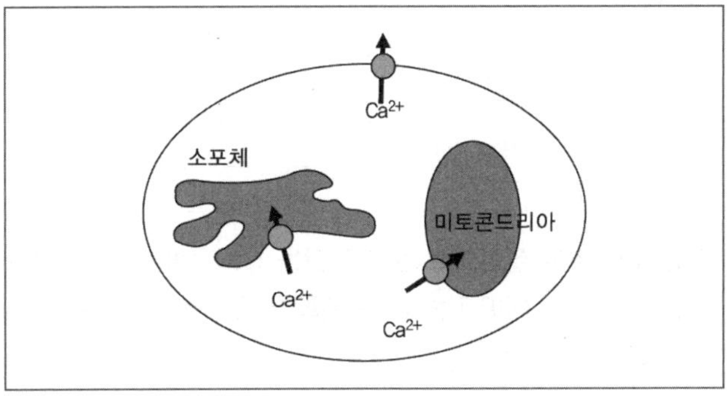

세포내 칼슘 농도 상승에 기여한 기원과 작용을 옳게 연결한 것만을 〈보기〉에서 있는 대로 고른 것은?

[보 기]

ㄱ. 소포체로부터 칼슘 이온방출 – 가교형성이 가능하도록 하여 골격 근수축 촉진
ㄴ. 미토콘드리아로부터 칼슘이온 방출 – 시냅스 전 뉴런의 시냅스 소포 방출 촉진
ㄷ. 소포체로부터 칼슘이온 방출 – 수정란에서 다정자수정 방지를 위한 수정막 형성 촉진
ㄹ. 미토콘드리아로부터 칼슘이온 방출 – 내장근의 근수축 촉진
ㅁ. 소포체로부터 칼슘이온 방출 – 신경세포의 돌기 형성 촉진으로 장기기억 형성

① ㄱ, ㄷ　② ㄷ, ㄹ　③ ㄱ, ㄷ, ㄹ
④ ㄴ, ㄹ, ㅁ　⑤ ㄱ, ㄴ, ㄷ, ㄹ

299

신호전달 상위

다음 표는 상피세포 성장인자(EGF) 수용체의 신호전달경로를 확인하기 위하여 연계 단백질의 활성제 및 억제제를 처리하고 세포분열을 촉진하는 전사인자인 AP-1의 활성을 측정한 결과이다. (단, +는 연계 단백질의 활성을 나타내며, -는 불활성을 나타낸다. GTPγS는 분해되지 않는 GTP의 형태이다.)

연계 단백질	EGF	EGF + A 억제제	GTPγS	TGF-β
A	+	−	+	−
B	+	−	−	−
C	−	−	+	+
D	+	+	+	−
AP−1 활성	+	−	−	−

위 결과에 대한 설명으로 옳은 것만을 〈보기〉에서 있는 대로 고른 것은? (단, TGF-3는 세포분열을 억제하는 신호물질이다.)

[보 기]

ㄱ. EGF 신호전달 경로는 G−단백질인 A의 활성을 유발한다.
ㄴ. EGF와 TGF−P를 동시에 처리한 경우 세포분열이 유발되지 않을 것이다.
ㄷ. EGF의 신호전달경로는 EGF → C → A → B → AP−1로 나타낼 수 있다.
ㄹ. D의 돌연변이로 발생한 종양의 경우 TGF−P를 처리하여 종양을 억제할 수 있다.

① ㄱ, ㄴ ② ㄱ, ㄷ ③ ㄴ, ㄷ
④ ㄴ, ㄹ ⑤ ㄷ, ㄹ

300

신호물질의 작용

신호분자인 리간드 x가 세포 Y에 결합하는 특성을 알기 위하여 아래와 같은 실험을 수행하였다.

〈실험 과정〉
(가) 배양 중인 세포 Y에 방사성물질로 표지한 리간드 표의 양을 증가시켜가며 처리한 후 세포에 결합하는 정도를 측정하였다.
(나) 다량의 비방사성 리간드 표의 존재 하에서, 동일한 세포에 방사성물질로 표지한 리간드 표의 양을 증가시켜가며 처리한 후 세포에 결합하는 정도를 측정하였다.

〈실험 결과〉

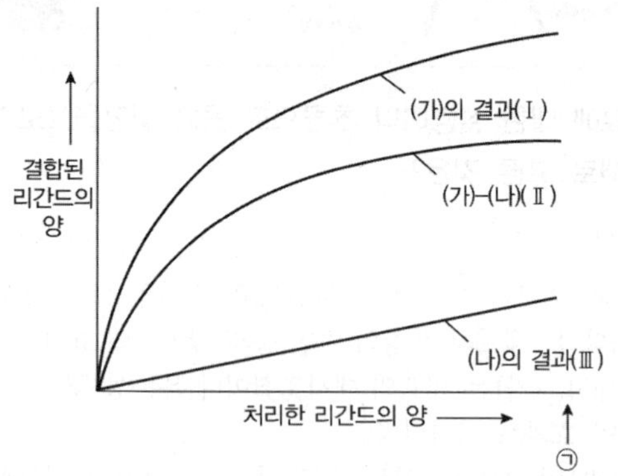

위 실험에 대한 다음 추론으로 옳지 않은 것은?

① 리간드 표는 세포 Y에 존재하는 리간드 표의 수용체에만 특이적으로 결합 한다.
② 리간드 X는 세포 Y에 존재하는 수용체와 친화력이 크다.
③ 리간드 표의 농도 ㉠에서 세포 모의 리간드 표의 수용체는 거의 리간드 X가 결합하고 있다.
④ 다량의 비방사성 리간드 X가 있으면, 방사성 리간드 표는 세포 Y의 수용체에 거의 결합하지 못한다.
⑤ 세포 Y에 존재하는 리간드 표에 대한 수용체의 수를 계산하기 위해서는 그래프(Ⅱ)를 이용해야한다.

301

신호전달의 상위

세포주기는 검문지점(check point)으로 알려진 사이클린(cyclin)과 Cdk 복합체에 의해 조절되며, 세포외부에서의 신호인자와 더불어 복잡한 세포내 신호 체계를 경유하여 세포분열을 조절한다. 다음은 세포주기 조절인자들의 연계 반응의 하나를 요약한 것이다.

(가) p21은 사이클린 D/Cdk4와 결합하여 Cdk4 활성을 억제하여 세포주기 진행을 지연시킨다.
(나) Rb 단백질은 전사인자인 E2F에 결합하여 유전자 발현을 억제하고, 인산화되면 구조변이로 인해 E2F와 결합하지 못한다.
(다) 사이클린 D는 성장인자에 의해 생성이 촉진되며 세포주기 진행을 촉진한다.
(라) 자외선에 노출되면 p53에 의해 p21의 전사가 촉진된다.

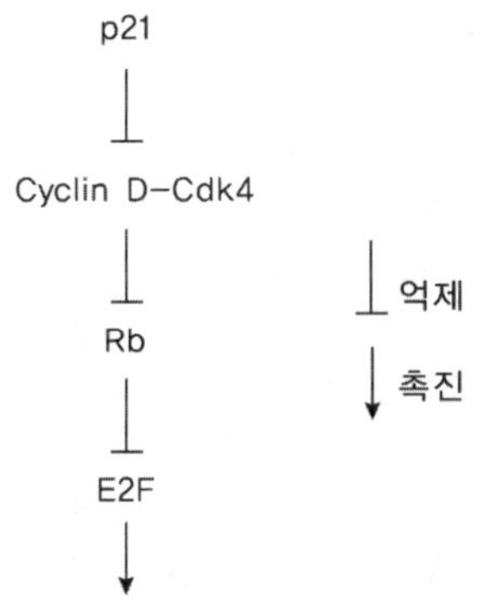

위 자료에 대한 추론으로 옳은 것은?

① 성장인자에 의해 사이클린 D 농도가 증가하여 Cdk4가 활성화되면 Rb 단백질은 탈인산화(dephosphorylation)된다.
② 자외선이 조사된 세포에서 사이클린 D의 합성이 억제되어 Rb 단백질을 억제하지 못한다.
③ Rb 유전자의 돌연변이로 Rb 단백질이 과다 발현되면 세포주기 진행이 촉진된다.
④ Cdk4에 의해 E2F에 대한 Rb 단백질의 억제기작이 해제되면 세포는 즉시 분열기로 진입한다.
⑤ p53 유전자의 기능상실 돌연변이체(loss of function mutant)에서는 자외선이 조사되어도 E2F가 활성화되어 세포분열이 촉진된다.

302

Hormon 정량

다음은 RIA(radioimmunoassay)의 실험 방법이다.

(1) 방사성 물질로 표지된 정량의 호르몬과 여러 농도의 방사선이 표지 되지 않은 호르몬을 처리해 준다.
(2) 각각에 대해 정량의 항체를 섞어준다.
(3) 각 경우 항체와 결합된 채 남아 있는 방사성 동위원소의 양을 측정 하여 아래 그래프를 얻는다.
(4) 혈청 샘플을 얻어 방사성 물질로 표지된 정량의 호르몬과 섞어준 후, 정량의 항체를 섞어주었다. 이 때 항체에 결합된 채 남아있는 방사성 동위원소의 양을 측정하여 혈청 내 호르몬의 양을 확인할 수 있다.

여러 가지 호르몬에 대한 RIA 실험 결과 다음과 같은 그래프를 얻을 수 있었다고 한다. (B 지점은 정상인의 바소프레신, 인슐린, 티록신 또는 임신 전의 FSH 농도를 나타내고 있다.)

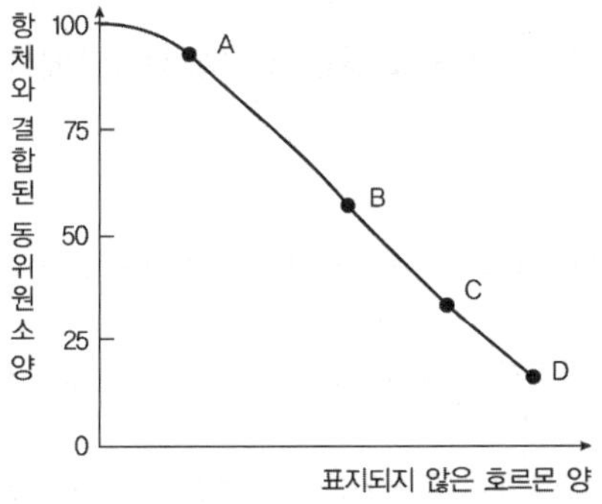

이 그래프에 대한 설명이나 추론으로 옳은 것만을 〈보기〉에서 있는 대로 고른 것은?

[보기]
ㄱ. 혈압이 낮아질 경우 소변의 양을 줄여야 하므로, 혈장 내 바소프레신의 농도는 A쪽으로 이동하게 될 것이다.
ㄴ. 식사 후 1시간이 지나면 혈당량이 높아지므로 이를 글리코겐 형태로 저장하기 위해 인슐린 농도는 C와 같이 나타날 것이다.
ㄷ. D와 같은 경우는, 갑상선 항진증 환자에서의 티록신 양으로 볼 수 있을 것이다.
ㄹ. 임신 16주가 되면 프로게스테론의 분비가 태반에서 이루어지며 FSH의 양도 지속적으로 늘어나게 된다. 따라서 FSH의 농도는 C와 같이 나타날 것이다.

① ㄱ, ㄴ ② ㄱ, ㄹ ③ ㄴ, ㄷ
④ ㄴ, ㄷ, ㄹ ⑤ ㄱ, ㄴ, ㄷ, ㄹ

303

단기 Stress

부신은 몸이 스트레스에 대응할 수 있도록 해주는 호르몬을 분비한다. 다음 그림은 부신 수질과 부신 피질에서 호르몬이 분비되는 과정을 나타낸 모식도이다.

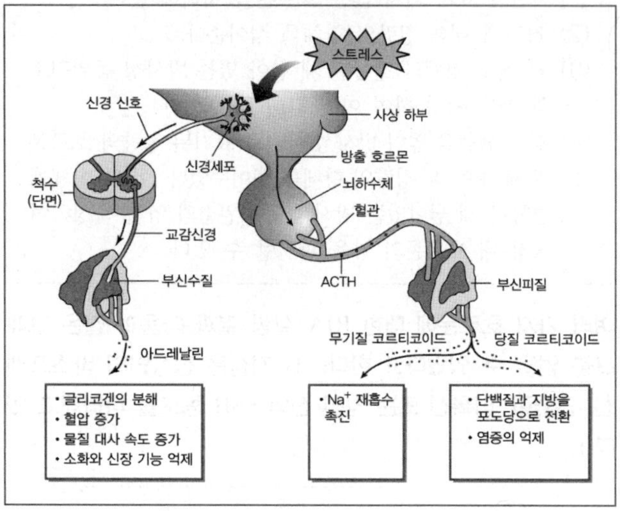

위 그림에 대한 추론으로 옳은 것만을 〈보기〉에서 있는 대로 고른 것은?

[보 기]

ㄱ. 스트레스에 대한 반응은 부신 수질에 비해 부신 피질이 더 빠르다.
ㄴ. 부신 피질과 부신 수질은 모두 혈당량을 증가시키는 작용을 한다.
ㄷ. 부신 수질에서 분비되는 호르몬은 심장의 박동을 촉진시킨다.
ㄹ. 무기질 코르티코이드는 혈액의 삼투압이 높을 때 주로 분비된다.

① ㄱ, ㄴ ② ㄱ, ㄷ ③ ㄴ, ㄷ
④ ㄴ, ㄹ ⑤ ㄷ, ㄹ

304

Ca2+ Level 조절

다음은 혈장칼슘농도에 따른 칼시토닌(CT)과 파라토르몬(PTH)의 농도를 나타내는 그래프와, 뼈의 구조에서 골세포(osteocyte), 조골세포(osteoblast), 및 파골세포(osteoclast)를 나타낸 그림이다.

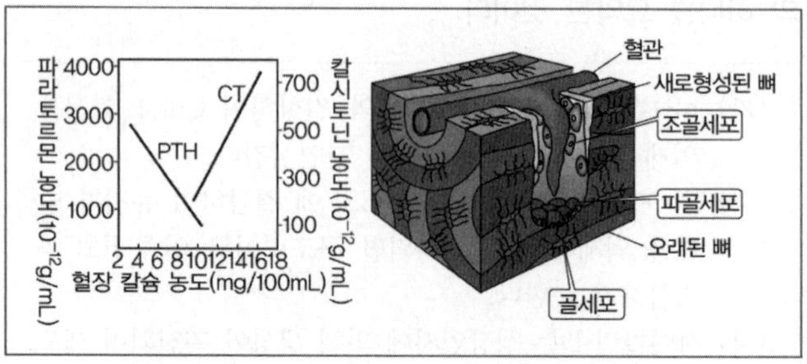

위 자료에 대한 설명으로 옳은 것만을 〈보기〉에서 있는 대로 고른 것은?

[보 기]

ㄱ. 칼시토닌 분비가 증가하면 칼슘농도가 증가하게 되어 조골세포가 뼈 형성을 증가시킨다.
ㄴ. 조골세포가 작용이 왕성할 때에는 소장에서 칼슘의 흡수가 감소되며 신장에서 칼슘의 배설이 증가할 때이다.
ㄷ. 혈장칼슘농도가 감소하면 PTH 분비가 증가되어 파골세포가 뼈를 파괴하여 뼈 속에 저장된 칼슘을 방출한다.
ㄹ. 칼슘농도가 감소하면 소장에서 칼슘의 흡수가 증가하며 신장에서 칼슘의 재흡수가 증가된다.
ㅁ. 뼈를 파괴하고 흡수하는 파골세포는 백혈구를 만드는 세포계열에서 유래되었으며, 뼈에 파고 들어가다 뼈 속에 갇히게 되면 골세포가 된다.

① ㄴ, ㄷ ② ㄴ, ㅁ ③ ㄱ, ㄷ, ㄹ
④ ㄱ, ㄹ, ㅁ ⑤ ㄴ, ㄷ, ㄹ

305

티록신 분비기작

다음 그림은 갑상선 호르몬인 티록신의 분비 및 조절과정을 모식적으로 나타낸 것이다. (단, 각 단계의 화살표는 활성 또는 억제기작을 나타내지 않고 단순히 작용점을 표시한 것이다.)

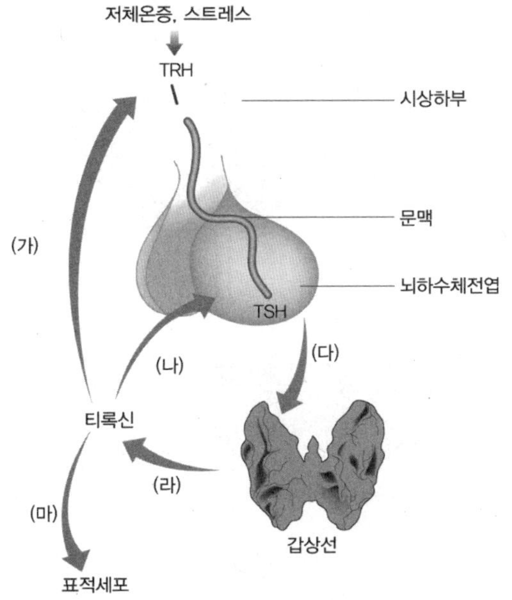

위 그림에 대한 설명으로 옳은 것만을 〈보기〉에서 있는 대로 고른 것은?

[보 기]

ㄱ. 음성되먹임(negative feedback)으로 작용하는 것은 (가)와 (나) 단계이다.
ㄴ. (라)의 과정이 억제되면 갑상선종이 유발될 것이다.
ㄷ. (다)의 과정이 차단되면 저체온증이 유발될 것이다.
ㄹ. (마) 단계의 작용은 G-단백질 억제제에 의해 저해될 것이다.

① ㄴ, ㄹ ② ㄷ, ㄹ ③ ㄱ, ㄴ, ㄷ
④ ㄱ, ㄷ, ㄹ ⑤ ㄴ, ㄷ, ㄹ

306

갑상선 기능 항진, 저하증

아래 그래프는 방사선이 표지된 요오드를 구강 섭취한 뒤, 갑상선에 남아 있는 방사성 요오드의 양을 측정한 결과이다.

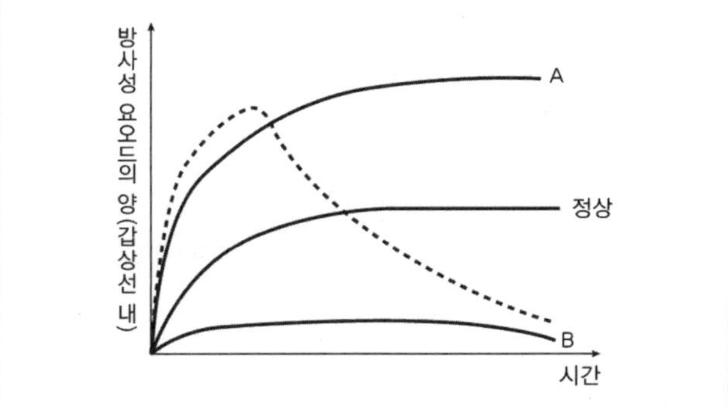

이 모식도에 대한 설명과 추론으로 옳은 것만을 〈보기〉에서 있는 대로 고른 것은? (점선은 구강으로 섭취한 방사성 요오드의 잔류량 곡선이고, 실선은 정상인과 갑상선 질환을 앓고 있는 환자들(A, 리의 갑상선에 남아있는 방사선 잔류량의 곡선이다.)

[보 기]

ㄱ. A 그래프의 환자는 음성 피드백 조절에 문제가 생겨서, 계속적으로 호르몬 합성을 요구하게 되므로 갑상선 부종 등이 발생하게 된다.
ㄴ. A 그래프의 환자에게 TSH(갑상선 자극 호르몬)를 정맥 주사하면, 방사성 요오드 축적량의 감소를 볼 수 있을 것이다.
ㄷ. B 그래프의 환자는 성장이 원활히 이루어지지 않고, 평소 무기력증에 시달릴 것이다.
ㄹ. 갑상선에는 요오드를 주성분으로 하는 물질이 존재하며, 정상인의 경우 늘 일정한 양으로 유지되고 있음을 알 수 있다.

① ㄱ, ㄴ, ㄷ ② ㄱ, ㄴ, ㄹ ③ ㄱ, ㄷ, ㄹ
④ ㄴ, ㄷ, ㄹ ⑤ ㄱ, ㄴ, ㄷ, ㄹ

307

Hieracy

그림은 성장호르몬(GH)의 조절 회로를 나타낸 것이다.

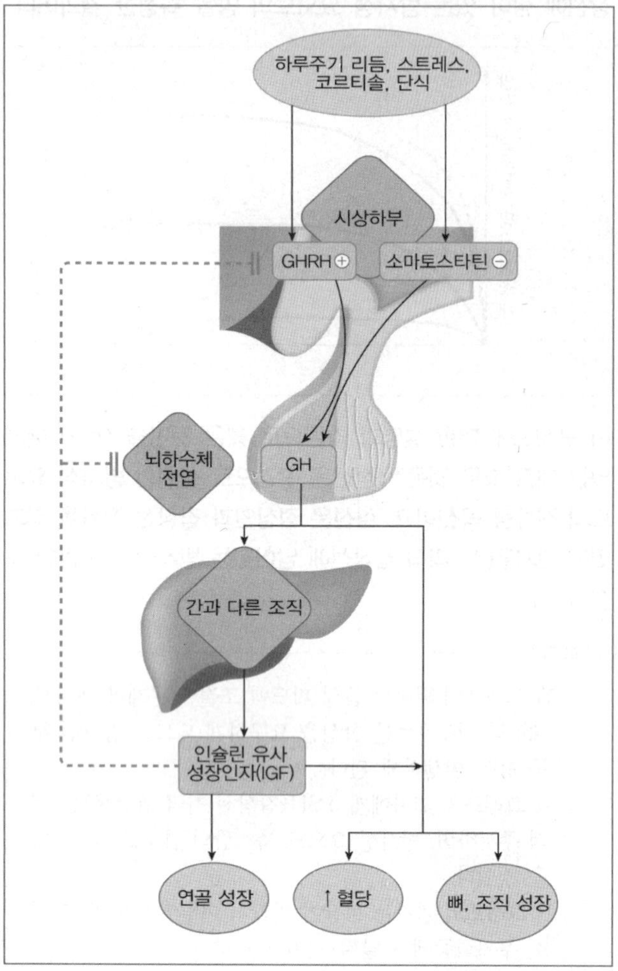

이에 대한 설명으로 옳은 것만을 〈보기〉에서 있는 대로 고른 것은?

[보기]

ㄱ. 코르티솔 분비는 키 성장을 촉진한다.
ㄴ. GH는 IGF의 분비를 자극하는 자극호르몬으로 작용한다.
ㄷ. IGF가 분비되지 않으면 뇌하수체 전엽의 GH 분비가 감소한다.

① ㄱ ② ㄴ ③ ㄷ
④ ㄱ, ㄴ ⑤ ㄴ, ㄷ

308

티록신

그림은 갑상샘 소포세포에서 일어나는 갑상샘호르몬 합성과정을 나타낸 것이다.

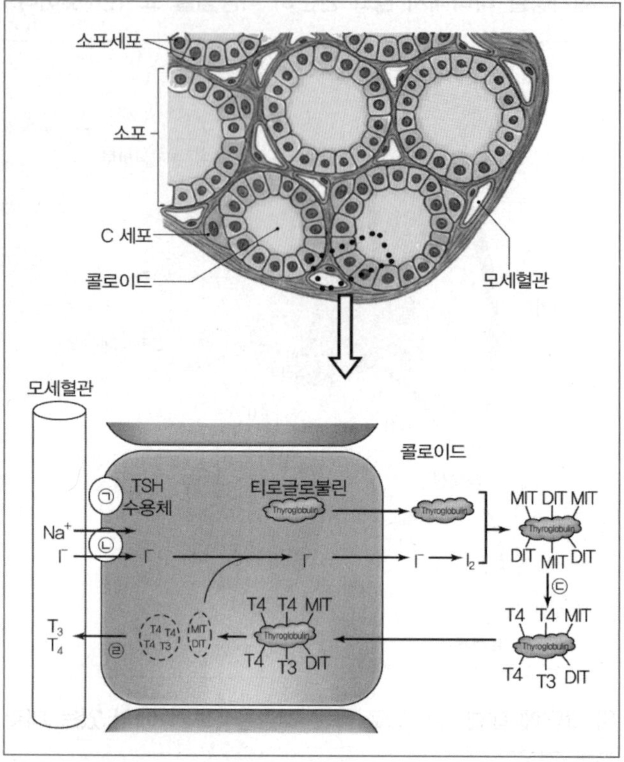

이에 대한 설명으로 옳은 것은?

① ㉠이 활성화되면 ㉡에 의한 세포 내부로의 요오드 유입량이 감소한다.
② T_4를 과다 섭취하면 ㉡의 활성이 증가한다.
③ ㉢을 억제하면 신체의 세포호흡이 증가한다.
④ ㉣에서 단순확산에 의해 혈관으로 이동한다.
⑤ T_3와 T_4는 표적세포의 세포막에 존재하는 수용체에 결합하여 신호전달경로를 유도한다.

309

갑상선기능항진증 / 저하증

표는 비대해진 갑상샘을 가진 환자 A와 B에서 관련 호르몬의 혈청 농도를 나타낸 것이다. (단, 환자는 시상하부와 뇌하수체에 이상이 없다.)

	환자 A	환자 B
TRH 수준	높음	낮음
TSH 수준	높음	낮음
T_4(티록신) 수준	낮음	높음

이에 대한 설명으로 옳은 것만을 〈보기〉에서 있는 대로 고른 것은?

[보 기]

ㄱ. 요오드가 결핍되면 환자 A와 같은 양상을 보인다.
ㄴ. 환자 A보다 환자 B가 추위에 더 민감하다.
ㄷ. 정상인에 TRH 수용체 단백질의 작용제(agonist)를 처리하면 TRH의 혈청 농도가 높아진다.

① ㄱ ② ㄴ ③ ㄷ
④ ㄱ, ㄴ ⑤ ㄴ, ㄷ

310

부신

표는 코르티솔 분비와 관련된 기관에서 종양이 형성된 환자 A~C에서 관련 호르몬의 혈청 농도를 나타낸 것이다.

	환자 A	환자 B	환자 C
CRH 수준	높음	낮음	낮음
ACTH 수준	높음	높음	낮음
코르티솔 수준	높음	높음	높음

이에 대한 설명으로 옳은 것만을 〈보기〉에서 있는 대로 고른 것은?

[보 기]

ㄱ. 환자 A는 뇌하수체에 종양이 형성되었다.
ㄴ. 환자 B의 시상하부를 절제하면 코르티솔의 농도가 감소한다.
ㄷ. 환자 C의 뇌하수체를 절제해도 코르티솔의 농도는 변하지 않는다.

① ㄱ ② ㄴ ③ ㄷ
④ ㄱ, ㄴ ⑤ ㄴ, ㄷ

311

생식세포분열

다음 그림(가)는 사람의 정자가 형성되는 과정을, 그림(나)는 사람의 난자가 수정되는 과정을 나타낸 것이다.

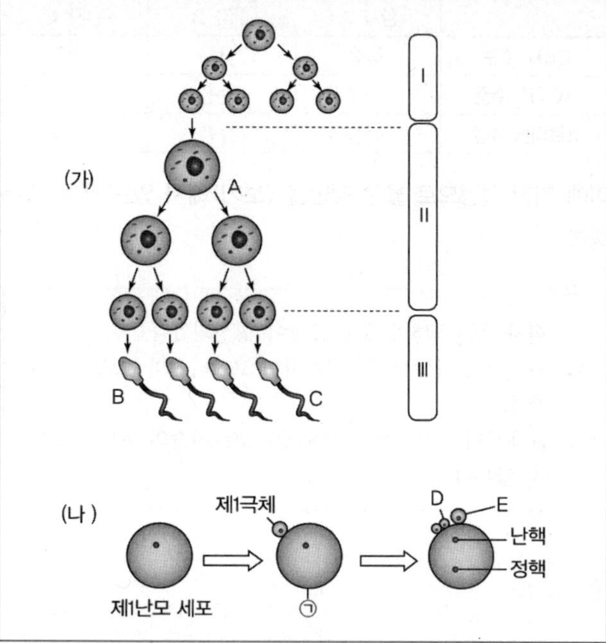

위 자료에 대한 설명으로 옳은 것을 <보기>에서 모두 고르시오.

[보 기]

ㄱ. Ⅰ은 체세포 분열을 통한 증식기이고 Ⅱ와 Ⅲ은 감수분열과정이다.
ㄴ. 정자 형성 과정 Ⅰ~Ⅲ은 세정관에서 일어난다.
ㄷ. 정자 B와 C의 유전자 구성은 동일하다.
ㄹ. 세포 당 DNA량은 A가 B의 약 4배이다.
ㅁ. 제1난모 세포가 ㉠이 되는 과정에서 상동 염색체가 분리된다.
ㅂ. D는 정자와 수정되더라도 양분 부족으로 발생하지 못한다.
ㅅ. D는 제2극체, E는 제1극체이다.

① ㄱ, ㄷ　② ㄱ, ㄴ, ㄹ, ㅂ
③ ㄱ, ㄴ, ㄹ, ㅂ, ㅅ　④ ㄱ, ㄴ, ㅂ
⑤ ㄴ, ㄷ, ㅁ, ㅂ, ㅅ

312

생식기관

그림은 남자와 여자의 생식 기관을 나타낸 것이다.

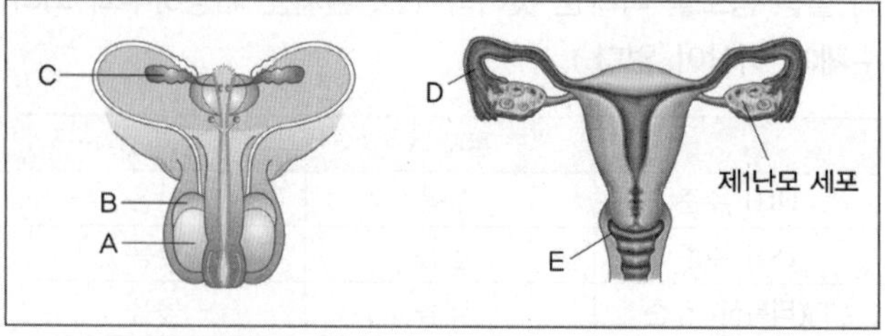

이에 대한 설명으로 옳은 것을 <보기>에서 모두 고르시오.

[보 기]

ㄱ. A에서 체세포 분열이 일어난다.
ㄴ. B에서 정자는 운동 능력을 갖춘다.
ㄷ. C는 전립선이며 주로 영양물질을 생산한다.
ㄹ. D는 정자와 수정란의 이동통로이다.
ㅁ. 정자의 첨체에는 수정막을 녹이는 효소가 있다.
ㅂ. 정액은 염기성을 띠고, E의 내부는 산성을 띤다.
ㅅ. 제1난모 세포는 사춘기 이후 일정한 주기로 생산된다.

① ㄱ, ㄷ　② ㄱ, ㄴ, ㄹ, ㅂ
③ ㄱ, ㄴ, ㄹ, ㅂ, ㅅ　④ ㄱ, ㄴ, ㅂ
⑤ ㄴ, ㄷ, ㅁ, ㅂ, ㅅ

313

난소호르몬

다음 그림(가)는 여성의 난소의 단면과 각 호르몬을 나타낸 것이고, 그림(나)는 월경기, 여포기, 배란기, 황체기 때의 난소의 모습을 순서 없이 나타낸 것이다.

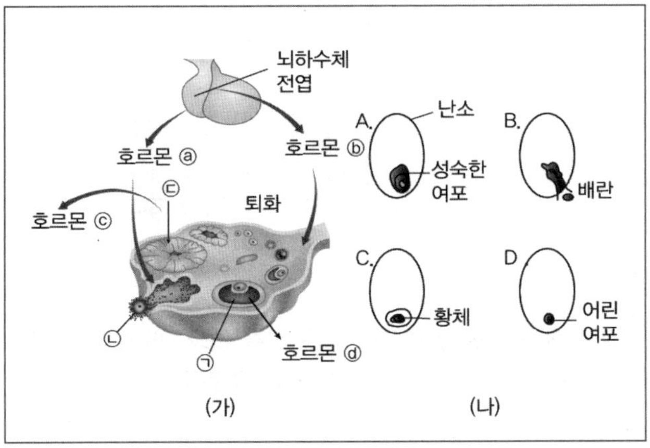

생식 주기 동안 일어나는 난소와 자궁의 변화에 대한 해석으로 옳은 것을 〈보기〉에서 모두 고르시오.

[보기]

ㄱ. (나)를 여성 주기의 순서대로 나열하면 D-A-B-C가 된다.
ㄴ. 호르몬 ⓑ는 월경 시작과 함께 분비량이 증가한다.
ㄷ. 난소가 A상태일 때 호르몬 ⓓ에 의해, ⓐ, ⓑ가 억제된다.
ㄹ. 난소가 B상태일 때 호르몬ⓐ에 의해, ⓛ이 ⓒ으로 전환된다.
ㅁ. 호르몬 ⓓ는 제1난모 세포의 형성을 억제한다.
ㅂ. 난관 수술을 하더라도 호르몬 ⓐ~ⓓ가 모두 분비된다.

① ㄱ, ㄷ
② ㄱ, ㄴ, ㄹ, ㅂ
③ ㄱ, ㄴ, ㅂ
④ ㄱ, ㄴ, ㄹ, ㅂ, ㅅ
⑤ ㄴ, ㄷ, ㅁ, ㅂ, ㅅ

314

여성호르몬 분비기작

다음은 여성의 생식주기에 따른 호르몬의 분비량 변화와 난소 및 자궁 내벽의 변화를 나타낸 것이다.

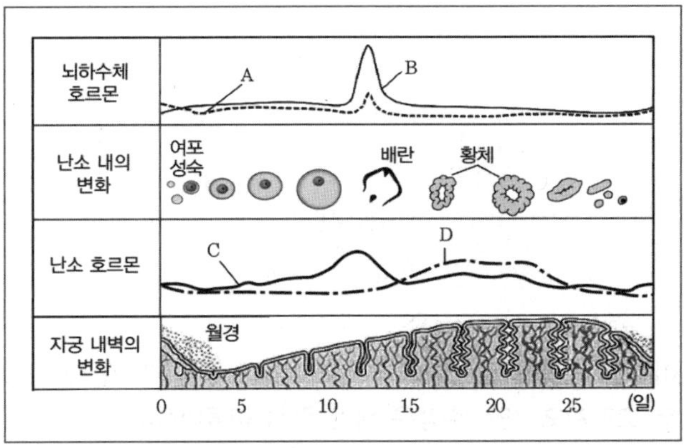

위 자료에 대한 설명으로 옳은 것을 〈보기〉에서 모두 고르시오. (단 여성의 폐경은 난소내 난모 세포가 퇴화되어 그 수가 감소한 것이 원인이다.)

[보기]

ㄱ. 호르몬 C는 여포와 황체에서 모두 분비된다.
ㄴ. 배란 이후 약 14일이 경과하면 난소에서 황체가 자연 퇴화된다.
ㄷ. 호르몬 A와 B의 표적기관은 난소와 자궁이다.
ㄹ. 폐경기 여성은 호르몬 C와 D의 분비가 감소하여 자궁벽이 발달하지 않는다.
ㅁ. 폐경기 여성은 피드백에 의해 호르몬 A와 B의 분비량이 감소한다.
ㅂ. 호르몬 C와 D는 자궁과 뇌하수체에 모두 영향을 준다.
ㅅ. 초경이후 호르몬 C의 분비가 증가하면서 여성의 2차 성징이 발현된다.

① ㄱ, ㄷ
② ㄱ, ㄴ, ㄹ, ㅂ
③ ㄱ, ㄴ, ㄹ, ㅂ, ㅅ
④ ㄱ, ㄴ, ㅂ
⑤ ㄴ, ㄷ, ㅁ, ㅂ, ㅅ

315

배란과 착상

다음 그림은 배란된 난자가 정자와 수정한 후, 수정란이 자궁으로 이동하는 과정을 나타낸 것이다.

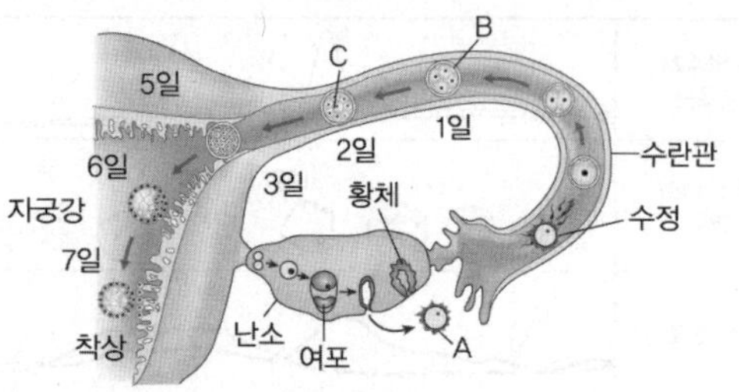

이 자료에 대한 설명이나 추론으로 옳은 것을 〈보기〉에서 모두 고르시오. (단, 수정은 배란 즉시 이루어졌다.)

[보 기]

ㄱ. 임신은 월경 시작일로부터 약 21일 후에 이루어졌다.
ㄴ. 착상할 때는 포배 상태이며, 세포들이 아직 미분화되어 있다.
ㄷ. 수정란이 자궁으로 이동하는 동안 태반 호르몬이 점점 증가한다.
ㄹ. A세포의 염색체 수는 B 할구 1개의 염색체 수의 절반이다.
ㅁ. B → C 과정에서 상동 염색체가 서로 다른 세포로 분리된다.
ㅂ. 할구 당 염색체 수/할구 당 세포질 양의 값은 B보다 C에서 크다.

① ㄱ, ㄷ
② ㄱ, ㄴ, ㄹ, ㅂ
③ ㄱ, ㄴ, ㄹ, ㅂ, ㅅ
④ ㄱ, ㄴ, ㅂ
⑤ ㄴ, ㄷ, ㅁ, ㅂ, ㅅ

316

태반을 통한 물질교환

다음 그림(가)는 태반에 분포한 모체와 태아의 혈관 모습을 나타낸 것이고, 그림(나)는 태반을 통해 교환되는 물질을 나타낸 것이다.

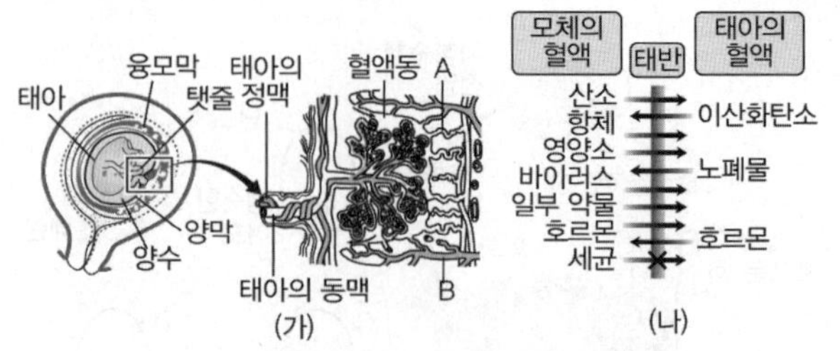

위 자료에 관련된 설명으로 옳은 것을 〈보기〉에서 모두 고르시오. (단, 풍진은 바이러스에 의해 유발된다.)

[보 기]

ㄱ. 어머니가 세균성 콜레라에 감염되면 태아도 감염된다.
ㄴ. 태반은 모체와 태아의 조직으로 구성된다.
ㄷ. 태아의 헤모글로빈(HbF)는 모체의 헤모글로빈(HbA)보다 산소 해리도가 낮다.
ㄹ. 이산화탄소는 A 혈액 보다 B 혈액에 더 많이 포함되어 있다.
ㅁ. 산모가 풍진에 감염되었다면 태아는 이에 대한 항원과 항체를 모두 지닐 수 있다.
ㅂ. 융모막은 태아의 세포로 이루어져 있다.
ㅅ. 혈액동은 모체의 혈액으로만 채워져 있다.

① ㄱ, ㄷ
② ㄱ, ㄴ, ㄹ, ㅂ
③ ㄱ, ㄴ, ㅂ
④ ㄱ, ㄴ, ㄹ, ㅂ, ㅅ
⑤ ㄴ, ㄷ, ㅁ, ㅂ, ㅅ

317

인공수정

그림(가)는 정자와 난자의 형성과 수정 및 착상 과정을 나타낸 것이고, 그림(나)는 인공 수정 방법을 나타낸 것이다.

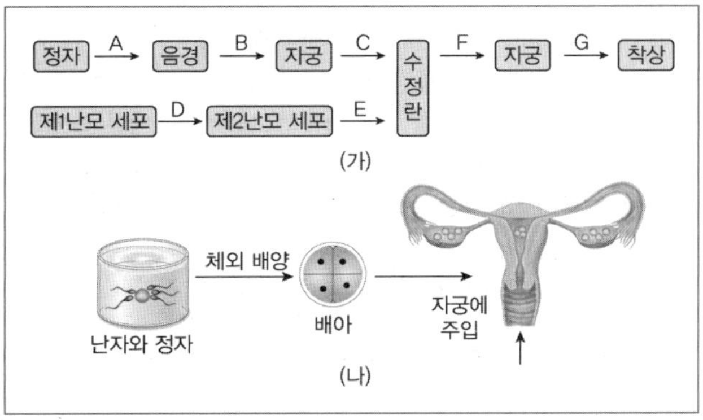

이 자료를 근거로 인공 수정 과정과 피임 방법에 대한 설명으로 옳은 것을 〈보기〉에서 모두 고르시오.

[보기]

ㄱ. (나)의 인공 수정은 (가)의 과정을 체외에서 인공적으로 해주는 것이다.
ㄴ. (나)에서 난자 채취는 FSH, LH로 과배란을 유도하여 실시한다.
ㄷ. (나)에서 배아 주입 시기는 LH 분비가 많은 배란기가 적당하다.
ㄹ. (나)의 인공수정은 난관 절제 수술을 한 여성에게도 사용할 수 있다.
ㅁ. 정관 수술을 통한 피임은 (가)의 B과정을 차단한다.
ㅂ. 경구용 피임약은 (가)의 D과정을 차단한다.
ㅅ. 콘돔을 이용한 피임은 (가)의 A과정을 차단한다.
ㅇ. 난관 수술을 통한 피임은 (가)의 F과정을 차단한다.
ㅈ. G과정을 차단하는 피임 방법으로는 사후 피임약과 여성내 장치(루프)가 있다.

① ㄱ, ㅂ
② ㄱ, ㄷ, ㄹ, ㅁ, ㅂ
③ ㄴ, ㄹ, ㅂ, ㅈ
④ ㄷ, ㄹ
⑤ ㄱ, ㄴ, ㄷ, ㄹ

318

임신호르몬

다음 그래프(가)는 임산과 출산, 수유기 동안에 분비되는 호르몬들을 나타낸 것이고, 그림(나)는 아기가 젖을 빨 때 그 자극에 젖이 분비되는 과정을 나타낸 것이다.

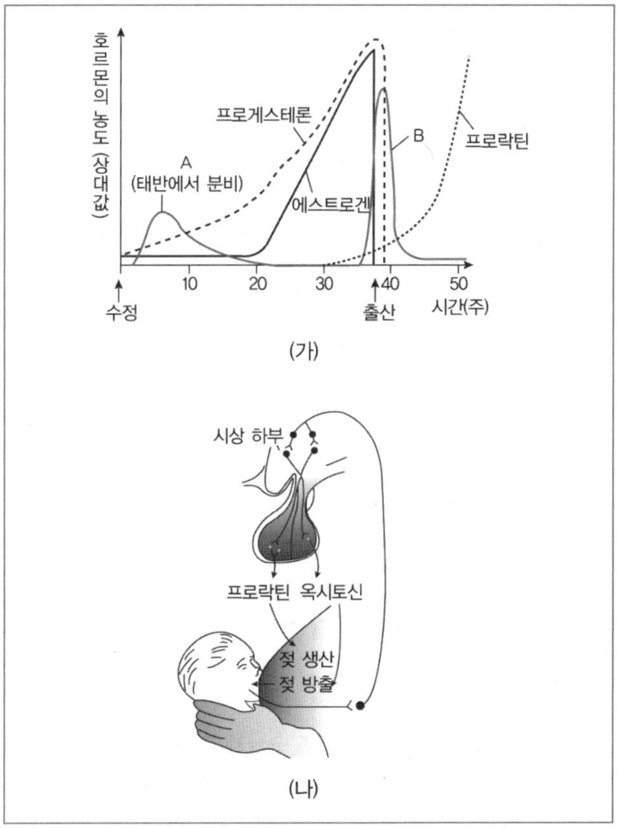

위 자료에 대한 설명으로 옳은 것을 〈보기〉에서 모두 고르시오.

[보기]

ㄱ. A는 HCG이며, 소변으로 배출되어 초기 임신 진단에 이용될 수 있다.
ㄴ. 임신 전 기간 동안 프로게스테론은 태반에서 분비된다.
ㄷ. 출산 시 태반이 방출되어 프로게스테론과 에스트로겐 분비가 중단된다.
ㄹ. B호르몬은 태반에서 분비되어 출산을 촉진하고 젖 분비에 관여한다.
ㅁ. 아기가 젖을 빨기 시작하면 음성 피드백에 의해 젖의 생산이 점차 증가한다.
ㅂ. 태아의 분만은 수정으로부터 266일 후에 일어난다.

① ㄱ, ㄷ
② ㄱ, ㄴ, ㄹ, ㅂ
③ ㄱ, ㄴ, ㄹ, ㅂ, ㅅ
④ ㄱ, ㄷ, ㅂ
⑤ ㄴ, ㄷ, ㅁ, ㅂ, ㅅ

319

양성잠재성

그림 (가)와 (나)는 각각 태아에서 일어나는 남성과 여성의 성 분화 과정을 나타낸 것이다.

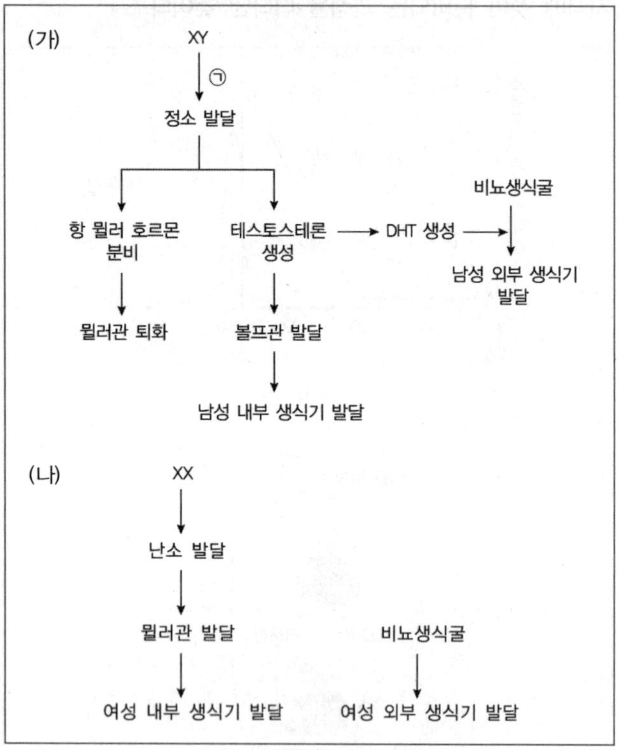

안드로겐(테스토스테론, DHT) 수용체가 결핍되어 있으면서 XY 성염색체를 가지는 사람에 대한 설명으로 옳은 것은?

① ㉠ 과정이 일어나지 않는다.
② 에스트로겐이 합성되지 않는다.
③ 여성형의 내부 생식기를 가진다.
④ 남성형의 외부 생식기를 가진다.
⑤ 혈장 테스토스테론의 농도가 보통 남성에서보다 더 높다.

320

양성잠재성

다음은 생쥐에서 1차 성 결정에 대해 알아본 실험이다.

〈실험 Ⅰ〉
(가) 야생형(WT), Wnt4 돌연변이체(A^-), β−카테닌 돌연변이체(B^-) 암컷 생쥐를 준비한다.
(나) 미분화 생식융기를 분리하여 Wnt4, β−카테닌, Sox9에 대해 노던 블롯을 한다.
(다) 미분화 생식소의 난소로의 분화 여부를 관찰한다.

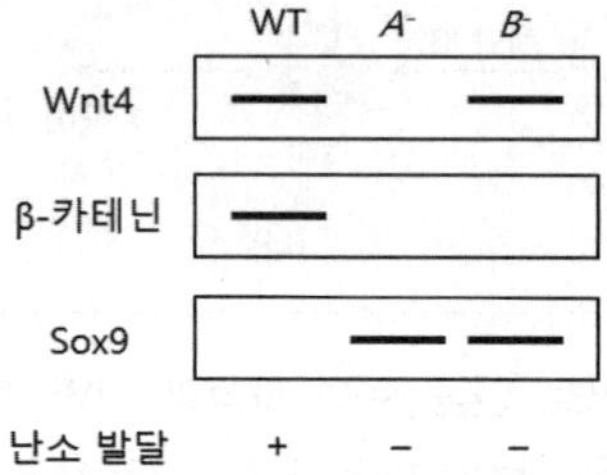

〈실험 Ⅱ〉
(가) 야생형(WT), Sry 돌연변이체(C^-), Sox9 돌연변이체(D^-) 수컷 생쥐를 준비한다.
(나) 미분화 생식융기를 분리하여 Sry, β−카테닌, Sox9에 대해 노던 블롯을 한다.
(다) 미분화 생식소의 정소로의 분화 여부를 관찰한다.

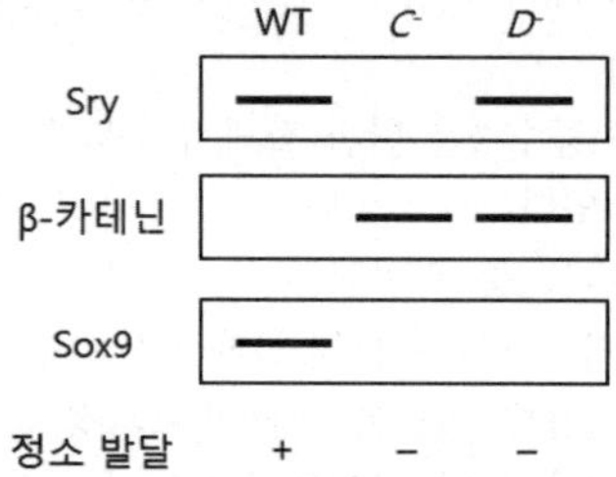

이에 대한 설명으로 옳은 것만을 〈보기〉에서 있는 대로 고른 것은?

[보기]
ㄱ. 난소 분화 과정에서 Wnt4는 β−카테닌의 발현을 촉진한다.
ㄴ. 정소 분화 과정에서 Sox9은 β−카테닌의 발현을 촉진한다.
ㄷ. Sox9을 과발현한 수컷에서는 난소가 발달한다.

① ㄱ ② ㄴ ③ ㄷ
④ ㄱ, ㄴ ⑤ ㄱ, ㄷ

321

생식세포 형성기작

그림 (가)는 사람에서 난원세포로부터 2차 난모세포까지의 감수분열 과정을, (나)는 난포의 발달 과정을 나타낸 것이다.

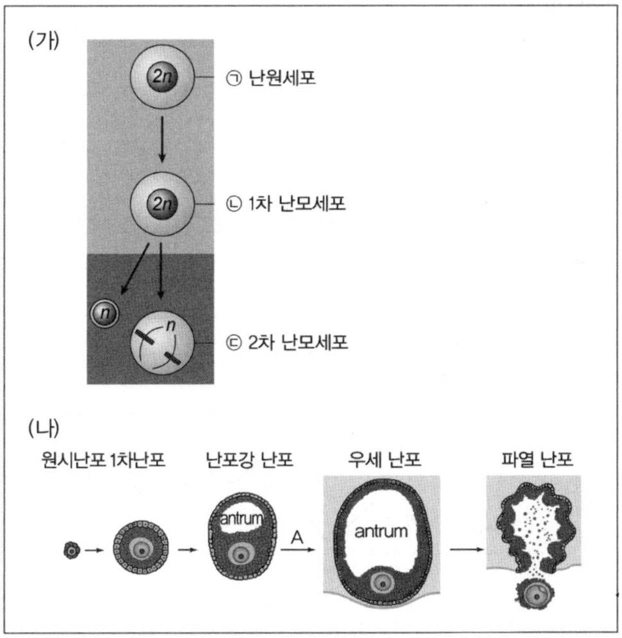

이에 대한 설명으로 옳지 <u>않은</u> 것은?

① ㉡의 세포주기는 감수분열의 전기에 중지되어 있다.
② ㉡의 DNA 양은 ㉠의 DNA 양보다 2배 많다.
③ 원시난포에는 ㉠이 존재한다.
④ A에서 FSH가 난포의 발달을 유도한다.
⑤ B에서 에스트로겐에 의해 뇌하수체의 FSH와 LH 분비가 급격히 증가하여 배란이 유도된다.

322

난자세포의 성숙

다음은 난자의 성숙 과정을 나타낸 모식도이다.

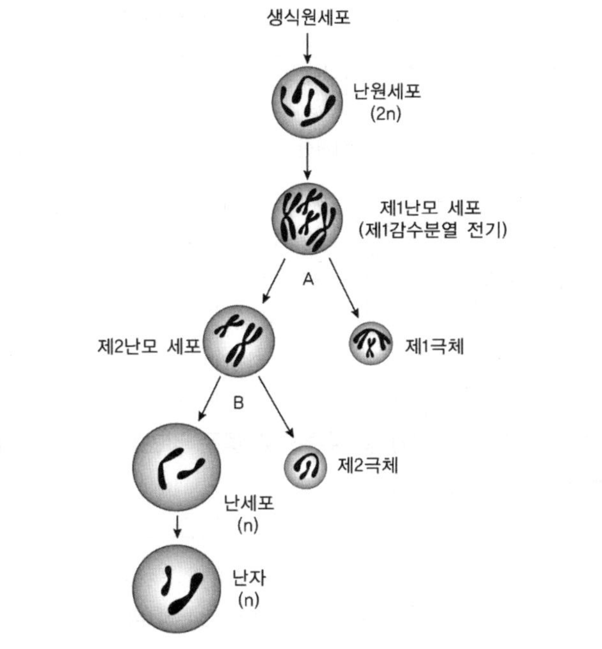

위 모식도에 대한 설명이나 추론으로 옳은 것만을 〈보기〉에서 있는 대로 고른 것은?

[보기]

ㄱ. A이전 과정은 출생 전에 완료되어, 염색체 이상 자손의 발생에 여성의 기여도가 높은 이유가 된다.
ㄴ. A 이후의 과정은 에스트로겐의 농도가 최고조에 달했을 때 진행이 개시된다.
ㄷ. B는 제2감수분열 중기의 상태로, 정자와 수정이 이루어져야 나머지 과정이 완료될 수 있다.
ㄹ. 수정이 일어나 발생이 계속 진행되게 되면 혈중 프로게스테론과 LH 수준은 높게 유지된다.

① ㄱ, ㄴ　② ㄱ, ㄷ　③ ㄴ, ㄷ
④ ㄴ, ㄹ　⑤ ㄱ, ㄷ, ㄹ

323

Hormon 분비기작

다음은 쥐 이용하여 3종류의 수술 실험을 수행한 후, 각각의 경우에서 FSH(여포 자극 호르몬)의 분비량을 측정한 후 그래프로 정리한 것이다. (단, FSH는 뇌하수체에서 분비된다.)

<실험 1>	<실험 2>	<실험 3>
시상 하부를 제거한 쥐	뇌하수체를 제거한 쥐	난소를 제거한 후 일정 시간 후에 에스트로겐을 주사한 쥐
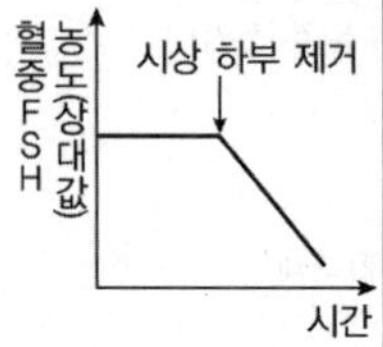	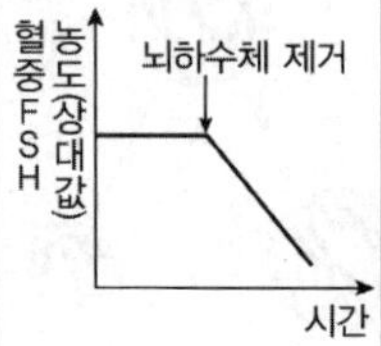	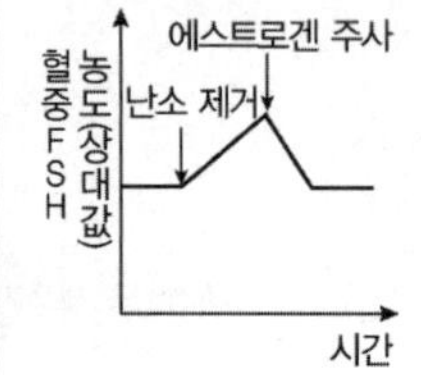

위 자료에 대한 설명 및 주론으로 옳은 것만을 〈보기〉에서 있는 대로 고른 것은?

[보 기]

ㄱ. 시상하부는 뇌하수체의 FSH 분비를 촉진한다.
ㄴ. 난소가 제거되면 에스트로겐의 양과 FSH의 양이 증가한다.
ㄷ. 시상하부가 제거되었을 때 에스트로겐의 양은 증가되었을 것이다.
ㄹ. 난소에서 분비되는 에스트로겐은 혈중 FSH의 농도를 일정하게 조절한다.

① ㄱ, ㄷ ② ㄱ, ㄹ ③ ㄴ, ㄷ
④ ㄴ, ㄹ ⑤ ㄷ, ㄹ

324

여성 Hormon 분비기작

다음 자료는 임신한 여성(A)과 정상적인 미혼 여성(B), 그리고 폐경기 여성(C)의 호르몬과 체온의 변화(B)를 나타낸 그래프이다.

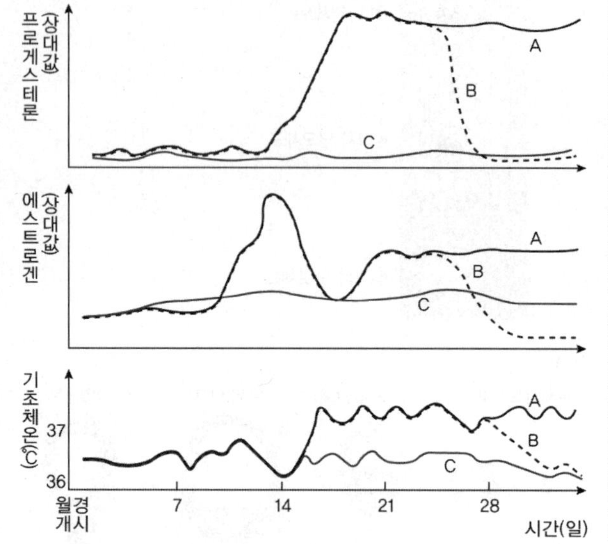

위 자료에 대한 설명이나 추론으로 옳은 것만을 〈보기〉에서 있는 대로 고른 것은?

[보 기]

ㄱ. 에스트로겐과 프로게스테론은 서로의 작용을 억제한다.
ㄴ. 임신하게 되면 체온이 정상 여성보다 낮아진다.
ㄷ. 임신 유지에는 프로게스테론의 작용이 중요하다.
ㄹ. 성호르몬은 시상하부 온도조절중추의 설정점을 높여 체온을 상승 시킨다.

① ㄱ, ㄴ ② ㄱ, ㄹ ③ ㄴ, ㄷ
④ ㄷ, ㄹ ⑤ ㄱ, ㄴ, ㄹ

325

출산, 수유시 호르몬 변화

다음 그래프는 사람에서 출산 전후에 여러 가지 호르몬의 분비량 변화를 나타낸 것이다.

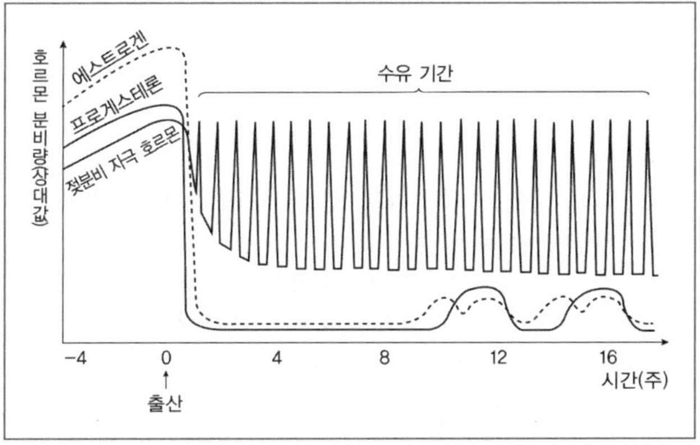

위 자료에 대한 설명이나 추론으로 옳은 것은?

① 수유기간 동안(출산 후 4개월째까지)에는 임신이 일어나지 않는다.
② 프로락틴은 에스트로겐과 프로게스테론의 분비를 억제한다.
③ 출산 후 2개월 동안 월경이 일어나지 않는다.
④ 프로락틴은 출산 후부터 분비되기 시작한다.
⑤ 혈중 에스트로겐과 프로게스테론이 고농도로 존재할 때 배란이 촉진된다.

326

성호르몬의 합성과 분비

다음은 새끼를 밴 쥐의 대정맥, 자궁 동맥, 자극 정맥에서 혈액을 채취하여, 혈장 속의 3가지 화합물(안드로스테네디온, 테스토스테론, 에스트로겐)의 농도를 측정한 것을 나타낸 그래프이다.

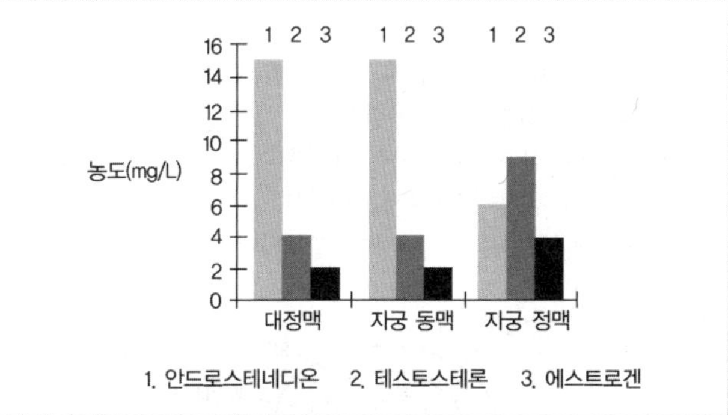

위 실험 결과에 대한 설명으로 옳은 것만을 〈보기〉에서 있는 대로 고른 것은?

[보기]
ㄱ. 안드로스테네디온으로부터 에스트로겐과 테스토스테론이 합성된다.
ㄴ. 임신 중에는 자궁 또는 태반에서 안드로스테네디온이 합성된다.
ㄷ. 자궁 또는 태반에서 테스토스테론과 에스트로겐이 합성된다.

① ㄱ ② ㄴ ③ ㄷ
④ ㄱ, ㄴ ⑤ ㄱ, ㄷ

327

종특이적 수정

생쥐난자의 표면에서 정자와 결합하는 분자를 찾기 위하여 다음과 같은 실험을 수행하였다.

〈실험 과정〉

(가) 난자 세포표면 단백질이 들어있는 배양배지 한 방울을 슬라이드글라스 위에 떨어뜨리고 기름으로 덮는다. 대조구(control)는 난자 세포표면 단백질이 들어있지 않은 배양배지를 이용한다.

(나) 정자를 첨가하고 1시간 배양한다.

(다) 난자를 첨가하고 다시 배양한다.

(라) 난자를 씻어준 후, 난자에 결합되어 있는 정자의 수를 센다.

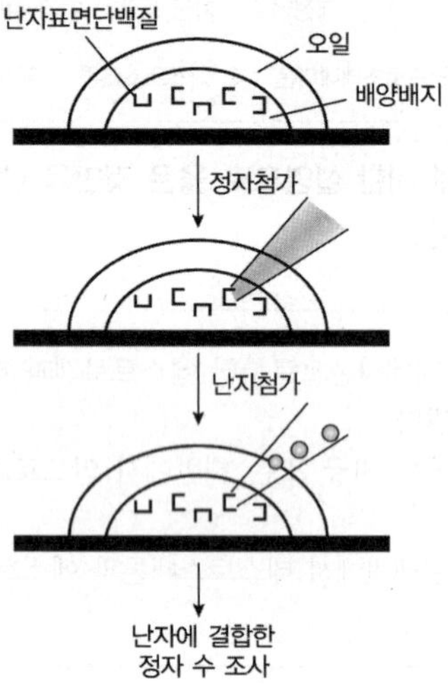

위 실험에 대한 추론으로 옳은 것만을 〈보기〉에서 있는 대로 고른 것은?

[보기]

ㄱ. 난자 원형질막의 당단백질이 들어있는 배양배지를 이용한 경우는 결합한 정자의 수가 대조구보다 많다.

ㄴ. 투명대의 당단백질이 들어있는 배양배지를 이용한 경우는 결합한 정자의 수가 대조구보다 적다.

ㄷ. 대조구에서는 다정자수정이 빈번히 일어난다.

ㄹ. 배양배지에 정자에 특이적으로 결합하는 단백질이 많이 들어있을수록 결합하는 정자의 수가 적어진다.

① ㄱ, ㄷ ② ㄴ, ㄷ ③ ㄴ, ㄹ

④ ㄱ, ㄴ, ㄹ ⑤ ㄴ, ㄷ, ㄹ

328

모계영향유전

다음은 어떤 실험의 과정이다.

(1) Xanopus의 난자에 3H−uridine을 투어한 뒤, 발생 과정이 진행될 수 있도록 유도하였다.

(2) 발생 진행 중인 난자로부터 방사성이 표지된 mENA를 분리한다.

(3) NC(Nitrocellulose) paper 위에 성체로부터 얻은 DNA 절편을 고정 하고, (2)에서 얻은 mRNA와 융합되도록 한다.

(4) 다른 JCenopus좌 낭배기 수정란으로부터 전체 mBNA를 얻어 (3)의 융합물에 섞어 주었을 때 결과는 A의 그래프와 같았다.

(5) 위 실험과 반대로, 3H−uridine으로 표지된 낭배기 수정란의 mRNA를 먼저 NC paper위에 고정된 성체 DNA와 융합한다.

(6) Xenopus의 난자를 방사성 물질을 투여하지 않고 발생 유도한 뒤, 전체 mRNA를 추출해 (5)의 NC paper에 섞어준 결과 B의 그래프를 얻을 수 있었다

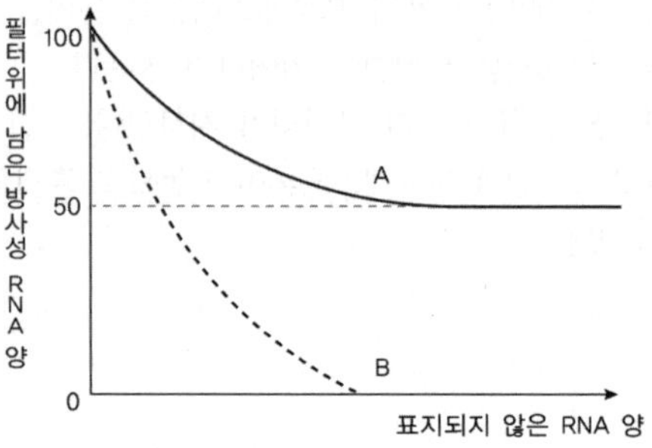

이에 대한 옳은 설명이나 추론으로 옳은 것을 〈보기〉에서 있는 대로 고른 것은?

[보기]

ㄱ. 위의 실험 결과를 통해, 난자에서 발현되는 mRNA의 절반만이 낭배기의 수정란에서 발현되는 것을 알 수 있다.

ㄴ. 난자로부터 얻은 mRNA와 낭배기 수정란으로부터 얻은 mRNA는 서로 상보적 염기서열을 지니고 있으므로, DNA와 경쟁을 하게 될 것이다.

ㄷ. 위 실험 결과를 통해, 난자에서는 BNA 상의 모든 유전자가 전사를 진행하여 본격적인 발생을 위한 준비를 할 것으로 예상할 수 있다.

ㄹ. 위 실험 결과에서 낭배기에 발현되는 유전자는 발생 유도된 난자에 서 모두 발현되고 있을 것이다.

① ㄱ, ㄴ ② ㄱ, ㄷ ③ ㄱ, ㄹ

④ ㄴ, ㄹ ⑤ ㄷ, ㄹ

329

난자활성화

그림 (가)는 성게 수정란의 발생과정 동안에 전사억제제인 액티노마이신 D 처리 여부에 따른 단백질 합성량을, (나)는 폴리솜에 이용되는 리보솜의 비율을 나타낸 것이다.

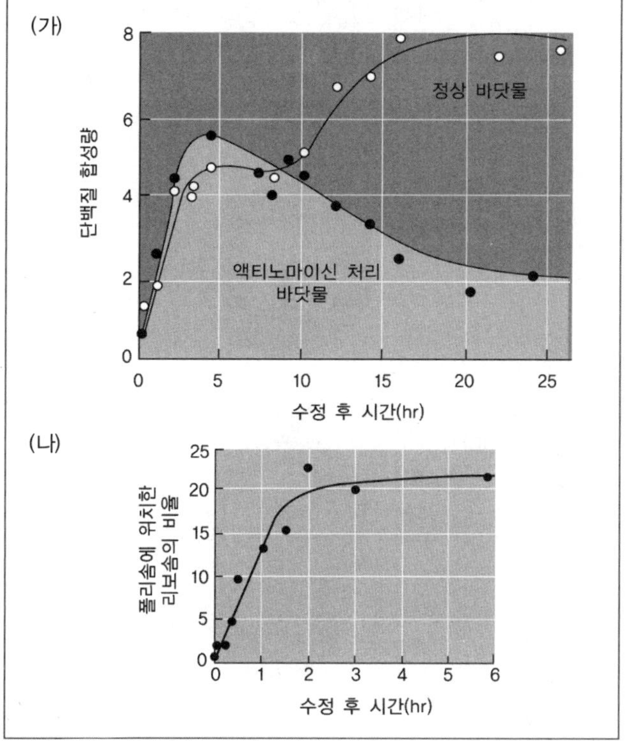

이에 대한 설명으로 옳은 것만을 〈보기〉에서 있는 대로 고른 것은?

[보기]
ㄱ. 미수정된 알에는 번역억제인자가 존재한다.
ㄴ. 미수정된 알에는 히스톤을 암호화하는 mRNA가 존재한다.
ㄷ. 전사는 수정 후 5시간째보다 15시간째에 더 많이 일어난다.

① ㄱ ② ㄴ ③ ㄷ
④ ㄱ, ㄴ ⑤ ㄱ, ㄴ, ㄷ

330

난할과정

다음은 성게의 미수정란에 대한 실험이다.

(가) 성게의 미수정란을 동물 반구와 식물 반구를 기준으로 수평으로 자른 다음 수정시켰더니, 두 세포 모두 비정상으로 발생하였다.
(나) 성게의 미수정란을 동물 반구와 식물 반구를 기준으로 수직으로 자른 다음 수정시켰더니, 두 세포 모두 정상적으로 발생하였다.

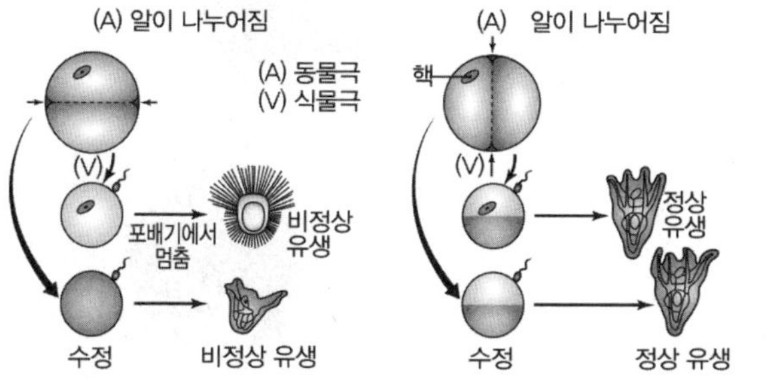

이 실험으로 알 수 있는 것만을 〈보기〉에서 있는 대로 고른 것은?

[보기]
ㄱ. 성게는 정자의 단상핵(n)과 난자의 세포질만으로도 발생이 가능하다.
ㄴ. 성게의 정상 발생에는 동물극과 식물극에 존재하는 세포질이 둘 다 필요하다.
ㄷ. 성게의 발생에는 난자의 핵이 반드시 필요하다.
ㄹ. 성게 난자의 세포질에는 발생에 필요한 인자가 불균등하게 분포되어 있다.

① ㄱ, ㄴ ② ㄱ, ㄹ ③ ㄴ, ㄷ
④ ㄷ, ㄹ ⑤ ㄱ, ㄴ, ㄹ

331

성게 : 소할구

그림은 성게의 낭배 형성 과정을 나타낸 것이다.

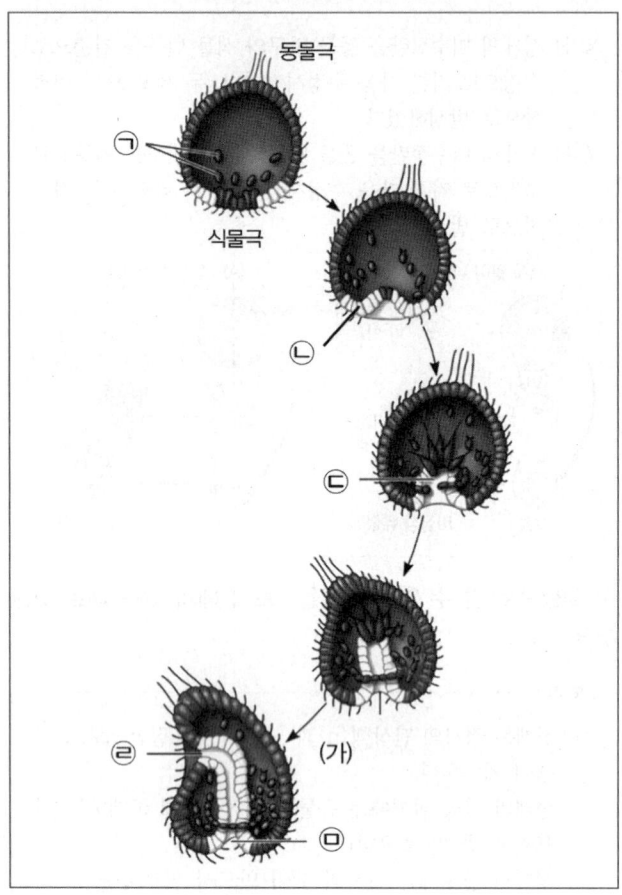

이에 대한 설명으로 옳지 않은 것은?

① 포배강으로 이입하는 ㉠은 골격으로 발달한다.
② 안쪽으로 함입되는 ㉡은 소화관으로 발달한다.
③ ㉢은 원장이다.
④ (가) 과정에서 내배엽 세포와 외배엽 세포 사이에 부착이 일어난다.
⑤ ㉣은 항문이, ㉤은 입이 된다.

332

조류 : 헨센결절

그림은 조류에서 원조의 형성과 신장을 나타낸 것이다.

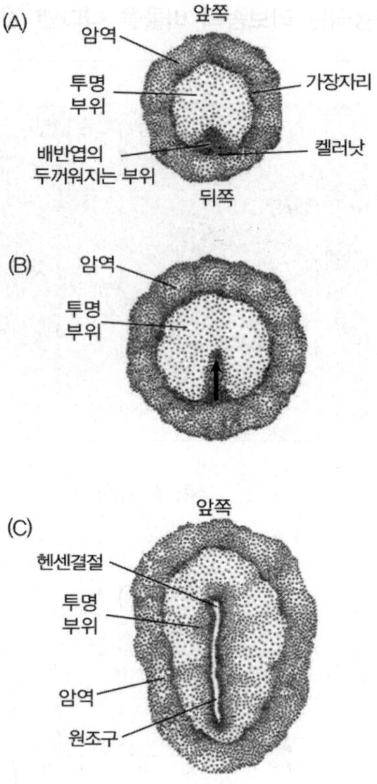

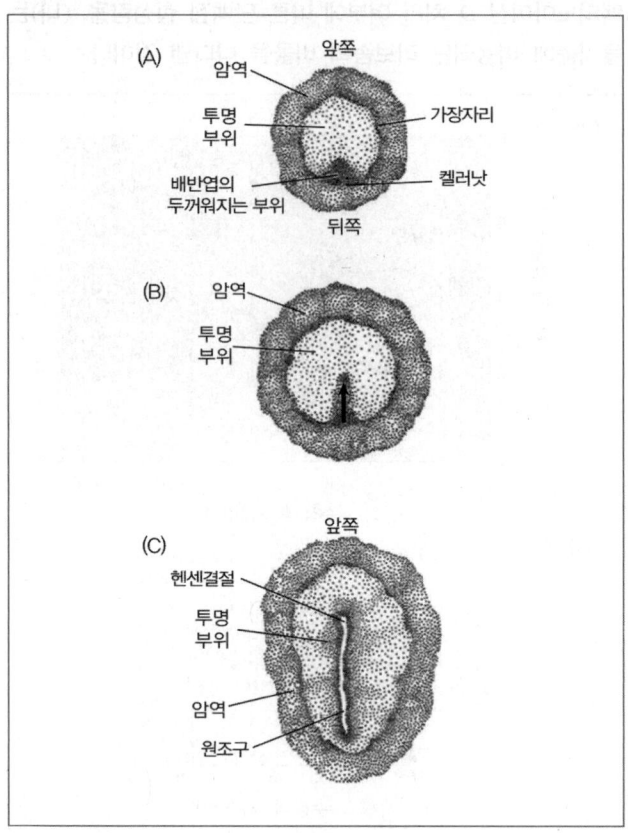

이에 대한 설명으로 옳은 것만을 〈보기〉에서 있는 대로 고른 것은?

[보 기]

ㄱ. 원조를 통해 세포가 배쪽에서 등쪽으로 이동한다.
ㄴ. 원조를 통한 세포이동에 의해 앞-뒤 축, 등-배 축, 좌-우 축이 확립된다.
ㄷ. (A)에서 (B)로 진행되는 동안 원조세포들의 수렴확장으로 인해 원조가 앞으로 진행한다.

① ㄱ　② ㄴ　③ ㄷ
④ ㄱ, ㄴ　⑤ ㄴ, ㄷ

333

조류 : 헨센결절

그림은 오리 배아의 헨센결절을 닭 배아의 상배엽에 이식한 결과로 새로운 신경관이 유도된 것을 나타낸 것이다.

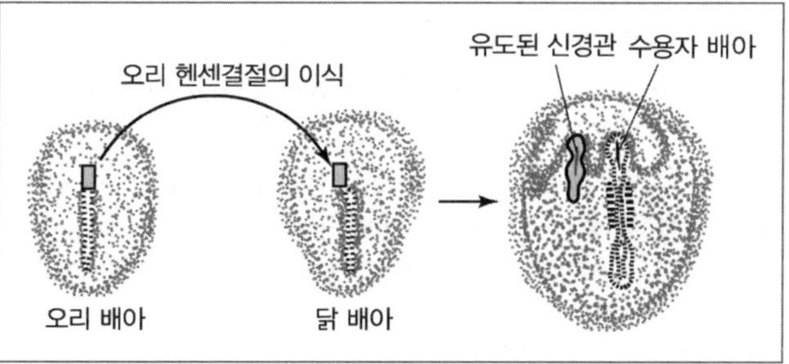

이에 대한 설명으로 옳은 것만을 〈보기〉에서 있는 대로 고른 것은?

[보 기]

ㄱ. 헨센결절은 양서류의 뉴큽센터와 기능적으로 동일하다.
ㄴ. 헨센결절 세포가 초기척삭 중배엽 및 앞쪽 체절로 발생한다.
ㄷ. 이식된 헨센결절 세포가 바로 위에 있는 외배엽을 중추 신경계로 분화시킨다.

① ㄱ ② ㄴ ③ ㄷ
④ ㄱ, ㄴ ⑤ ㄴ, ㄷ

334

신경관형성

다음 자료는 양서류에서 신경배가 형성되는 과정을 보여주는 그림이다.

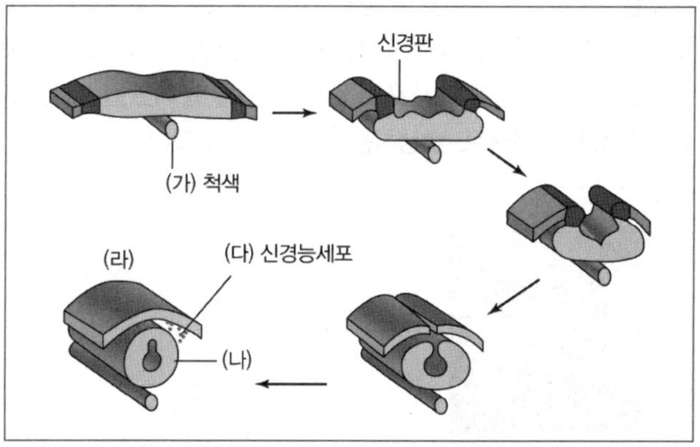

위 자료에 대한 설명이나 추론으로 옳은 것만을 〈보기〉에서 있는 대로 고른 것은?

[보 기]

ㄱ. (가)는 개구리가 된 후에도 척추 내부에 계속 남아 있게 된다.
ㄴ. (가)와 (나)는 모두 중배엽에서 기원된 것이다.
ㄷ. (나)는 나중에 척수나 뇌가 되며, (다)에서는 말초신경계가 형성된다.
ㄹ. (라)에서는 피부의 표피(epidermis)나 부신 수질, 젖분비샘 등이 형성될 수 있다.

① ㄱ, ㄴ ② ㄱ, ㄷ ③ ㄴ, ㄹ
④ ㄷ, ㄹ ⑤ ㄱ, ㄴ, ㄹ

335

조정란

한스 드리쉬(Hans Driesh)는 성게 할구를 심하게 흔들어 개별 할구로 분리한 후 각 할구들이 정상 유생으로 발생할지의 여부를 관찰하는 실험을 수행하였다. 이러한 실험 결과 2-세포기 배에서 분리된 각각의 할구는 정상적인 유생으로 발생하였고, 4-세포기와 8-세포기 배의 할구를 분리했을 때 일부는 완전한 유생으로 발생하는 것이 확인되었다.

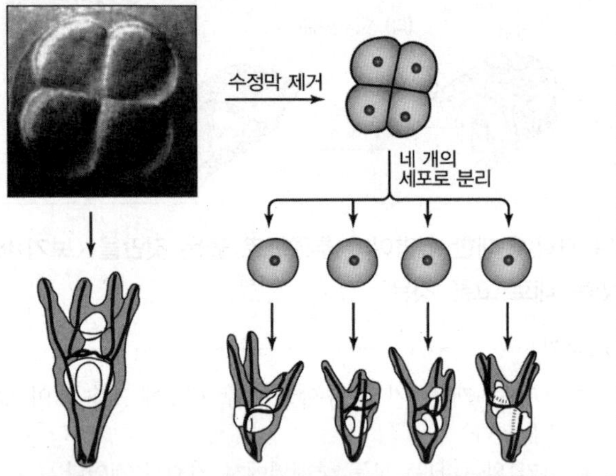

정상적인 플루테우스 유생 4-세포기의 개별 할구에서 발생한 플루테우스 유생

위 실험 결과에서 나타나는 발생 원리와 관련 있는 것만을 〈보기〉에서 있는 대로 고른 것은?

[보기]

ㄱ. 낭배 초기의 정상 등쪽 세포를 복부 부위로 이식하면 복부가 형성된다.
ㄴ. 피낭류 8-세포기 배를 4쌍의 할구로 분리하면, 각각은 원래 배아에서 만들 구조를 형성한다.
ㄷ. 어떤 세포의 운명은 주변 세포와의 상호작용으로 이루어진다.
ㄹ. 세포 종류는 대규모의 세포 이동에 앞서서 미리 결정된다.

① ㄱ, ㄴ ② ㄱ, ㄷ ③ ㄱ, ㄹ
④ ㄴ, ㄷ ⑤ ㄷ, ㄹ

336

유전적등가성

다음은 슈페만의 핵 이동 실험에 대한 설명이다.

〈실험 과정 및 결과〉

(가) 수정된 도롱뇽 난자를 어린 아이의 머리카락을 가지고 약하게 묶어 핵이 한 곳에만 몰려있게 하고 8세포기까지 진행시켰다.
(나) 16세포기 때에 핵이 다른 반구로 넘어가게 한 후 강하게 묶어 두 반구를 완전히 분리하였다.
(다) 14일 후 양쪽 다 정상적인 개체로 발생함을 관찰할 수 있었다.

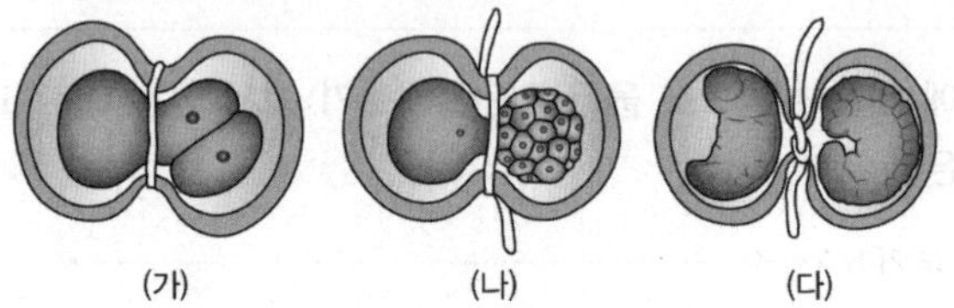

도롱뇽 발생에 대한 설명이나 추론으로 옳은 것만을 〈보기〉에서 있는 대로 고른 것은?

[보기]

ㄱ. 발생 중인 세포들이 갖고 있는 유전자의 조성은 동일하다.
ㄴ. 16세포기 핵도 유전체의 등가성(genomic equivalence)을 가지고 있다.
ㄷ. 세포질 성분도 할구의 분열에 중요한 역할을 한다.

① ㄱ ② ㄴ ③ ㄱ, ㄴ
④ ㄴ, ㄷ ⑤ ㄱ, ㄴ, ㄷ

337

초기낭배 vs 후기낭배

다음은 하나의 수정란이 개체로 발생되는 동안 세포 분화의 운명을 결정하는 기작을 알아보기 위해 도롱뇽의 낭배기 동안 수행한 이식 실험과 그 결과이다.

(가) 도롱뇽의 초기 낭배기에 예상 신경외배엽을 떼어 예상 상피조직이 될 부위에 이식하였을 경우, 이식한 예상 신경조직이 될 부위는 이식받은 위치의 원래 예정조직인 상피조직으로 발생하였다.

(나) 도롱뇽의 후기 낭배시기에 예상 신경외배엽을 떼어 예상 상피조직이 될 부위에 이식하였을 경우, 예상신경세포들은 이식된 예정 상피조직이 될 자리에 또 하나의 신경판을 형성하였다.

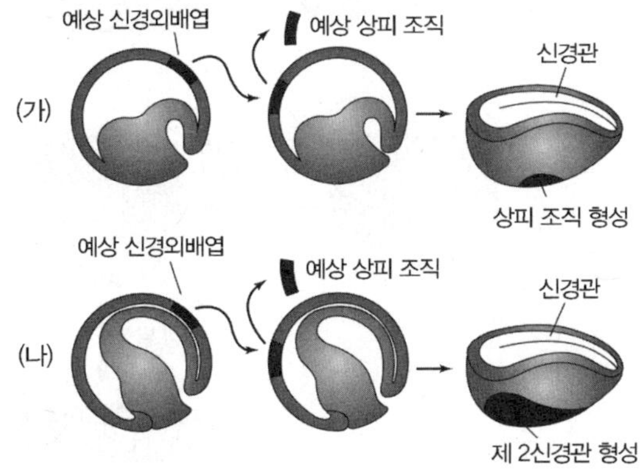

위 실험 결과를 통하여 유추할 수 있는, 세포 분화의 운명을 결정하는 기작에 대한 설명으로 옳지 <u>않은</u> 것은?

① 도롱뇽의 초기 낭배기에는 표피와 신경외배엽으로 될 운명이 아직 결정되지 않아 분화가 이루어지지 않았다.
② 도롱뇽은 초기 낭배기 세포의 운명이 세포의 위치에 따라 결정되는 의존적 발생과정을 겪는다.
③ 중배엽 세포는 외배엽 세포의 운명을 결정하는 인자를 만들 것이다.
④ 도롱뇽의 후기 낭배기 세포 분화는 이식된 새로운 위치에 의해 결정되지 않으며, 독자적으로 발생한다.
⑤ 도롱뇽은 초기 낭배기 동안 각 세포가 독립적인 발생을 하면, 후기 낭배기에는 인접조직과의 상호작용에 의해 발생운명이 결정된다.

338

낭배형성기작

다음은 개구리의 포배기에서 동물극을 분리한 후 한 실험으로 배양액에 BMP4(bone morphogenic protein4)를 단독으로 또 분화 양상을 관찰한 결과는 Noggin과 혼합하여 처리한 다음 동물극세포의 분화 양상을 관찰한 결과이다.

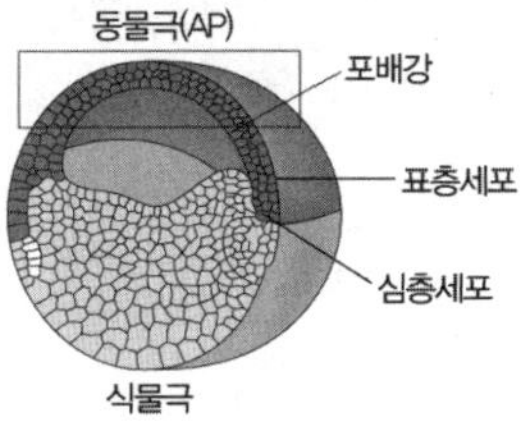

	대조군	+BMP4	+BMP4 +Noggin
표피	−	+	↓
신경	+	−	+
중배엽	−	−	−
형성체	−	−	−

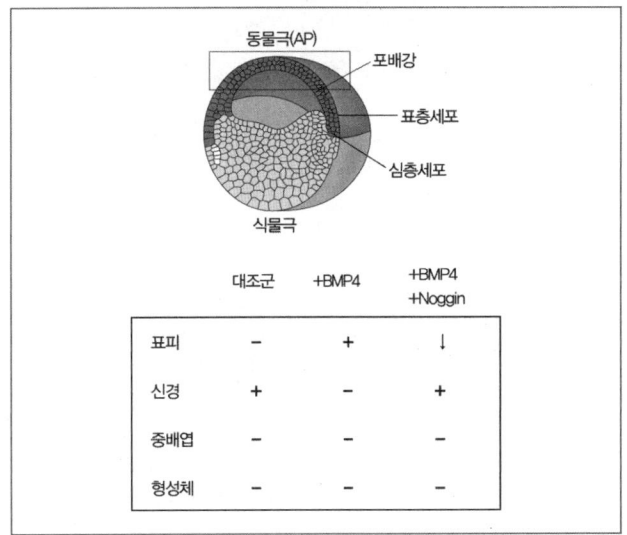

이 결과에 대한 추론으로 옳은 것만을 〈보기〉에서 있는 대로 고른 것은?

[보기]
ㄱ. BMP4는 동물극세포는 표피화된다.
ㄴ. BMP4를 처리하지 않으면 동물극세포는 신경으로 분화한다.
ㄷ. 양서류 발생과정에 등쪽 동물극세포가 신경엽으로 분화하는 것은 BMP4 길항제의 작용일 것이다.
ㄹ. 양서류 발생과정에서 BMP4는 형성체에서 합성될 것이다.

① ㄱ, ㄹ ② ㄷ, ㄹ ③ ㄱ, ㄴ, ㄷ
④ ㄱ, ㄴ, ㄹ ⑤ ㄱ, ㄷ, ㄹ

339

Homeo 유전자

다음은 초파리의 체절 형성에 대해 알아본 자료이다.

- 초파리의 체절 구조 및 호메오틱 유전자의 발현 지도

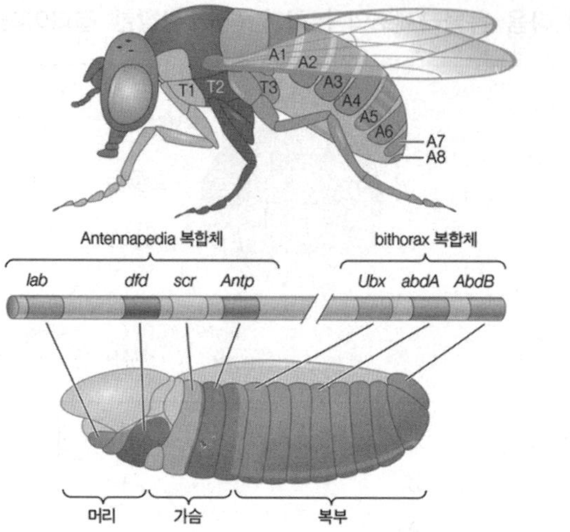

- *Ubx* 유전자가 결손되면 4개의 날개를 갖게 된다.
- *Antp* 유전자가 결손되면 T2 체절에서 다리 대신 더듬이가 생긴다.

이에 대한 설명으로 옳은 것만을 〈보기〉에서 있는 대로 고른 것은?

[보 기]

ㄱ. T3에서 *Ubx* 유전자가 *Antp* 유전자의 발현을 억제한다.
ㄴ. *scr* 유전자가 결손되면 4개의 다리를 갖게 된다.
ㄷ. *Antp* 유전자를 머리 부위에서 발현시키면 머리의 더듬이 부위에서 다리가 만들어진다.

① ㄱ ② ㄴ ③ ㄷ
④ ㄱ, ㄴ ⑤ ㄱ, ㄴ, ㄷ

340

조정란 vs 모자이크란

그림 (가)는 개구리의 포배기 배아에서 등쪽 세포를 복부 부위로 이식한 후 발생시킨 결과를, (나)는 유리바늘로 일부의 세포를 제거한 후 발생시킨 결과를 나타낸 것이다.

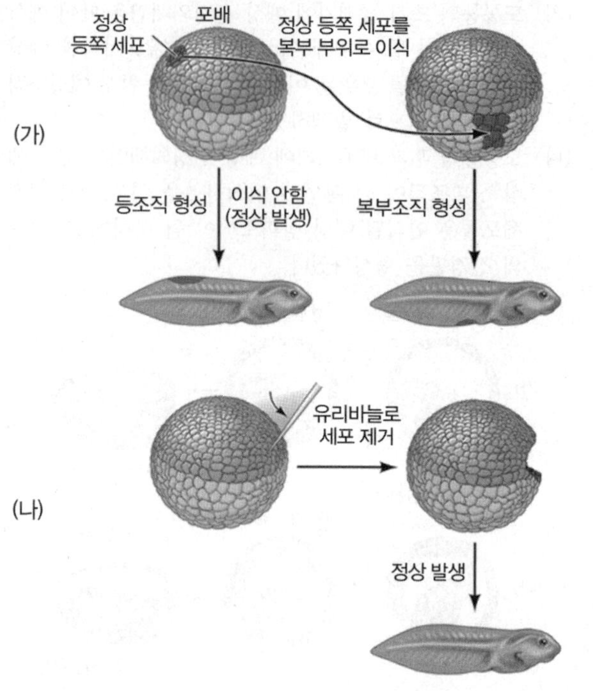

이에 대한 설명으로 옳은 것만을 〈보기〉에서 있는 대로 고른 것은?

[보 기]

ㄱ. (가)는 조절발생의 예이다.
ㄴ. 개구리 포배기에서 세포의 운명이 배아 내 위치에 따라 결정된다.
ㄷ. 개구리 포배기에서 세포의 운명을 결정할 모든 정보가 세포 내에 존재한다.

① ㄱ ② ㄴ ③ ㄷ
④ ㄱ, ㄴ ⑤ ㄴ, ㄷ

341

초파리 축형성

다음은 초파리 수정란의 여러 부분에 자외선을 방사하여 얻은 결과이다.

	실험 조건	생식 세포
가	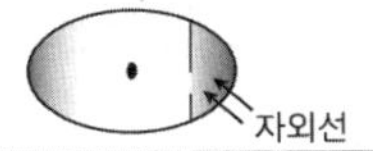	형성되지 않았다.
나	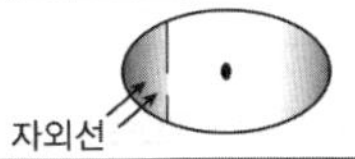	형성되었다.
다	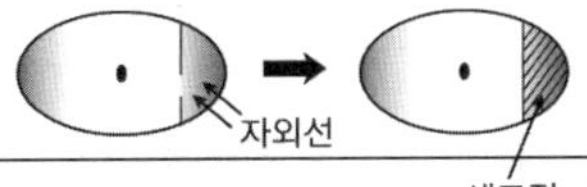	형성되었다.
	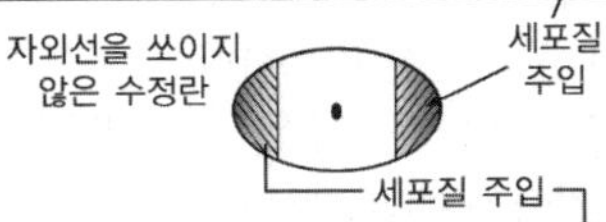	
라	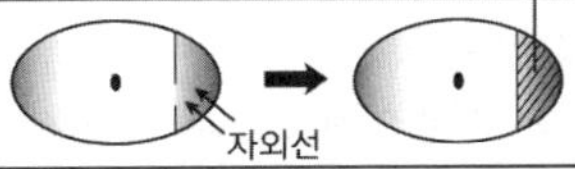	형성되지 않았다.

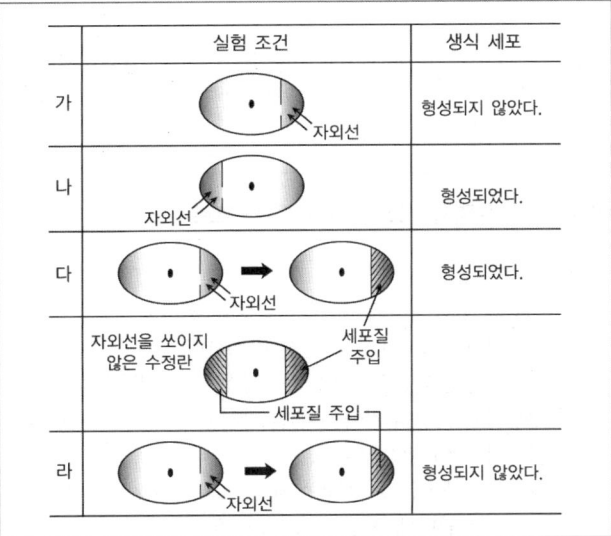

위 실험으로부터 생식세포 형성 요소에 관해 얻을 수 있는 결론으로 옳은 것은? (단, 그림에서 왼쪽이 수정란의 앞쪽이다.)

① 수정란에 고루 분포한다.
② 자외선에 의해 파괴되지 않는다.
③ 수정란의 앞 끝에 있다.
④ 수정란의 뒤 끝에 있다.
⑤ 수정란의 앞 끝과 뒤 끝에 모두 있다.

342

양서류 축형성

다음은 도롱뇽 앞다리에서 A부위가 발가락의 형성에 어떤 영향을 미치는지 확인하는 실험이다.

[실험 I]
다리 원기를 발생시킨 후 발가락의 구조를 관찰하였다.

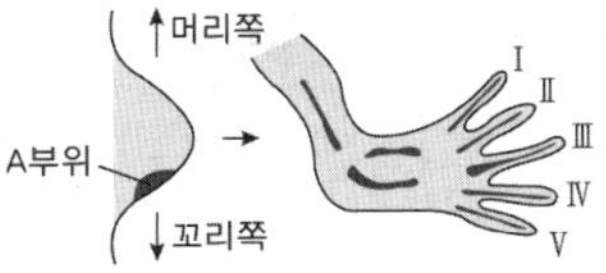

[실험 II]
다리 원기의 끝부분을 절단한 뒤 180° 회전시킨 상태에서 같은 위치에 결합시켰다.

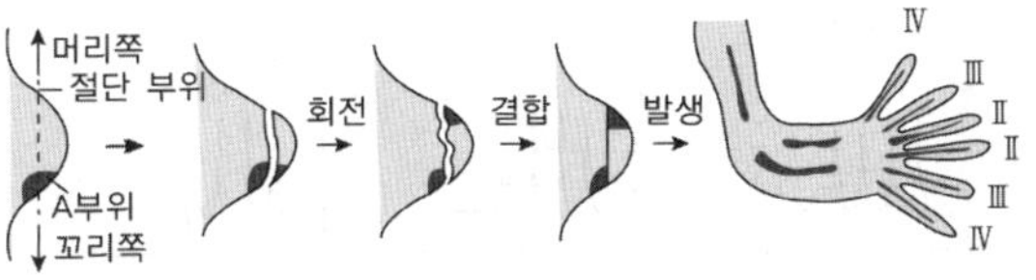

위 두 실험의 결과 도롱뇽의 발가락 형성에 관하여 내릴 수 있는 결론으로 가장 적절한 것은?

① 다리의 형성에는 A 부분이 필수적이다.
② 발가락의 형태와 순서는 실험 시기 이전에 결정되어 있다.
③ 다리 원기의 절단 자극의 변화가 도롱뇽 발가락 형성에 영향을 미칠 수 있다.
④ A 부위에서 생산되는 물질의 농도가 가장 높은 곳이 발가락 I을 생성한다.
⑤ A 부위에서 생산되는 물질의 농도 구배가 발가락의 형태 형성과 관계가 있다.

343

뉴런의 구조·종류·수송

그림은 신장수용기(stretch receptor)에서 감지된 자극에 의한 감각뉴런의 막전위 변화를 나타낸 것이다.

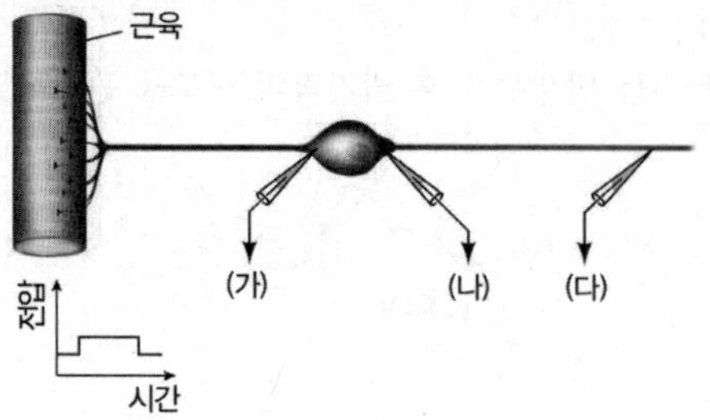

(가)~(다)에서 측정한 막전위로 가장 옳은 것은?

(가) (나) (다)

①
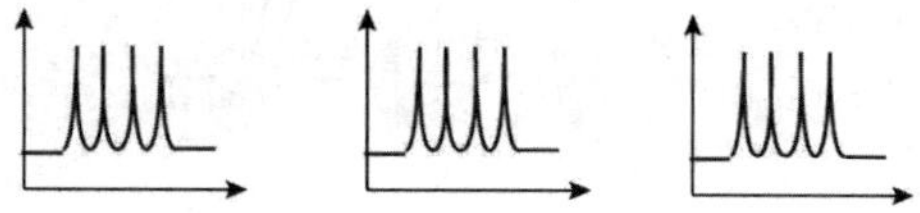

②
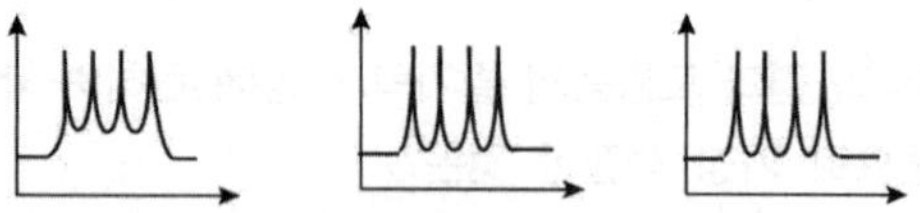

③
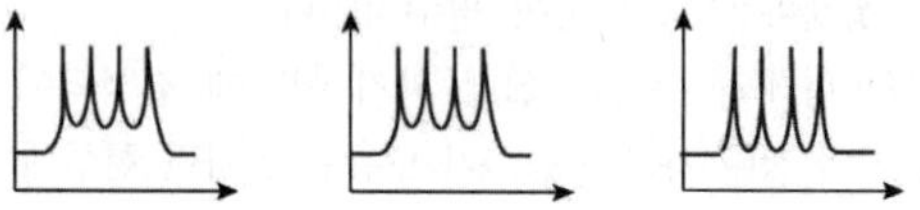

④
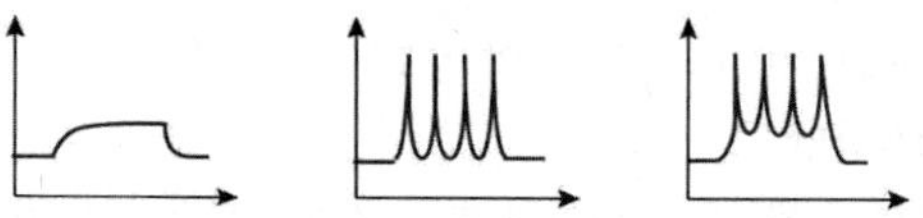

⑤
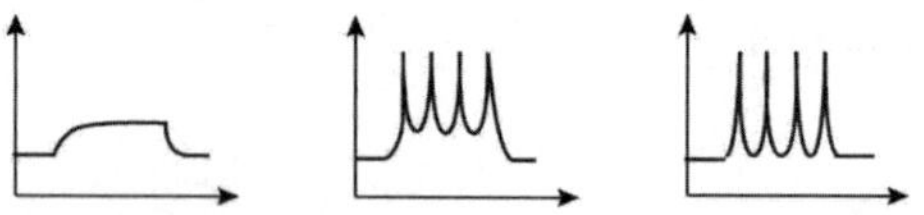

344

신호전달

그림은 책을 보면서 소리 내어 읽을 때 자극과 반응의 경로를 3가지 뉴런으로 간략하게 나타낸 것이다.

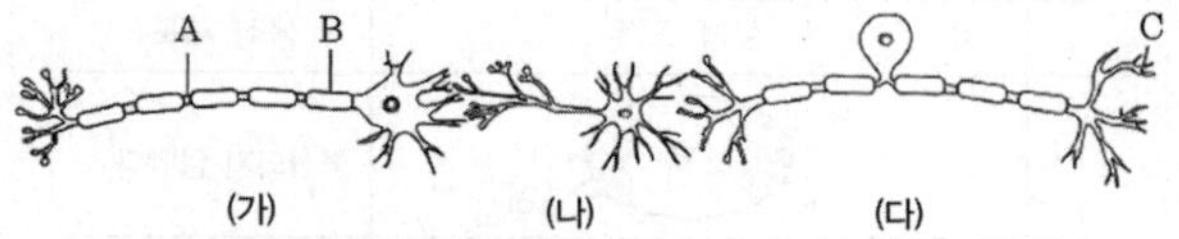

이에 대한 설명을 <보기>에서 모두 고르시오.

[보기]

ㄱ. 흥분은 (다) → (나) → (가)로 전달된다.
ㄴ. (가)와 (다)는 체성 신경계에 속한다.
ㄷ. (나)는 연합 뉴런으로서 뇌와 척수를 거쳐 명령을 내린다.
ㄹ. A에 역치 이상의 자극을 주면 잠시 후 B에서 Na^+이 유입되어 막이 탈분극된다.
ㅁ. (가)와 (다)에서는 시냅스에서 도약 전도가 일어난다.
ㅂ. (다)의 C말단에 시냅스 소포가 존재한다.

① ㄱ, ㄴ ② ㄹ, ㅂ ③ ㄷ, ㄹ, ㅁ
④ ㄴ, ㅁ ⑤ ㅁ

345

신호합

아래 자료는 세 개의 시냅스 전 신경세포(E_1, E_2, E_3)를 통해 여러 가지 방법으로 흥분이 전달되었을 때, 시냅스 후 신경세포의 축색돌기 막에서 일어나는 막전위 변화를 나타낸 것이다.

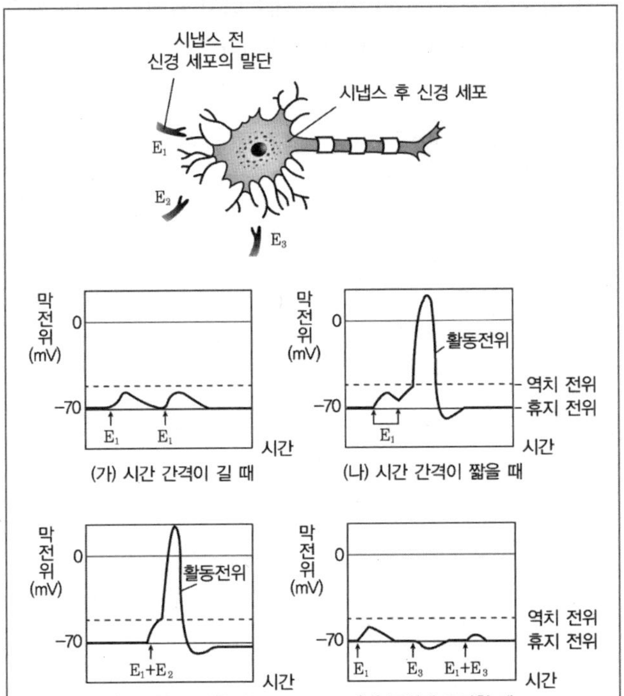

(가) 시간 간격이 길 때
(나) 시간 간격이 짧을 때
(다) 동시에 도달할 때
(라) 동시에 도달할 때

이에 대한 설명으로 옳은 것을 〈보기〉에서 모두 고르시오. (단, (가)~(라)에서 E_1과 E_2의 흥분은 크기가 모두 동일하다.)

[보 기]

ㄱ. (가)에서 시냅스 후 신경세포 막 내부로 Na^+이 유입된다.
ㄴ. (나)에서 시냅스 소포에서 분비된 물질이 시냅스 후 신경 세포로 충분히 유입된다.
ㄷ. (다)에서 E_1과 E_2의 흥분은 시냅스 후 신경 세포에서 하나의 신호로 통합된다.
ㄹ. 만일 E_1의 자극을 짧은 시간 간격으로 세 번을 주면 막전위 변화량이 더 증가할 것이다.
ㅁ. E_3의 자극은 시냅스 후 신경 세포의 Na^+의 투과성을 증가시킨다.

① ㄱ, ㄴ　② ㄹ, ㅂ　③ ㄱ, ㄷ
④ ㄴ, ㅁ　⑤ ㅁ

346

신경교세포

그림은 중추신경계의 신경교세포를 나타낸 것이다.

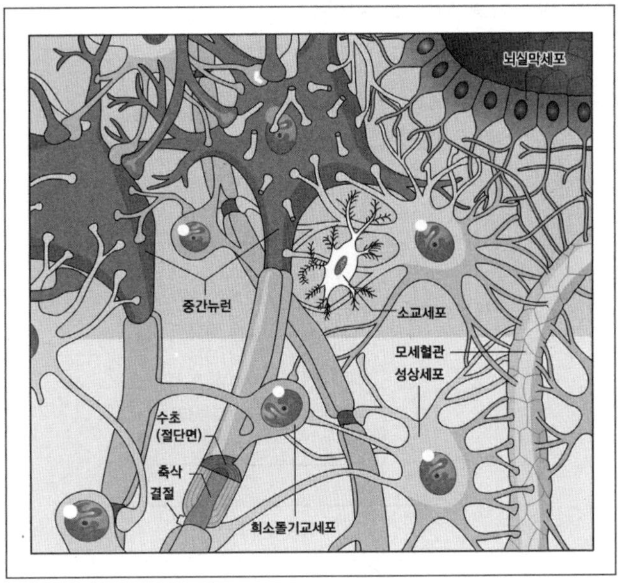

이에 대한 설명으로 옳지 않은 것은?

① 소교세포는 손상된 세포를 제거한다.
② 성상세포는 신경자극인자를 분비한다.
③ 뇌실막세포는 선택적 투과성을 가지는 상피세포이다.
④ 희소돌기세포는 수초를 형성하고 축삭을 절연시킨다.
⑤ 혈뇌장벽(blood−brain barrier)은 뇌실막세포가 분비하는 물질에 의해 형성된다.

347

전기적 신호전도

그림은 뉴런의 동일한 부위에서 조건을 달리하여 측정한 뉴런의 막전위를 나타낸 것이다.

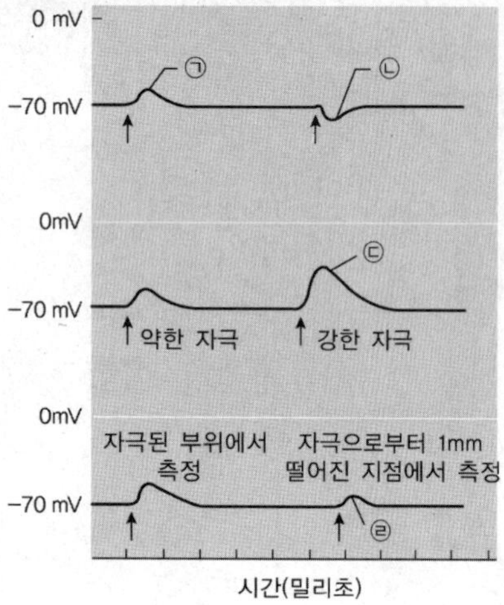

이에 대한 설명으로 옳은 것만을 〈보기〉에서 있는 대로 고른 것은?

[보 기]

ㄱ. 자극에 의해 Cl^- 채널이 열리면 ㉠보다는 ㉡의 반응이 나타난다.
ㄴ. ㉢은 다른 자극에 의해 생성된 전위와 합쳐질 수 없다.
ㄷ. ㉣에서 전위의 크기가 감소한 것은 자극된 부위로부터 거리가 증가할수록 이온의 흐름이 줄어들기 때문이다.

① ㄱ ② ㄴ ③ ㄷ
④ ㄱ, ㄴ ⑤ ㄱ, ㄷ

348

전기적 신호전도

그림 (가)는 뉴런에 역치 이상의 자극을 주었을 때 활동전위와 세포막 안팎으로 이동하는 K^+과 Na^+의 막 투과도를 나타낸 것이며, (나)는 뉴런에 자극을 가해 활동전위가 발생하도록 한 뒤, 시간에 따라 활동전위를 다시 발생시키는데 필요한 최소 자극의 세기를 나타낸 것이다.

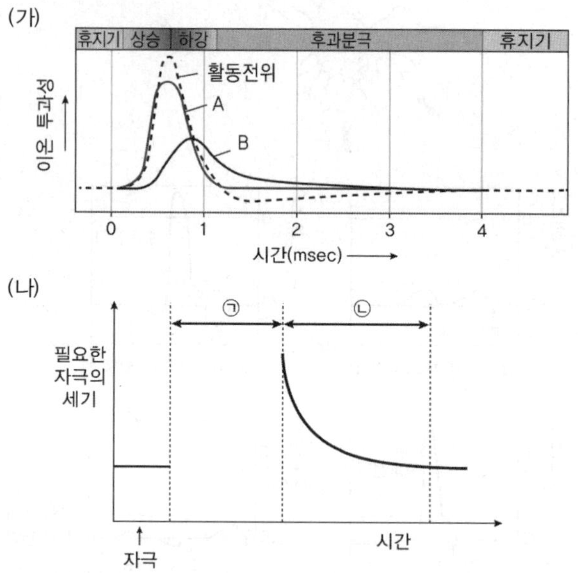

이에 대한 설명으로 옳은 것은?

① B 이온채널의 활동에 의해 ㉠ 구간이 생긴다.
② ㉡ 구간의 종료지점은 (가)의 3 msec 지점이다.
③ A 이온의 농도는 세포내에서가 세포밖에서 보다 높다.
④ ㉠ 구간에 의해 활동전위가 축삭 말단을 향해 한 방향으로 전파된다.
⑤ ㉡ 구간에서 생성된 활동전위의 진폭은 (가)에 나타난 활동전위 진폭보다 크다.

349

전기적 신호전도

다음 그래프는 오징어 거대 축삭을 따라 신경신호가 전도될 때, 어느 특정 지점에서 시간에 흐름에 따라 나타나는 이온통로에 의한 막의 전도도(conductance)의 변화를 정리해 놓은 것이다. 신경충격은 양이온에 의해서 일어나는 것으로 알려져 있다.

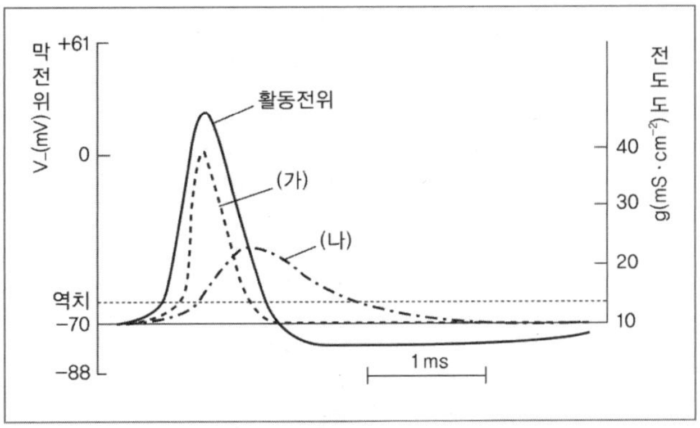

위 자료에 대한 추론으로 옳은 것만을 〈보기〉에서 있는 대로 고른 것은?

[보 기]

ㄱ. 축삭 막에서 신경충격이 발생하는 동안 이온은 세포내부 혹은 외부로 이동할 수 있다.
ㄴ. 그래프 (가)를 나타나게 하는 이온은 자극이 없는 평상시에는 세포 밖보다 세포 내부에 더 높은 농도로 존재해야 한다.
ㄷ. 그래프 (나)는 이온의 유출로 인하여 나타나는 것이다.
ㄹ. (가)와 (나) 그래프가 동시에 나타나도 활동전위는 발생한다.

① ㄱ, ㄴ ② ㄱ, ㄷ ③ ㄴ, ㄹ
④ ㄱ, ㄷ, ㄹ ⑤ ㄴ, ㄷ, ㄹ

350

전기적 신호전도

다음 그림은 시냅스로 연결된 3개의 뉴런 중, 가운데 뉴런의 표시된 지점에 역치이상의 자극을 주었을 때, A, B, C의 3부위에서 시간에 따라 측정된 막 전위의 변화를 나타낸 것이다. (단, 자극을 준 지점에서 B와 C까지의 거리는 동일하다.)

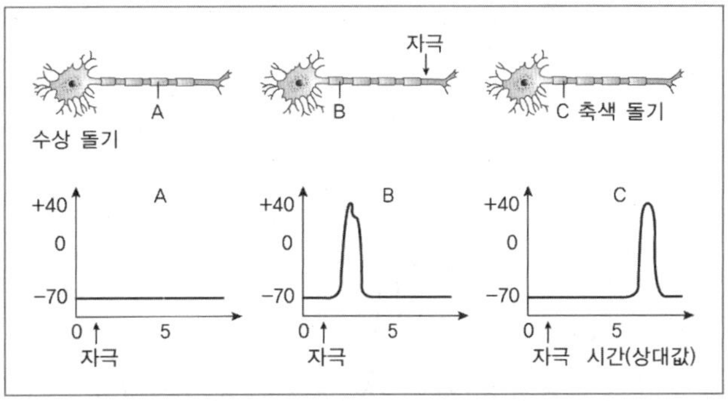

위 실험 결과에 대한 해석이나 추론으로 옳은 것만을 〈보기〉에서 있는 대로 고른 것은?

[보 기]

ㄱ. 신경충격의 크기는 세포에 따라서 다를 수 있다.
ㄴ. 신경충격의 전도속도는 세포 내에서 이동할 때보다 시냅스를 통과할 때 더 빠르다.
ㄷ. 시냅스에서의 신경충격의 전달은 시냅스전세포의 축색말단에서 시냅스후세포의 신경세포체로만 이루어진다.
ㄹ. 한 신경세포에서 신경충격의 전도는 양쪽 방향으로 일어날 수 있다.

① ㄱ, ㄴ ② ㄱ, ㄷ ③ ㄴ, ㄷ
④ ㄴ, ㄹ ⑤ ㄷ, ㄹ

351

신호합

다음은 신경계에서 정보의 종합화와 관련된 그림이다.

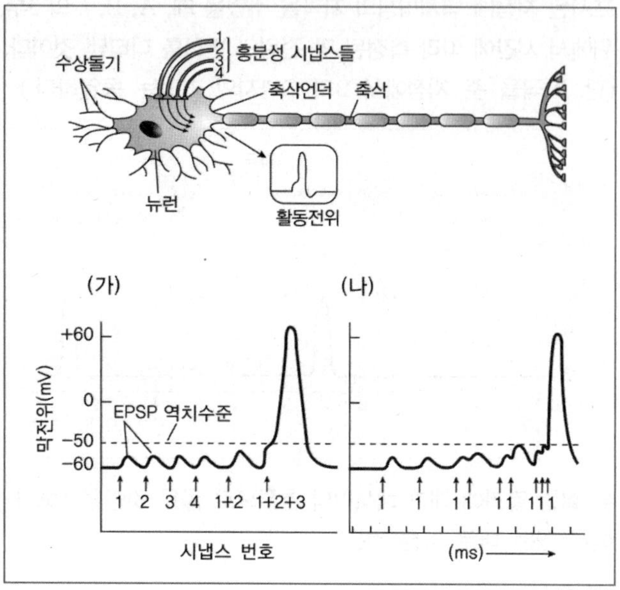

위 자료에 대한 설명이나 추론으로 옳은 것만을 〈보기〉에서 있는 대로 고른 것은?

[보 기]

ㄱ. 세포체 내에서의 자극의 이동은 차등성전위에 의해 일어난다.
ㄴ. 차등성전위의 경우 자극의 강도는 빈도로서 나타난다.
ㄷ. 정보의 종합화는 축색언덕에서 일어나며, 활동전위 형성은 실무율을 따른다.
ㄹ. 위 시냅스는 모두 단독으로 역치 이하의 신호로 작용하며 (가)의 경우는 시간합으로, (나)의 경우는 공간합으로 가중효과가 나타난 것이다.

① ㄱ, ㄴ ② ㄱ, ㄷ ③ ㄷ, ㄹ
④ ㄱ, ㄷ, ㄹ ⑤ ㄱ, ㄴ, ㄷ, ㄹ

352

시냅스 활성 조절

그림은 핀으로 피부를 자극하였을 때의 압력 자극과정을 나타낸 것이며, Ⓐ~Ⓒ는 1차 감각뉴런, ⓐ~ⓒ는 2차 뉴런, ㉠~㉢은 3차 뉴런이다.

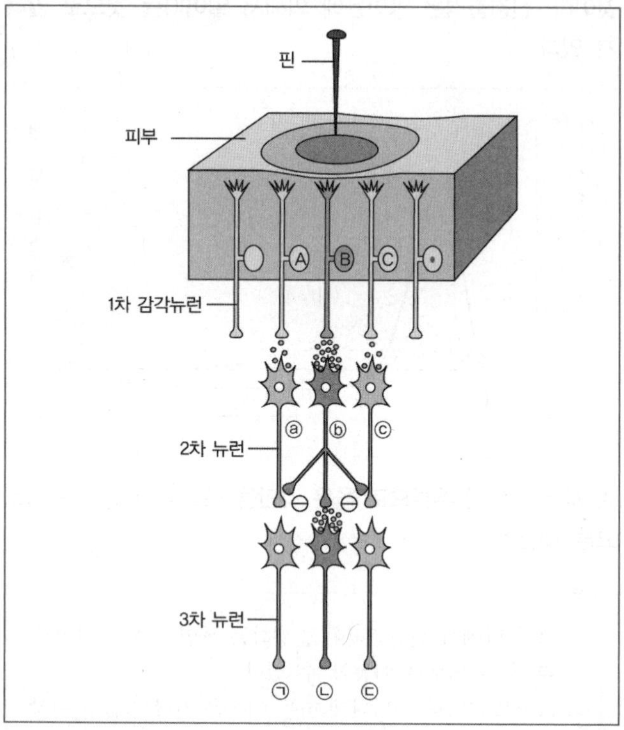

이에 대한 설명으로 옳지 않은 것은?

① ⓑ가 ⓐ와 ⓒ의 신경전달물질 분비를 억제한다.
② Ⓐ~Ⓒ가 분비하는 신경전달물질의 양은 자극의 세기에 비례한다.
③ 핀으로 Ⓒ에 가까운 피부에 자극을 가하면 ⓒ가 ⓑ의 반응을 억제한다.
④ 수용야의 중심과 측면 간의 대조를 강화하여 자극의 위치에 대한 지각을 강화한다.
⑤ Ⓐ와 Ⓑ 사이의 활동전위 생성빈도의 차이는 ㉠과 ㉡ 사이의 활동전위 생성빈도의 차이보다 크다.

353

시냅스 활성 조절

그림은 감각신경의 주행경로에 따른 연관통을 나타낸 것이다. 연관통은 통증 자극 부위로부터 멀리 떨어진 영역에서 통증을 느끼는 현상이다.

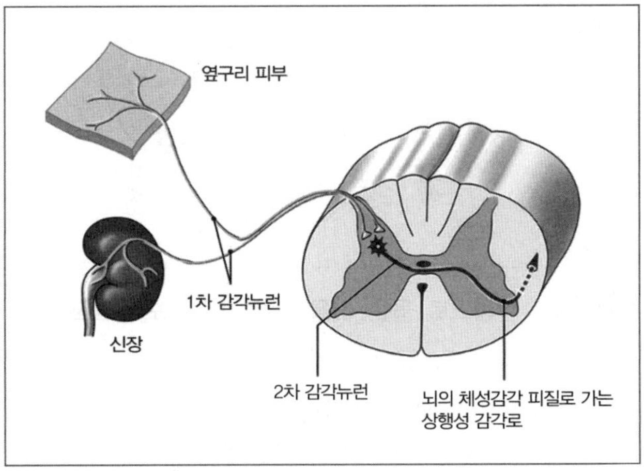

이에 대한 설명으로 옳은 것만을 〈보기〉에서 있는 대로 고른 것은?

[보 기]

ㄱ. 신장에서 발생한 통증을 뇌가 옆구리에서 발생한 통증으로 느끼게 된다.
ㄴ. 연관통은 내장감각신호와 체성감각신호를 뇌가 구별하지 못하기 때문에 일어난다.
ㄷ. 연관통은 다수의 1차 감각뉴런에 의한 신호가 하나의 2차 뉴런으로 수렴하기 때문에 일어난다.

① ㄱ ② ㄴ ③ ㄷ
④ ㄱ, ㄴ ⑤ ㄱ, ㄴ, ㄷ

354

억제제

그림 (가)는 뉴런에서 전압고정법을 이용하여 막전위를 −65mV에서 0mV로 올리는 조건에서 측정한 막전류를 나타낸 것이다. TTX와 TEX는 전압-개폐형 이온채널을 차단하는 물질이다.

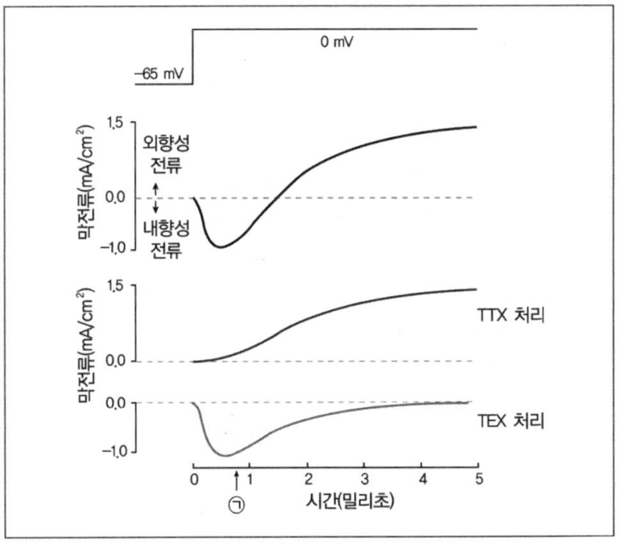

이에 대한 설명으로 옳지 않은 것은?

① 탈분극에 의해 전압-개폐형 K^+ 채널이 활성화되었다.
② ㉠에서 Na^+ 농도는 세포 내부에서보다 세포 외부에서가 높다.
③ ㉠에서 Na^+과 K^+이 전압-개폐형 채널을 통해 이동한다.
④ TTX를 처리한 경우에는 K^+의 유출에 의한 막전류가 측정된다.
⑤ 뉴런에 TEX를 처리한 상태에서 활동전위를 발생시키면 재분극이 일어나지 않는다.

355

억제제

그림 (가)~(다)는 물질 A~C가 활성을 저해하는 표적 단백질을 나타낸 것이다.

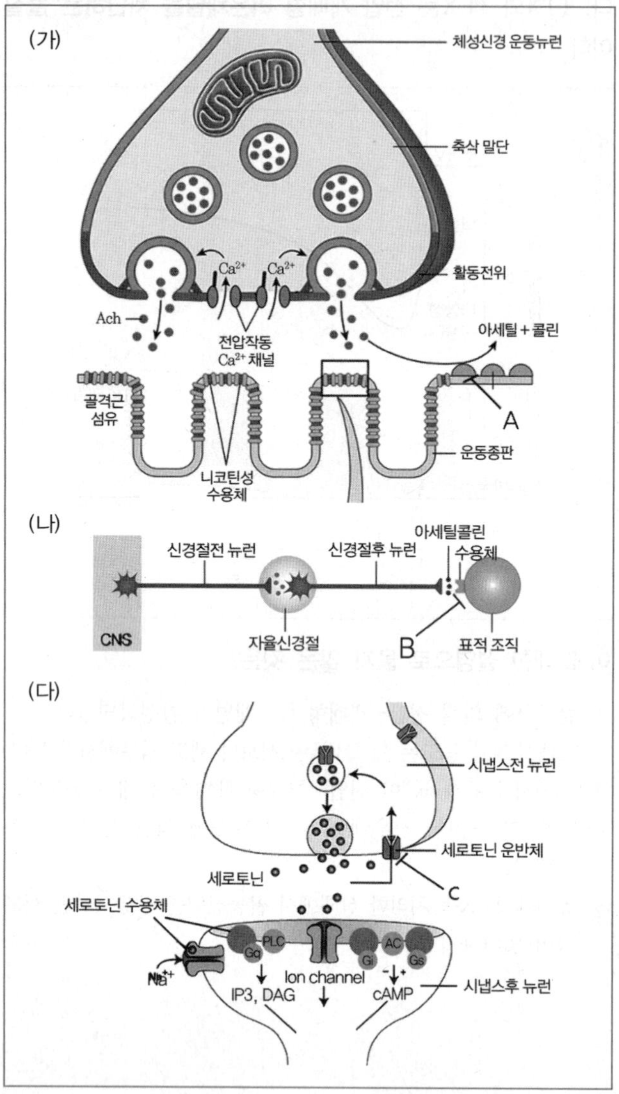

이에 대한 설명으로 옳은 것만을 〈보기〉에서 있는 대로 고른 것은?

[보 기]

ㄱ. A에 의해 근육의 이완성 마비가 일어난다.
ㄴ. B를 안구에 투여할 경우 동공의 수축이 일어난다.
ㄷ. C는 우울증 치료제로 사용된다.

① ㄱ　② ㄴ　③ ㄷ
④ ㄱ, ㄴ　⑤ ㄱ, ㄷ

356

반사

그림(가)는 무릎 반사 경로를, (나)는 소장에서 일어나는 반사를 나타낸 것이다.

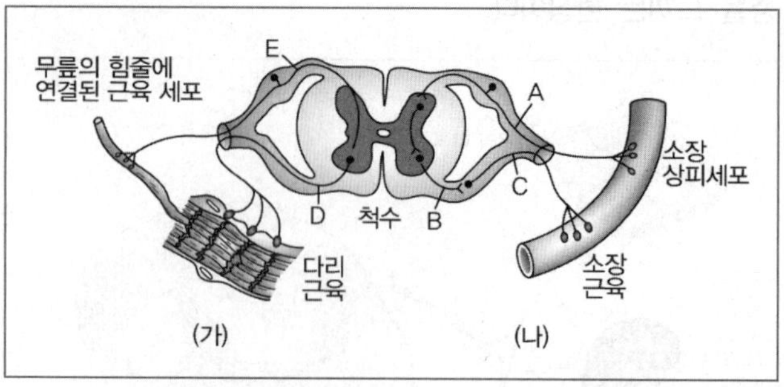

이에 대한 설명으로 옳은 것을 〈보기〉에서 모두 고르시오.

[보 기]

ㄱ. A의 흥분은 대뇌로 전달되지 않는다.
ㄴ. A, E는 체성신경, B, C, D는 자율신경이다.
ㄷ. 반사경로 중에는 연합뉴런이 관여하지 않는 경우도 있다.
ㄹ. 자극을 받았을 때 (가)의 근육이 (나)의 근육보다 더 빠르게 반응한다.
ㅁ. C말단 물질이 증가할 경우, 소화 운동이 촉진된다.
ㅂ. 차가운 물에 발을 담갔다가 차가워서 발을 급히 떼는 반응은 (가)에 해당한다.

① ㄱ, ㄴ　② ㄹ, ㅂ　③ ㄷ, ㄹ, ㅁ
④ ㄴ, ㅁ　⑤ ㅁ

357

뇌기능

아래 그림은 사람 뇌의 구조를 나타낸 것이다.

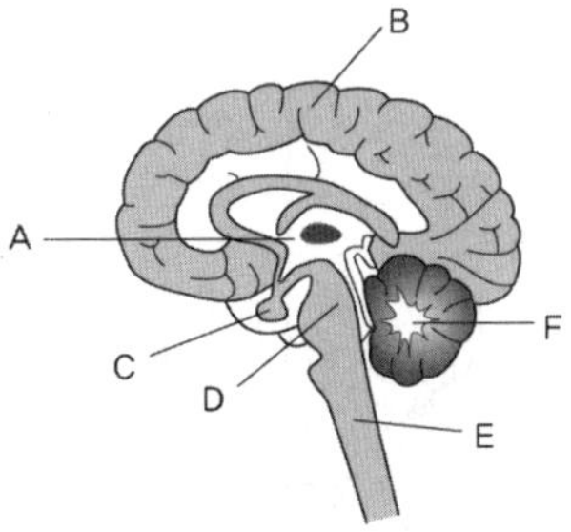

이에 대한 설명으로 옳은 것을 〈보기〉에서 모두 고르시오

[보기]

ㄱ. 호흡 운동의 중추는 B와 D다.
ㄴ. A-F의 작동이 중단되더라도 심장은 뛸 수 있다.
ㄷ. 호르몬 분비의 최고 중추는 C이다.
ㄹ. 재채기나 기침은 F에 의한 반사 작용이다.
ㅁ. 날아오는 야구공을 배트에 맞출 때에는 B와 F가 중요하게 작용한다.
ㅂ. 눈에 손전등을 비추어 동공의 움직임을 확인하는 것은 E의 상태를 알아보는 과정이다.

① ㄱ, ㄴ ② ㄹ, ㅂ ③ ㄷ, ㄹ, ㅁ
④ ㄴ, ㅁ ⑤ ㅁ

358

자율신경

그림(가)는 자율 신경 A와 B의 분포를 나타낸 것이고, (나)의 ㉠은 신경 A에 역치 이상의 자극을 준 후 동방결절에서의 막전위 변화를, ㉡은 신경 A의 발달에 물질 T를 처리한 다음 같은 크기의 자극을 다시 준 후 동방결절에서의 막전위 변화를 나타낸 것이다.

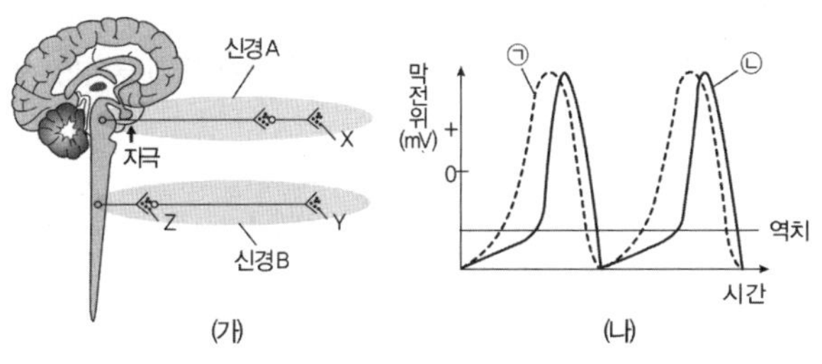

이에 대한 설명으로 옳은 것을 〈보기〉에서 모두 고르시오.

[보기]

ㄱ. Z와 Y는 같은 물질이다
ㄴ. 물질 X와 T는 혈관을 통해 표적기관에 작용한다.
ㄷ. 심한 운동을 하면, (가)의 신경 A와 B가 모두 흥분한다.
ㄹ. 신경 A가 방광에 작용하면 방광이 이완한다.
ㅁ. 물질 Y가 이자에 전달된다면 글루카곤의 분비가 촉진된다.
ㅂ. 물질 T는 동방결절에 대한 신경 A의 작용을 저해한다.

① ㄱ, ㄴ ② ㄹ, ㅂ ③ ㄷ, ㄹ, ㅁ
④ ㄴ, ㅁ ⑤ ㅁ

359

척수신호

다음 자료는 뇌와 척수에 이상이 생긴 어느 환자의 병상 기록을 나타낸 것이고, 그림은 흥분의 이동 경로를 나타낸 것이다.

- 자발적인 호흡이 가능하고 체온이 유지된다.
- 의식은 있으나 말을 하지 못했다.
- 시각, 청각, 미각 등은 정상이나 어지럼증을 느끼고 몸의 균형을 잃는다.
- 다른 부분의 운동은 정상이나 오른쪽 팔을 전혀 움직이지 못했다.

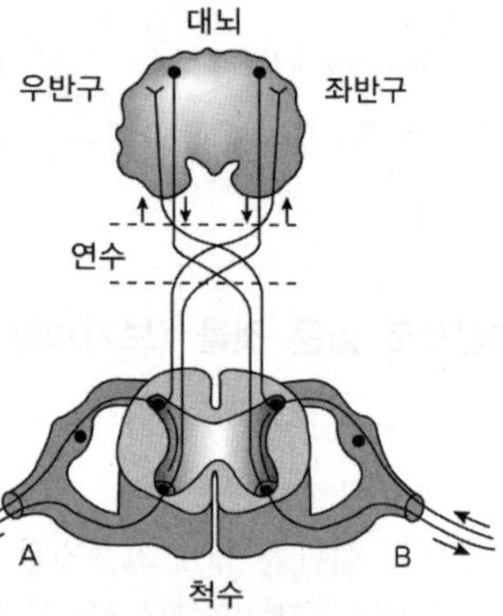

이 환자에 대한 설명으로 옳은 것을 〈보기〉에서 모두 고르시오.

[보 기]

ㄱ. 식물인간 상태이며 뇌간의 기능은 정상이다.
ㄴ. 평행 감각기의 기능이 손상되었다.
ㄷ. 대뇌가 분업화되어 있음을 알 수 있다.
ㄹ. 대뇌 좌반구의 운동령이 이상이 있을 것이다.
ㅁ. 척수에 문제가 있다면 A쪽의 전근에 이상이 있을 것이다.

① ㄱ, ㄴ　② ㄹ, ㅂ　③ ㄷ, ㄹ, ㅁ
④ ㄴ, ㅁ　⑤ ㅁ

360

신호통합

사람의 신경계는 크게 중추신경계와 말초신경계로 이루어져 있는데, 다음 자료는 사람의 신경계를 나타낸 그림이다.

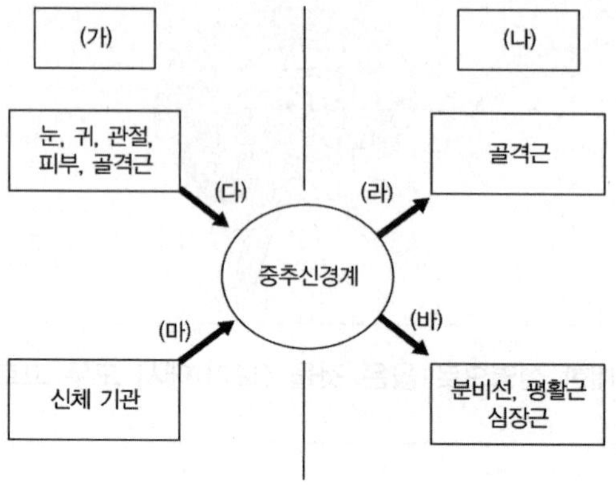

사람의 신경계에 대한 설명으로 옳은 것만을 〈보기〉에서 있는 대로 고른 것은?

[보 기]

ㄱ. (가)는 감각계인 원심성신경으로 이루어져 있고, (나)는 운동계인 구심성신경으로 이루어져 있다.
ㄴ. (다)를 통해 들어오는 정보는 대부분 입력중추인 시상하부를 통해 대뇌 피질로 전달되어 대뇌피질에서 해석된다.
ㄷ. (라)를 통해 전달되는 신경신호는 대뇌피질 두정엽에서 기원된다.
ㄹ. 불수의적으로 일어나는 (바)에 의한 신경신호의 전달은 절후신경의 경우, 아세틸콜린만 이용한다.
ㅁ. 혈압이 높아지는 경우, 그 정보는 (마)를 통하여 무의식적으로 전달된다.

① ㅁ　② ㄱ, ㄷ　③ ㄱ, ㅁ
④ ㄴ, ㄹ　⑤ ㄴ, ㄷ, ㄹ

361

뇌의 부위별 기능

사람의 뇌는 전뇌와 중뇌, 그리고 후뇌로 구성되어 있는데, 다음 자료는 사람의 뇌의 모습을 나타낸 그림이다.

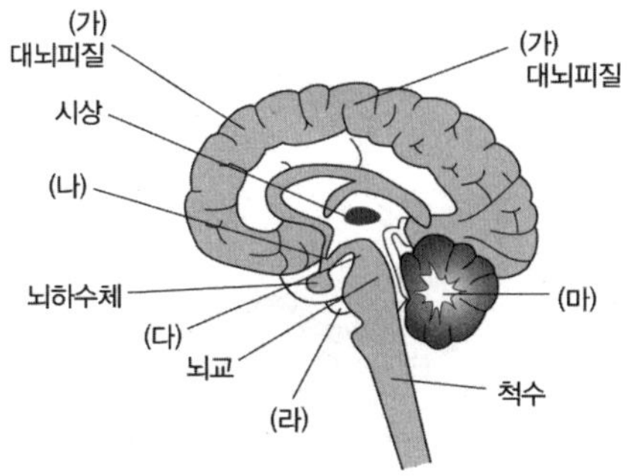

위 그림의 각 부분에 대한 설명으로 옳은 것만을 〈보기〉에서 있는 대로 고른 것은?

[보 기]

ㄱ. (가)의 피질은 회백질로 구성되어 있으며 사고, 추론, 수의적운동의 중추를 담당한다.
ㄴ. (나)는 뇌하수체를 조절하여 호르몬 분비를 담당하며, 삼투수용기를 포함하여 항이뇨호르몬(ADH)을 분비한다.
ㄷ. (다)는 안구운동의 중추를 담당하고 있으며 전뇌와 후뇌를 연결하는 역할을 한다.
ㄹ. (라)는 불수의적 운동의 정교한 조절을 담당하고 자세와 몸의 평형을 유지한다.
ㅁ. (마)는 심장박동과 호흡을 자율적으로 담당하는 조절 중추이다.

① ㄱ, ㄴ, ㄷ ② ㄱ, ㄴ, ㅁ ③ ㄴ, ㄷ, ㅁ
④ ㄴ, ㄷ, ㄹ, ㅁ ⑤ ㄱ, ㄴ, ㄷ, ㅁ

362

자극과 반응

다음은 어느 의사가 교통사고로 다친 환자를 검진한 결과이다.

- 바늘로 발가락을 살짝 찔렀더니 발가락은 움직였으나, 환자는 아무런 느낌도 없다고 말하였다.
- 발가락을 굽혀보라고 하였더니 발가락을 움직이지 못하였다.
- 환자는 자신의 이름을 쓸 수 있었다.

다음은 발의 감각의 전달 과정이다.

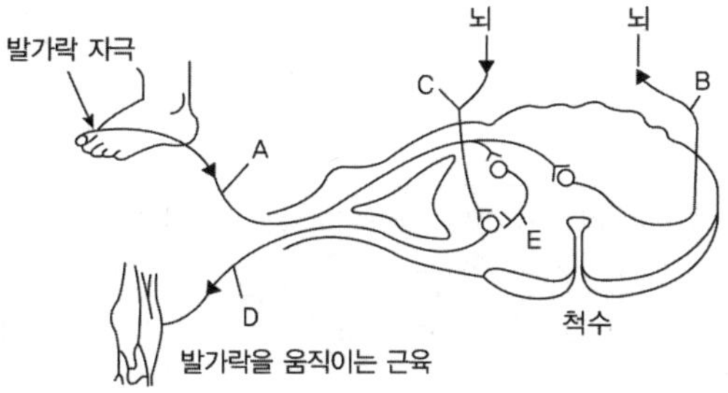

위 자료에 대한 추론으로 옳은 것만을 〈보기〉에서 있는 대로 고른 것은?

[보 기]

ㄱ. 환자는 A나 D 중 어느 한 곳에 손상이 있다.
ㄴ. 환자는 B와 C 모두가 손상되었다.
ㄷ. 환자는 망상계에 이상의 고위 중추영역에서 손상을 입었다.
ㄹ. E는 정상이다.
ㅁ. 환자는 목 부위의 척수가 손상되었다.

① ㄱ, ㄷ ② ㄴ, ㄹ ③ ㄴ, ㅁ
④ ㄷ, ㄹ ⑤ ㄹ, ㅁ

363

신호전달에 의한 평활근수축

아래 그림은 피부나 내장의 혈관 평활근에 시냅스를 이룬 자율신경의 모습이다.

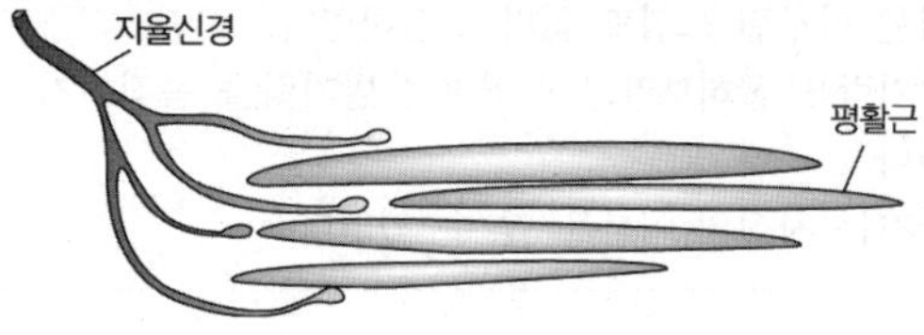

〈실험 결과〉

위 자율 신경을 전기적으로 자극하여 활동전위를 유발하였더니 운동 단위와 더불어서 평활근 전체가 수축하였다. 다음과 같은 조건을 처리한 후 근수축 여부를 정리한 결과이다.

아세틸콜린 에스터리아제(Ach esterase) 처리한 후 신경을 전기적으로 자극했을 때	정상과 동일한 정도의 근 수축
근육 내에 인지질 가수분해효소 C (PLC)처리	신경의 전기적 자극 없이 근 수축
근육에 다량의 EDTA처리 후 신경을 전기적으로 자극했을 때	근 수축 없음

실험 결과에 대한 해석과 추론으로 옳은 것만을 〈보기〉에서 있는 대로 고른 것은?

[보 기]

ㄱ. 위 신경에서 분비된 물질을 심장근에 첨가했을 때 근수축이 억제될 것이다.
ㄴ. 위 근육은 간극연접(gap junction)으로 연결되어 동시 수축이 일어날 수 있다.
ㄷ. 신경전도에서 근육 수축까지의 과정 중, 칼슘이 관여할 것이다.
ㄹ. 위 신경의 분비 물질을 한선(sweat gland)에 투여 시, 땀 분비가 촉진될 것이다

① ㄱ, ㄴ　② ㄴ, ㄷ　③ ㄴ, ㄹ
④ ㄴ, ㄷ, ㄹ　⑤ ㄱ, ㄴ, ㄷ, ㄹ

364

척수

그림은 감각신경의 주행경로를 나타낸 것이다.

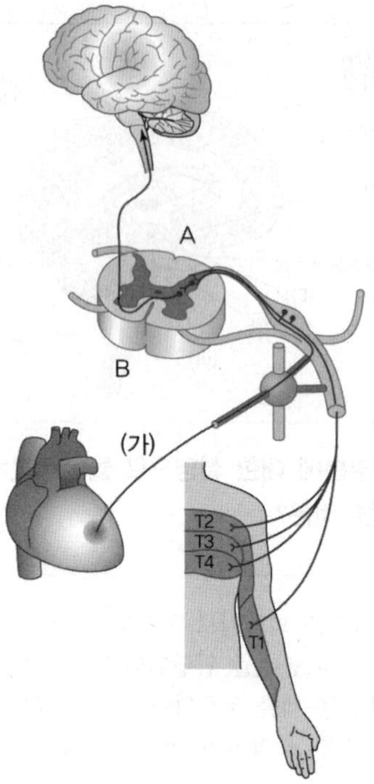

이에 대한 설명으로 옳은 것만을 〈보기〉에서 있는 대로 고른 것은?

[보 기]

ㄱ. (가)는 원심성 신경이다.
ㄴ. A는 등[背] 쪽이다.
ㄷ. 심장에 통증이 있는 사람은 오른팔에 통증이 있는 것처럼 느낀다.

① ㄱ　② ㄴ　③ ㄷ
④ ㄱ, ㄴ　⑤ ㄴ, ㄷ

365

말초신경계

그림은 자율신경계의 교감신경계와 부교감신경계를 나타낸 모식도이다.

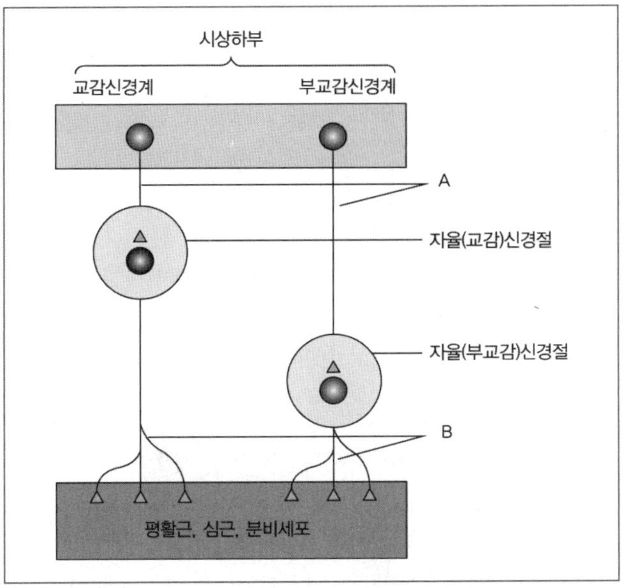

이에 대한 설명으로 옳은 것만을 〈보기〉에서 있는 대로 고른 것은?

[보 기]

ㄱ. 교감신경계의 A는 모두 중추신경계의 뇌간에 부교감신경계의 A는 모두 중추신경계의 척수에 연결되어 있다.
ㄴ. 교감신경계와 부교감신경계의 A는 신경절의 시냅스에서 동일한 신경전달물질을 분비하지만 B에서는 다른 신경전달물질을 분비한다.
ㄷ. A와 B는 원심성 신경세포이다.

① ㄱ ② ㄴ ③ ㄷ
④ ㄱ, ㄴ ⑤ ㄴ, ㄷ

366

긴장성 수용기 vs 위상성 수용기

그림은 감각 수용기 말단에서 자극을 받았을 때 일어나는 수용기 전위의 크기, 활동전위의 빈도, 구심성 신경 말단 시냅스에서 신경전달물질의 분비를 각각 나타낸 것이다.

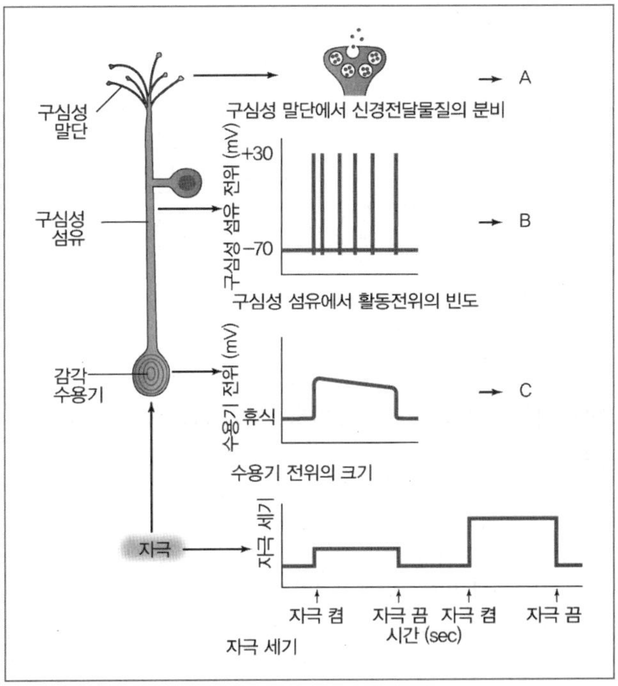

이 때 그림처럼 자극의 세기를 크게 하였을 때 A~C에서 일어나는 변화에 대한 설명으로 옳은 것만을 〈보기〉에서 있는 대로 고른 것은?

[보 기]

ㄱ. A에서 신경전달물질의 분비량에는 변화가 없다.
ㄴ. B에서 활동전위의 크기와 빈도가 모두 증가한다.
ㄷ. C에서 수용기 전위의 크기는 자극의 크기만큼 증가했다가 초기와 같은 패턴으로 조금씩 감소한다.

① ㄱ ② ㄴ ③ ㄷ
④ ㄱ, ㄴ ⑤ ㄴ, ㄷ

367

감각

표는 시각, 미각, 후각을 비교한 것이다.

	시각	미각	후각
수용체세포의 특성	비신경성	비신경성	(A)
수용체 종류	GPCR	GPCR, 이온채널	GPCR
수용체 활성화에 의한 세포 내 변화	(B)	세포 내 Ca^{2+} 증가 → ATP 또는 세로토닌 분비	세포 내 cAMP 증가 → 활동전위 생성
정보전달경로	시각세포 → 양극뉴런 → 신경절세포 → 시신경 → 시상 → 시각피질	(C)	후각세포 → 후각신경 → 후구 → 후각피질

이에 대한 설명으로 옳은 것만을 〈보기〉에서 있는 대로 고른 것은?

[보기]

ㄱ. (A)는 신경성이다.
ㄴ. (B)에서 빛에 의해 글루탐산 분비가 증가한다.
ㄷ. (C)는 연수를 거친다.

① ㄱ ② ㄴ ③ ㄷ
④ ㄱ, ㄴ ⑤ ㄱ, ㄷ

368

청각

그림 (가)는 달팽이관의 일부 구조를, (나)는 귀를 통한 소리의 전달을 나타낸 것이다.

(가)

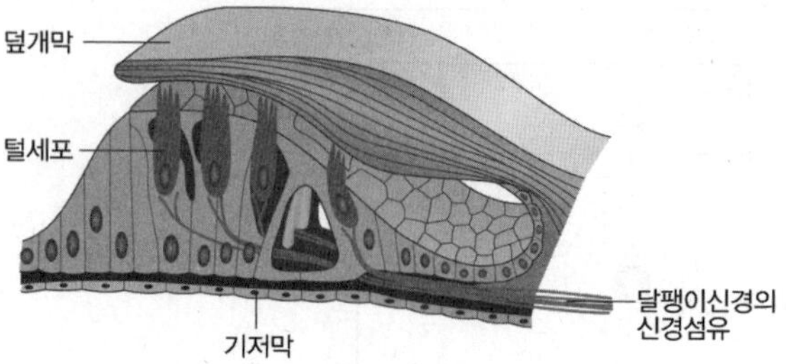

(나)

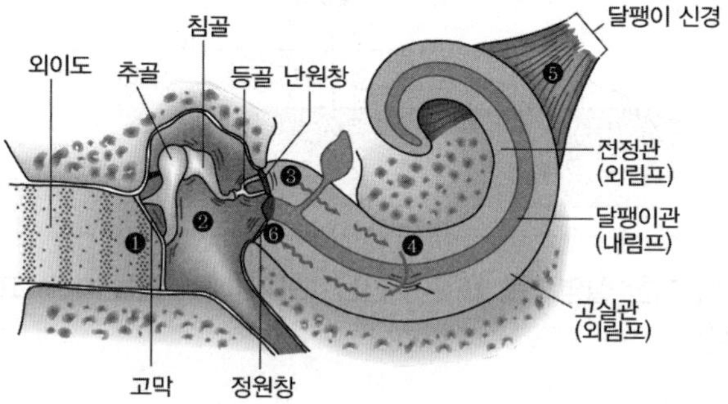

이에 대한 설명으로 옳은 것만을 〈보기〉에서 있는 대로 고른 것은?

[보기]

ㄱ. 소리의 높낮이는 털세포의 구부러지는 정도로 인식한다.
ㄴ. ❸ 과정에서 난원창의 진동이 달팽이관의 체액파동을 일으킨다.
ㄷ. ❹ 과정에서 달팽이관 털세포의 섬모가 구부러지고 이온채널이 열린다.

① ㄱ ② ㄴ ③ ㄷ
④ ㄱ, ㄴ ⑤ ㄴ, ㄷ

369

시각

그림은 망막의 막대세포와 원뿔세포를 나타낸 것이다.

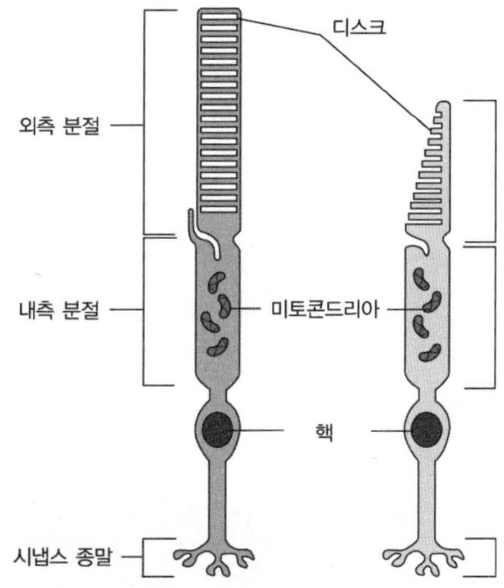

이에 대한 설명으로 옳지 않은 것은?

① 원뿔세포는 양극세포와 시냅스를 형성한다.
② 로돕신은 막대세포의 외측 분절에 존재한다.
③ 와(fovea)에는 막대세포가 원뿔세포보다 더 많이 존재한다.
④ 적은 양의 빛에서 막대세포는 원뿔세포보다 더 잘 기능한다.
⑤ 사람에는 각기 다른 시각색소를 가지는 3가지 유형의 원뿔세포가 있다.

370

베버 법칙

감각기관은 자극을 수용하여 생체 내 신호인 전기신호로 변환시키는 기능을 한다. 이러한 자극 수용과정에서의 대표적인 특징은 각 감각기관마다 적합자극이 존재하여 수용하는 자극의 종류가 다르다는 것이다. 더불어 (가)에서 제시되는 것처럼 자극의 세기변화에 따른 반응정도의 변화 사이에 실무율이 적용됨을 볼 수 있다. (나)에서는 처음 자극의 세기와 감각기에서 자극의 변화를 느끼기 위한 자극의 변화량을 나타낸 것이다.

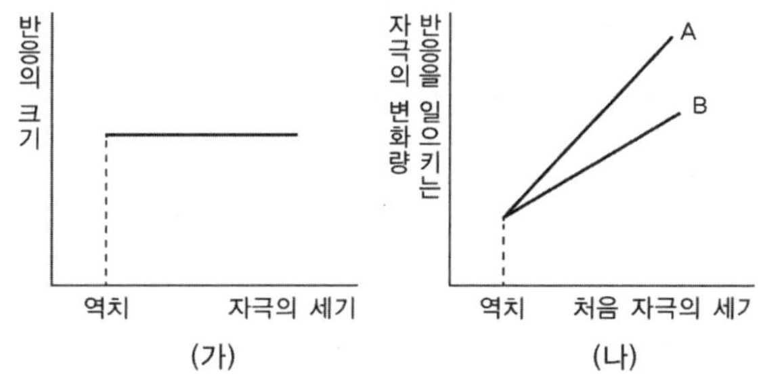

[보기]

ㄱ. 실무율이란 역치이상의 자극에 대해서도 동일크기의 반응의 세기를 나타내는 것이다.
ㄴ. 실무율 법칙은 단일 근섬유나 신경섬유, 감각세포에 적용할 수 있다.
ㄷ. 옷을 입고 시간이 지나면 옷의 촉감을 느끼지 못하는 것은 (가)에서의 원리로 설명할 수 있다.
ㄹ. (나)에서처럼 처음 자극의 세기가 크면 그보다 작은 크기의 변화는 감지하지 못하므로 소음이 심한 공사장에서는 사람의 말소리가 들리지 않는다.
ㅁ. A는 B보다 좀 예민한 감각으로 작은 변화도 감지할 수 있다.

① ㄱ, ㄷ ② ㄱ, ㄹ ③ ㄴ, ㄹ
④ ㄴ, ㅁ ⑤ ㄷ, ㅁ

371

자극과 반응

같은 자극을 반복해서 주면 감각기에서의 반응이 약해지는데, 이러한 현상을 적응이라 한다. 아래 그림은 일정한 크기의 자극을 지속적으로 주면서 각 감각 수용기의 적응이 얼마나 빨리 이루어지는지를 비교한 그림이다. (단. 4초 후에 일정한 크기의 자극을 더 추가하였다.)

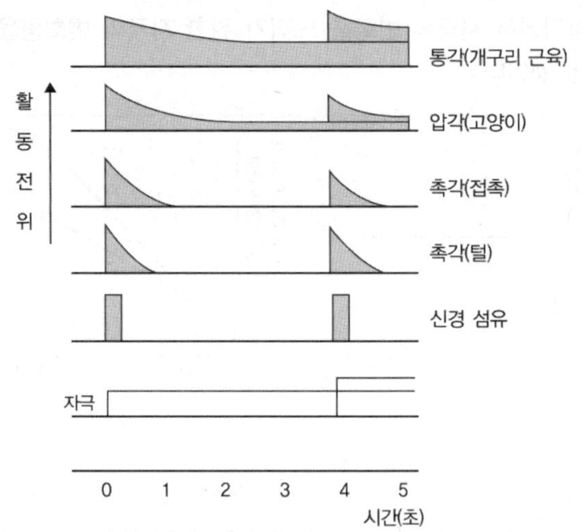

이 자료에 대한 설명과 유추된 해석으로 타당하지 않은 것은?

① 적응이 빨리 일어나는 것은 신경 섬유, 촉각, 압각, 통각 순서이다.
② 지속적이거나 반복적인 자극에 대한 반응은 더욱 강해져 두 번째 자극 후의 반응은 가중된다.
③ 적응으로 인하여 기본조건은 무시하면서 새로운 변화를 수용할 수 있다.
④ 촉각은 빠른 적응에 해당되며, 통각은 느린 적응에 해당된다.
⑤ 어떤 감각세포는 거의 적응을 안 하는 경우도 있는데, 예를 들면 우리 몸의 평형 감각이다.

372

시각의 작용

그림 (가)는 간상세포와 원추 세포의 망막 분포도를, 그림 (나)는 간상세포와 원추 세포의 흡수 스펙트럼을 나타낸 것이다.

(가)

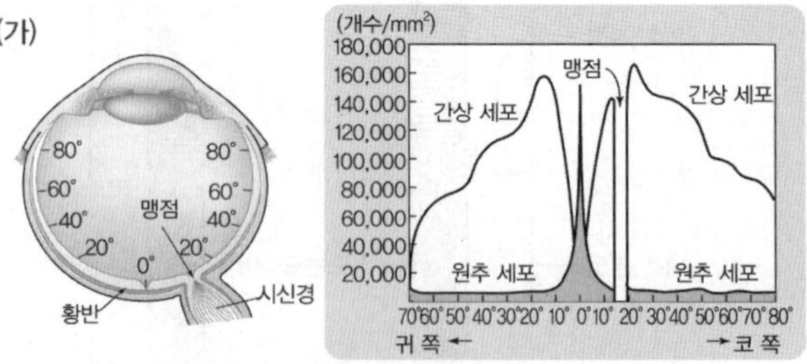

(나)

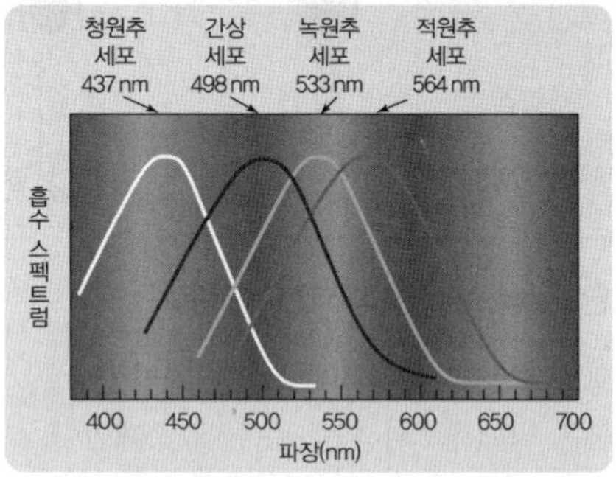

이 그림에 대한 설명과 추론으로 옳은 것만을 〈보기〉에서 있는 대로 고른 것은?

[보 기]

ㄱ. 혈관과 시신경이 뇌로 들어가는 장소는 광수용기가 없어 망막의 맹점이 된다.
ㄴ. 간상세포는 원추세포에 비해 빛에 덜 민감하기 때문에 색깔을 인식하지 못한다.
ㄷ. 어두운 밤에 사물을 잘 보기 위해서는 사물을 정면으로 바라보는 것 보다 비스듬히 바라보는 것이 더 유리하다.
ㄹ. 3종류 원추세포의 흡수 파장이 각기 다른 이유는 빛을 흡수하는 Ⅱ-시스레티날기의 구조가 다르기 때문이다.

① ㄱ, ㄴ ② ㄱ, ㄷ ③ ㄴ, ㄷ
④ ㄴ, ㄹ ⑤ ㄷ, ㄹ

373

시각의 성립

다음은 간상세포에서의 시각 형성 기작에 대한 모식도이다.

(가) 간상세포에 빛이 조사되면 G 단백질인 트랜스듀신이 활성화되어 나트륨 이온 채널이 닫힌다.
(나) 간상세포에 빛이 조사되면 과분극이 형성된다.

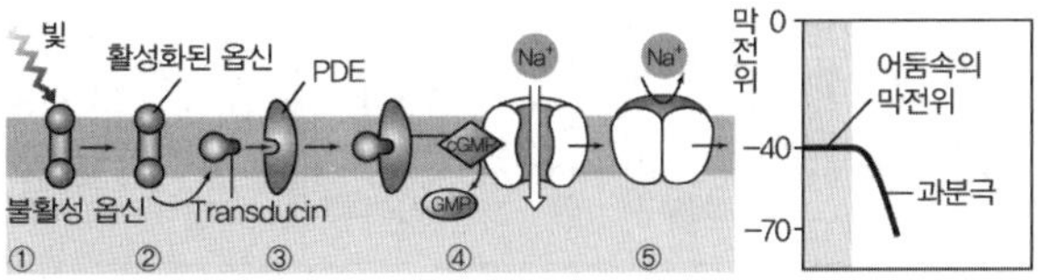

시각 형성에 대한 설명으로 옳은 것만을 〈보기〉에서 있는 대로 고른 것은?

[보 기]
ㄱ. 빛을 받았을 때 간상세포 내에는 cGMP가 다량 존재할 것이다.
ㄴ. 빛이 없을 때의 간상세포의 휴지막 전위는 −40mV로, 나트륨의 유입으로 형성된다.
ㄷ. 빛이 없을 때 로돕신으로 인한 신호전달 기작은 간상세포가 쌍극신경과의 접합부에서 신호전달물질을 분비하지 않을 것이다.
ㄹ. cGMP 분해효소를 첨가하면 빛이 조사되지 않아도 시각이 형성될 것이다.

① ㄱ, ㄷ　② ㄱ, ㄹ　③ ㄴ, ㄷ
④ ㄴ, ㄹ　⑤ ㄷ, ㄹ

374

시각의 성립

다음 그래프는 밝은 곳에서 어두운 곳으로 갑자기 들어섰을 때, 시간 경과에 따른 간상세포와 원추세포의 역치 변화를 조사한 결과이다.

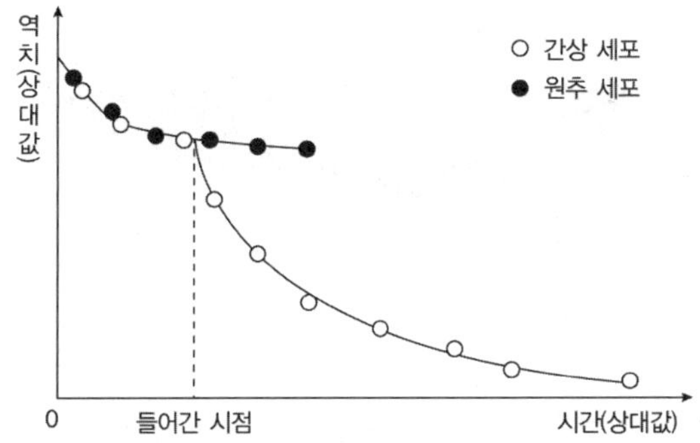

이에 대한 설명이나 추론으로 옳은 것만을 〈보기〉에서 있는 대로 고른 것은?

[보 기]
ㄱ. 원추세포는 어두운 곳에서도 빛의 자극을 감지할 수 있도록 높은 역치값을 지니고 있다.
ㄴ. 간상세포의 탈분극은 G−protein의 활성화에 의해 유발된다.
ㄷ. 어두운 곳으로 들어간 후에 간상세포의 역치값이 서서히 낮아지는 이유는 로돕신이 새롭게 합성되는데 시간이 걸리기 때문이다.
ㄹ. 붉은색 선글라스는 암순응에 걸리는 시간을 줄여줄 수 있을 것이다.

① ㄱ　② ㄹ　③ ㄱ, ㄴ
④ ㄴ, ㄷ　⑤ ㄷ, ㄹ

375

청각의 성립

다음 그림 (가)는 달팽이관의 모식도이며, (나)는 여러 주파수의 소리가 기저 막에 진동을 일으키는 양상을 청소골로부터의 상대적 거리로 나타낸 그래프이다.

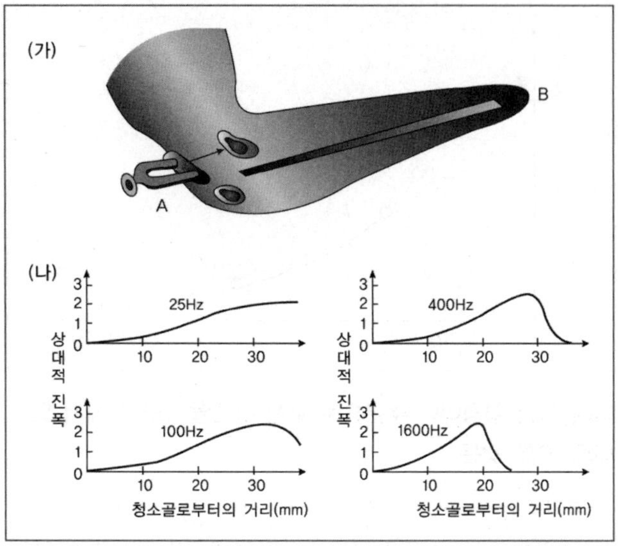

이 자료에 대한 설명이나 추론으로 옳은 것만을 〈보기〉에서 있는 대로 고른 것은?

[보기]

ㄱ. 낮은 진동수는 폭이 넓은 기저막의 진동을 요구하므로, 25HZ의 소리 는 그림의 B쪽 근처의 신경들에서 더 잘 인식될 것이다.
ㄴ. 위의 그래프들로부터 청신경은 각각 특정 주파수의 소리만 인식할 수 있는 특화된 수용체 단백질들을 지니고 있을 것으로 예상할 수 있다.
ㄷ. 달팽이관을 채우는 림프액의 조성이 바뀌면 기저막 진동은 사라질 수 있으며, 소리를 인식하지 못하게 될 것이다.
ㄹ. 소리는 기계적 충격을 인식하는 특화된 신경세포를 통해 감각된다.

① ㄱ ② ㄱ, ㄴ ③ ㄴ, ㄷ
④ ㄱ, ㄴ, ㄷ ⑤ ㄱ, ㄴ, ㄷ, ㄹ

376

기계적수용기

아래 그림은 반고리관 hair cell(털세포)의 XR에 대한 반응을 모식화한 것이다.

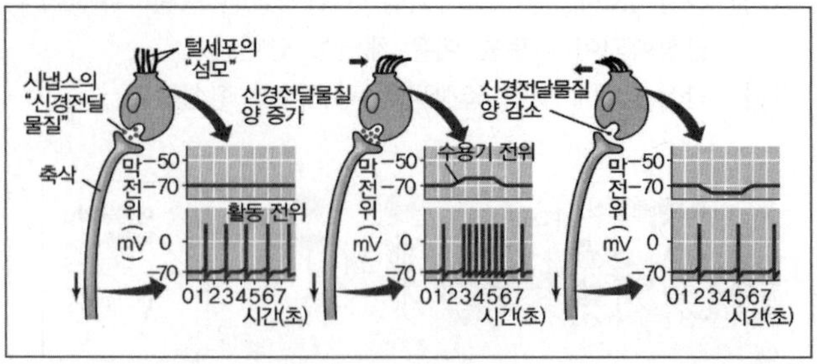

위 모식도에 대한 설명과 추론으로 옳은 것만을 〈보기〉에서 있는 대로 고른 것은?

[보기]

ㄱ. 회전 감각의 인식은 회전 자극에 의한 활동 전위의 빈도수 변화를 뇌에서 인식, 해석함으로서 가능한 것이다.
ㄴ. 인체의 회전 운동이 일어나지 않을 때에는 털세포(hair cell) 내로 이온의 유입이 없을 것으로 예상할 수 있다.
ㄷ. 활동전위의 빈도수는 반고리관의 회전 방향에 따라서 다른 값을 갖는 것으로 예상할 수 있다.
ㄹ. 반고리관의 털세포(hair cell)는 신경 세포가 특수 자극에 반응하기 위해 변형된 것임을 알 수 있다.

① ㄱ, ㄴ ② ㄱ, ㄷ ③ ㄱ, ㄹ
④ ㄴ, ㄷ ⑤ ㄷ, ㄹ

377

이석-위치감각

다음은 동물의 균형유지에 관련된 실험 및 기작을 정리한 것이다.

(가) 개구리의 경우 겉귀가 없다. 핀으로 귀를 찔러 내이를 파괴했을 때 개구리는 균형을 유지하지 못한다,

(나) 사람이 운동할 때 전정기관의 털세포의 움직임은 다음과 같다. 전정 기관의 이석이 림프액의 운동 반대 방향으로 기울어짐으로써 감각모가 휘어지게 되고 수용기 전위가 발생한다.

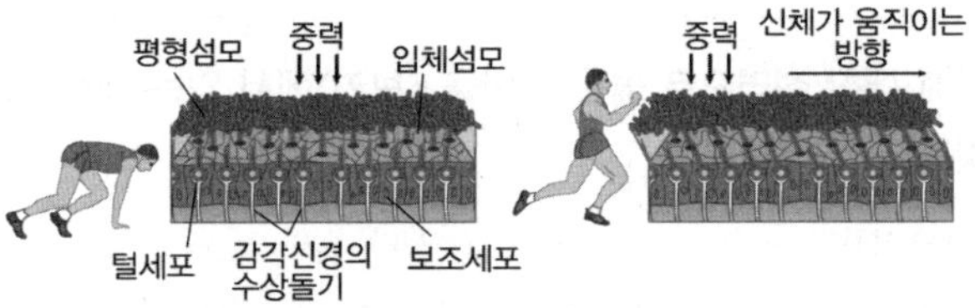

이에 대한 설명으로 옳은 것만을 〈보기〉에서 있는 대로 고른 것은?

[보 기]

ㄱ. (가)실험에서 내이가 파괴된 개구리가 있는 판을 왼쪽으로 기울였을 때, 개구리는 오른 쪽으로 몸을 이동시키거나 기울인다.

ㄴ. 감각모의 휘어짐을 억제하는 약품을 처리한다면 균형을 상실할 뿐만 아니라 소리도 듣지 못할 것이다.

ㄷ. 감각모의 휘어지면 리간드 개폐성 이온채널이 열리고 과분극이 형성될 것이다.

① ㄱ ② ㄴ ③ ㄷ

④ ㄱ, ㄷ ⑤ ㄱ, ㄴ, ㄷ

378

반고리관-회전감각

회전 감각을 감지하는 반고리관 내부는 림프로 채워져 있어서 몸이 회전하면 림프가 회전하게 되고, 반고리관 속의 섬모에 의해 청신경이 감지할 수 있는 구조로 되어 있다. 다음 그림은 반고리관의 신경이 뇌로 자극을 전달받는 것을 나타낸 그래프이다.

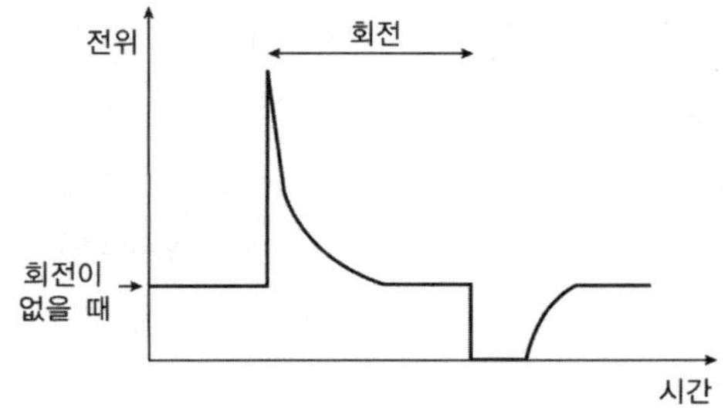

위 자료에 대한 설명이나 추론으로 옳은 것만을 〈보기〉에서 있는 대로 고른 것은?

[보 기]

ㄱ. 회전운동 초기에 섬모가 회전방향의 반대방향으로 구부러지면서, 신경에서 뇌로 활동전위의 빈도가 증가한다.

ㄴ. 회전운동이 지속되면 림프의 회전력이 점차 감소하여 자극은 점차 정상 범위로 돌아오게 된다.

ㄷ. 회전운동의 정지 시, 림프의 관성에 의해 섬모의 구부러짐은 처음 구부러진 방향과 반대로 작용하여 자극 수는 감소하는 양상을 보인다.

ㄹ. 전정기관의 이석이 반고리관으로 유입된 이석증의 경우, 몸의 회전이 멈추어도 관성에 의한 이석의 회전 때문에 현기증이 야기된다.

① ㄱ, ㄴ, ㄷ ② ㄱ, ㄴ, ㄹ ③ ㄱ, ㄷ, ㄹ

④ ㄴ, ㄷ, ㄹ ⑤ ㄱ, ㄴ, ㄷ, ㄹ

379

미각과 후각

그림은 미각과 후각의 감각 경로를 나타낸 것이다.

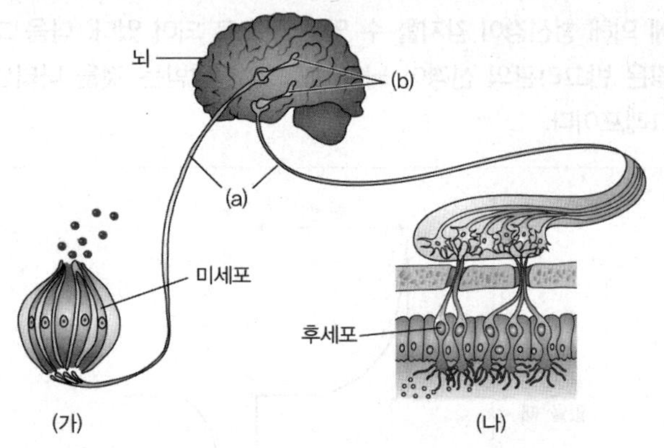

미각과 후각의 감각에 대한 설명으로 옳은 것만을 〈보기〉에서 있는 대로 고른 것은?

[보기]

ㄱ. 미세포와 후세포는 화학수용기로서 물에 용해된 화학물질에 의하여만 자극된다.
ㄴ. 후세포와 미세포는 변형된 뉴런이다.
ㄷ. 아는 시상에 존재하는 신경세포이다.
ㄹ. (a)는 말초신경계의 구심성신경이다.
ㅁ. 미세포와 후세포의 섬모에 존재하는 수용체 단백질은 리간드-의존성 이온통로이다.

① ㄱ　② ㄱ, ㄷ　③ ㄱ, ㅁ
④ ㄴ, ㄹ　⑤ ㄷ, ㅁ

380

근절의 구조

그림은 근절의 이완과 수축을 나타낸 것이다.

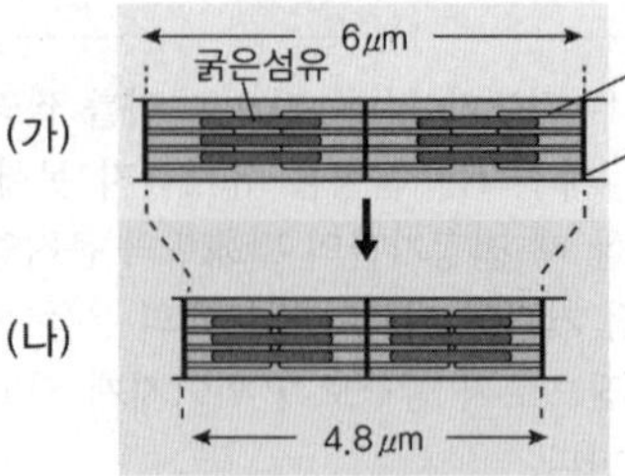

이에 대한 설명으로 옳은 것만을 〈보기〉에서 있는 대로 고른 것은?

[보기]

ㄱ. I띠(H band)의 길이는 (가)보다 (나)에서 크다.
ㄴ. $\frac{\text{A띠의 길이}}{\text{근절의 길이}}$는 (가)보다 (나)에서 크다.
ㄷ. $\frac{\text{I띠의 길이}}{\text{A띠의 길이}}$는 (가)보다 (나)에서 크다.

① ㄱ　② ㄴ　③ ㄷ
④ ㄱ, ㄴ　⑤ ㄴ, ㄷ

381

뼈의 조직과 기능

다음 그림은 뼈에 대한 모식도이다.

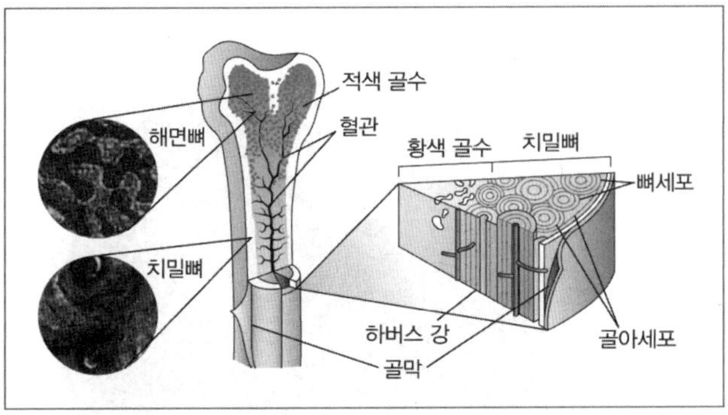

뼈(bone)에 대한 설명으로 옳은 것만을 〈보기〉에서 있는 대로 고른 것은?

[보기]

ㄱ. 조골세포는 골조직을 파괴, 흡수하는 기능이 있다.
ㄴ. 치밀뼈에는 하버스골 공동계라는 동심원 형태의 무늬가 반복되어 있다.
ㄷ. 뼈조직은 상피조직의 일부이다.
ㄹ. 콜라겐 섬유에 칼슘염 등이 포함되어 기질 형태를 이룬다.
ㅁ. 여성호르몬인 에스트로겐은 뼈의 용출을 촉진한다.
ㅂ. 부갑상선 호르몬은 뼈에 용해하여 칼슘이온의 방출을 촉진한다.

① ㄱ, ㄴ, ㄹ
② ㄴ, ㄷ, ㄹ
③ ㄴ, ㄹ, ㅂ
④ ㄴ, ㄷ, ㄹ, ㅁ
⑤ ㄴ, ㄷ, ㄹ, ㅁ, ㅂ

382

근육의 종류

다음은 사람의 근육의 종류를 나타낸 그림이다.

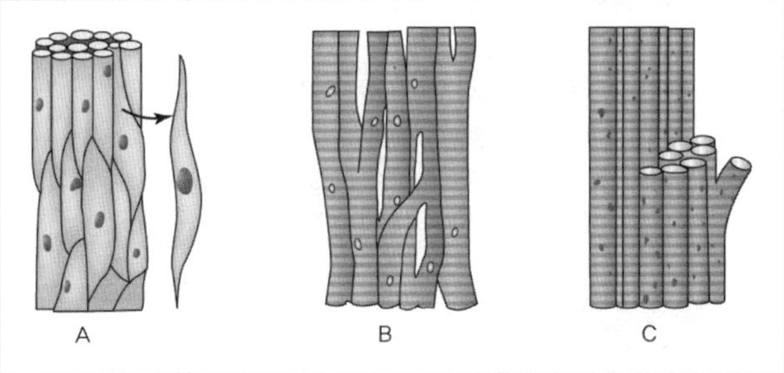

이에 대한 설명으로 옳은 것만을 〈보기〉에서 있는 대로 고른 것은?

[보기]

ㄱ. A는 근절이 퇴화되어 있고, 낮은 미오신 ATPase 활성을 가지고 있다.
ㄴ. B는 근절이 없는 대신 가지(branch)와 개재판을 갖고 있어 근육을 튼튼하게 해준다.
ㄷ. C는 체성신경계의 조절을 받아 수축을 촉진하거나 억제할 수 있는 원통형의 다핵세포이다.
ㄹ. A와 C의 주 근수축 자극은 신경자극이다.
ㅁ. B와 C는 트로포닌에 의해 근수축을 조절한다.

① ㄴ　② ㄱ, ㄴ　③ ㄷ, ㄹ
④ ㄷ, ㅁ　⑤ ㄷ, ㄹ, ㅁ

383

근수축기작

다음은 활동전위가 신경근 접합(neuromuscular junction)에 전달된 후 일어나는 근수축의 순환 과정을 나타낸 것이다.

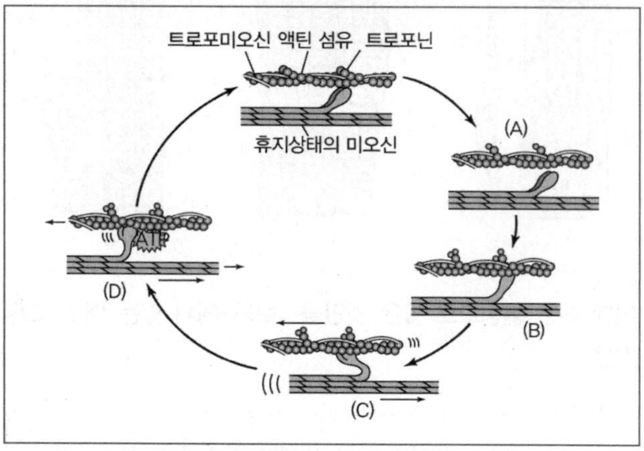

위의 과정에 대한 설명으로 옳지 않은 것은?

① 활동전위가 신경근 접합에 도달하면 T관 system에서 활동전위가 발생하고 근소포체에서 Ca^{2+}의 방출이 일어난다.
② A에서는 세포질의 Ca^{2+}이 트로포닌의 소단위와 결합하면서 미오신이 결합할 액틴섬유의 부위가 노출된다.
③ B에서는 미오신의 머리가 액틴과 결합하고, 미오신의 머리에 부착되었던 ATK가 ADP + Pi로 분해되면서 이탈된다.
④ C에서는 미오신의 머리 형태와 위치가 변하면서 액틴을 뒤로 밀어내는 힘이 생긴다.
⑤ D에서는 ATP가 미오신에 결합하면서 액틴과의 결합이 풀리고 미오신은 휴지 상태로 되돌아간다.

384

신경근접합부

다음은 신경근육 접합부를 나타낸 그림이다.

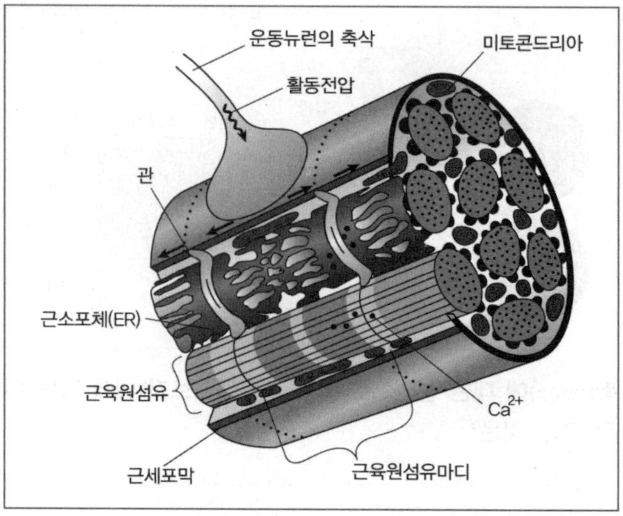

위 그림에서 운동뉴런의 흥분이 전도되어 근육이 수축하기까지의 과정을 순서대로 나열한 것은?

[보기]
ㄱ. 아세틸콜린의 방출
ㄴ. 근소포체로부터 칼슘방출
ㄷ. 근세포막의 아세틸콜린-의존성 이온통로 열림
ㄹ. 근세포막의 활동전위 발생
ㅁ. 미오신과 액틴 결합

① ㄱ → ㄴ → ㅁ → ㄷ → ㄹ
② ㄱ → ㄷ → ㄹ → ㄴ → ㅁ
③ ㄱ → ㄹ → ㄷ → ㄴ → ㅁ
④ ㄷ → ㄱ → ㄹ → ㅁ → ㄴ
⑤ ㄹ → ㄷ → ㄱ → ㄴ → ㅁ

385

근육에너지원

골격근 운동은 많은 ATP를 소모한다. 다음 그래프는 가벼운 운동을 할 때, 골격근에서 소모되는 에너지원의 상대적 비율을 나타낸 것이다.

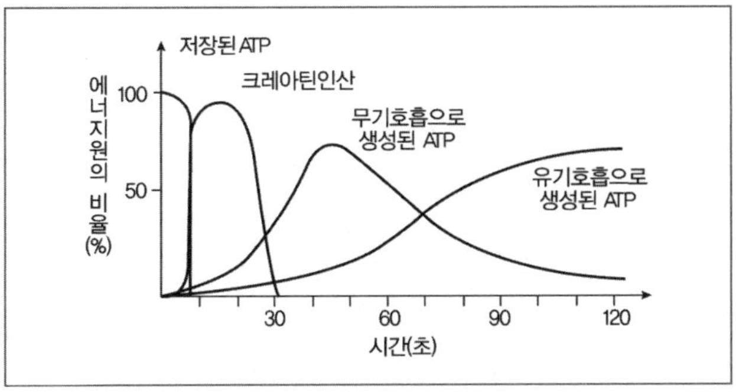

골격근 수축의 에너지원에 대한 설명과 ATP 소모대상에 대한 서술로 옳은 것만을 <보기>에서 있는 대로 고른 것은?

[보기]

ㄱ. 가장 먼저 소모되어 없어지는 에너지원은 크레아틴 인산이다.
ㄴ. 운동 시작 후 20초 동안 근육운동에 필요한 대부분의 에너지는 산소 없이 공급된다.
ㄷ. ATP소모는 근막의 분극유지와 활면소포체의 칼슘 펌프에 사용된다.
ㄹ. 운동 시작 후 40초가 되면 운동에 필요한 에너지는 무기호흡에서 주로 공급하며 아직 유기호흡은 일어나지 않는다.
ㅁ. 유산소 운동을 주로 하기 위해서는 120초 이상의 시간 동안 운동을 해야 한다.

① ㄱ ② ㄴ, ㄷ ③ ㄱ, ㄹ, ㅁ
④ ㄴ, ㄷ, ㅁ ⑤ ㄱ, ㄷ, ㄹ, ㅁ

386

적색근과 백색근

골격근에는 백색근과 적색근이 있다. 다음은 두 골격근의 연축 곡선이다.

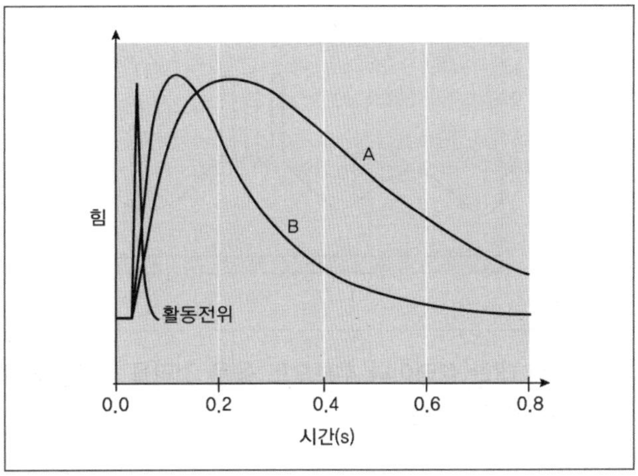

각 연축곡선에 해당하는 두 골격근에 대한 설명으로 옳은 것만을 <보기>에서 있는 대로 고른 것은?

[보기]

ㄱ. A 곡선의 연축 섬유는 철새의 날개에 발달되어 있으며, 피로에 대한 저항력이 크다.
ㄴ. B 곡선의 연축 섬유는 강하고 신속한 장력 발생이 가능하며 혈관 분포가 미약하다.
ㄷ. A 곡선의 연축 섬유는 적색근으로 미오글로빈이 풍부하며 지방 함량이 낮다.
ㄹ. B 곡선의 연축 섬유는 백색근으로 크레아틴 인산이 풍부하며, 미오신 ATPase활성이 높다.

① ㄱ, ㄷ ② ㄱ, ㄹ ③ ㄴ, ㄷ
④ ㄱ, ㄴ, ㄷ ⑤ ㄱ, ㄴ, ㄹ

387

평활근 수축

다음 자료는 위(stomach) 평활근 세포에서의 막전위 변화를 나타낸 그래프이다.

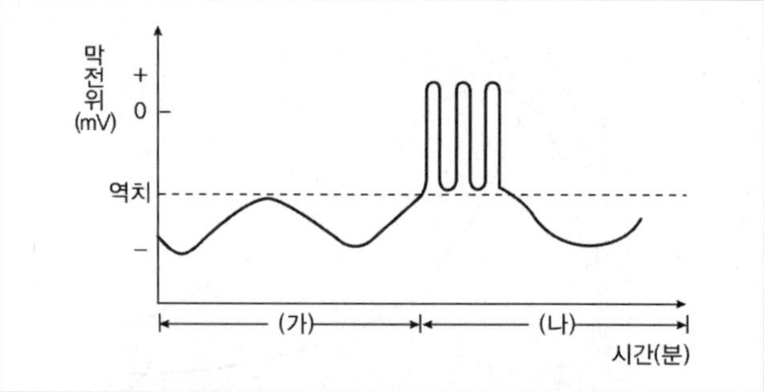

위 자료에 대한 설명이나 추론으로 옳은 것만을 〈보기〉에서 있는 대로 고른 것은?

[보 기]

ㄱ. (가)는 위에 음식물이 있을 때이고, (나)는 위에 음식물이 없을 때이다.
ㄴ. 부교감 신경계 자극에 의해 (나)와 같은 현상이 나타날 것이다.
ㄷ. 십이지장에 지방산 등의 음식물이 들어오게 되면, 위 평활근 세포에서 (나)와 같은 현상이 나타날 것이다.
ㄹ. 위벽 어느 한 지점에서 활동전위가 발생하면 위벽 전체에 걸쳐 활동 전위가 순차적으로 발생해 연동운동이 일어날 것이다.

① ㄱ, ㄴ ② ㄴ, ㄷ ③ ㄴ, ㄹ
④ ㄷ, ㄹ ⑤ ㄴ, ㄷ, ㄹ

388

수축력 조절

그림은 어떤 근섬유에서 하중을 들어 올릴 때 시간에 따른 단축 거리를 나타낸 것이다. ㉠~㉢은 각각 가벼운 하중, 중간 하중, 무거운 하중 중의 하나이다.

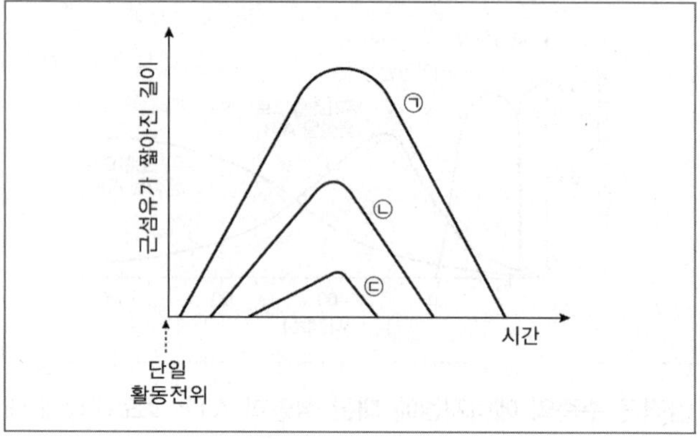

이에 대한 설명으로 옳은 것만을 〈보기〉에서 있는 대로 고른 것은?

[보 기]

ㄱ. 활동전위가 생성된 후 장력이 발생되는데 걸리는 시간은 ㉠에서보다 ㉢에서가 더 길다.
ㄴ. 근섬유의 단축속도는 ㉠에서보다 ㉢에서가 더 느리다.
ㄷ. 하중이 무거울수록 연축의 기간이 짧아진다.

① ㄱ ② ㄴ ③ ㄷ
④ ㄱ, ㄴ ⑤ ㄱ, ㄴ, ㄷ

389

연축/강축

그림은 골격근 세포과 심근수축세포에서 활동전위와 연축을 나타낸 것이다. (가)와 (나)는 각각 골격근 세포와 심근수축세포 중 하나이다.

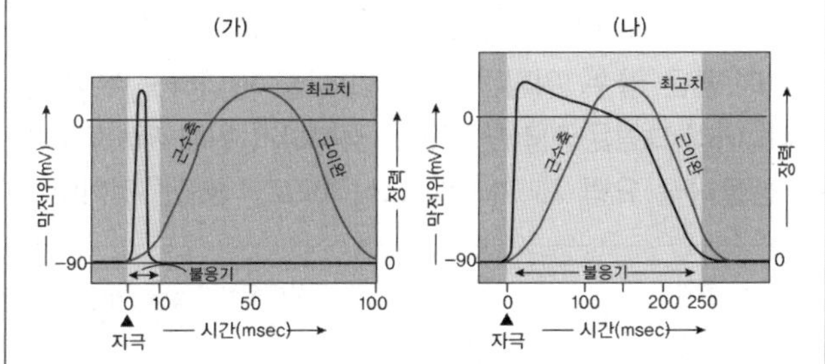

이에 대한 설명으로 옳은 것만을 〈보기〉에서 있는 대로 고른 것은?

[보 기]

ㄱ. (가)에서 세포외액에 존재하는 칼슘을 제거하면 근수축이 일어나지 않는다.
ㄴ. (나)에서 활동전위의 기간이 길어지는 것은 칼슘 이온의 유입 때문이다.
ㄷ. (나)에서 활동전위를 유발하는 자극이 50 msec마다 반복되면 근강축이 일어난다.

① ㄱ ② ㄴ ③ ㄷ
④ ㄱ, ㄴ ⑤ ㄴ, ㄷ

390

평활근 수축기작

다음은 평활근에서 미오신 경사슬 인산화효소(MLCK)의 작용에 대해 알아본 실험이다.

〈자료〉

• 평활근의 수축 과정

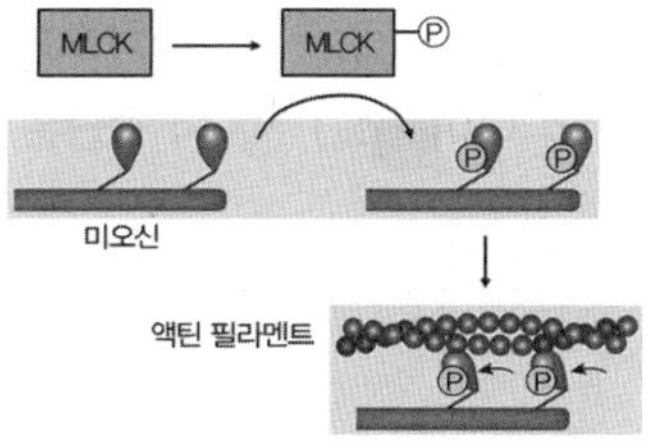

• MLCK의 구조

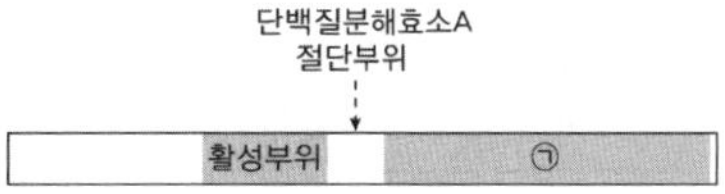

〈실험 과정〉

(가) 평활근으로부터 MLCK를 분리한다.
(나) 두 그룹으로 나누어 한 그룹에는 단백질분해효소 A를 처리한다.
(다) Ca^{2+}과 칼모듈린을 여러 조합으로 첨가한다.
(라) MLCK의 활성을 측정한다.

〈실험 결과〉

A 처리	Ca^{2+}, 칼모듈린 첨가	MLCK 활성
처리하지 않음	첨가하지 않음	0
처리하지 않음	Ca^{2+}	0
처리하지 않음	칼모듈린	0
처리하지 않음	Ca^{2+}+ 칼모듈린	100
처리함	첨가하지 않음	50
처리함	Ca^{2+}	50
처리함	칼모듈린	50
처리함	Ca^{2+}+ 칼모듈린	50

이에 대한 설명으로 옳은 것만을 〈보기〉에서 있는 대로 고른 것은?

[보 기]

ㄱ. 칼슘이 없을 때 ㉠은 MLCK의 활성 부위와 미오신 경사슬 사이의 결합을 방해한다.
ㄴ. Ca^{2+}−칼모듈린은 MLCK의 입체구조 변화를 유도한다.
ㄷ. 평활근이 이완될 때 미오신의 탈인산화가 일어난다.

① ㄱ ② ㄴ ③ ㄷ
④ ㄱ, ㄴ ⑤ ㄱ, ㄴ, ㄷ

5 | 생물과 미래

391

제한효소의 작용과 유전자치료

다음 그림은 선천적으로 ADA라는 효소가 결핍되어 악성 면역 결핍증을 가진 아이에게 행해진 유전자 치료법을 나타낸 것이며, 아래는 제한효소 3가지(Ⅰ~Ⅲ)가 사람의 공여 DNA를 절단하는 부위와 바이러스 DNA의 절단된 부위를 나타낸 것이다.

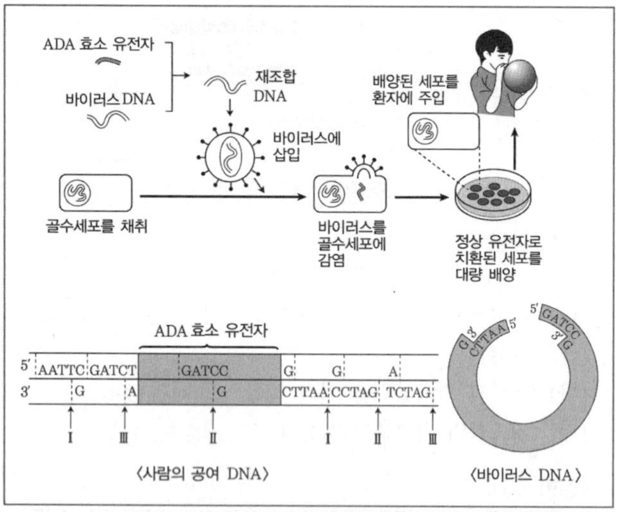

위 치료법에 대한 설명으로 옳은 것을 〈보기〉에서 모두 고르시오. (단, Ⅰ~Ⅲ 제한효소는 각각 주어진 그림의 염기 5개를 인식하여 절단한다.)

[보기]

ㄱ. 채취한 골수 세포는 정상인으로부터 추출한 것이다.
ㄴ. 정상 유전자와 바이러스 DNA를 DNA 중합효소를 이용하여 재조합한다.
ㄷ. 이 환자의 일부 체세포만을 정상 유전자가 삽입된다.
ㄹ. 위 치료를 통해 유전병이 자손에게 유전되는 것을 막을 수 있다.
ㅁ. 바이러스 DNA는 제한효소 Ⅰ과 Ⅱ를 이용해 절단하였다.
ㅂ. 공여 DNA와 바이러스 DNA는 제한효소 Ⅱ를 이용하여 공통으로 절단해야 한다.
ㅅ. 사람의 공여 DNA는 제한 효소 Ⅰ과 Ⅲ 를 모두 이용해 절단해야 한다.

① ㄷ ② ㄷ, ㅁ ③ ㄷ, ㅁ, ㅅ
④ ㄱ, ㄷ, ㅁ, ㅅ ⑤ ㅁ, ㅂ, ㅅ

392

단일클론 항체를 통한 암세포 치료

대부분의 항암제는 분열이 빠른 세포에는 어디라도 작용하는 성질이 있기 때문에 암세포뿐만 아니라 정상 세포 중 분열능력이 좋은 골수, 위장관, 모근세포등도 파괴하는 부작용이 있다. 아래 그림은 이러한 단점을 극복하기 위해 제시되고 있는 생물학적 요법 세 가지를 모식적으로 나타낸 것이다.

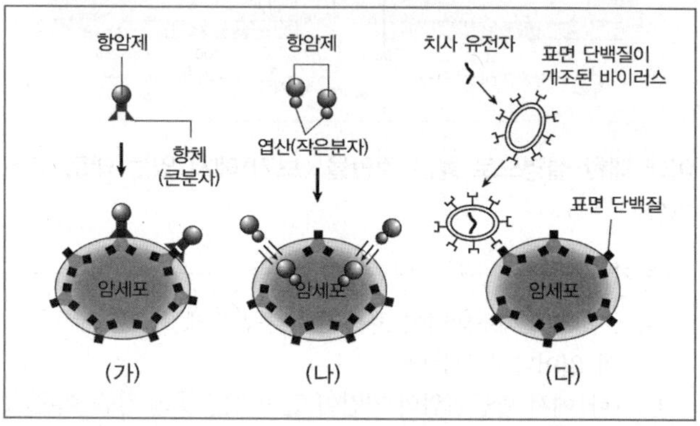

위 자료에 대한 해석이나 추론으로 옳은 것을 〈보기〉에서 모두 고르시오. (단, 엽산은 암세포가 많이 소비하는 비타민의 일종이다.)

[보기]

ㄱ. 이 기술을 이용하면 항암제에 의한 정상세포의 피해를 줄일 수 있다.
ㄴ. 다량의 항체와 엽산은 암세포를 파괴하는 효과가 뛰어나다.
ㄷ. 암세포에는 정상세포와 다른 특별한 표면 물질이 존재하여 항원으로 이용될 수 있다.
ㄹ. (가)의 항체는 주로 세포융합 기술로 만들 수 있다.
ㅁ. (다)는 유전자 조작기술이 필요하다.
ㅂ. (다)에서 바이러스의 치사단백질이 암세포로 유입되어 암세포가 죽는다.
ㅅ. (가), (나), (다) 요법은 모두 암세포 표면 단백질의 특이성을 이용한다.

① ㄱ, ㄴ, ㅁ, ㅂ ② ㄱ, ㄷ, ㄹ ③ ㄱ, ㄷ, ㄹ, ㅁ
④ ㄷ, ㅁ ⑤ ㄹ, ㅁ

393

동물복제

최초의 체세포 복제 포유 동물인 돌리는 정상 수명인 12년을 채우지 못하고 5년만에 사망했다. 그림은 돌리가 만들어지는 과정을 모식적으로 나타낸 것이며, 아래는 돌리의 수명이 짧았던 원인을 조사하기 위해 밝혀낸 텔로미어에 대한 설명이다.

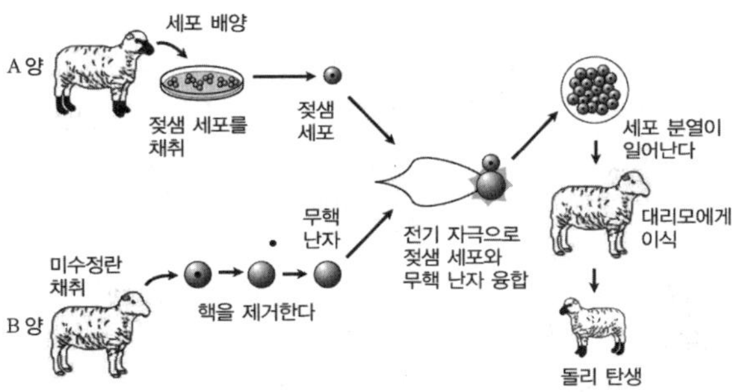

텔로미어는 염색체의 끝부분에 존재하는 것으로 세포가 분열할 때마다 조금씩 짧아져 텔로미어가 모두 없어지면 세포는 더 이상 분열하지 않는다.

이 자료에 대한 해석으로 옳은 것을 <보기>에서 모두 고르시오. (단, 텔로머라아제는 텔로미어의 길이를 일정하게 유지시키는 체내 효소이다.)

[보기]

ㄱ. 돌리는 A양과 B양의 유전자를 모두 물려 받았다.
ㄴ. B양의 미수정란이란 핵이 없는 난자를 의미한다.
ㄷ. A양은 나이가 7세 가량 되었으며 텔로미어가 절반 이하로 짧아져 있었을 것이다.
ㄹ. 초기 배아의 핵으로 복제양을 만들었다면 수명이 길었을 것이다.
ㅁ. 일반적으로 수정란의 텔로미어의 길이가 가장 짧다.
ㅂ. 암세는 텔로머라아제가 합성될 수 없도록 돌연변이가 일어난 세포이다.

① ㄱ, ㄴ, ㅁ, ㅂ ② ㄱ, ㄷ, ㄹ ③ ㄱ, ㄷ, ㄹ, ㅁ
④ ㄷ, ㅁ ⑤ ㄹ, ㅁ

394

RFLP와 가계도 분석

그림 (가)는 어느 가족의 가계를 나타낸 것이고, (나)는 이 가족(㉠~㉥)의 핵 속 1번 염색체를 이용하여 전기영동 기술로 분석한 유전자 지문 결과(A~F)를 순서 없이 나타낸 것이다.

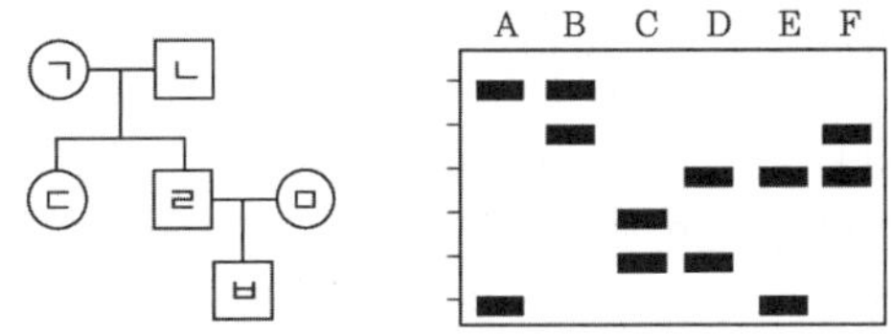

(가) (나)

이 자료에 대한 설명으로 옳은 것을 <보기>에서 모두 고르시오. (단, (나)의 A는 (가)의 ㉠의 유전자 지문 결과이며 돌연변이는 일어나지 않았다.)

[보기]

ㄱ. 전기영동 시 DNA 조각의 분자량이 클수록 아래쪽에 위치한다.
ㄴ. 전기영동 시 DNA 조각은 (+)극에서 (−)극으로 이동한다.
ㄷ. ㉠~㉥의 염색체는 각각 다른 종류의 제한효소로 잘라야 한다.
ㄹ. ㉡의 DNA 지문은 C이다.
ㅁ. ㉥의 DNA 지문은 D이다.
ㅂ. Y염색체로 분석했다면 D, E, F의 결과가 서로 일치했을 것이다.
ㅅ. 미토콘드리아 유전자로 분석했다면 A, B, E의 결과가 서로 일치 했을 것이다.

① ㄷ ② ㄷ, ㅁ ③ ㄷ, ㅁ, ㅅ
④ ㄱ, ㄷ, ㅁ, ㅅ ⑤ ㅁ, ㅂ, ㅅ

395

유전자 조작기술을 통한 클로닝과정

다음은 유전자 조작 기술을 이용하여 유용한 물질을 대량 생산하는 과정을 나타낸 것이다.

[과정]

(가) 엠피실린 내성 유전자 A와 X-GAL을 청색으로 변화시키는 유전자 B가 모두 있는 플라스미드를 준비한다. (단, X-GAL의 원래 색은 흰색이다.)

(나) 플라스미드의 화살표 부위에 인터페론 유전자를 재조합시킨 다음 대장균 배지에 넣는다.

(다) 항생제인 엠피실린과 화합물 X-GAL을 배지에 넣는다.

(라) 배지에서 재조합된 대장균을 찾아내어 인터페론 합성을 유도한다.

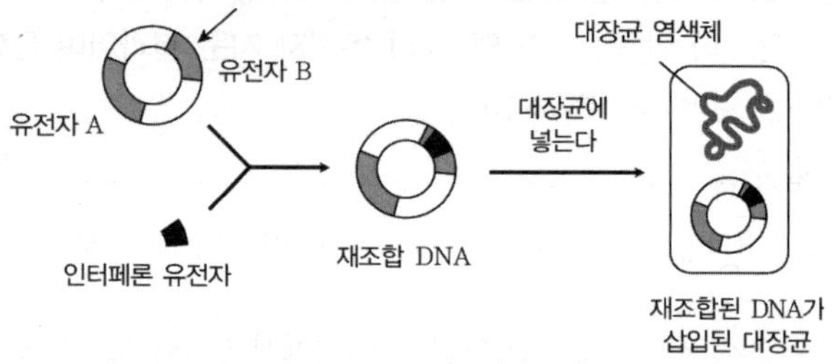

이 과정에 대한 설명으로 옳은 것을 〈보기〉에서 모두 고르시오.

[보 기]

ㄱ. 이 기술의 목적은 엠피실린을 대량으로 생산하는 것이다.
ㄴ. (나) 과정에서 제한효소와 리가아제가 사용된다.
ㄷ. X-GAL이 함유된 배지에서 배양하는 이유는 대장균을 선별하기 위함이다.
ㄹ. 대장균의 염색체에 엠피실린 내성 유전자를 갖고 있지 않는 것을 이용한다.
ㅁ. 이 배지에서 청색을 띠는 대장균은 생존과 증식이 불가능하다.
ㅂ. 이 배지에서 흰색의 균체를 형성하는 대장균으로부터 인터페론이 합성된다.

① ㄱ, ㄴ, ㅁ, ㅂ　② ㄱ, ㄷ, ㄹ　③ ㄱ, ㄷ, ㄹ, ㅁ
④ ㄷ, ㅁ　⑤ ㄹ, ㅁ

396

AIDS 치료

다음 그림은 보조 T림프구에서 HIV의 증식과정을 나타낸 것이고, 아래는 AIDS에 대한 설명이다.

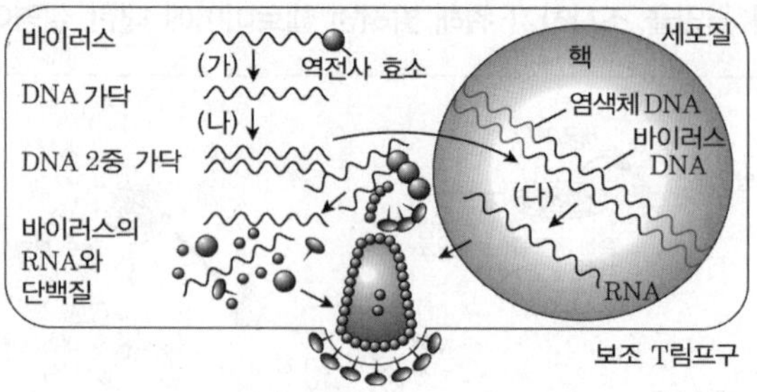

AIDS(후천성 면역 결핍증)는 HIV가 사람의 보조 T림프구를 공격하여 면역력이 약화되어 생기는 질병으로 돌연변이가 많이 일어나므로 약을 만들기 어렵고 잠복기가 길다. 최근에는 칵테일 요법이라는 AIDS 치료 방법으로 치료의 효과를 높이고 있다.)

위 자료에 대한 설명으로 옳은 것을 〈보기〉에서 모두 고르시오.

[보 기]

ㄱ. HIV는 역전사 효소와 RNA를 모두 숙주 세포내로 주입시킨다.
ㄴ. 역전사 효소는 보조 T림프구에서 생성된다.
ㄷ. (가)와 (다)는 중심실에 모순되는 방향의 작용이다.
ㄹ. 칵테일 요법은 3가지 이상의 AIDS 백신을 혼합한 것으로 변종이 심한 HIV에 효과가 높다.
ㅁ. HIV는 돌연변이가 잘 일어나는데 그 이유는 (가)과정의 불안정성 때문이다.
ㅂ. AIDS는 잠복기가 길어서 전염성이 높다.

① ㄱ, ㄴ　② ㄴ, ㄷ, ㄹ　③ ㄴ, ㄷ, ㄹ, ㅂ
④ ㄷ, ㅁ　⑤ ㄹ, ㅁ

397

Ti plasmid를 통한 유전자 전달

그림은 제초제 저항성 담배를 만드는 과정을 나타낸 것이다.

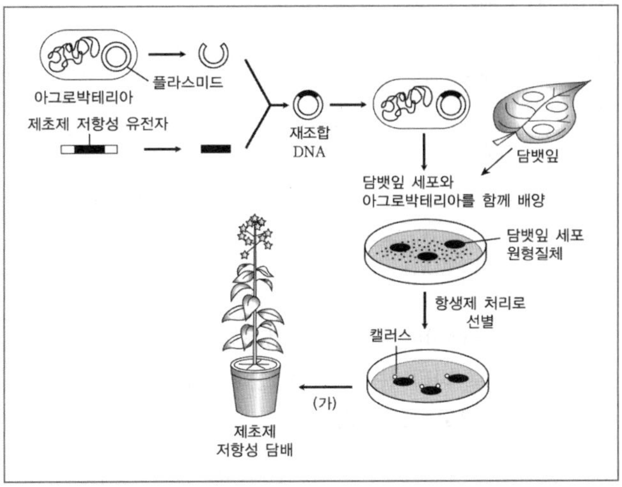

이에 대한 설명으로 옳은 것을 〈보기〉에서 모두 고르시오. (단, 항생제는 식물세포에만 작용한다.)

[보 기]

ㄱ. 재조합 이전 플라스미드에 항생제 저항성 유전자가 있는 것을 사용한다.
ㄴ. 제초제 저항성 유전자는 플라스미드의 항생제 저항성 유전자 중간에 삽입된다.
ㄷ. 아그로박테리아는 식물 세포에 유전자를 전달하는 운반자이다.
ㄹ. 담뱃잎 조작은 항생제에 의해 분열 능력을 가지게 된다.
ㅁ. 캘러스의 세포들은 완전한 담배 개체로 발생하는 능력을 지니고 있다.
ㅂ. 담뱃잎 세포의 원형질체는 유전자 벡터로 사용되었다.
ㅅ. (가) 과정은 조직배양 기술에 해당한다.

① ㄷ ② ㄷ, ㅁ ③ ㄷ, ㅁ, ㅅ
④ ㄱ, ㄷ, ㅁ, ㅅ ⑤ ㅁ, ㅂ, ㅅ

398

크로마토 그래피

아래 그림은 양이온 교환수지 컬럼을 이용하여 단백질을 분리 정제하는 과정이다. 컬럼의 충전제는 -CH_2COO- 잔기가 결합되어 있는 양이온 교환수지 이고, 분리하고자 하는 단백질은 시토크롬 c(cytochrome c)로써 등전점(pi)은 10.7이다. 먼저 여러 가지 단백질이 들어있는 샘플을 pH 8.0의 완충용액에 넣어 컬럼에 흘려둔 결과, (b)의 결과를 얻을 수 있었다. 잠시 후, A지점 에 다른 완충용액을 처리했을 때, C의 결과를 확인할 수 있었다.

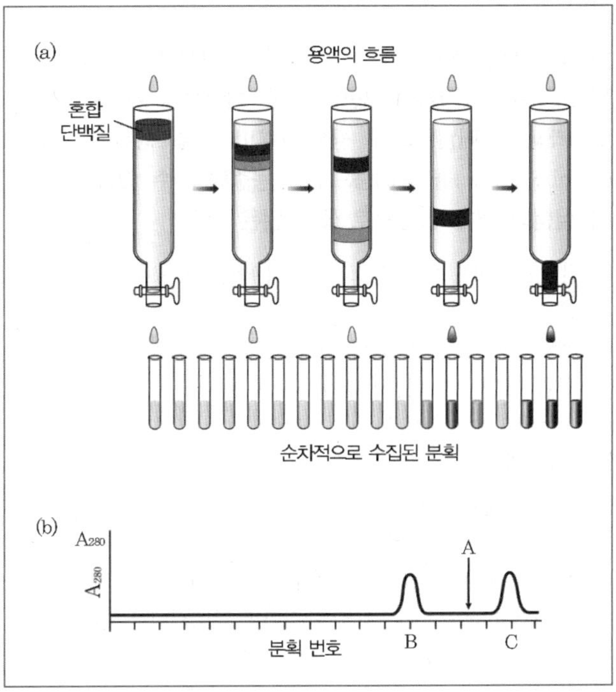

위 실험 과정에 대한 설명으로 옳은 것만을 〈보기〉에서 있는 대로 고르시오.

[보 기]

ㄱ. 세포추출액에서 미토콘드리아를 따로 분리한 후 단백질 분리정제를 하는 것이 효율적이다.
ㄴ. 양이온 교환수지이므로 A이전의 분획에서는 (+)전하를 띄는 물질이 분리된다.
ㄷ. 280nm 파장의 빛을 흡수한 두 개의 분획 B, C에는 모두 단백질이 분리되었다고 할 수 있다.
ㄹ. A에서 pH가 10.7 이상인 완충용액으로 수세하거나 염의 농도가 높은 용액으로 수세 했을 때 분획 C에서 시토크롬 c를 용출할 수 있다.

① ㄱ, ㄴ, ㅁ, ㅂ ② ㄱ, ㄷ, ㄹ ③ ㄱ, ㄷ, ㄹ, ㅁ
④ ㄷ, ㅁ ⑤ ㄹ, ㅁ

399

역상 크로마토그래피

역상 크로마토그래피(reverse phase chromatography)를 이용한 소수성(hydrophobic) 단백질 정제의 경우, 정지상(stationary phase)에 페닐기와 같은 소수성 물질을 코팅해줌으로써 친수성 단백질로부터 소수성 단백질을 분리할 수 있다.

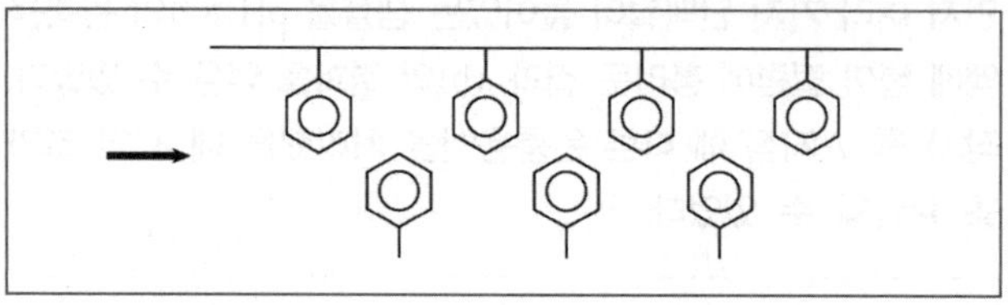

이 때, 단백질들의 소수성 작용기들은 정지상과 결합을 하게 되는데, 이렇게 결합된 단백질들을 회수하기 위해서 크로마토그래피에 페닐알라닌 등의 아미노산을 함유한 이동상(mobile phase)을 흘려줌으로써 용출해낼 수 있다.
위 실험에 대한 설명으로 옳지 않은 것은?

① 단백질이 제대로 용출되고 있는지 확인하기 위해서 뷰렛 반응을 이용할 수 있다.
② 페닐알라닌은 정지상에 대해 소수성 단백질과 경쟁적으로 결합함으로써 단 백질이 용출되도록 한다.
③ 이동상으로 친수성 물질을 흘려주면, 소수성 단백질이 용출되는데 걸리는 시간이 더 길어지게 된다.
④ 정지상과의 결합에는 단백질에 포함된 페닐알라닌, 티로신, 트립토판 등의 작용기가 중요한 역할을 할 것이다.
⑤ 용출한 용액을 분광광도계(spectrophotometer)를 이용하여, 280nm에서 흡광도를 측정하면 단백질이 용출되는지 여부를 관찰할 수 있다.

400

단백질 분리정제학

어떤 생물학자가 어떤 중요한 효소를 발견하여 그 효소를 정제하면서 다음과 같은 표를 작성하였다.

추출 과정	단백질 함량 (mg)	활성 (units)
1단계 : 조추출액(crude extract)	15,000	3,000,000
2단계 : 염석(salting out)	5,000	2,500,000
3단계 : 이온교환크로마토그래피	300	900,000
4단계 : 친화크로마토그래피	50	750,000
5단계 : 겔여과크로마토그래피	40	600,000

효소의 활성(specific activity)은 단백질 mg당 효소의 단위수(units/mg)로 나타나는데, 이를 근거로 하여 위 추출 과정에 대한 설명으로 옳은 것은?

① 추출효율이 가장 좋은 단계는 친화크로마토그래피를 이용하는 단계이다.
② 비활성이 가장 높은 때는 3단계 추출 후이다.
③ 가장 효과적인 추출단계는 이온교환크로마토그래피를 이용하는 단계이다.
④ 5단계 추출과정은 매우 효율적이라고 할 수 있다.
⑤ 4번째 단계를 거친 후에는 정제된 효소가 순수하다고 할 수 없다.

MEMO

비밀병기
시리즈

엠디생물

MEETDEET

MD 생물 영혼의 단원별 400제 +
전범위 적중모의고사

시즌 1
4회

PART III

전범위 MD 적중 Final 모의고사

제1교시 생물

성　　명: ____________

응시 번호: ____________

- 시험이 시작되기 전에 문제지를 넘기지 마십시오. 문항을 미리 볼 경우 부정행위에 해당될 수 있습니다.
- 시험 시간은 입니다.
- 문제지에 성명과 응시 번호를 정확히 표기하십시오.

01 그림 (가)는 자극을 주기 전 골격근 근원섬유를, 그림 (나)는 단일 자극을 준 후 약 30 msec가 경과되었을 때의 근원섬유를 나타낸 것이다.

(가)

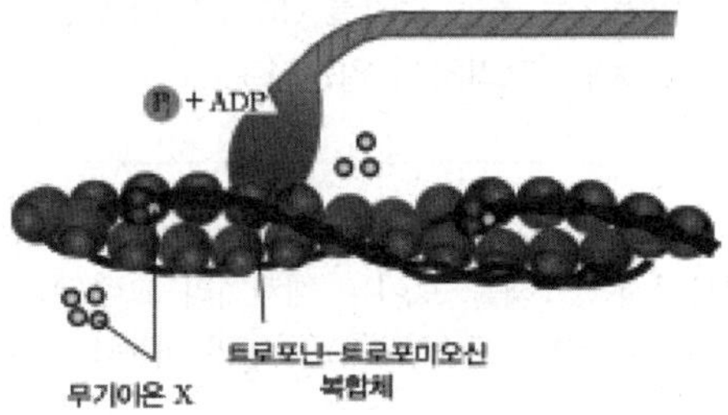

(나)

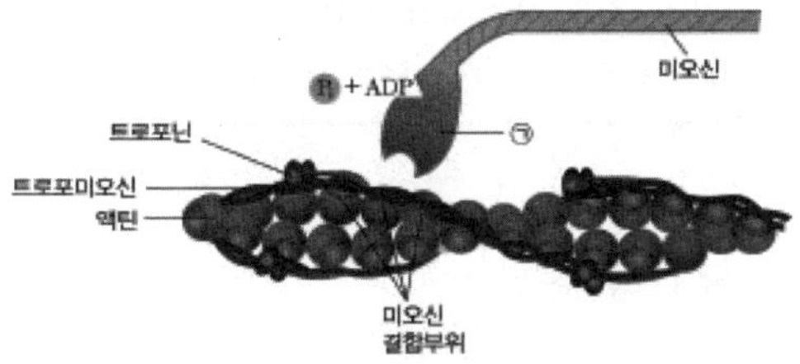

이에 대한 설명으로 옳은 것만을 〈보기〉에서 있는 대로 고른 것은? (단, 골격근 근섬유의 휴지막전위는 −90 mV이다.) **3점**

[보 기]

ㄱ. 무기이온 X는 $Ca2^{+}$이다.
ㄴ. 막전위의 절댓값은 (가)시기가 (나)시기보다 더 작다.
ㄷ. 중증근무력증(myasthenia gravis)은 자신의 면역계가 ㉠에 대한 항체를 생산함으로써 일어나는 자가면역 질환이다.

① ㄱ　② ㄴ　③ ㄱ, ㄴ
④ ㄱ, ㄷ　⑤ ㄱ, ㄴ, ㄷ

02 그림은 신체에서 발견되는 3종류의 서로 다른 개별형(class)의 항체를 모식적으로 나타낸 것이다.

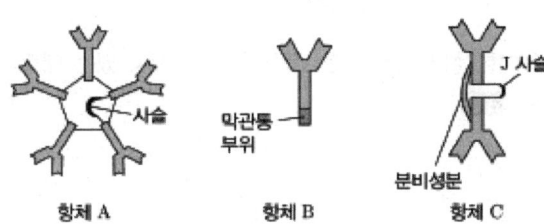

이에 대한 설명으로 옳은 것만을 〈보기〉에서 있는 대로 고른 것은? **3점**

[보 기]

ㄱ. 항체 A는 1차 면역반응이 일어날 때 가장 먼저 분비된다.
ㄴ. 항체 B는 옵소닌으로 작용하여 항원이 식세포에게 쉽게 인식되도록 도와준다.
ㄷ. 항체 C는 모유에 많이 존재하여 유아에게 수동 면역을 부여한다.

① ㄱ　② ㄴ　③ ㄷ
④ ㄱ, ㄴ　⑤ ㄱ, ㄷ

03 그림은 콜레스테롤로부터 비타민 D가 합성되는 과정이다.

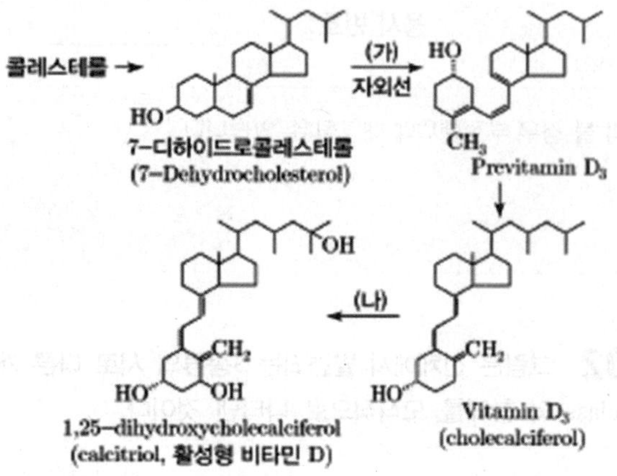

이에 대한 설명으로 옳은 것만을 〈보기〉에서 있는 대로 고른 것은? 3점

[보기]

ㄱ. (가) 과정은 부갑상선에서 일어난다.
ㄴ. 칼시트리올(calcitriol)은 소장에서 $Ca2^+$의 흡수를 촉진하지만, 인산의 흡수는 억제한다.
ㄷ. (나) 과정은 파라토르몬(PTH)에 의해 촉진된다.

① ㄱ ② ㄴ ③ ㄷ
④ ㄱ, ㄷ ⑤ ㄴ, ㄷ

04 다음은 식물종 X에서 꽃 색깔 유전에 대한 자료이다.

- 식물 종 X에서 3개의 효소(Ⅰ, Ⅱ, Ⅲ)는 그림과 같은 생화학경로를 촉매하여 꽃 색깔이 나타나게 한다.

  Ⅰ Ⅱ Ⅲ
  전구물질 → 중간산물 1 → 중간산물 2 → 최종산물
  (흰색) (노란색) (녹색) (얼룩반점)

- 유전자 A는 효소 Ⅰ을 암호화하고 유전자 B는 효소 Ⅱ를 암호화하며, 유전자 C는 효소 Ⅲ을 암호화하는데, 각 효소를 암호화하는 우성 대립유전자(A, B, C)는 기능적인 효소를 암호화하는 반면 열성대립유전자(a, b, c)는 비기능적인 효소를 암호화한다.
- 식물종 X에서 유전자 A와 유전자 B는 동일 염색체 상에 존재한다.

이에 대한 설명으로 옳은 것만을 〈보기〉에서 있는 대로 고른 것은? (단, 교차는 고려하지 않는다.)

[보기]

ㄱ. 유전자형이 AaBbcc인 개체는 꽃 색깔이 녹색이다.
ㄴ. 얼룩반점 꽃 색을 보이는 개체끼리 교배(AaBbCc×AaBbCc)하면, 자손에서 표현형의 비는 9 : 3 : 4로 나타난다.
ㄷ. 유전자형이 AaBbCc인 개체와 AaBbcc인 개체가 교배를 하여 얻은 자손에서 노란색 꽃을 피우는 개체는 나타나지 않는다.

① ㄱ ② ㄴ ③ ㄱ, ㄴ
④ ㄴ, ㄷ ⑤ ㄱ, ㄴ, ㄷ

05 그림은 정상인과 사춘기 환자의 시상하부-뇌하수체-성장호르몬 내분비축(endocrine axis)을 나타낸 것이다. 환자 A와 B, C는 이 축이 정상적으로 조절되지 못해 증상이 나타나는데, 환자 A와 B는 뇌하수체에 결함을 가지고 있고 환자 C는 간에 결함을 가지고 있다. (단, 화살표 선의 두께는 상대적인 작용 강도를 나타낸 것이고, 점선은 작용 감소를 의미한다.)

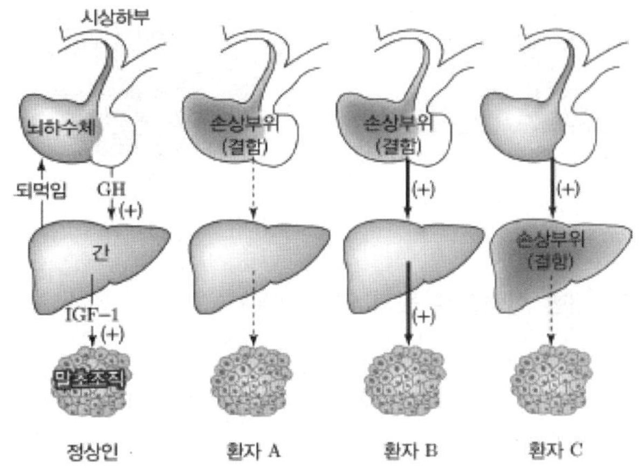

이에 대한 설명으로 옳은 것만을 <보기>에서 있는 대로 고른 것은? **3점**

[보기]
ㄱ. 환자 A는 또래 친구들보다 키가 작을 것이다.
ㄴ. 내분비세포에서 종양이 발생한 환자일 가능성이 가장 큰 환자는 B이다.
ㄷ. 환자 C는 성장호르몬분비호르몬의 투여로 증상을 개선할 수 있다.

① ㄱ ② ㄴ ③ ㄷ
④ ㄱ, ㄴ ⑤ ㄱ, ㄷ

06 그림 (가)와 (나)는 인체의 서로 다른 부위에 존재하는 모세혈관에서 주변 조직액과의 물질교환(↔)을 각각 나타낸 것이다.

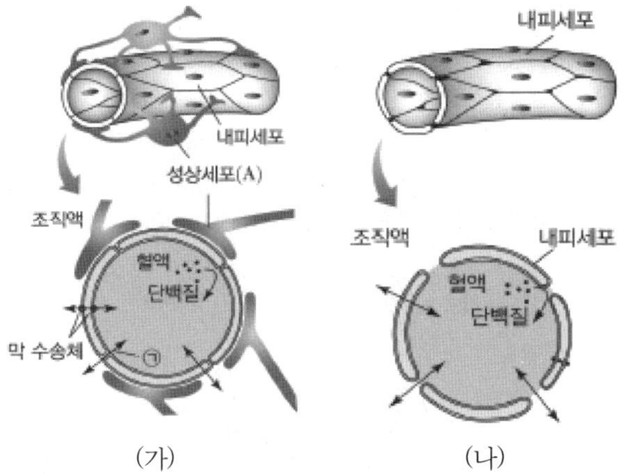

이에 대한 설명으로 옳은 것만을 <보기>에서 있는 대로 고른 것은?

[보기]
ㄱ. (가)의 혈액에 존재하는 H^+는 확산을 통해 조직액으로 이동할 수 있다.
ㄴ. A에 의한 직접적인 물리적 차단이 혈뇌장벽의 주된 메커니즘이다.
ㄷ. (나)의 혈액에 존재하는 아미노산은 ㉠ 방식을 통해 조직액으로 이동할 수 있다.

① ㄱ ② ㄴ ③ ㄷ
④ ㄱ, ㄴ ⑤ ㄱ, ㄷ

07 다음은 망막에서 시각정보 처리과정에서 일어나는 측면억제(lateral inhibition)에 대한 자료이다.

- 망막에서 시세포로 들어온 빛 자극은 쌍극세포를 거쳐 신경절세포로 전달된다.
- 시세포 X는 쌍극세포와 억제성 시냅스를 맺고 있고, 쌍극세포는 신경절세포와 흥분성 시냅스를 맺고 있다.
- 수평세포는 시세포 Y와 시세포 X를 연결해준다.
- 시세포 Y와 수평세포는 흥분성 시냅스를 맺고 있고, 수평세포는 시세포 X와 억제성 시냅스를 맺고 있다.

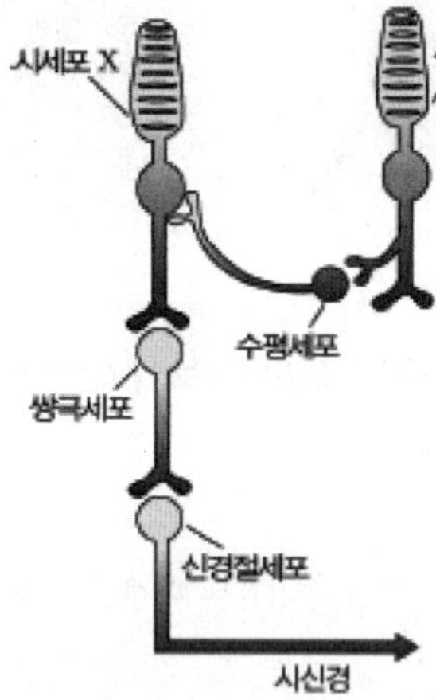

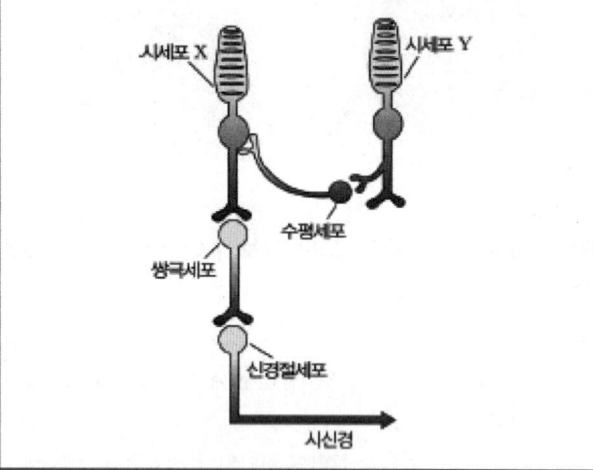

시세포 Y에 빛을 잠시 비추었을 때 시세포 X와 시세포 Y, 신경절세포에서 막전위 변화를 올바르게 나타낸 것은?

시세포 X　　시세포 Y　　신경절세포

①
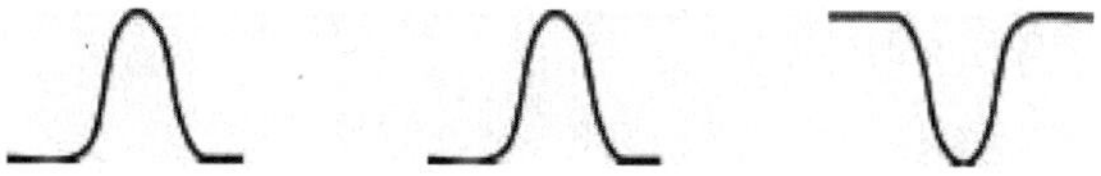

②
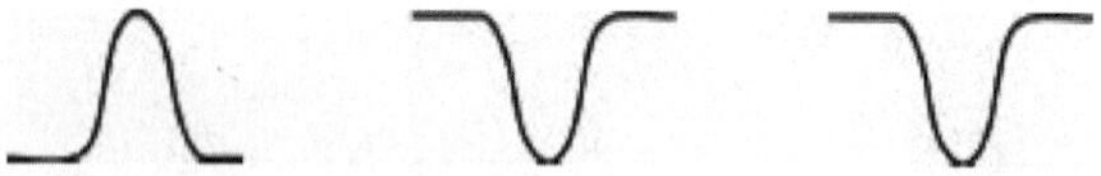

③
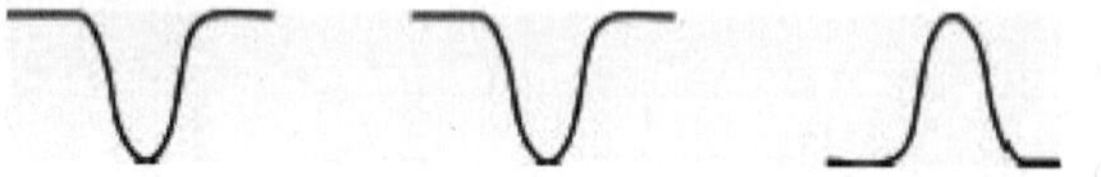

④
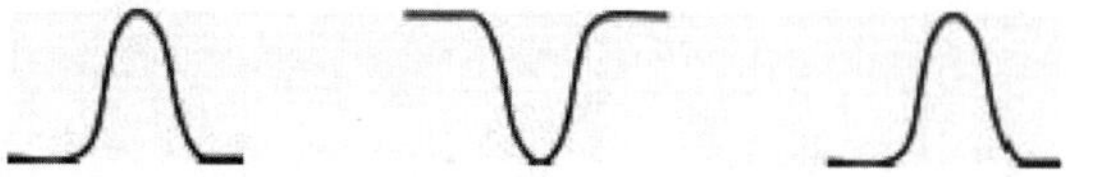

⑤
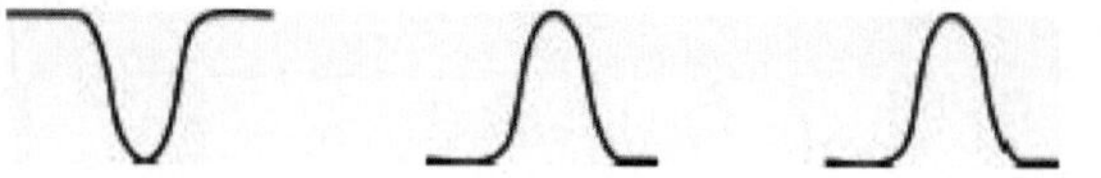

08 그림 (가)(코르티 기관)는 인체의 특정 부위에 존재하는 감각기관의 세부적인 구조를 나타낸 것이고, 그림 (나)는 사람의 대뇌피질을 나타낸 것인데 Ⅰ~Ⅳ는 네 개의 엽을 각각 나타낸 것이다.

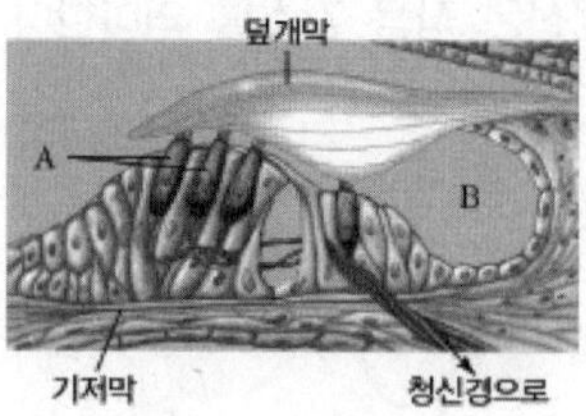

(가)

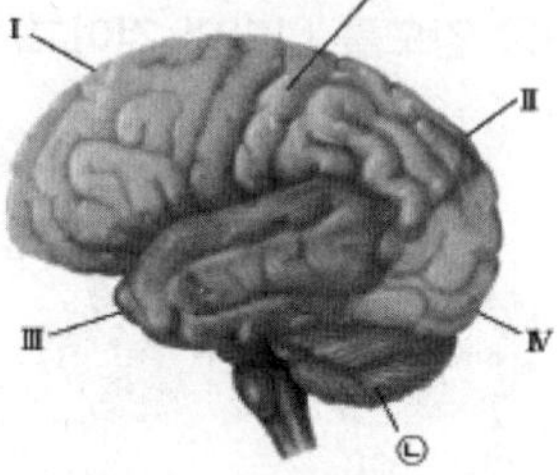

(나)

이에 대한 설명으로 옳지 않은 것은?

① A는 활동전위를 발생시키지 못한다.
② ㉠ 부위에서 걷기 위한 팔다리 움직임을 일으키기기 위한 활동전위가 발생한다.
③ (가)에서 감지된 감각 정보의 처리는 Ⅲ에서 일어난다.
④ B 공간에 들어 있는 액체의 K^+ 농도는 A의 세포기질(cytosol)보다 더 낮지 않다.
⑤ ㉡에서는 운동기술의 습득과 기억을 돕는다.

09 다음 그림 (가)는 신경 A가 심장에 작용할 때 나타나는 심전도를, 그림(나)는 신경 B가 심장에 작용할 때 나타나는 심전도를 모식적으로 나타낸 것이다.

(가)

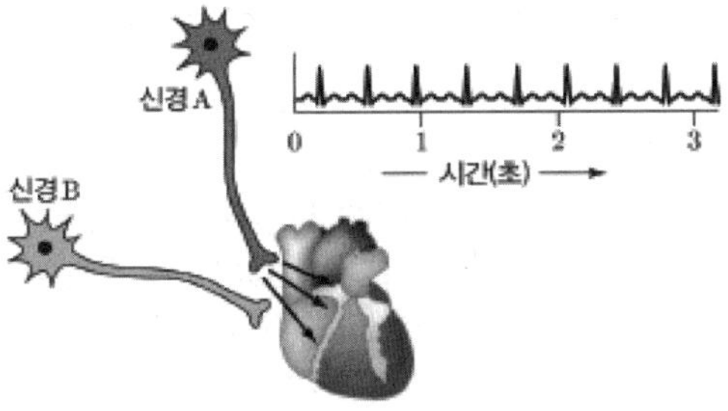

(나)

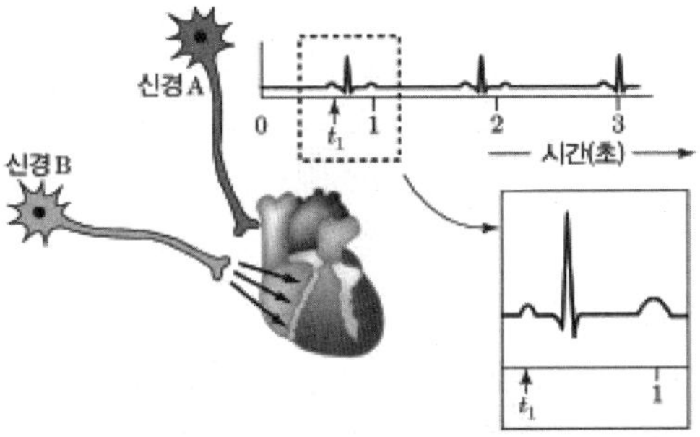

이에 대한 설명으로 옳은 것만을 〈보기〉에서 있는 대로 고른 것은? (단, 아무 자극이 없는 평상시의 심장박동수는 분당 75 회이다.) 3점

[보기]

ㄱ. (나)의 t_1 시점에서 심실의 수축이 시작된다.
ㄴ. 신경 A가 간을 자극하게 되면, 간세포에서 글리코겐의 분해가 촉진된다.
ㄷ. 대동맥궁과 경동맥궁의 신장수용기에서 활동전위 발생 빈도가 평상시보다 증가하면 신경 B보다 A가 활성화 된다.

① ㄱ　② ㄴ　③ ㄱ, ㄴ
④ ㄱ, ㄷ　⑤ ㄴ, ㄷ

10 조류의 초기 발생 시 체절에서 형성되는 근축 근육분절에서는 갈비뼈 사이의 근육 등이 형성되고, 원축 근육분절에서는 팔다리의 근육이 형성된다.

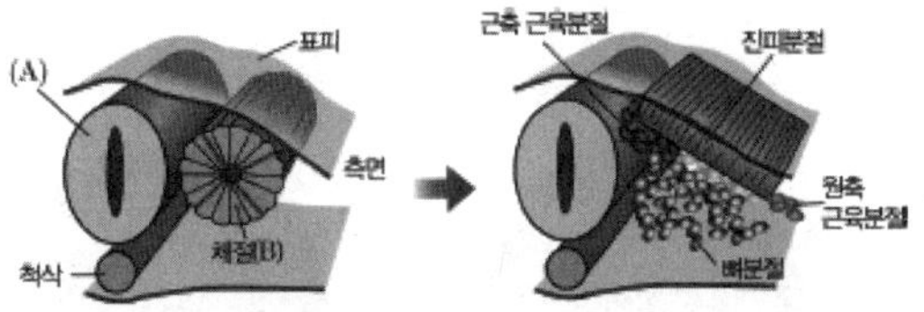

다음은 체절세포의 분화를 확인하기 위해 수행한 실험이다.

〈실험 과정〉
(가) 발생 초기 체절의 다양한 위치에서 세포들을 떼어 내었다.
(나) 체절의 측면 부위(사지근육을 형성하는 부위)에 떼어낸 세포들을 각각 이식하였다.
(다) 이식한 세포들이 어떤 조직으로 분화하는지 관찰하였다.

〈실험 결과〉
각 체절 부위를 이식한 결과, 모두 사지 근육이 형성되었다.

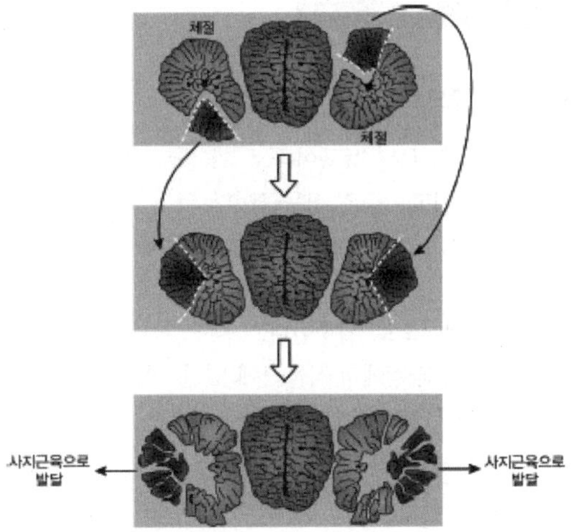

이에 대한 설명으로 옳은 것만을 〈보기〉에서 있는 대로 고른 것은?

[보기]

ㄱ. A는 외배엽성 세포로 구성되고 B는 중배엽성 세포로 구성된다.
ㄴ. 체절 내 세포들의 운명은 체절이 형성될 때 결정된다.
ㄷ. 별개의 척삭을 신경관과 체절 사이에 이식하면, 체절에서 갈비뼈 사이의 근육이 형성되지 못할 것이다.

① ㄱ　② ㄴ　③ ㄷ
④ ㄱ, ㄴ　⑤ ㄱ, ㄷ

11 그림 (가)는 개구리 난자가 수정한 직후 세포질의 재배열이 일어나는 과정을 나타낸 것이고, 그림 (나)는 재배열이 일어난 직후의 접합자 사진이다.

(가)

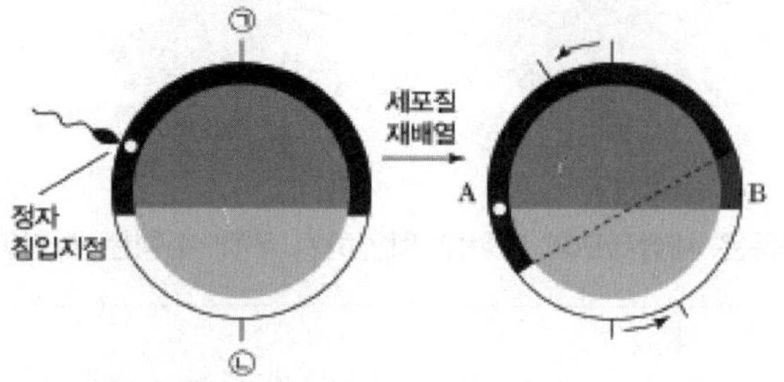

(나)

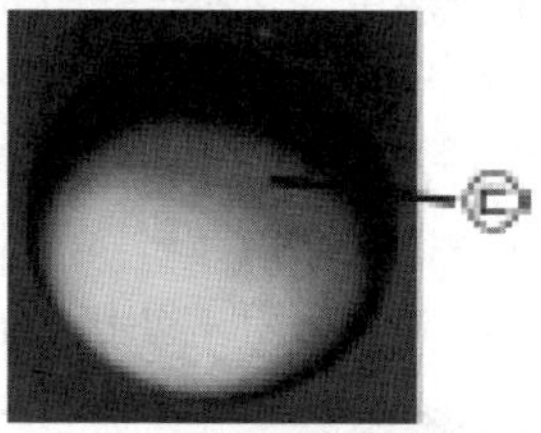

이에 대한 설명으로 옳지 않은 것은?

① A는 배쪽이고, B는 등쪽이다.
② ㉠은 동물극이고, ㉡은 식물극이다.
③ 첫 번째 난할은 경할인데, 이 난할에 의해 ㉢ 부위는 반으로 나누어진다.
④ ㉢ 부위는 척삭으로 발생한다.
⑤ 세포질 재배열 과정에서 식물극에 있던 베타-카테닌을 담고 있던 소낭이 B 부위로 이동한다.

12 다음은 살아있는 세포 내에서 단백질-단백질 상호작용을 측정할 수 있는 실험이다.

〈자료〉
- FKBP와 FRB는 rapamycin 존재 하에서 서로 결합한다.
- 적색 형광과 녹색의 형광이 합쳐지면 노란색의 형광이 나타난다.

〈실험 과정〉
(가) 세포막에 결합하는 anchor 단백질, 적색형광단백질 RFP, FKBP를 융합단백질 형태로 세포에 발현한다.
(나) FRB와 단백질 A(bait)를 융합단백질로 세포에 발현한다.
(다) 녹색형광단백질 GFP와 단백질 B(prey)를 융합단백질로 세포에 발현한다.
(라) rapamycin이 있거나 없는 조건에서 공초점형광현미경으로 형광을 관찰한다.

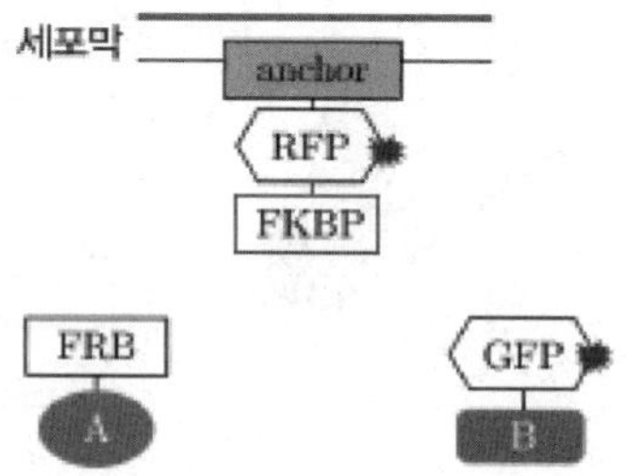

이에 대한 설명으로 옳은 것만을 〈보기〉에서 있는 대로 고른 것은?

[보기]
ㄱ. rapamycin이 없으면 세포막에서 형광이 나타나지 않는다.
ㄴ. rapamycin을 세포에 처리하면 FRB-A 융합단백질이 세포막으로 이동한다.
ㄷ. rapamycin 처리한 조건에서 A와 B 사이에 결합이 일어나면 세포막 부근에서 형광이 사라진다.

① ㄱ ② ㄴ ③ ㄱ, ㄴ
④ ㄴ, ㄷ ⑤ ㄱ, ㄴ, ㄷ

13 다음은 독감바이러스(influenza virus)와 관련한 자료이다.

- 유행성 독감을 일으키는 A형 독감바이러스는 표면에 있는 2종류 단백질(헤마글루티닌과 뉴라미니다아제)에 따라 세분하는데, 하나는 바이러스가 숙주세포에 침투 시에 작용하고 다른 하나는 방출 시에 작용한다.
- 헤마글루티닌(hemagglutinin)은 숙주세포 표면의 탄수화물 말단에 존재하는 시알산(sialicacid) 잔기들을 인식하여 결합한다.
- 뉴라미니다아제(neuraminidase)는 시알산 잔기와 다른 당 사이의 글리코시드 결합을 분해하여 바이러스를 세포로부터 분리시킨다.

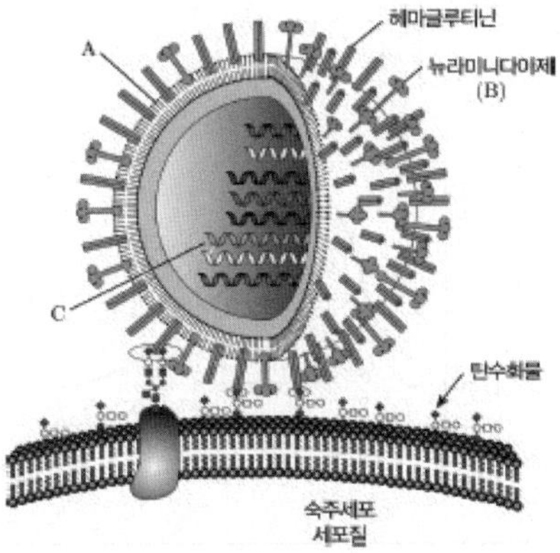

이에 대한 설명으로 옳지 않은 것은?

① A는 숙주 단백질에 의해 숙주세포 내에서 합성된다.
② B의 작용을 억제하면 바이러스는 숙주세포에서 방출되지 못한다.
③ 타미플루(Tamiflu)는 B의 작용을 억제하는 항-독감 약물이다.
④ C는 프로바이러스(provirus)에서 합성된 것이다.
⑤ C는 mRNA와 상보적인 서열을 가진다.

14 다음은 지질단백질(lipoprotein)에 대한 자료이다.

- 지질단백질은 아포지질단백질(apolipoprotein, Apo), 인지질, 콜레스테롤, 트리아실글리세롤(triacylglycerol) 등으로 구성된 거대분자 복합체이다.
- 지질단백질은 혈장에서 콜레스테롤과 다른 지질을 운반하는 역할을 한다.
- 표는 서로 다른 4가지 유형(Ⅰ~Ⅳ)의 지질단백질의 구성을 정리해놓은 것이다. (단, Ⅰ~Ⅳ는 유미입자, 고밀도 지질단백질, 저밀도 지질단백질, 초저밀도 지질단백질 중 어느 하나이다.)

지질단백질		Ⅰ	Ⅱ	Ⅲ	Ⅳ
직경(nM)		5~12	18~28	30~80	80~500
아포지질단백질		Apo-A	Apo-B100 (㉠)	Apo-B100, C, E	Apo-B48 (㉡), C, E
조성 (wt%)	단백질	55	20	10	2
	*콜레스테롤	17	45	20	4
	인지질	17	45	20	9
	트리아실글리세롤	4	10	50	85

* 유리 콜레스테롤과 콜레스테롤 에스테르(cholesteryl ester)가 포함됨.

이에 대한 설명으로 옳은 것만을 〈보기〉에서 있는 대로 고른 것은?

[보 기]

ㄱ. 밀도가 가장 큰 지질단백질은 Ⅰ이다.
ㄴ. 소장에서 흡수된 지질을 지방조직으로 운반하는 역할을 수행하는 지질단백질은 Ⅳ이다.
ㄷ. ㉠(Apo-B100)와 ㉡(Apo-B48)은 동일 유전자에서 발현된 단백질이다.

① ㄱ ② ㄴ ③ ㄷ
④ ㄱ, ㄴ ⑤ ㄱ, ㄴ, ㄷ

15 다음은 T세포수용체(TCR)에 의한 항원인식을 이해하기 위해 수행한 실험이다. (단, $H\text{-}2^f$와 $H\text{-}2^k$는 생쥐의 특정 MHC 타입(일배체형 서로 밀접하게 연관되어 있는 MHC 유전자 좌들의 세트)을 의미한다.)

〈자료〉

T세포수용체(TCR)에 의한 항원인식과 관련하여 2가지 모델이 있다.

- 모델 Ⅰ : 각 T세포는 2종류 TCR을 가지는데, 하나는 항원(항원결정소)를 특이적으로 인식하고 다른 하나는 MHC 분자를 인식한다.
- 모델 Ⅱ : 각 T세포는 한 종류의 TCR를 가지는데, 각 TCR은 항원(항원결정소와)과 MHC 분자를 동시에 한 단위로 인식한다.

〈실험 과정〉

(가) 면역계가 정상인 $H\text{-}2^f$ 생쥐(ⓐ)에게 KLH(keyhole limpet hemocyanin)를 주사하여 면역반응이 일어나게 한 후, KLH에 반응성 있는 보조T세포를 분리하였다.

(나) H-2k MHC 분자에 결합되어 있는 난알부민(ovalbumin, OVA)에 반응성이 있는 보조T세포 하이브리도마(hybridoma)를 제작하였다. T세포 하이브리도마는 특정 T세포와 림프종(lymphoma) 세포를 융합한 세포이다.

(다) (가)에서 준비한 T세포와 (나)의 T세포 하이브리도마를 서로 융합하여, '혼성 T세포 클론'을 얻었다.

(라) (가), (나), (다)의 세포가 아래와 같은 4종류의 항원제시세포(A~D)의 자극에 의해 증식반응이 유도되는지 각각 조사하였다.

A : H-2k MHC 분자를 발현하고 OVA를 제시하는 세포 (OVA/H-2k)

B : H-2f MHC 분자를 발현하고 OVA를 제시하는 세포 (OVA/H-2f)

C : H-2k MHC 분자를 발현하고 KLH를 제시하는 세포 (KLH/H-2k)

D : H-2f MHC 분자를 발현하고 KLH를 제시하는 세포 (KLH/H-2f)

〈실험 결과〉

T세포	항원제시세포			
	A	B	C	D
(가)에서 얻은 보조T세포	−	−	㉠	+
(나)에서 얻은 하이브리도마	+	㉡	−	−
(다)에서 얻는 혼성 T세포 클론	+	−	−	+

이에 대한 설명으로 옳은 것만을 〈보기〉에서 있는 대로 고른 것은?

[보기]

ㄱ. ㉠과 ㉡은 모두 '+'이다.

ㄴ. T세포수용체(TCR)에 의한 항원인식은 모델 Ⅱ를 따른다.

ㄷ. 생쥐 ⓐ의 순환계에는 KLH를 특이적으로 인식하는 항원수용체를 가지는 T세포가 존재한다.

① ㄴ ② ㄷ ③ ㄱ, ㄷ
④ ㄴ, ㄷ ⑤ ㄱ, ㄴ, ㄷ

16 그림 (가)는 심실 수축/이완에 따른 동맥에서의 혈류의 흐름과 직경의 변화를 모식적으로 나타낸 것이고, 그림 (나)는 심장주기에 따른 동맥압 변화를 그래프로 나타낸 것이다.

(가)

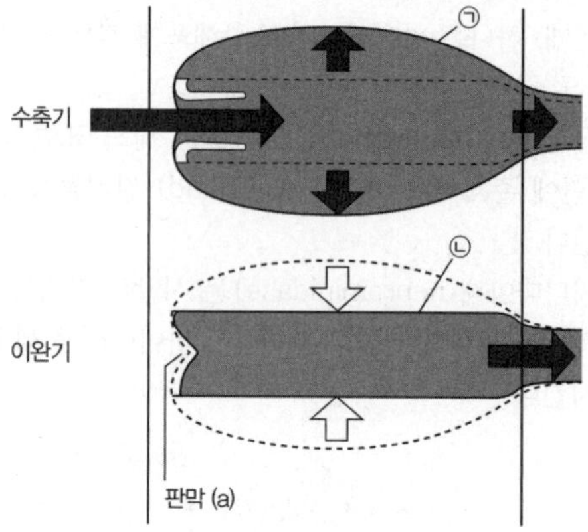

(나)

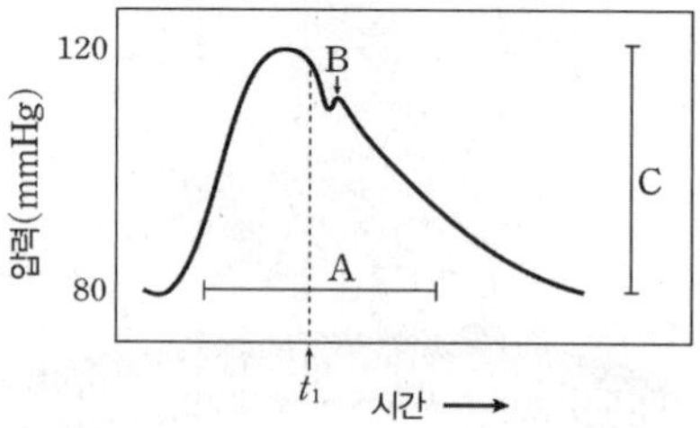

이에 대한 설명으로 옳지 않은 것은?

① $t1$은 수축기이다.
② 판막 (a)는 수축기 말에 폐쇄되면서 제2심음을 낸다.
③ ㉠에 가해지는 압력이 ㉡에 가해지는 압력보다 작다.
④ C는 맥압이다.
⑤ 판막 (a)의 폐쇄로 인해 B시점에서는 일시적인 압력 상승이 일어난다.

17 다음은 유전자 A의 발현조절을 이해하기 위해 수행한 실험이다.

〈자료〉

- 유전자 A에서 생성된 단백질은 핵에 위치하는 전사인자이다.
- 35S 프로모터는 지속적(constitutive) 발현 프로모터이다.
- GUS mRNA는 항상 일정하게 번역이 일어나며, GUS 단백질은 기질을 분해하여 푸른색 침전물을 생성한다.
- GFP는 핵위치신호(NLS)가 없는 초록색 형광 단백질이다.

〈실험 과정〉

(가) 유전자 A의 프로모터와 전사단위(transcription unit)를 이용하여 다음 3종류(Ⅰ~Ⅲ)의 재조합 유전자들을 제작하였다.

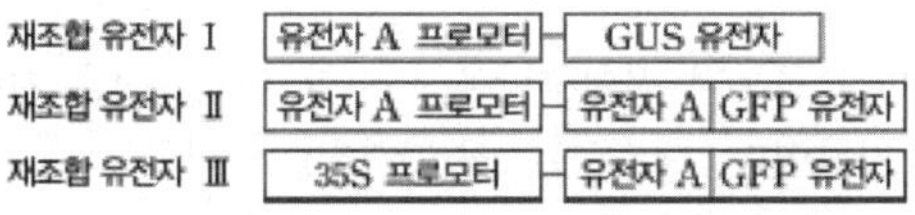

재조합 유전자 Ⅰ
유전자 A 프로모터
GUS 유전자
재조합 유전자 Ⅱ
유전자 A 프로모터
유전자 A
GFP 유전자
재조합 유전자 Ⅲ
35S 프로모터
유전자 A
GFP 유전자

(나) (가)에서 제작한 재조합 유전자 Ⅰ을 사람의 간세포나 위의 세포, 심장세포에 각각도입하였다.

(다) 각 세포에서 mRNA를 각각 정제하여 전기영동으로 분리한 후, GUS 유전자를 혼성화 탐침으로 이용하여 혼성화하였다.

(라) (가)에서 제작한 재조합 유전자 Ⅱ나 Ⅲ을 이용하여 (나)~(다) 실험을 반복하였다.(단, 혼성화 탐침으로는 유전자A-GFP 유전자를 이용하였다.)

〈실험 결과〉

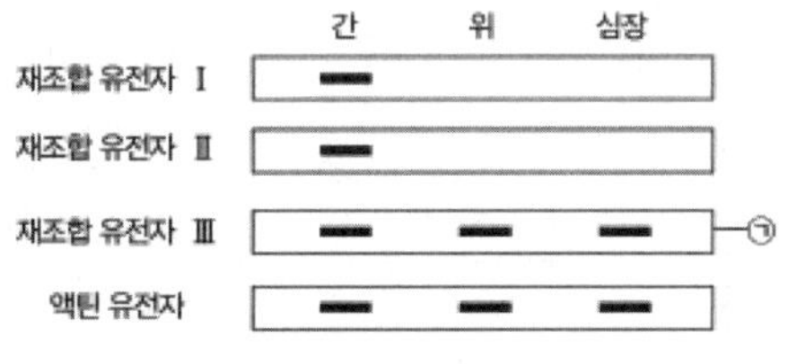

(* 액틴 유전자는 내부 대조군이다.)

이에 대한 설명으로 옳지 않은 것은?

① ㉠에 존재하는 mRNA의 전구체 합성은 유전자 A 프로모터에 의해 조절되었다.

② GUS 유전자와 GFP 유전자는 정상적인 사람의 간세포나 위의 세포, 심장세포에서는 발현되지 않는다.

③ 유전자 A는 간 특이적으로 발현된다.

④ 재조합 유전자 Ⅲ를 도입시킨 심장세포는 주로 핵에서 초록색 형광이 나타날 것이다.

⑤ <실험 결과>에서 액틴 대신 GAPDH(glyceraldehyde 3-phosphate dehydrogenase)를 사용할 수 있다.

18 그림은 사람의 성숙한 적혈구 세포기질(cytosol)에서 일어나는 대사경로의 일부를 나타낸 것이다.

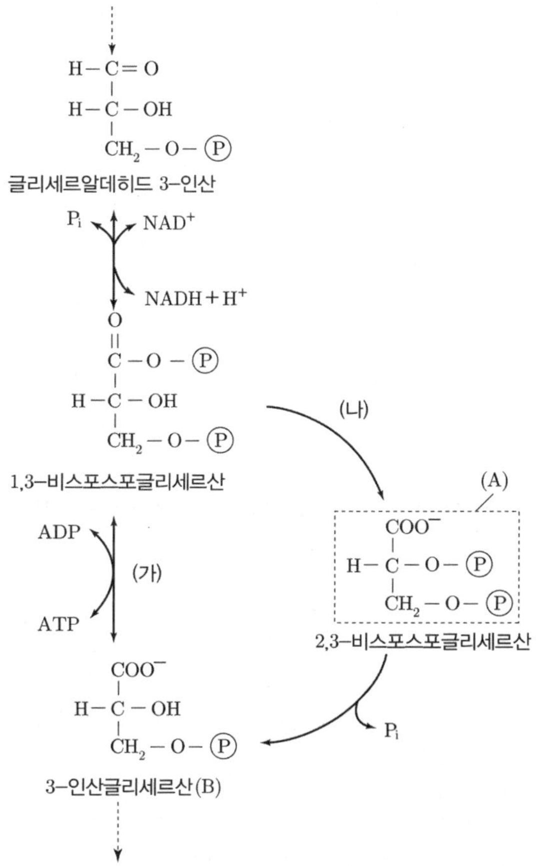

이에 대한 설명으로 옳은 것만을 〈보기〉에서 있는 대로 고른 것은?

[보 기]

ㄱ. (B)을 구성하고 있는 탄소는 CO2 형태로 모두 분해된 후 세포 밖으로 방출된다.

ㄴ. 태아의 헤모글로빈은 성인의 헤모글로빈보다 (A)에 대한 친화도가 더 낮다.

ㄷ. (가) 경로를 이용하는 것보다 (나) 경로를 이용하는 것이 에너지 생산 측면에서 더 불리하다.

① ㄱ　② ㄴ　③ ㄷ　④ ㄱ, ㄴ　⑤ ㄴ, ㄷ

19 다음은 유전공학에서 이용하는 4종류 제한효소의 특성을 나타낸 표이다.

종류	제한효소자리	기원(야생형 세균)
Hae III	(5′) GGCC (3′) CCGG	Haemophilus aegyptius
Eco	(5′) GAATTC (3′) CTTAAG	Escherichia coli
Eco	(5′) GATATC (3′) CTATAG	Escherichia coli
Not I	(5′) GCGGCCGC (3′) CGCCGGCG	Nocardia otitidiscaviarum

이에 대한 설명으로 옳은 것만을 〈보기〉에서 있는 대로 고른 것은?

[보 기]

ㄱ. 야생형 Escherichia coli는 서열을 인식하여 서열의 특정 염기를 메틸화시키는 효소를 가지고 있다.
ㄴ. 1,000 kb 크기의 DNA를 각 제한효소로 절단하였을 때, 생성되는 제한효소절편의 평균적인 크기는 Not I이 가장 크다.
ㄷ. 외래 유전자를 플라스미드 벡터에 클로닝 할 때, 제한효소로 EcoR1를 이용하는 것보다 EcoR1을 이용하는 것이 재조합 효율이 더 좋을 것이다.

① ㄱ ② ㄱ, ㄴ ③ ㄱ, ㄷ
④ ㄴ, ㄷ ⑤ ㄱ, ㄴ, ㄷ

20 적혈구 세포막에 존재하는 플립페이스(flippase)는 세포막 인지질의 비대칭적 분포를 유지시키는 역할을 수행한다. 다음은 플립페이스에서 자유롭게 존재하는 설프히드릴기가 효소 활성에 미치는 영향을 이해하기 위해 수행한 실험이다.

〈자료〉

- 인지질 포스파티딜세린(phosphatidylserine)은 적혈구 세포막의 인지질이중층 중 세포질층에서 주로 발견된다.
- 형광물질 NBD(nitrobenzoxadiazole)는 혈장단백질 BSA(bovine serum albumin)와 결합하는데, BSA와 결합한 NBD는 형광을 발산하지 못한다.•NEM(N−ethylmaleimide)은 자유롭게 존재하는 설프히드릴기에 공유결합하는 약물(sulfhydryl reagents)이다.

〈실험 과정〉

(가) 혈액으로부터 적혈구만을 분리한 후 NEM을 처리하여 표지하였다. 대조구는 처리하지 않았다
(나) (가)에서 준비한 세포에 NBD가 결합되어 있는 인지질(NBD−phosphatydylserine, NBD−PS)을 처리해주어 세포막 인지질이중층의 외부층(세포외층)에 삽입시켰다.
(다) (나)에서 준비한 세포의 세포막에 존재하는 인지질의 플립−플롭이 일어날 수 있도록 일정 시간 동안 배양한 후, 배양액에 BSA를 처리하였다.
(라) (다)에서 준비한 세포들의 형광정도를 형광유세포분류기(FACS)를 이용하여 각각 측정하였다.

〈실험 결과〉

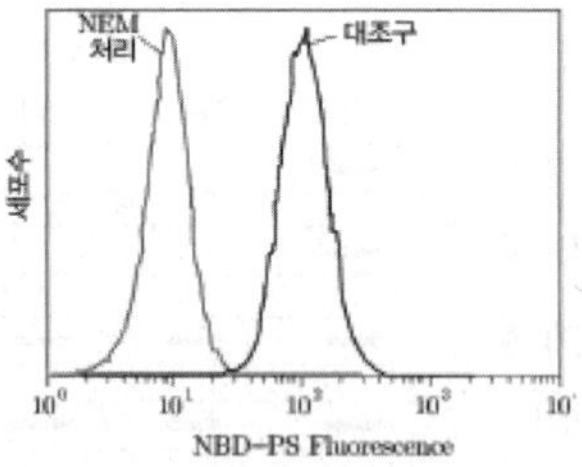

이에 대한 설명으로 옳은 것만을 〈보기〉에서 있는 대로 고른 것은? **5점**

[보 기]

ㄱ. (다)에서 NBD에 결합한 BSA의 수는 플립페이스 활성이 낮은 세포보다 높은 세포가 더 많다.
ㄴ. 플립페이스의 설프히드릴기는 효소활성에 필요하다.
ㄷ. 미성숙 적혈구에서 인지질 PS(phosphatydylserine)는 세포막의 세포질층에서 합성된다.

① ㄱ ② ㄴ ③ ㄷ
④ ㄱ, ㄴ ⑤ ㄴ, ㄷ

21 그림은 서로 다른 조직에서의 유전자 발현을 조사하기 위해 수행한 실험이다.

〈실험 과정〉

(가) 방사성 동위원소로 표지한 유전자 X와 유전자 Y, 유전자 Z의 첫 번째 가닥 cDNA(first strand cDNA)를 아래와 같은 크기로 각각 준비하였다.

유전자 X 250	뉴클레오타이드 크기
유전자 Y 300	뉴클레오타이드 크기
유전자 Z 400	뉴클레오타이드 크기

(나) 심장 조직에서 mRNA를 분리한 후, (가)에서 준비한 3종류의 cDNA를 한꺼번에 혼성화하였다.

(다) 혼성화 산물을 S1 핵산가수분해효소로 처리하였다. (단, S1핵산가수분해효소는 단일가닥의 DNA나 RNA를 모두 가수분해한다.)

(라) (다)의 가수분해반응의 산물을 전기영동으로 분리한 후 자기방사법으로 확인하였다.

(마) 허파와 뇌, 피부에서 분리한 mRNA를 이용하여 (나)~(라) 과정을 동일하게 수행하였다.

〈실험 결과〉

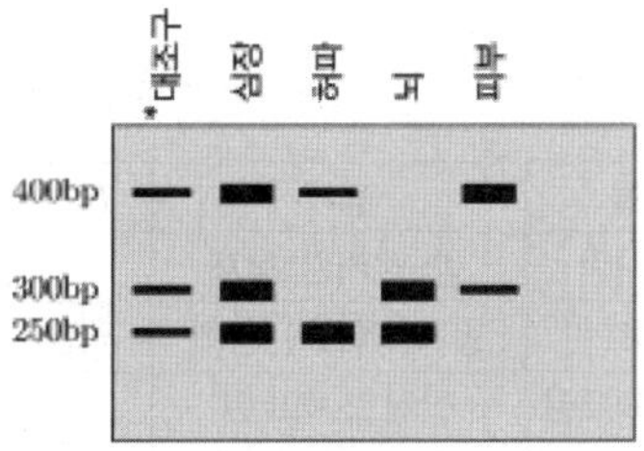

*대조구는 3종류의 cDNA를 단순히 섞은 후 전기영동을 수행하였다.

이에 대한 설명으로 옳은 것만을 〈보기〉에서 있는 대로 고른 것은?

[보 기]

ㄱ. 피부에서는 유전자 X는 발현되지만, 유전자 Z는 발현되지 않는다.

ㄴ. 허파의 세포에는 유전자 Y가 존재하지 않는다.

ㄷ. 유전자 Z는 뇌에서보다 심장에서 더 많이 발현된다.

① ㄱ ② ㄷ ③ ㄱ, ㄷ
④ ㄴ, ㄷ ⑤ ㄱ, ㄴ, ㄷ

22 다음은 MHC 제한(MHC restriction)에 대해 이해하기 위해 수행한 실험이다.

〈자료〉

- H-2는 생쥐(mouse)의 MHC인데, 염색체 상에서 매우 가깝게 연관되어 있는 4개의 유전자좌(ⓐ~ⓓ) 중 ⓐ와 ⓑ, ⓓ가 1종 MHC나 2종 MHC 분자를 암호화하고 ⓒ는 MHC 분자가 아닌 다른 단백질을 암호화한다.
- 각 H-2 유전자좌의 대립유전자는 s, k, d 등으로 표시한다.
- LCM 바이러스(LCMV)는 생쥐가 숙주인 바이러스이다.

〈실험 과정〉

(가) H-2 유전자좌에만 대립유전자가 조금씩 다른 6종류의 생쥐순계 혈통을 준비하였다.

(나) 6종의 혈통 중 두 혈통만을 선별한 후 교배(교배 Ⅰ)하여 F_1잡종을 얻었다.

(다) F_1 잡종 생쥐에 X-선을 조사하여 모든 B세포와 T세포를 제거하였다.

(라) 교배에 사용한 두 부모 혈통 중 어느 하나에서는 T세포(㉠)만을 분리하고 다른 혈통에서는 B세포(㉡)만을 분리한 후, (다)에서 얻은 F_1에 주사하여 면역계를 재구성하였다.

(마) BCG(bovine gamma globulin; 소의 단백질)를 (라)의 F_1에 주사하여 항-BCG 항체가 생산되는지 확인하였다.

(바) (나)~(마)의 실험을 다른 5가지 조합(교배 Ⅱ~Ⅵ)의 두 혈통에 대해서도 동일하게 수행하였다.

〈실험 결과〉

교배	H-2 유전자좌(ⓐⓑⓒⓓ)		항-BCG 항체 생산
	T세포 분리	B세포 분리	
Ⅰ	kkkd	skkd	+
Ⅱ	skkd	kkdd	+
Ⅲ	ssss	kkdd	−
Ⅳ	skkd	kkkk	+
Ⅴ	sssd	skkd	−
Ⅵ	sssd	kkdd	−

(단, +는 항체가 생산되었음을 의미하고, −는 항체가 생산되지 않았음을 의미한다.)

이에 대한 설명으로 옳은 것만을 〈보기〉에서 있는 대로 고른 것은? 5점

[보 기]

ㄱ. ⓐ는 2종 MHC 분자를 암호화한다.

ㄴ. (마)에서 항-BCG 항체를 생산하기 위해 ㉠과 ㉡이 상호작용을 할 때 CD4 단백질이 꼭 필요하다.

ㄷ. 교배 Ⅴ의 면역계가 재구성된 F_1 생쥐에 LCM 바이러스를 주입하면, LCMV-특이 세포독성T세포가 생산된다.

① ㄱ ② ㄴ ③ ㄷ
④ ㄱ, ㄷ ⑤ ㄴ, ㄷ

23 다음은 대장균의 DNA 중합효소 Ⅰ(DNA polymerase Ⅰ)의 기능을 이해하기 위해 수행한 실험이다.

〈실험 과정〉

(가) 서열을 가지는 DNA 프라이머를 준비하였다(오른쪽 말단의 2개의 염기(볼드체)는 32P로 표지되어 있음).

(나) (가)에서 준비한 프라이머를 주형 DNA(poly dA서열이 존재함)와 섞어주었다.

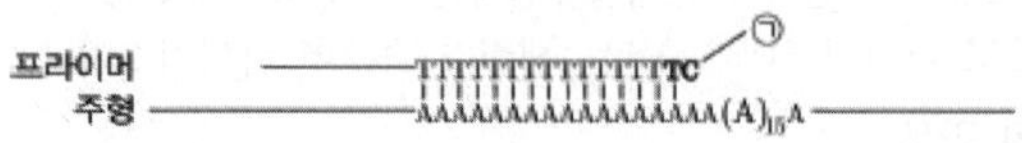

(다) (나)의 혼합물에 dTTP와 DNA 중합효소 Ⅰ을 넣어준 후, 37 ~℃에서 서로 다른 시간 동안 배양하면서 프라이머에 방사성T나 C가 남아 있는 정도를 각각 조사하였다.

〈실험 결과〉

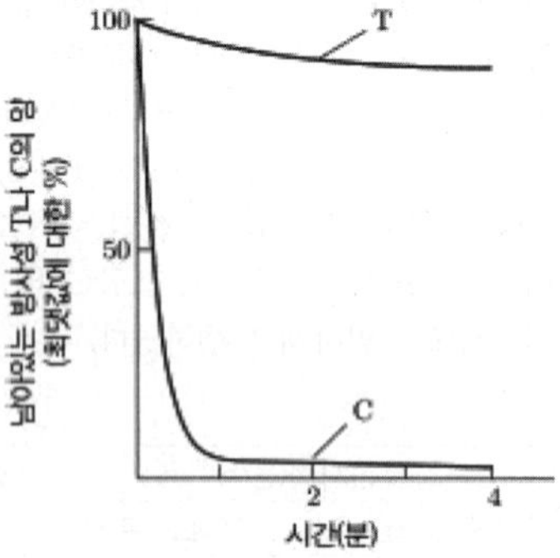

이에 대한 설명으로 옳은 것만을 〈보기〉에서 있는 대로 고른 것은?

[보 기]

ㄱ. ㉠은 3' 말단이다.

ㄴ. (가)에서 준비한 프라이머의 방사성 T에서 32P는 위치의 인산기에 존재한다.

ㄷ. (다) 과정에서 대장균의 DNA 중합효소 Ⅰ대신 대장균의 DNA중합효소 Ⅲ을 이용하더라도 유사한 결과를 얻을 수 있다.

① ㄱ ② ㄱ, ㄴ ③ ㄱ, ㄷ
④ ㄴ, ㄷ ⑤ ㄱ, ㄴ, ㄷ

24 다음은 적혈구에서 단백질 상호작용을 이해하기 위해 수행한 실험이다.

〈자료〉

- 적혈구 세포막의 안쪽 표면에는 액틴 미세섬유(actin microfilament)가 밀집되어 있다.
- 미세섬유는 여러 단백질과 함께 복합체를 형성하면서 세포막에 고정되어 있다.
- 스펙트린(spectrin), 앤키린(ankyrin), 밴드 3(band 3)가 적혈구 세포막 안쪽에서 미세섬유와 함께 복합체를 형성하는 단백질인데, 이 중의 하나만 막관통단백질이다.

〈실험 과정〉

(가) 적혈구 세포막으로부터 액틴과 앤키린, 스펙트린, 밴드 3를 각각 순수분리하였다.

(나) 분리한 각 단백질들 중 2종류만을 서로 다른 조합으로 혼합한 여러 단백질 혼합물(Ⅰ~Ⅵ)을 준비한 후, 항-액틴 항체나 항-스펙트린 항체, 혹은 항-앤키린 항체를 이용하여 각각 면역침전시켰다.

(다) (나)의 각 침전물에 들어 있는 단백질의 종류를 각각 확인하였다.

〈실험 결과〉

단백질 혼합물	항체	침전물 속 단백질
Ⅰ 액틴 +앤키린	항-앤키린 항체	앤키린
Ⅱ 액틴 +스펙트린	항-스펙트린 항체	액틴 +스펙트린
Ⅲ 밴드 3 +스펙트린	항체 스펙트린	스펙트린
Ⅳ 밴드 3 +액틴	항-액틴 항체	액틴
Ⅴ 밴드 3 +앤키린	항-앤키린 항체	밴드 3 +앤키린
Ⅵ 스펙트린 +앤키린	항-스펙트린 항체	스펙트린 +앤키린

이에 대한 설명으로 옳은 것만을 〈보기〉에서 있는 대로 고른 것은?

[보 기]

ㄱ. 막관통단백질일 가능성이 가장 큰 것은 밴드 3이다.

ㄴ. 밴드 3는 스펙트린과 직접적으로 상호작용한다.

ㄷ. 액틴과 앤키린, 스펙트린 혼합물을 항-액틴 항체로 면역침전 시키면, 침전물에서 앤키린이 검출된다.

① ㄷ ② ㄱ, ㄴ ③ ㄱ, ㄷ
④ ㄴ, ㄷ ⑤ ㄱ, ㄴ, ㄷ

25 다음은 고세균인 메탄 생성균(methanogenic bacteria)의 세포호흡에 대해 이해하기 위해 수행한 실험이다.

〈자료〉

- 메탄 생성균 X(Methanosarcina barkeri)는 수소(H_2)로부터 기원된 전자를 전자전달계를 통해 메탄올(CH_3OH)로 전달시키면서 세포막을 사이에 두고 전기화학적 양성자 기울기를 생성하고, 이를 이용하여 ATP를 생성한다.

$$CH_3OH + H_2 \rightarrow CH_4 + H_2O$$

- 물질 A(TCS)와 물질 B(DCCD)는 메탄 생성균 X의 세포호흡을 저해한다.

〈실험 Ⅰ〉

(가) 수소(H_2)가 존재하는 상태로 배양 중인 메탄 생성균 X의 배양액에 메탄올(CH_3OH)을 첨가하고 추가 배양하였다.
(나) 일정한 시간이 경과한 후 물질 A를 첨가하고 추가로 배양하였다.
(다) (가)~(나)의 실험을 진행하는 동안 메탄 생성균 X 세포질의 ATP의 농도 변화와 생산된 메탄(CH_4)의 양, 전기화학적 양성자 기울기의 정도(ΔG_{H^+})를 각각 조사하였다.

〈실험 Ⅱ〉

- 물질 A 대신에 물질 B를 이용하여 〈실험 Ⅰ〉과 동일하게 실험을 수행하였다.

〈실험 Ⅲ〉

(가) 수소(H2)가 존재하는 상태로 배양 중인 메탄 생성균 X의 배양액에 메탄올(CH_3OH)을 첨가하고 추가 배양하였다.
(나) 일정한 시간이 경과한 후 물질 B를 첨가하고 추가로 배양하였다.
(다) 일정한 시간이 경과한 후 물질 A를 첨가하고 추가로 배양하였다.
(라) (가)~(다)의 실험을 진행하는 동안 메탄 생성균 X 세포질의 ATP의 농도 변화와 생산된메탄(CH_4)의 양, 전기화학적 양성자 기울기의 정도 (ΔG_{H^+})를 각각 조사하였다.

〈실험 결과〉

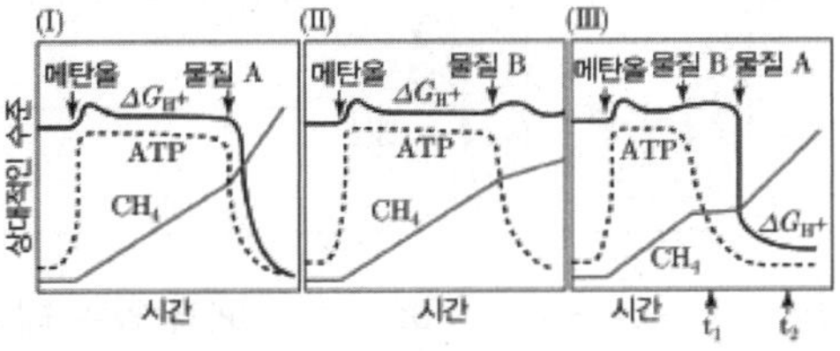

이에 대한 설명으로 옳은 것만을 〈보기〉에서 있는 대로 고른 것은? 5점

[보 기]

ㄱ. 물질 A는 전자전달계에서 전자전달을 차단한다.
ㄴ. 배양 용액의 pH는 t1 < t2이다.
ㄷ. 물질 B는 DNP와 유사한 방식으로 작용하는 저해제이다.

① ㄱ ② ㄴ ③ ㄷ
④ ㄱ, ㄴ ⑤ ㄴ, ㄷ

26 그림 (가)는 식물세포 액포막에서 발견되는 양성자 펌프를 나타낸 것이고, 그림 (나)는 식물세포 액포막으로부터 양성자 펌프와 Cl^-통로만을 각각 분리한 후 인지질을 첨가해서 형성시킨 2종류 리포솜(liposome)을 모식적으로 나타낸 것이다.

(가)

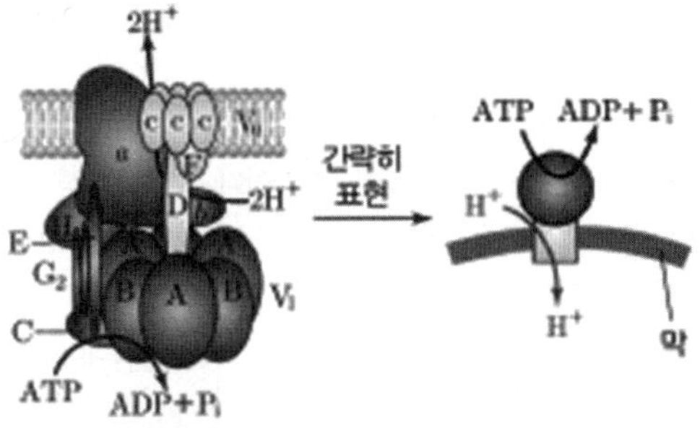

(나)

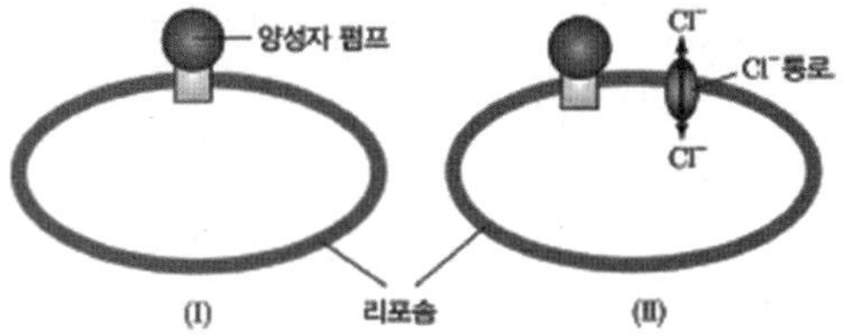

(나)의 각 리포솜이 들어 있는 용액에 동일 양의 ATP를 처리하고 평형상태에 도달하였을 때 나타나는 현상으로 옳지 않은 것은? (단, ATP를 처리하기 전 리포솜 내부 용액과 외부 용액의 $[H^+]$과 $[Cl^-]$은 동일하며(pH 7), 막전위는 0 mV이다.)

① (Ⅰ)에서 $[H^+]$는 리포솜 외부보다 내부가 더 높다.
② (Ⅰ)에서 리포솜막의 막전위는 양의 값을 나타낸다.
③ 리포솜 내부의 pH는 (Ⅰ)보다 (Ⅱ)가 더 낮다.
④ (Ⅱ)에서 양성자가 리포솜 내부에 축적되었다.
⑤ (Ⅱ)에서 리포솜은 안쪽이 바깥쪽에 비해 양전하를 띤다.

27 다음은 고세균 X에 대한 자료이다.

- 고세균 X의 유전체 서열을 조사한 결과, 시스테인-tRNA 합성효소의 유전자가 존재하지 않았지만, 시스테인-tRNA 합성효소의 활성은 측정되었다.
- 시스테인-tRNA 합성효소의 활성을 나타내는 효소를 정제하여 분석한 결과 N-말단의 서열이 프롤린-tRNA 합성효소와 유사하였다.
- 다음은 시스테인-tRNA 합성효소의 활성을 나타내는 효소를 정제하여 활성을 측정한 결과이다. 효소 활성은 합성된 아미노산-tRNA의 방사성 정도를 측정하여 결정하였다.

효소 활성 측정 시 사용된 기질	동위원소 표지된 프롤린-tRNA 몰수 (임의 단위)
[^{3}H]프롤린	16
[^{3}H] 프롤린 + 다량의 비방사성 시스테인(㉠)	0
[^{3}H] 프롤린 + 다량의 비방사선 프롤린	0

효소 활설측정 시 사용된 기질	동위원소 표지된 시스테인-tRNA몰수 (임의단위)
[^{35}S]시스테인	8
[^{35S}]시스테인+ 다량의 비방사성 시스테인	0
[^{35}S]시스테인+ 다량의 비방사선 프롤린	0

이에 대한 설명으로 옳지 않은 것은?

① 활성 측정에 사용한 정제한 효소는 시스테인-tRNA 합성효소와 프롤린-tRNA 합성효소의 활성을 모두 갖는다.
② 진화상으로 볼 때 조상 아미노산-tRNA 합성효소는 넓은 범위의 기질 특이성을 가지고 있었을 것이다.
③ 활성 측정에 사용한 정제한 효소는 프롤린과 시스테인을 경쟁적으로 기질로 사용한다.
④ 정제한 시스테인-tRNA 합성효소의 활성을 측정할 때 GTP를 꼭 함께 넣어주어야 한다.
⑤ ㉠(다량의 비방사성 시스테인) 대신 동량의 비방사성 시스테인을 사용한다면 동위원소 표지된 프롤린-tRNA 몰수는 0보다 크게 나올 것이다.

28 그림은 닭의 사지발생에 대해 이해하기 위해 수행한 실험이다.

〈자료〉
- 사지싹의 기저-말단 축(몸-끝 축) 패턴형성에는 위치정보가 중요한 역할을 한다.
- 사지싹의 끝부분에 위치하는 미분화된 영역에 있는 세포들은 다리의 주축(main axes) 상의 상대적 위치에 의해 사지싹의 기저-말단 축의 발생 운명이 정해진다.
- 사지싹의 패턴형성을 조절하는 신호는 날개싹과 다리싹에서 동일하다.

〈실험 과정〉
(가) 2개의 닭의 배아를 준비한 후, 하나에서는 정상적으로 허벅지로 발달하게 될 다리싹의 기저부 조직(간충조직)을 떼어내었다.
(나) 다른 하나에서는 정상적으로 날개 손가락으로 발달하게 될 날개싹의 끝부분에 위치한 조직(간충조직)을 제거하였다.
(다) (가)에서 떼어낸 기저부 조직을 (나)에서 끝부분 조직이 제거된 위치에 이식한 후, 이식한 부위가 어느 구조로 발생하는지 관찰하였다.

〈실험 결과〉
- 이식한 부위가 다리의 발가락으로 발생하였다.

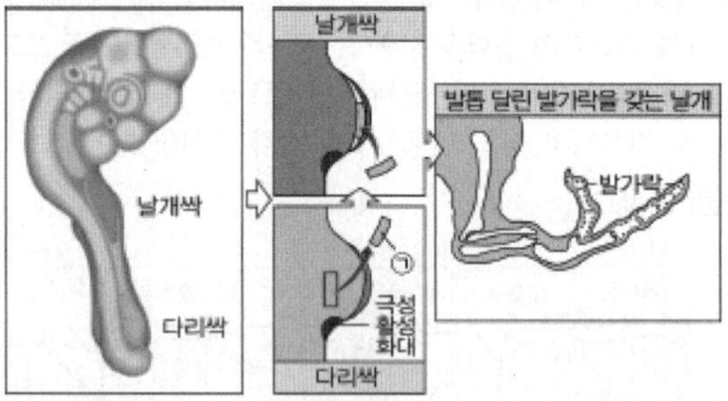

이에 대한 설명으로 옳은 것만을 〈보기〉에서 있는 대로 고른 것은? **5점**

[보 기]
ㄱ. ㉠은 기저-말단 축의 발생 운명이 이미 결정되어 있다.
ㄴ. 날개싹의 끝에 이식한 다리싹의 기저부 조직은 기저-말단 축의 위치값(positional value)이 재설정되었다.
ㄷ. 날개싹의 기저부 조직을 다리싹의 끝에 이식하면, 이식한 조직에서 날개 손가락이형성될 것이다.

① ㄱ ② ㄷ ③ ㄱ, ㄴ
④ ㄱ, ㄷ ⑤ ㄴ, ㄷ

29 다음은 대장균(E. coli)에서 일어나는 재조합을 이해하기 위해 수행한 실험이다.

〈자료〉

- 대장균은 F 인자를 어떻게 가지고 있는가에 따라서 3가지 유형으로 나뉘는데, F 인자를 가지고 있지 않은 대장균을 F^- 균주라고 하며, F 인자를 가지고 있는 대장균을 F^+ 균주라고 하고, F 인자가 숙주의 염색체 DNA에 삽입되어 있는 균주는 고빈도재조합(Hfr) 균주라고 한다.
- F^+ 균주의 경우 대부분의 세포는 F 인자가 숙주의 염색체 DNA와는 독립적으로 존재하고 일부 세포에서만 염색체 DNA 내로 삽입된 상태로 존재한다.
- 고빈도재조합(Hfr) 균주는 F 인자가 숙주의 염색체 DNA에 안정적으로 삽입되어 있기 때문에, Hfr 균주 배양액에서 모든 세포는 염색체 DNA 내에 F 인자를 가지고 있다.

〈실험 과정〉

(가) 유전자형이 a^+b^- 인 균주 4종류(㉠~㉣)와 a^- b^+인 균주 4종류(㉤~㉧)를 얻었다. (단, 유전자 a와 b는 대장균 염색체 DNA 상에 존재한다.)

(나) 8종류의 균주 중 어느 2종류 균주만 선별하여 섞어준 후, 일정 시간 동안 배양하여 교배가 일어나게 하였다.

(다) 선별배지를 이용하여 (나)의 교배 결과 형성된 유전자형이 a^+b^+인 재조합체 수를 조사하였다.

(라) (나)~(다)의 실험을 (가)의 8개 균주에서 가능한 모든 조합의 2종류 균주를 이용하여 동일하게 수행하였다.

〈실험 결과〉

	㉠	㉡	㉢	㉣
㉤	M	−	M	−
㉥	M	−	M	−
㉦	−	S	−	M
㉧	S	−	S	−

(단, M은 많은 수의 재조합체가 나타났음을 의미하고, S는 적은 수의 재조합체가 나타났음을 의미하며, −은 재조합체가 나타나지 않았음을 각각 의미한다.)

이에 대한 설명으로 옳은 것만을 〈보기〉에서 있는 대로 고른 것은? **5점**

[보 기]

ㄱ. 대장균이 F 인자를 어떤 방식으로 가지고 있는지에 따라 분류할 때, ㉡과 ㉥은 서로다른 유형이다.

ㄴ. ㉠과 ㉤ 사이의 교배 결과가 'M'으로 나타난 이유는 ㉤의 염색체 DNA 내부에 F 인자가 안정적으로 존재하기 때문이다.

ㄷ. ㉦은 F^- 균주이다.

① ㄱ ② ㄴ ③ ㄷ ④ ㄱ, ㄴ ⑤ ㄱ, ㄴ, ㄷ

30 다음은 신장이식 수술을 진행하기 위해 수행한 미세독성검사(micro cytoxicity test)이다.

〈자료〉

- 사람의 1종 MHC 분자는 유전체 상의 3종류 유전자 좌(HLA-A, HLA-B, HLA-C)에 의해 암호화되어 있고 2종 MHC 분자도 유전체 상의 3종류 유전자 좌(HLA-DR, HLA-DQ, HLA-DP)에 의해 암호화되어 있는데, 이들은 매우 가깝게 연관되어 있다.
- 트립판 블루는 살아있는 세포는 염색하지 못하지만 파열된 세포는 파랗게 염색한다.

〈실험 과정〉

(가) 신장질환을 앓고 있는 환자(수여자)와 5명의 예비 공여자(공여자 1~공여자 5)로부터 백혈구를 분리하여 미량역가측정판(microtiter plate)의 홈(well)에 각각 넣었다.

(나) HLA-A 대립유전자 1이 암호화하는 MHC 분자에 대한 항체를 각 홈(well)에 넣고 일정시간동안 배양하였다.

(다) 각 홈(well)에 보체를 첨가하고 후 트립판 블루(trypan blue)를 첨가하여 염색되는지 확인하였다.

(라) HLA-A 대립유전자 2~5와 HLA-C 대립유전자 1~5, HLA-DP 대립유전자 1~5가 암호화하는 MHC 분자에 대해서도 (가)~(다)의 실험을 반복하여 각각 수행하였다.

〈실험 결과〉

	HLA-A					HLA-C					HLA-DP				
항체	1	2	3	4	5	1	2	3	4	5	1	2	3	4	5
공여자 1	○	●	○	○	●	●	○	○	●	○	○	○	●	●	○
공여자 2	●	○	○	●	○	○	●	●	○	○	●	○	○	○	●
공여자 3	○	○	○	●	●	○	●	●	○	○	○	●	○	○	●
공여자 4	●	○	○	●	○	○	○	○	●	●	○	●	○	○	●
공여자 5	●	●	○	○	○	●	○	●	○	○	●	○	○	●	○
신장환자	●	○	○	●	○	○	●	●	○	○	●	○	○	○	●

* 검은색 원은 트립판 블루에 의해 염색된 홈(well)을 나타내고,
하얀색 원은 트립판 블루에 의해 염색되지 않은 홈(well)을 나타낸다.

이에 대한 설명으로 옳은 것만을 〈보기〉에서 있는 대로 고른 것은? (단, 신장질환을 앓고 있는 환자는 여태까지 이식수술을 한 번도 받은 적이 없다.) **5점**

[보 기]

ㄱ. 공여자 1~5 중에서 수여자에게 신장을 제공해줄 가장 적합한 사람은 공여자 2이다.

ㄴ. (다)과정에서 보체 대신에 인터페론을 이용하더라도 공여자 3의 백혈구는 (라)에서 염색된다.

ㄷ. 수여자의 혈액에는 공여자 1의 1종 MHC 분자에 대한 항체가 존재한다.

① ㄱ ② ㄴ ③ ㄷ ④ ㄱ, ㄴ ⑤ ㄱ, ㄷ

제1교시 생물

성 명: ____________

응시 번호: ____________

- 시험이 시작되기 전에 문제지를 넘기지 마십시오. 문항을 미리 볼 경우 부정행위에 해당될 수 있습니다.
- 시험 시간은 입니다.
- 문제지에 성명과 응시 번호를 정확히 표기하십시오.

01 장에 uracil을 필요로 하는 효모 군주(*ura3*⁻)에 돌연변이를 일으켜 얻어진 두 돌연변이 이체(X, Y)를 이용하여 다음과 같은 실험을 수여하였다. (여기서 이 배체 효모XY에서는 재조합이 일어나지 않는 것으로 가정함.)

[실험]

(가) – *ura3*⁻, X, Y 및 X와 Y를 교배하여 얻어진 이 효모XY를 23℃ 혹은 32℃에서 uracil를 포함한 한 편평 배지에서 키워 생장 여부를 확인.

(나) – *ura3*⁻, X, Y에서 DNA를 분리하여 제한 효소로 절단 후, X에서 돌연변이가 일어난 유전자 P의 정상 염기서열 DNA를 탐침으로 Southern blot 수행

– ura3⁻, X에서 분리한 DNA를 주형으로 유전자 P 전체에 대하여 PCR 수행

[결과]

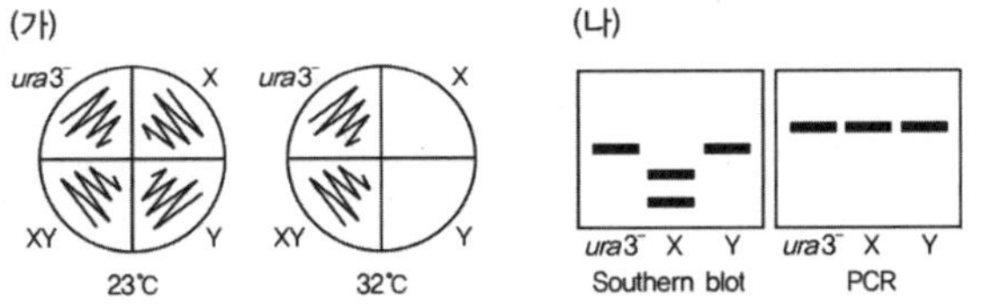

다음 〈보기〉 중 옳은 설명이나 추론을 모두 고른 것은?

[보 기]

ㄱ. X와 Y는 동일한 유전자의 다른 곳에 이상이 생긴 돌연변이들이다.

ㄴ. X는 유전자 P의 제한 효소 인식 서열 부위에 돌연변이가 발생했을 것이다.

ㄷ. X와 Y의 돌연변이 대립형질은 정상 대립형질에 대한 열성이다.

① ㄱ ② ㄴ ③ ㄷ
④ ㄱ, ㄴ ⑤ ㄴ, ㄷ

02 다음은 원암유전자(protooncogene)의 상류(upstream)에 바이러스 유전물질이 삽입될 경우 암이 유발되는 2가지 기작을 알아보는 실험이다.

(가) 바이러스 유전물질인 A와 B를 각각 숙주 DNA(host DNA)에 도입시킨다.

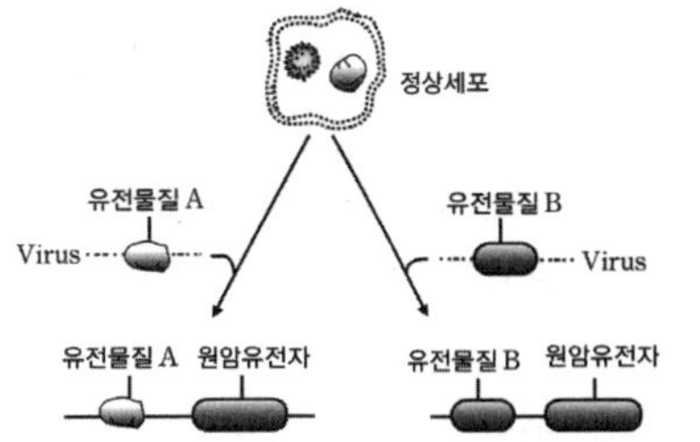

(나) 그림 (가)와 같이 도입된 DNA에서 원암유전자와 바이러스 유전물질의 발현량과 세포분열 속도를 상대적으로 비교한다.

	단백질 발현량	세포분열 속도
유전물질 A의 발현량	–	++++++
유전물질 A가 도입된 경우, 원암유전자의 발현량	++++++	
유전물질 B의 발현량	+	++++
유전물질 B가 도입된 경우, 원암유전자의 발현량	+	
정상세포 (유전물질을 도입하지 않음)	+	+

〈보기〉에 있는 진술 중, 이에 대한 설명으로 옳은 것은?

[보 기]

ㄱ. 같은 양의 바이러스 유전물질 A와 B를 각각 같은 수의 정상세포에 형질주입(transfection)시킨다면, A를 형질주입시킨 경우보다 B를 형질주입시켰을 때 더 많은 세포가 암세포 표현형으로 나타난다.

ㄴ. 바이러스 유전물질 A는 프로모터로 작용할 것이다.

ㄷ. 바이러스 유전물질 A와 B를 정상세포의 정상 DNA를 이용하여 DNA 혼성화 실험을 한다면, 양성 결과를 나타낼 확률은 B가 더 크다.

ㄹ. 원암유전자는 세포분열을 촉진시키는 단백질을 암호화한다.

① ㄱ, ㄷ ② ㄴ, ㄷ ③ ㄱ, ㄹ
④ ㄱ, ㄴ, ㄷ ⑤ ㄱ, ㄴ, ㄷ, ㄹ

03 다음은 사람의 유방암 유발 유전자 'HCCR－1'의 전사조절 메커니즘을 알아보기 위한 실험이다.

〈실험 과정〉

1) 유전자 'HCCR－1'의 전사활성인자를 포함하는 프로모터를 GFP(Green Fluorescent Protein: 녹색 형광 단백질) 유전자 ORF(열린해독틀) 앞에 연결한 후 벡터에 클로닝한다.

2) 다음과 같은 세포주 7개를 준비한다.
  - 1번 : 대조군 세포주
  - 2번 : 항바이러스 활성 효소(PKR) 과발현 세포주
  - 3번 : 항바이러스 활성 효소(PKR) 억제제 과발현 세포주
  - 4번 : p53 단백질 과발현 세포주
  - 5번 : p53 유전자 돌연변이 단백질 과발현 세포주
  - 6번 : p53 유전자 돌연변이 단백질과 항바이러스 활성 효소(PKR) 과발현 세포주
  - 7번 : 항바이러스 활성효소(PKR) 분해 물질과 p53 단백질 과발현 세포주

3) 1)의 재조합 DNA를 2)의 각 세포주에 형질 주입(transfection)한 후, 자외선을 조사했을때, GFP 단백질에서 나오는 형광의 발현량을 측정한다.

〈실험 결과〉

－ GFP 단백질 발현량 비교 결과표

세포주	1	2	3	4	5	6	7
GFP 형광 발현량	+	−	++	−	+++	−	+

(+ : 발현됨, − : 발현 안 됨, +많을수록 발현량 많음)

위의 실험 결과에 대한 설명이나 추론으로 옳은 것만을 〈보기〉에서 있는 대로 고른 것은?

[보 기]

ㄱ. GFP 단백질의 발현량이 많다는 것은 'HCCR－1' 유전자의 전사가 활발히 일어났다는 것을 의미한다.
ㄴ. PKR은 p53 단백질을 활성화시킨다.
ㄷ. p53 단백질이 없어도 PKR 단백질이 있으면 'HCCR－1' 유전자의 전사를 막을 수 있다.
ㄹ. p53 단백질이 돌연변이에 의해 제 기능을 못하는 것보다 PKR 억제제에 의해 PKR의 기능을 억제하는 것이 더욱 유방암 발병 가능성을 높인다.

① ㄱ, ㄷ ② ㄷ, ㄹ ③ ㄱ, ㄴ, ㄷ
④ ㄴ, ㄷ, ㄹ ⑤ ㄱ, ㄴ, ㄷ, ㄹ

04 다음은 여러가지 세포들의 체포 소기관과 물질 수송 과정들을 나타낸 모식도들이다.

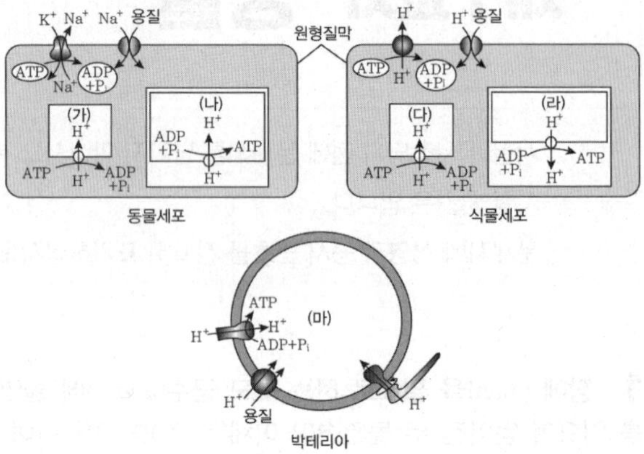

다음 〈보기〉 중 위 모식도들에 대한 옳은 설명이나 추론을 모두 고른 것은? **3점**

[보 기]

ㄱ. 용질의 농도는 세포 밖보다 안쪽에 더 높을 것이다.
ㄴ. (나), (라), (마) 공간 내에는 70S 리보솜이 존재한다.
ㄷ. (가), (다)에는 산성 pH에서 최적 활성을 보이는 가수분해 효소들이 존재한다.

① ㄱ ② ㄴ ③ ㄷ
④ ㄱ, ㄴ ⑤ ㄱ, ㄷ

05 Flow-volume curve(유량-기량곡선)은 흡기와 호기시 volume과 flow의 관계를 나타낸 것이다. 흡기시 flow는 그래프 아래쪽에 표시되고, 호기시는 그래프 위쪽에 표시되며 호기시 숨을 내쉬는 만큼 volume은 감소하고, 반대로 흡기시 숨을 들이쉬는 만큼 volume은 증가하여 다시 0으로 되돌아온다. 이러한 순환을 flow-volume loop라고 한다.

만성 기관지염이나 천식 등의 질환으로 상대적으로 기도가 많이 좁아져 있는 폐쇄성 폐질환 환자들의 flow-volume curve와 기흉 또는 흉막유착 등으로 폐활량이 많이 감소된 제한성 폐질환을 앓고 있는 환자들의 flow-volume curve를 다음 〈보기〉중에서 올바르게 예측한 것은? **3점**

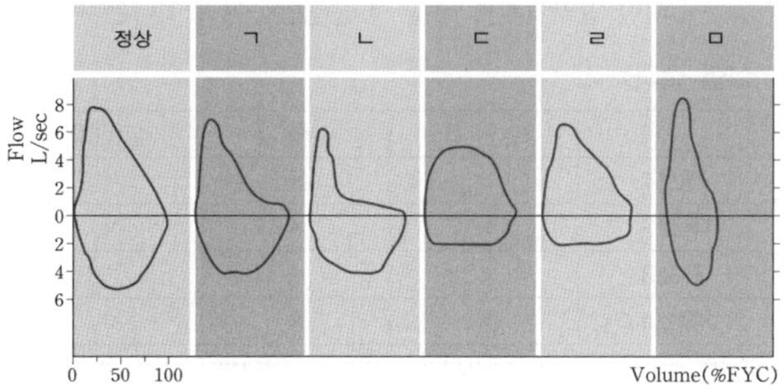

	폐쇄성 폐질환	제한성 폐질환
①	ㄴ	ㅁ
②	ㄴ	ㄱ
④	ㄷ	ㄹ
④	ㄹ	ㅁ
⑤	ㄱ	ㄷ

06 H-2^{k}의 MHC타입과 H-Y항원(염색체 상에 존재하며 흉선 세포들에서 발현됨)이 제시된 표적 세포를 인식하는 Tc 세포들로부터 T세포 수용체(TCR)의 유전자를 클로닝하였다. 이 유전자들이 발현되는 형질전환 생쥐(MHC가 H-2^k 또는 H-2^{d}인 개체들)을 제작한 후, 이 생쥐들의 흉선에서 발견되는 T세포들의 존재 여부를 확인하였다.

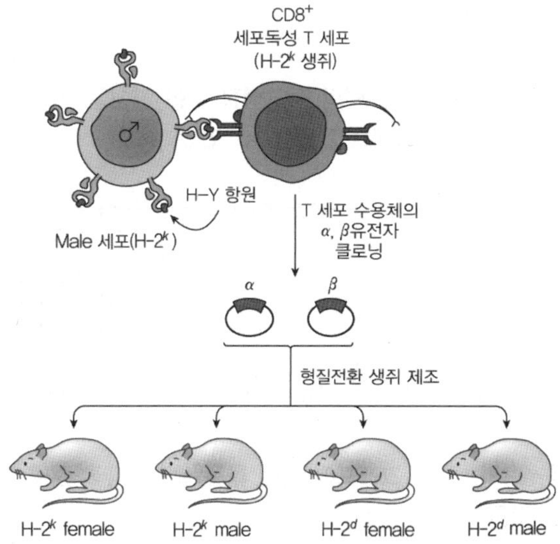

	$CD4^+CD8^+$T세포	$CD8^+$T세포
H-2^k female	+	(a)
H-2^k male	(b)	−
H-2^d female	+	(c)
H-2^d male	(d)	−

다음 중 (a)~(d)의 결과를 옳게 추론한 것은?

	(a)	(b)	(c)	(d)
①	+	−	−	−
②	+	+	+	+
③	−	+	−	+
④	−	−	+	−
⑤	+	+	−	+

07 발생 과정 중 어떤 세포 군집이 조직으로부터 떨어져 나와 B 조직으로 이동하는 것을 다음과 같이 관찰할 수 있었다.

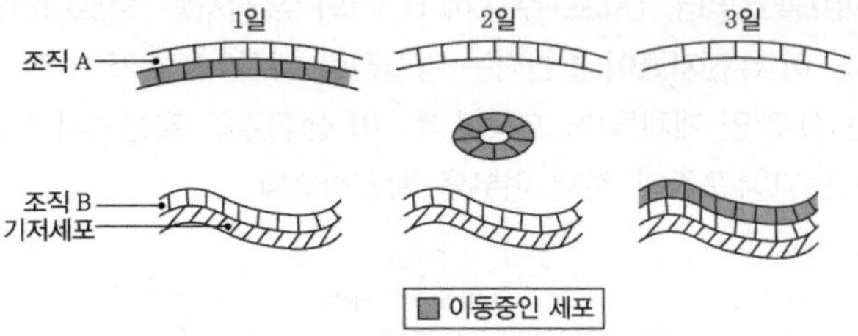

이동하는 세포군집 표면의 막단백질 발현 양상을 관찰한 결과 아래와 같은 그래프를 얻을 수 있었다.

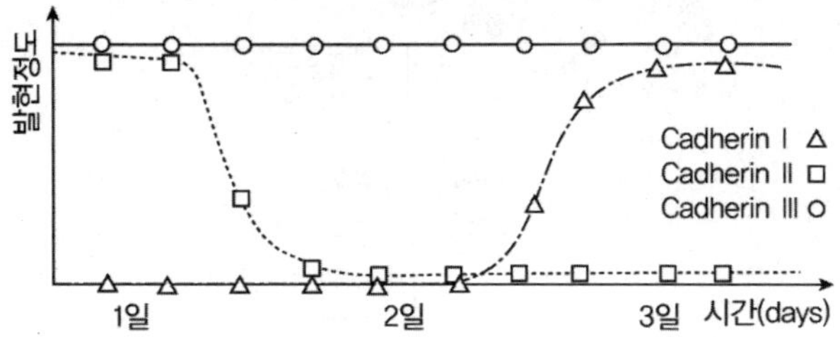

다음 〈보기〉 중의 그래프에 대한 옳은 설명이나 추론을 모두 고른 것은?

[보 기]

ㄱ. 조직 B세포들이 표면에는 cadherin *I* 가 발견되고 있을 것이다.
ㄴ. 조직 B에서 방출되는 신호 분자가 cadherin 단백질에 결합해 이동을 유발한다.
ㄷ. 옥산살 나트륨을 처리하면, 이동중인 세포는 3일째 조직B에 결합하지 못할 것이다.

① ㄱ ② ㄴ ③ ㄷ
④ ㄱ, ㄴ ⑤ ㄱ, ㄷ

08 어떤 연구원이 소의 적혈구(BRBC)에 대한 IgG항체를 혈청으로부터 정제하였다. 그는 정제한 IgG 중의 일부를 pepsin과 papain으로 절단하여 Fab, Fc, $F(ab')_2$ 절편들을 얻은 후 얻은 IgG, Fab, Fc, $F(ab')_2$를 튜브에 넣어 표시해 놓았으나, 며칠 후 그 표시는 지워지고 말았다. 각각의 튜브에 들어있는 내용물을 알아보기 위하여 실험을 수행하여 다음과 같은 결과를 얻었다.

〈실험 내용〉
(1) BRBC와 응집반응을 일으키는지 확인
(2) 보체와 같이 BRBC를 용해시키는지 확인
(3) 튜브 내용물을 먼저 BRBC와 섞어 충분히 반응 후, BRBC에 대한 면역혈청을 넣을 시 응집반응이 일어나는지 확인

〈실험 결과〉

	실험(1)	실험(2)	실험(3)
튜브1	○	×	
튜브2	×	×	×
튜브3	○	○	
튜브4	×	×	○

다음 중 튜브1~4의 내용물을 옳은 추론한 것은?

	튜브1	튜브2	튜브3	튜브4
①	Fc	Fab	IgG	$F(ab')_2$
②	Fab	Fc	$F(ab')_2$	IgG
③	Fab	$F(ab')_2$	IgG	Fc
④	IgG	Fab	$F(ab')_2$	Fc
⑤	$F(ab')_2$	Fab	IgG	Fc

09 다음 그래프는 정상 남자에게 A-E 시기에 계속적으로 테스토스테론을, B-C 시기에는 여포자극 호르몬(FSH)을, D-E 시기에는 황체 호르몬(LH)을 투여한 후, 혈장 내 각 호르몬들의 농도 변화를 체크하는 결과이다.

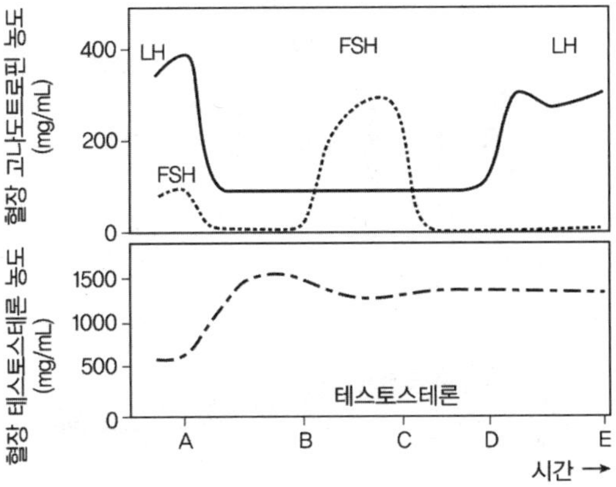

다음 〈보기〉 중의 그래프에 대한 옳은 설명이나 추론을 모두 고른 것은?

[보 기]

ㄱ. A-B 시기에 테스토스테론은 음성되먹임 기전을 통해 LH와 PSH양을 감소시켰을 것이다.
ㄴ. B-C 시기에는 정자 생산량이 증가한 것이다.
ㄷ. D-E 시기에는 정자 생산량에 큰 변화가 없을 것이다.

① ㄱ　② ㄴ　③ ㄷ
④ ㄱ, ㄴ　⑤ ㄱ, ㄴ, ㄷ

10 다음은 신장 여과 후 세뇨관에서 분비만 일어나는 물질A에 대한 그래프이다.

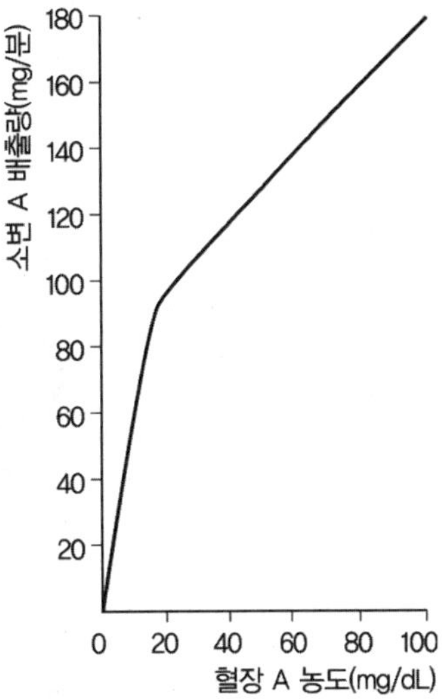

다음 〈보기〉 중 위 그래프에 대한 옳은 설명이나 추론을 모두 고른 것은?

[보 기]

ㄱ. 위 실험에 사용된 신장의 사구체 여과율은 100ml/분이다.
ㄴ. 신장에서 물질 A를 분비하는 수송체의 최대 가능 분비량은 100ml/분이다.
ㄷ. 물질 A는 혈장 농도가 높아지면 청소율 값이 감소한다.

① ㄱ　② ㄴ　③ ㄷ
④ ㄱ, ㄴ　⑤ ㄱ, ㄷ

11 초파리의 초기 배아 발생 과정에 B라는 유전자가 관여하는 것으로 알려져 있다. 이 유전자의 발현이 bicoid 단백질에 의해 어떤 영향을 받는지 알아보기 위해 다음과 같은 실험들을 수행하였다.

Genotype	Injection Site	Gene Expression
Wildtype	None	
Bicoid Mutant	None	
Wildtype	Anterior	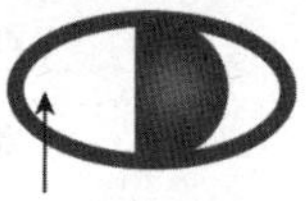
Bicoid Mutant	Anterior	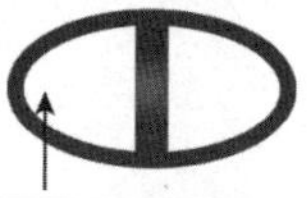
Wildtype	Posterior	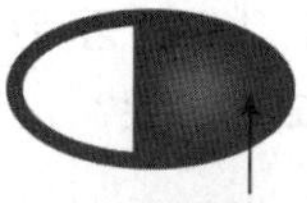
Bicoid Mutant	Posterior	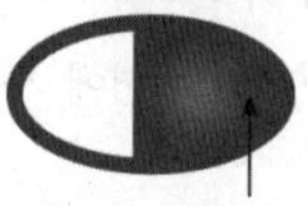

만약 유전자B의 발현을 억제하는 단백질이 정상 초파리의 배아 속에 존재하지 않는다고 가정할 때, 정상 초파리 알에서 뒤쪽(posterior) 세포질을 빼내 앞쪽(anterior) 세포질에 주입하면 유전자B의 파견 양상은 어떻게 될 것인가? **3점**

① 
② 
③ 
④ 
⑤ 

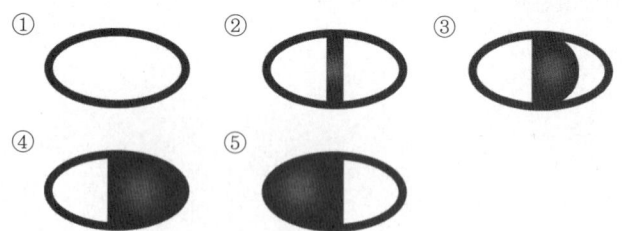

12 다음은 모세혈관의 모식도이다.

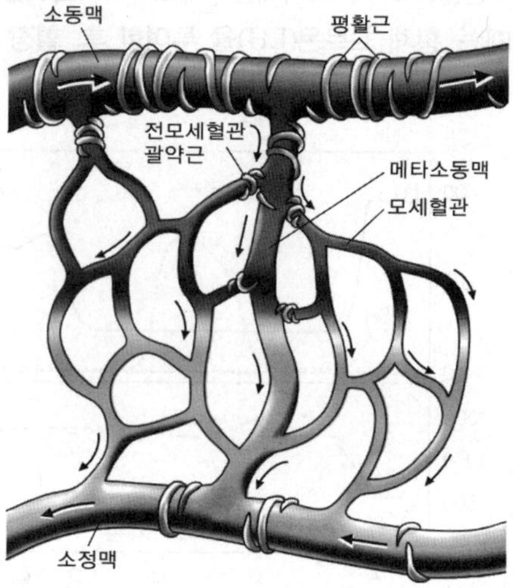

모세혈관의 혈류 조절에 대한 설명으로 옳은 것만을 〈보기〉에서 있는 대로 고른 것은?

[보기]

ㄱ. 모세혈관은 능동적으로 혈류를 조절할 수 없다.
ㄴ. 혈액의 pH가 낮아지면 소동맥의 혈관이 확장되며 전모세혈관 괄약근이 이완한다.
ㄷ. 근육의 모세혈관은 혈액이 혈장과 간질액의 교환이 가능한 채널을 형성하는 커다란 구멍을 혈관 내에 갖고 있다.
ㄹ. 전모세혈관 괄약근은 신경의 직접적인 조절을 받는다.

① ㄱ, ㄴ ② ㄱ, ㄷ ③ ㄴ, ㄷ
④ ㄱ, ㄹ ⑤ ㄴ, ㄹ

13 아래 그래프는 방사성 요오드를 섭취하게 한 뒤, 갑상선, 혈액 소변에서 관찰되는 방사성 요오드의 양을 측정한 결과이다.

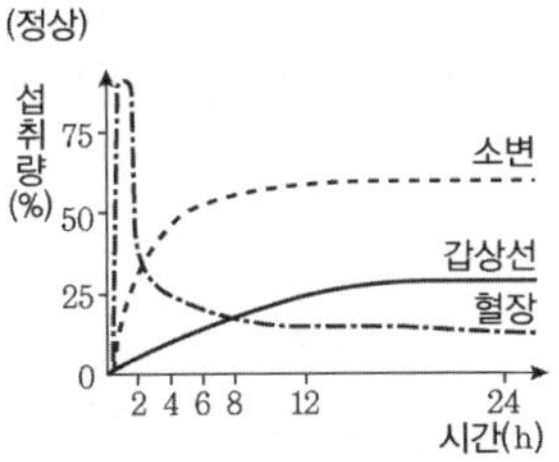

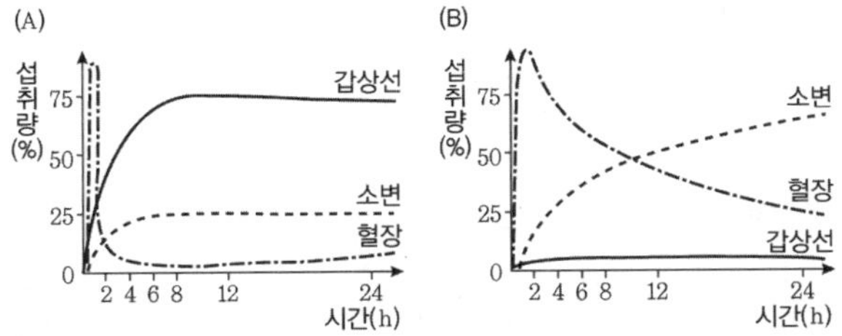

다음 〈보기〉 중의 그래프에 대한 옳은 설명이나 추론을 모두 고른 것은? (단, A, B는 갑상선 질환을 앓고 있는 환자들의 방사성 요오드 잔류량 곡선이다.)

[보 기]

ㄱ. A는 음성 피드백 조절에 문제가 생겼으며, 갑상선 비대증이 발생했을 것이다.
ㄴ. A에게 TSH(갑상선 자극 호르몬)를 정맥 주사하면, 방사성 요오드 잔류량은 감소할 것이다.
ㄷ. B는 성장이 원활히 이루어지지 않고, 저체온증 등에 시달릴 것이다.

① ㄱ ② ㄴ ③ ㄷ
④ ㄱ, ㄴ ⑤ ㄱ, ㄷ

14 진핵 세포 내에서 일어나는 몇 가지 대사 과정들을 다음 아래 표와 같이 정리하였다.

	TCA cycle	(가)	(나)	(다)
ATP	(라)	+	+	−
NADH	+	−	0	0
FADH	+	−	0	0
NADPH	0	0	+	−
O_2	0	−	+	0
glucose	0	0	0	+

* 생산(+), 소모(−), 변화없음(0)

다음 〈보기〉 중 위 표에 대한 옳은 설명이나 추론을 모두 고른 것은?

[보 기]

ㄱ. (가)는 동물세포는, (나)는 식물 세포의 막단백질 복합체들의 의해서만 수행되는 과정이다.
ㄴ. (다)는 (나)과정이 선행되어야 일어날 수 있다.
ㄷ. (가), (나), (다)의 과정은 주로 낮에 진행된다.

① ㄱ ② ㄴ ③ ㄷ
④ ㄱ, ㄴ ⑤ ㄱ, ㄷ

15 혈색소증(Hemochromatosis)은 소장 상피세포의 과도한 철 흡수 작용으로 인하여 배출되는 양에 비해 흡수되는 양이 더 많아지고 체내에 쌓이는 질환이다. 과량의 철은 간, 부신, 신장 등의 여러가지 기관에 침착되고 많은 문제를 일으킨다. (이 집단에서 시간에 걸린 사람은 전체 인구의 0.49%이다.) 다음은 이 유전 질환을 가진 어떤 환자의 가계도이다.

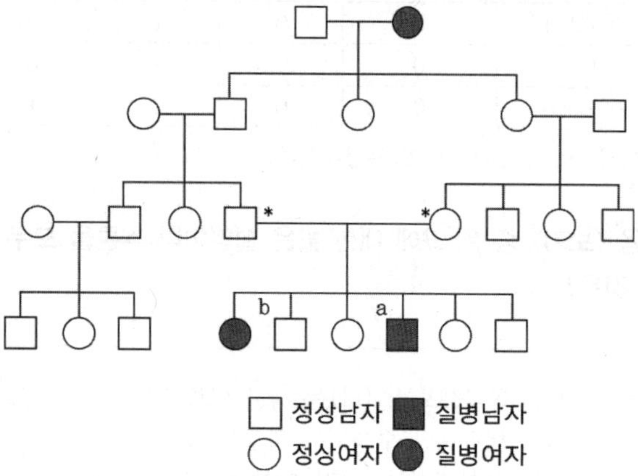

다음 〈보기〉 중 위 가계도에 대한 옳은 설명이나 추론을 모두 고른 것은? (단, *는 이형접합자이다.)

[보 기]

ㄱ. 이 질환의 환자인 a에게 헌혈을 많이 할 것을 권유하는 것이 도움이 된다.
ㄴ. 이 질환은 여성의 발병확률이 남성의 발병확률보다 낮을 것이다.
ㄷ. b가 이 집단의 임의의 여성과 결혼하였을 때 자녀가 질환에 걸릴 확률은 약 2.3%이다.

① ㄱ ② ㄴ ③ ㄷ
④ ㄱ, ㄴ ⑤ ㄱ, ㄴ, ㄷ

16 그림 (가)는 미토콘드리아에서 일어나는 양성자농도구배 형성과 ATP 합성과정을 나타내고, (나)와 (다)는 이와 관련된 물질의 반응식을 나타내고 있다. (나)는 전자전달계의 구성 성분이며, (다)는 미토콘드리아에 처리할 경우 (a) 공간에서 (b) 공간으로 이동하면서 산화적 인산화를 저해한다.

(가)

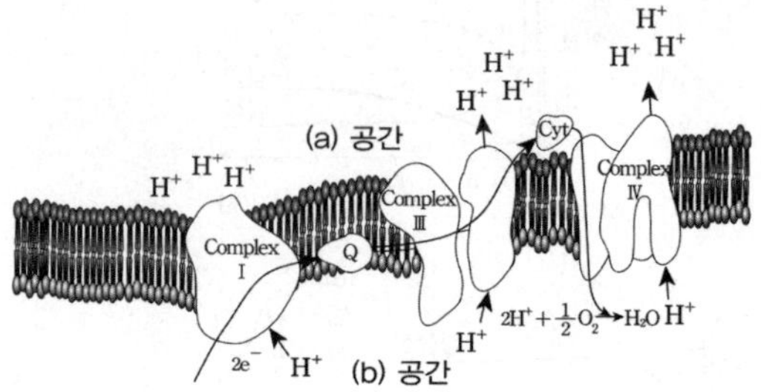

(나)

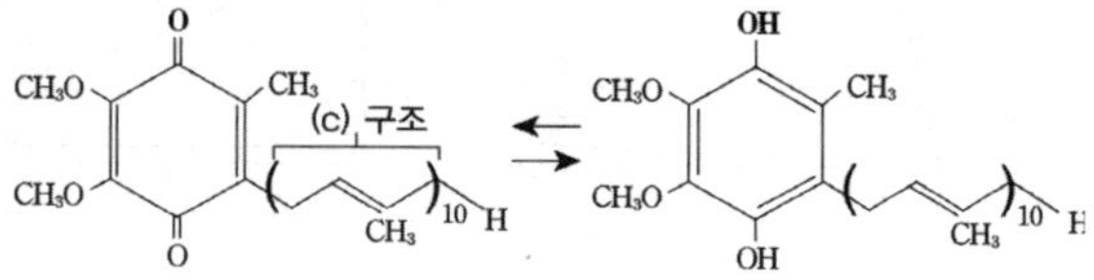

(다)

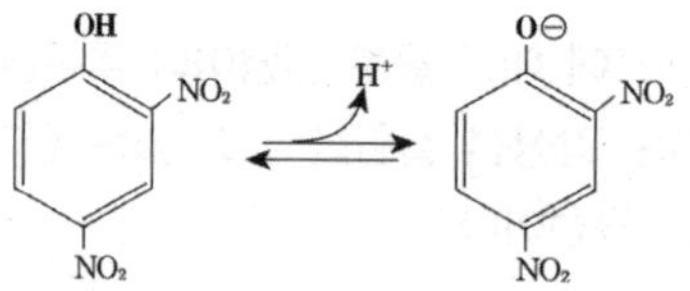

물질 (나)와 (다)의 생화학적인 특성과 반응식을 고려할 때 〈보기〉에 있는 진술 중, 이에 대한 설명으로 옳은 것은? (단, 물질 (다)의 pK_a=5.15이다.)

[보 기]

ㄱ. 물질 (나)는 양성자와 전자 모두와 결합할 수 있지만 complexⅢ에 전자만을 전달한다.
ㄴ. 물질 (나)의 (c) 구조 때문에 미토콘드리아 내막 내에서만 움직인다.
ㄷ. 물질 (다)는 반응식의 왼쪽 형태로 막을 쉽게 투과할 수 있으며, 물질 (나)에 경쟁적으로 양성자 농도구배와 전자전달을 저해한다.
ㄹ. 왼쪽 형태의 물질 (다)를 (b) 공간에 주입할 경우 산화적 인산화가 저해되지 않는다.

① ㄱ, ㄷ ② ㄴ, ㄹ ③ ㄱ, ㄴ, ㄷ
④ ㄱ, ㄴ ⑤ ㄱ, ㄴ, ㄷ, ㄹ

17 다음 그래프는 호흡성 산-알카리증 시, 또는 대사성 산-알카리증 시 뇌척수액의 pH 변화양상을 나타낸 것이다.

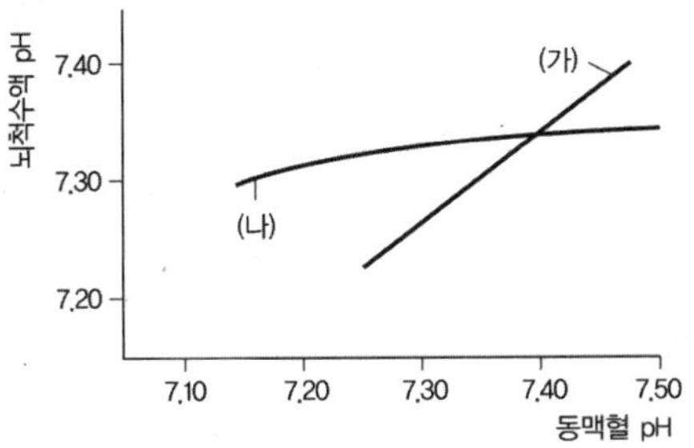

다음 〈보기〉 중의 그래프에 대한 옳은 설명이나 추론을 모두 고른 것은? (단, 뇌척수액의 정상 pH는 약 7.35이다.) 3점

[보기]
ㄱ. (가)는 호흡 이상 시 나타난 결과일 것이다.
ㄴ. (나)에서 뇌척수액의 pH가 감수할수록 폐포 환기량은 증가할 것이다.
ㄷ. 동맥혈의 pH가 감수하면, 부교감 신경이 활성화되어 기도 저항이 감소한다.

① ㄱ ② ㄴ ③ ㄷ
④ ㄱ, ㄴ ⑤ ㄱ, ㄷ

18 다음은 어떤 신경회로망의 모습도이다.

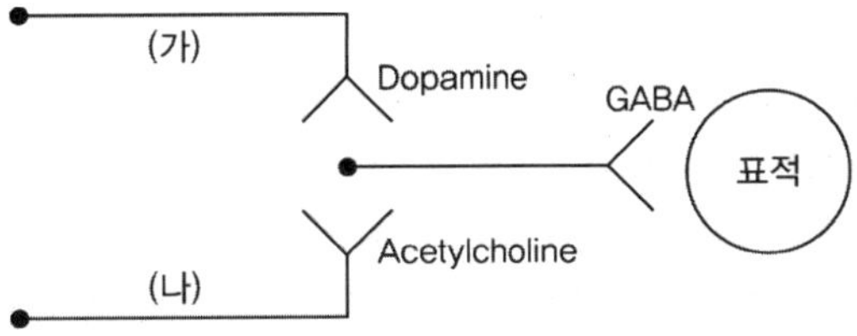

이때 표적 세포의 활동 전위 영상을 관찰해 아래의 결과를 얻을 수 있었다.

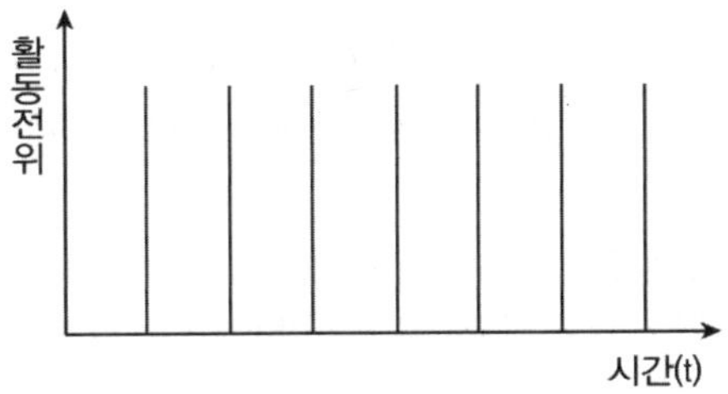

다음 〈보기〉 중 위 회로망에 대한 옳은 설명이나 추론을 모두 고른 것은? (단, dopamine은 억제성 전달물질로 방출되었다.)

[보기]
ㄱ. (가) 신경 제거 시, 표적 세포의 활동 전위 빈도는 감소할 것이다.
ㄴ. (나) 신경 제거 시, 표적 세포의 활동 전위는 크기가 작아질 것이다.
ㄷ. 항콜린성 물질 투여 시, 표적 세포의 활동 전위 빈도는 감소할 것이다.

① ㄱ ② ㄴ ③ ㄷ
④ ㄱ, ㄴ ⑤ ㄱ, ㄷ

19 다음은 어떤 학생이 재조합 DNA를 만들기 위해 수행하는 시험의 결과들이다.

> [실험1]
> 1) 박테리아들이 DNA들을 추출한 다음 EcoRI 효소를 적당히 처리하여 부분 절단(partial digestion)을 한다.
> 2) 전기 영동으로 하여 길이가 약 10~15kb 정도인 DNA절편을 추출한다.
> 3) 각 절편들은 각각 EcoRI으로 절단한 벡터에 삽입되었다.
> 4) 획득한 플라스미드들을 대장균에 형질 전환 시킨 후 배양한다.
> 5) 증식한 플라스미드들을 다시 추출해 EcoRI 제한효소로 완전히 절단해 아래(그림1)과 같은 결과를 얻었다.
>
> [실험2]
> 1) 실험 1에서 얻은 5개의 플라스미드를 각각 purB 유전자의 양쪽 말단에 상응하는 프라이머를 이용해 PCR을 수행한다.
> 2) PCR을 통해 (그림2)와 같은 결과를 얻을 수 있었다.

(그림1)

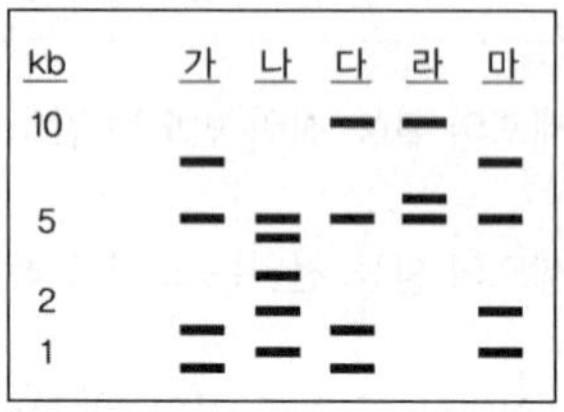

(그림2)

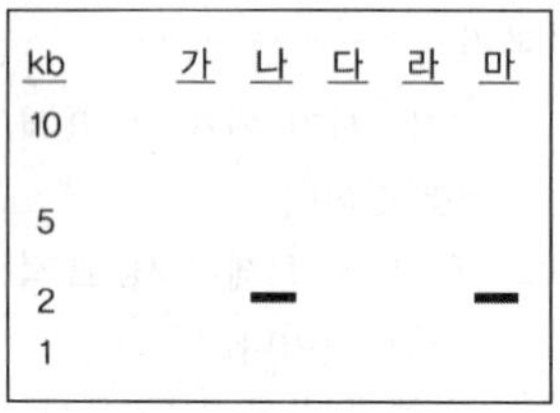

다음 〈보기〉 중의 실험 결과들에 대한 옳은 설명이나 추론을 모두 고른 것은?

> [보 기]
> ㄱ. 위 절편들은 나-마-가-다-라의 순서로 겹칠 것이다.
> ㄴ. purB 유전자의 내부에는 EcoRI의 절단 부위가 존재하지 않을 것이다.
> ㄷ. 이 실험에 사용된 벡터의 크기는 약 5kb로 예상할 수 있다.

① ㄱ ② ㄴ ③ ㄷ
④ ㄱ, ㄴ ⑤ ㄱ, ㄷ

20 암을 치료하기 위한 새로운 치료법들(A, B)을 개발하였다. 암 제거 메커니즘을 연구하기 위해 여러 쥐들에서 각 치료법들의 효과를 측정해 아래와 같은 그래프들을 얻을 수 있었다.

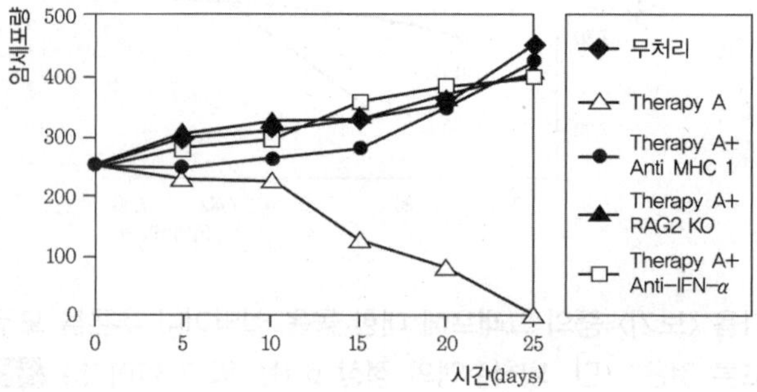

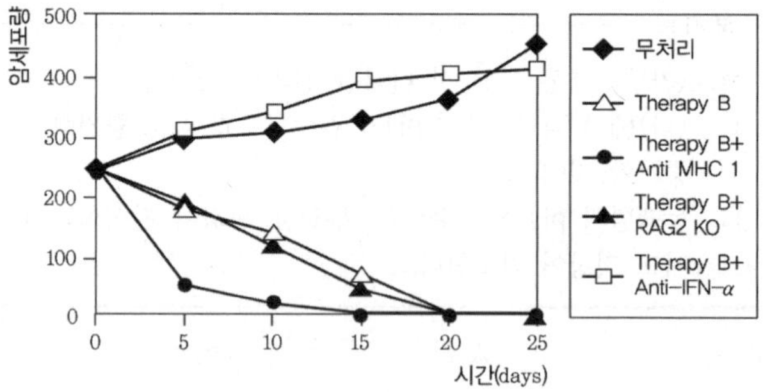

RAG2 KO: Recombination-Activating Gene2 Knock-out

다음 중 위 치료법들이 활성화하는 효과 세포들로 옳게 짝지어진 것은 무엇인가?

① 치료법 A : Tc세포, 치료법 B : B세포
② 치료법 A : B세포, 치료법 B : Tc세포
③ 치료법 A : T_h세포, 치료법 B : Tc세포
④ 치료법 A : NK세포, 치료법 B : T_h세포
⑤ 치료법 A : Tc세포, 치료법 B : NK세포

21 다음은 천식에 대한 설명이다.

- 비만세포에서 유리된 류코트리엔(leukotrienes)은 급성 기관지 수축을 일으킨다.
- TNF, IL−4, IL−5 등과 같은 비만세포 유래 사이토카인은 지속적인 기도 염증반응의 매개자이다.

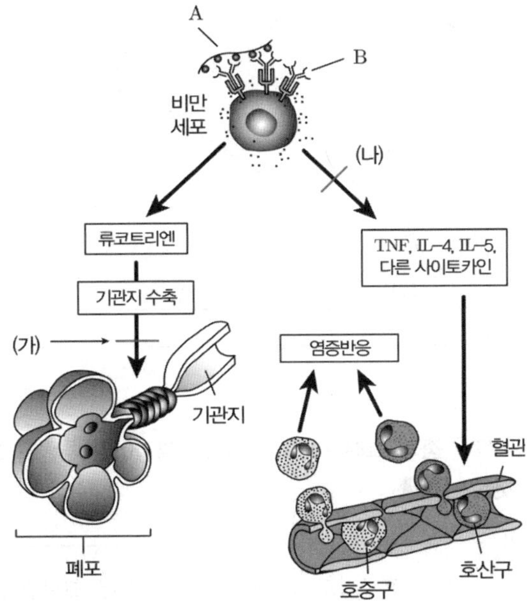

이에 대한 설명으로 옳지 <u>않은</u> 것은?

① 류코트리엔은 환기/관류 비율을 낮춘다.
② A는 B를 생산하기 위해서 미감작 $CD4^+$ T세포를 TH1 아집단(subset)으로 분화시킨다.
③ B를 생산하는 유전자는 2번에 걸쳐 유전자재배열이 일어났다.
④ 아민호르몬은 (가) 과정을 억제하는 치료제로 이용될 수 있다
⑤ 스테로이드호르몬은 (나) 과정을 억제하는 치료제로 이용될 수 있다.

22 다음은 인체 내에서 공통적으로 어떤 분자를 이용하여 일어나는 반응이다.

(가) 적혈구 산화 스트레스의 경감

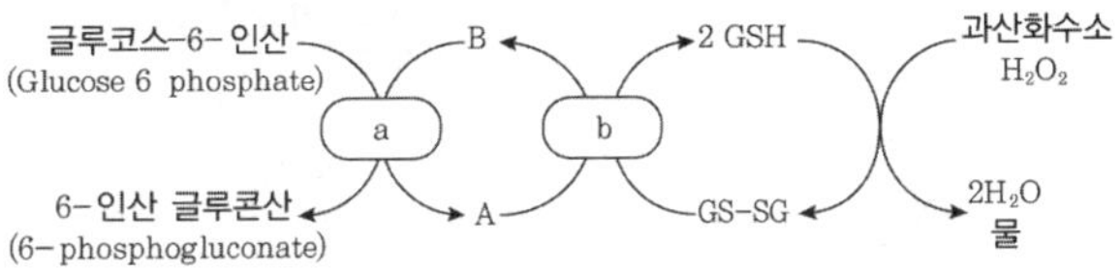

(나) 간 지질과 콜레스테롤 합성

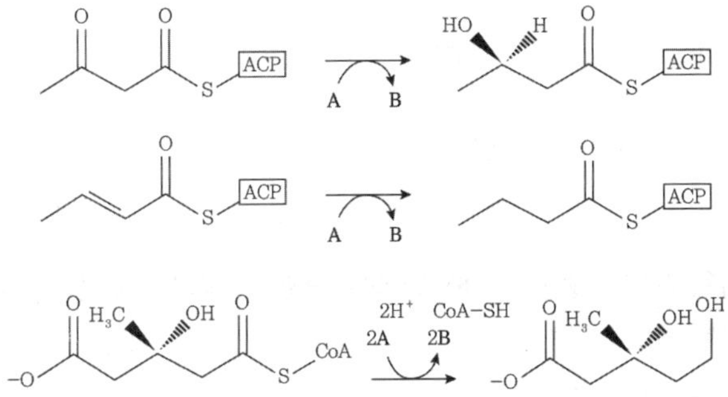

*ACP : Acyl Carrier Protein

(다) 중성구, 대식구, 박테리아 곰팡이 등의 살상을 위한 라디칼 합성

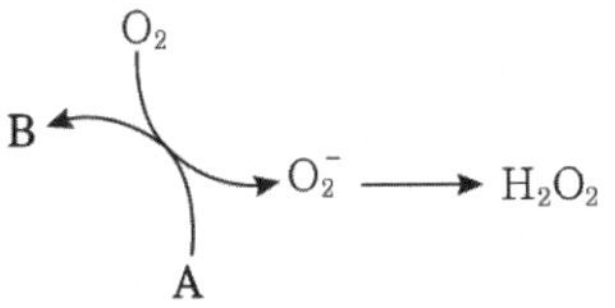

다음 〈보기〉 중 위의 A, B에 대한 옳지 않은 설명을 모두 고른 것은?

[보 기]

ㄱ. A는 1가 양이온을 띄는 분자이고, B는 중성 분자이다.
ㄴ. A는 (가)에서 산화제로, (다)에서 환원제로 적용하였다.
ㄷ. 동물세포에서 A는 대부분 미토콘드리아 내막 안에 존재한다.

① ㄱ ② ㄴ ③ ㄷ
④ ㄱ, ㄴ ⑤ ㄱ, ㄴ, ㄷ

23 다음은 호르몬 (가)에 의한 혈중 Ca^{2+}, HPO_4^{2-} 농도 조절 기작의 모식도이다.

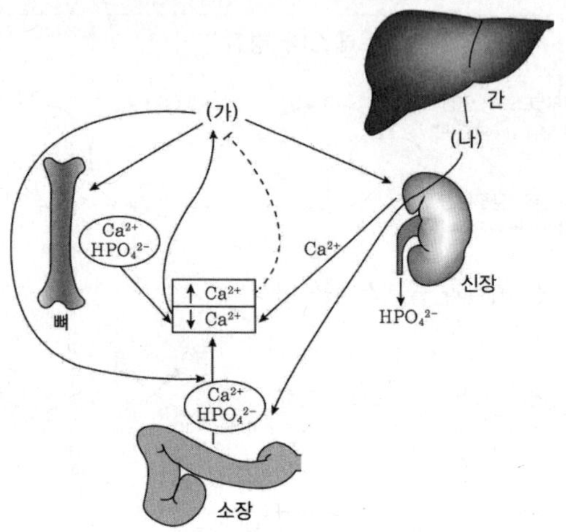

다음 〈보기〉 중의 그래프에 대한 옳은 설명이나 추론을 모두 고른 것은?

[보기]
ㄱ. 호르몬(가)의 분비는 시상하부의 조절을 받는다.
ㄴ. 호르몬(가)의 과다분비 시, 고칼슘 혈증이 발생해 신경 전도가 약화될 수 있다.
ㄷ. 호르몬(가)에 의해 혈중 Ca^{2+}, HPO_4^{2-}의 농도는 비례해 증가할 것이다.

① ㄱ ② ㄴ ③ ㄷ
④ ㄱ, ㄴ ⑤ ㄱ, ㄷ

24 다음 그래프는 인체의 호흡 시, 폐의 O_2, CO_2분압의 변화를 측정한 결과이다.

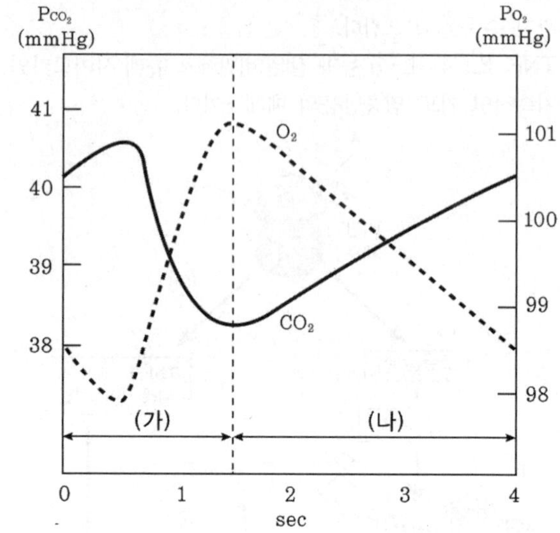

다음 〈보기〉 중의 그래프에 대한 옳은 설명이나 추론을 모두 고른 것은? 3점

[보기]
ㄱ. 한 번의 호흡주기로, 폐 속의 공기는 모두 교환된다.
ㄴ. (가) 시기에 외늑간근과 횡격막이 수축한다.
ㄷ. (나) 시기에는 흉강에 음압이 형성되어 심장으로 정맥 환류량을 증가시킨다.

① ㄱ ② ㄴ ③ ㄷ
④ ㄱ, ㄴ ⑤ ㄱ, ㄷ

25 PTP(protein tyrosine phosphatase) family **단백질인 PTP1B의 탈인산화 반응을 분석하기 위해 다음과 같은 실험을 수행하였다.**

〈실험 과정〉

(가) 1) PTP1B 정상 단백질 혹은 5가지 돌연변이 단백질을 GST에 융합시켜 다음과 같이 재조합 단백질을 발현, 정제하였다.

GST	PTP1B 정상
GST	PTP1B 돌연변이

2) 여러 PTP1B 재조합 단백질을 PTP1B의 기질인 RCML과 반응시켜 효소 활성을 측정한 후 V_{max}, K_m, K_{cat}을 구성하였다.

(나) 1) 위의 여러가지 PTP1B 재조합 단백질을 COS세포 파쇄액과 섞어 주었다.

2) GST에 대한 항체로 면역 침전법을 실시하였다.

3) SDS-PAGE후 phosphotyrosine에 대한 항체로 western blot을 수행하였다. (단, COS세포는 RCML을 발현하지 않음)

(가)

재조합 단백질		V_{max} [(nmol/(min/mg)]	K_m (nM)	K_{cat} (min^{-1})
정상		60,200	102	2244
돌연변이	C215S	활성없음		
	Y46L	4,160	1700	155
	K120A	19,000	80	708
	D181A	0.61	126	0.023

(나)

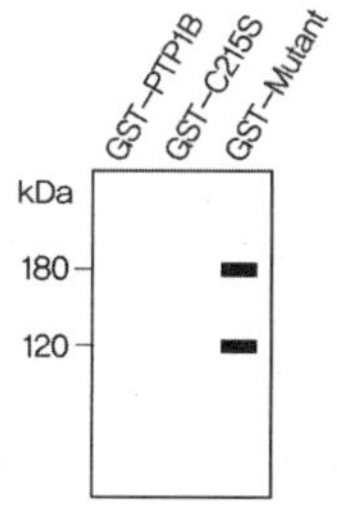

다음 〈보기〉 중 옳은 설명이나 추론을 모두 고른 것은? **5점**

[보기]

ㄱ. Y46L 돌연변이는 정상 PTP1B보다 기질과의 결합력이 더 강해졌다.

ㄴ. C215S돌연변이는 180, 120kDa의 두 가지 단백질을 탈인산화 할 수 있다.

ㄷ. (나)의 세 번째 레인에서 나타난 밴드들은 D181mutant일 경우 가장 진할 것이다.

① ㄱ　② ㄴ　③ ㄷ
④ ㄱ, ㄴ　⑤ ㄱ, ㄷ

26 **다음은 텔로미어가 포함된** DNA**의 형질전환에 대한 실험이다.**

〈자료〉

○ 제한효소 *Bam*HI과 *Bgl*II의 인식서열

*Bam*HI　　*Bgl*II

5′-G↓GATCC-3′　5′-A↓GATCT-3′
3′-CCTAG↑G-5′　3′-TCTAG↑A-5′

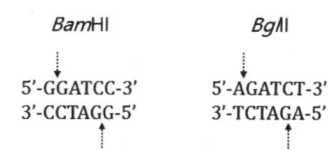

○ 플라스미드 A의 구조와 제한지도 및 텔로미어의 구조

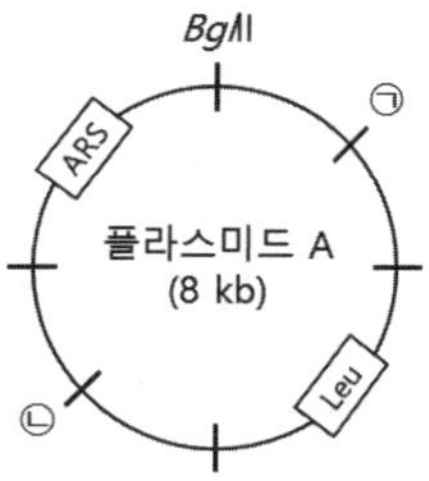

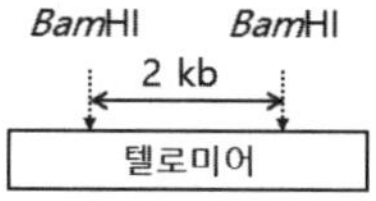

〈실험 과정〉

(가) *Bam*HI으로 절단한 2 kb 크기의 텔로미어와 *Bgl*II로 절단한 8 kb 크기의 플라스미드 A를 혼합한다.

(나) DNA 리가아제, *Bam*HI, *Bgl*II 등을 첨가하고 1시간 반응시킨다.

(다) 12 kb 크기의 DNA를 분리하고 효모에 형질전환시킨다.

(라) 형질전환된 효모로부터 DNA를 분리한 후, 제한효소 ㉠와 ㉡으로 절단하고 전기영동한다.

〈실험 결과〉

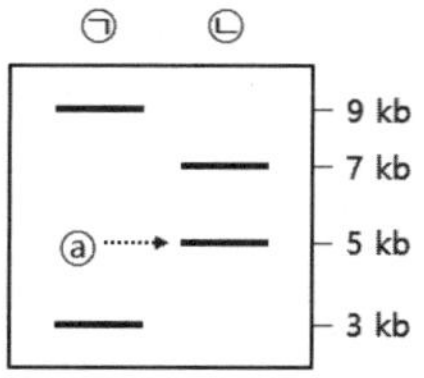

이에 대한 설명으로 옳은 것만을 〈보기〉에서 있는 대로 고른 것은? (단, 텔로미어에는 제한효소 ㉠와 ㉡의 절단부위가 존재하지 않는다.) **5점**

[보기]

ㄱ. (나)에서 *Bam*HI과 *Bgl*II를 첨가하지 않고 반응하면 원형의 플라스미드 A가 생성될 수 있다.

ㄴ. ⓐ에는 ARS 서열이 존재한다.

ㄷ. 형질전환된 효모에서 12 kb DNA는 원형(circular)이다.

① ㄱ　② ㄴ　③ ㄷ
④ ㄱ, ㄴ　⑤ ㄱ, ㄷ

27 다음은 당단백질의 수송에 대해 알아본 실험이다.

〈자료〉
- ○ 당단백질의 수송과정에서 소포체에서는 N-연결당화가 일어나며, 골지체에서는 N-연결당의 변형이 일어난다.
- ○ 효소 A는 N-연결당을 절단하지만 변형된 N-연결당은 절단하지 못한다. 효소 B는 N-연결당을 절단하지 못하지만 변형된 N-연결당은 절단한다.

〈실험 과정〉

(가) 동물세포에서 당단백질 X를 발현한다.

(나) 소포체, 골지체, 원형질막을 각각 분리한 후, 당단백질 X를 순수 분리한다.

(다) 효소 A 또는 B를 처리한 후, 전기영동한다.

〈실험 결과〉

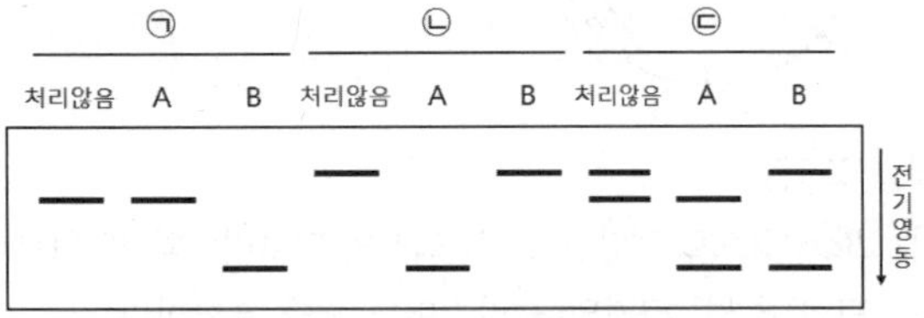

이에 대한 설명으로 옳은 것만을 〈보기〉에서 있는 대로 고른 것은? (단, X에서 N-연결당화 이외의 변형은 일어나지 않는다.) 5점

[보 기]
- ㄱ. ㉠은 소포체이다.
- ㄴ. 골지체에서 일어나는 N-연결당의 변형에 의해 전기영동에서 X의 이동성이 증가한다.
- ㄷ. 소낭을 생성하지 못하는 돌연변이 세포주에서 분리한 X는 A에 의해 절단된다.

① ㄱ ② ㄴ ③ ㄷ

④ ㄱ, ㄴ ⑤ ㄴ, ㄷ

28 다음은 갑상샘 세포에서 이노시톨-삼인산(IP_3)과 아라키돈산의 생성에 관여하는 신호전달경로에 대해 알아본 실험이다.

〈자료〉
- ○ 갑상샘 세포에서의 신호전달경로

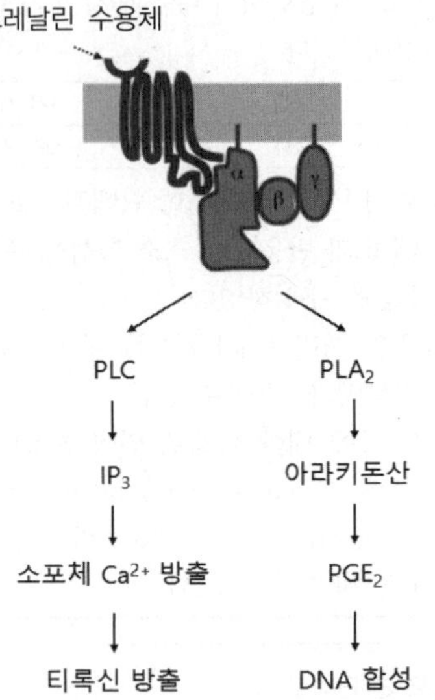

- ○ GTPγ S는 GTP처럼 G 단백질에 결합하지만 가수분해되지 않는다.

〈실험 과정〉

(가) 갑상샘 세포에 GTPγ S, PLC 저해제, $G_{\alpha i}$ 저해제 등을 여러 조합으로 처리한다.

(나) 세포내 IP_3와 아라키돈산의 농도를 측정한다.

〈실험 결과〉

실험군	처리 조건	IP_3 농도	아라키돈산 농도
I	GTPγS	증가함	증가함
II	PLC 저해제 + GTPγS	증가않음	증가함
III	$G_{\alpha i}$ 저해제 + GTPγS	증가함	증가않음

이에 대한 설명으로 <u>옳지 않은</u> 것은? 5점

① I에서 GTPγ S가 G_α에 결합하면 삼량체 G 단백질이 α 소단위체와 $\beta\gamma$ 이량체로 분리된다.

② II에서 GTPγ S에 의해 $G_{\alpha i}$의 활성이 증가한다.

③ III에서 다이아실글리세롤(DG)의 양이 증가한다.

④ 갑상샘 세포에 노르에피네프린을 처리하면 IP_3와 아라키돈산의 농도가 증가한다.

⑤ IP_3와 아라키돈산의 농도 증가는 동일한 G_α의 작용에 의해 매개된다.

29 표는 4종의 2배체 식물(A~D)과 그들 사이에서 형성된 F1잡종 (A×B, A×C, A×D, C×D) 들에서 관찰되는 감수분열 제1분열 중기의 2가 염색체의 수와 1가 염색체 수를 조사하여 정리해 놓은 것이다.

식물 종과 F1잡종	체세포 염색체 수	감수분열 제1분열 중기	
		2가 염색체 수	1가 염색체 수
A	20	10	0
B	20	10	0
C	10	5	0
D	10	5	0
A×B	20	0	20
A×C	15	5	5
A×D	15	5	(㉠)
C×D	10	0	10

이에 대한 설명으로 옳은 것만을 〈보기〉에서 있는 대로 고른 것은? **5점**

[보기]
ㄱ. A종은 C종과 D종의 교배를 통해 형성된 타가다배수체(allopolyploid)이다.
ㄴ. ㉠은 5이다.
ㄷ. B종과 C종간의 잡종에서 감수분열 제1분열 중기에 관찰 될 수 있는 2가 염색체의 수는 5이다.

① ㄱ ② ㄴ ③ ㄱ, ㄷ
④ ㄱ, ㄴ ⑤ ㄱ, ㄴ, ㄷ

30 히스톤 단백질의 아세틸화에 관련된 두 효소 histone acetyl transferase(HAT)와 histone deacetylase comples (HDAC)가 어떤 영향을 주는지 알아보기 위하여 어떤 세포에 다음과 같은 실험을 수행하였다.

〈실험 방법〉
1) Butyrate를 처리한 세포와 처리하지 않은 세포, 100℃에서 5분간 가열한 세포 각각의 파쇄액에 팩을 얻었다.
2) 1)의 파쇄액에 ^{3}H-acetle CoA(히스톤 아스틸화 시 아세틸 그룹의 공여체)를 넣고 반응시킨 후, 히스톤의 방사선을 측정하였다.
3) 1)의 파쇄액을 ^{3}H로 아세틸화된 히스톤(DNA에 감겨 있는 상태)과 섞어 반응시킨 후, 히스톤으로부터 떨어져 나온 ^{3}H-acetyle 방사선을 측정하였다.

〈실험 결과〉
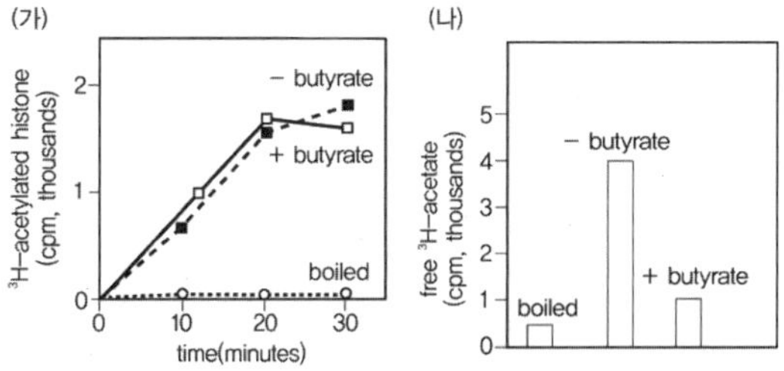

다음 〈보기〉 중 옳은 설명이나 추론을 모두 고른 것은?

[보기]
ㄱ. Butyrate는 HAT의 활성을 증가시키는 역할을 한다.
ㄴ. Butyrate는 HDAC의 활성을 낮추는 효과를 보인다.
ㄷ. 유전자의 활성화에 히스톤 단백질의 메틸화는 아세틸화의 경우와 동일한 결과를 미친다.

① ㄱ ② ㄴ ③ ㄷ
④ ㄱ, ㄴ ⑤ ㄱ, ㄷ

제1교시 생물

성 명: ______________

응시 번호: ______________

- 시험이 시작되기 전에 문제지를 넘기지 마십시오. 문항을 미리 볼 경우 부정행위에 해당될 수 있습니다.
- 시험 시간은 입니다.
- 문제지에 성명과 응시 번호를 정확히 표기하십시오.

01 그림은 수정 전후에 성게 알의 막전위 변화를 나타낸 것이다.

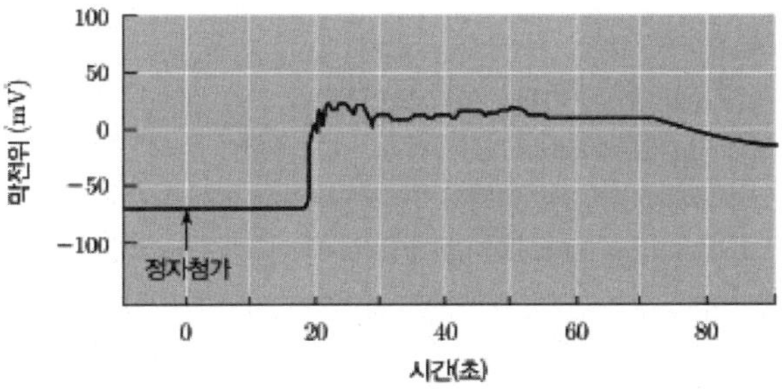

이에 대한 설명으로 옳은 것만을 〈보기〉에서 있는 대로 고른 것은? **3점**

[보 기]

ㄱ. 정자는 막전위가 20 mV인 알보다 −70 mV인 알과 수정을 더 잘한다.
ㄴ. 알 외부의 Na^+농도가 낮으면 다수정되는 알의 비율이 높아진다.
ㄷ. 개구리에서는 체외 수정 전후에 알의 막전위 변화가 일어나지 않는다.

① ㄱ ② ㄱ, ㄴ ③ ㄱ, ㄷ
④ ㄴ, ㄷ ⑤ ㄱ, ㄴ, ㄷ

02 그림 (가)는 약물 X를 처리했을 때 동방결절 심박조율기세포의 막전위변화를 나타낸 것이고, 그림 (나)는 약물 Y를 처리했을 때 심실근육의 막전위 변화를 나타낸 것이다.

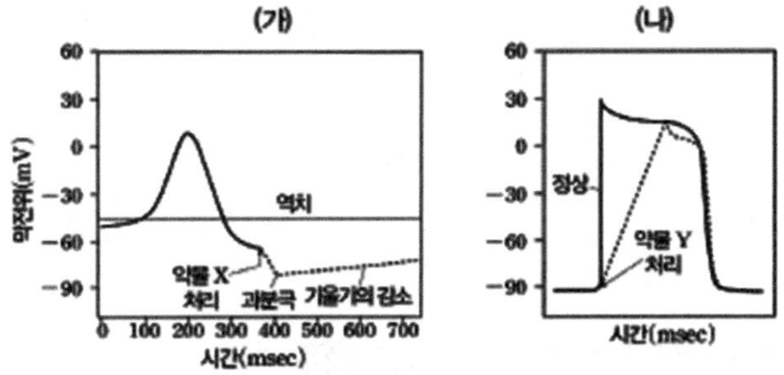

약물 X와 약물 Y의 작용을 바르게 나열한 것은? **3점**

	약물 X	약물 Y
①	Na^+통로 활성화	Ca2$^+$통로 억제
②	Ca2$^+$통로 활성화	Ca2$^+$통로 억제
③	K^+통로 활성화	Na^+통로 억제
④	Ca2$^+$통로 활성화	Na^+통로 억제
⑤	K^+통로 억제	Na^+통로 억제

03 그림은 PDGF의 신호가 세포 내부로 전달되는 과정을 모식적으로 나타낸 것이다.

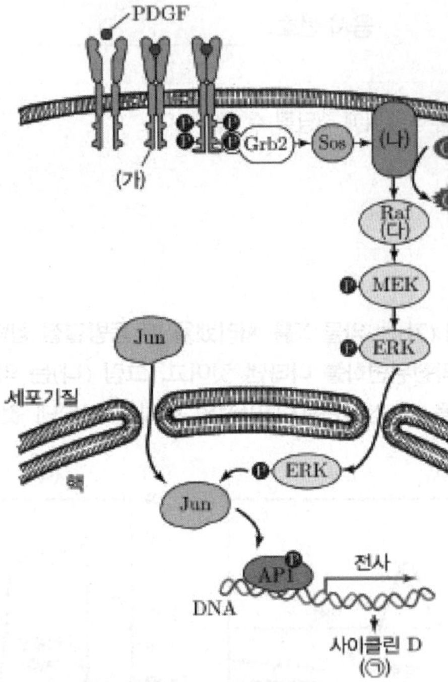

이에 대한 설명 중 옳은 것은? **3점**

① ㉠은 1차적으로 'G2기 → M기' 전환을 이끈다.
② (가)는 원발암유전자(proto-oncogene)의 산물이다.
③ (나)는 3개의 소단위로 구성된다.
④ (다)는 티로신 인산화효소(tyrosine kinase)이다.
⑤ (나)는 G1기에만 발현된다.

04 그림은 전기영동을 수행하기 위해 0.8%(w/v) 아가로오스 겔을 만드는 과정을 나타낸 것이다.

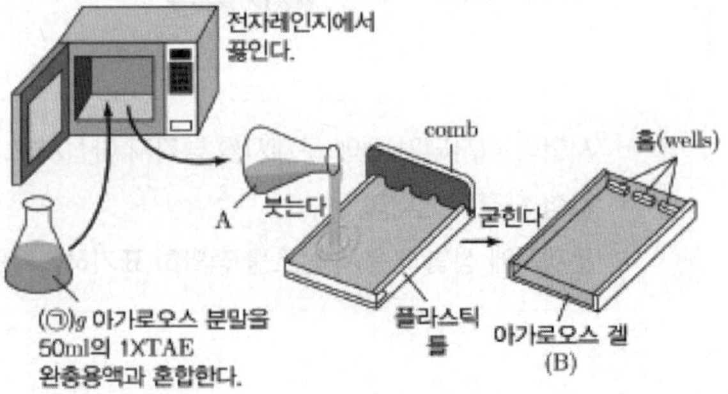

이에 대한 설명으로 옳은 것만을 〈보기〉에서 있는 대로 고른 것은?

[보기]
ㄱ. A의 온도는 상온(약 25℃)이다.
ㄴ. ㉠은 0.4이다.
ㄷ. B에는 DNA를 염색하기 위한 쿠마시 염색약(Coomassie brilliant blue)이 들어있다.

① ㄱ ② ㄴ ③ ㄱ, ㄴ
④ ㄴ, ㄷ ⑤ ㄱ, ㄴ, ㄷ

05 다음은 2차원 전기영동을이용하여 단백질을 분리한 실험이다.

〈실험 과정〉

(가) 크기가 서로 다른 7종류의 단백질(㉠~㉦)이 혼합된 용액을 준비하였다.

(나) pH 2에서 pH 12까지 pH 기울기가 형성되어 있는 겔을 준비하였다.

(다) (가)의 혼합액을 (나)에서 준비한 겔에서 어느 한쪽 끝에 loading한 후, 전기장을 가해 등전점에따라 분리하였다.

(라) (다)의 겔을 미리 준비한 SDS-PAGE용 겔의 한쪽 끝에 놓고 전기영동을수행한 후 염색하였다.

〈실험결과〉

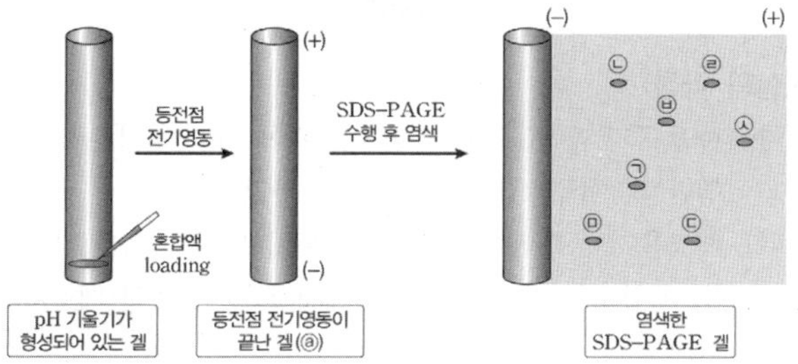

이에 대한 설명으로 옳지 않은 것은?

① ㉠의 등전점이㉥의 등전점보다더 높다.
② ⓐ를 염색하면 7개의 밴드가 관찰된다.
③ ㉤의 크기는 ㉦의 크기보다 더 크다.
④ (다)에서 loading한 직후, ㉡은 순전하를 음의 값으로 갖는다.
⑤ 7종류의 단백질 중에는 등전점이같은 단백질이 있다.

06 사람의 내이에 존재하는 난형낭(타원주머니, utricle)은 평형감각 기관이다. 그림은 사람이 똑바로 서서 머리를 세우고 있을 때 (가) 혹은 머리를 앞으로 숙이고 있을 때 (나) 난형낭속의 털세포와 이석(otolith)의 배열과 털세포에 연결된 감각뉴런에서의막전위변화를 나타낸 것이다.

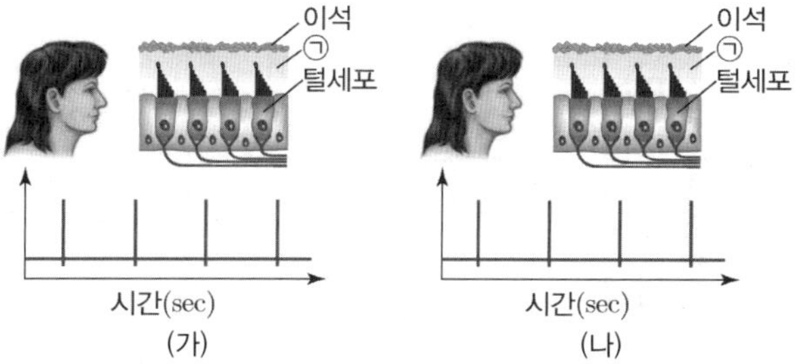

이에 대한 설명으로 옳은 것만을 〈보기〉에서 있는 대로 고른 것은? **3점**

[보기]

ㄱ. 털세포내부의 $[Ca2^{+}]$ 농도는 (가)일 때가 (나)일 때보다 더 높다.

ㄴ. $[K^{+}]$는 ㉠ 부위에 존재하는 액체가 털세포의 세포 내액보다 더 낮다.

ㄷ. 털세포의 입체섬모(stereocilia)에 존재하는 K^{+} 통로를 통한 K^{+} 이온의 유입으로 털세포에서 활동전위가 발생한다.

① ㄱ ② ㄷ ③ ㄱ, ㄴ
④ ㄱ, ㄷ ⑤ ㄴ, ㄷ

07 그림은 서로 다른 강도의 운동 시 환기량과 동맥의 산소분압, 동맥의 이산화탄소분압 변화를 각각 조사하여 그래프로 나타낸 것이다. (단, 상대적인 운동 강도는 최대 산소소비에 대한 %로 나타내었고, 동맥은 대동맥을, 정맥은 대정맥을 각각 의미한다.)

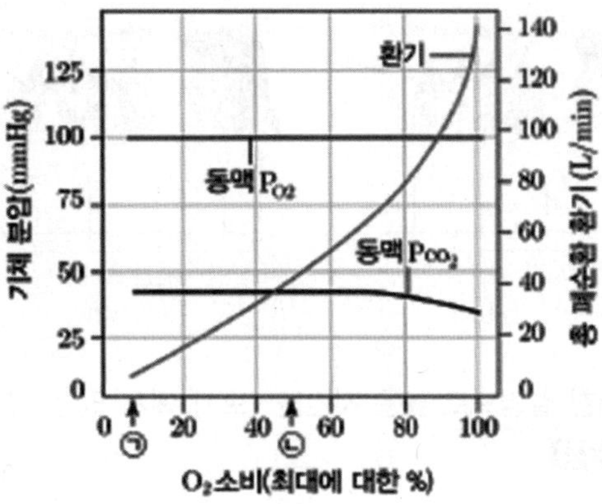

다음 중 ㉠ 시점에 비해 ㉡ 시점에서 더 높은 값이 아닌 것은?

① 동맥 pH
② 모세혈관 혈액에서 조직세포로 공급되는 산소의 양
③ 동맥 산소분압과 정맥 산소분압의 차이
④ 심박출량
⑤ 활동 중인 근육에 분포하는 소동맥의 직경

08 다음은 사람 X의 핵형을 분석하기 위해 수행한 실험이다.

〈자료〉
- 사람의 혈액을 채취한 후, 시트르산나트륨을넣고 원심분리를 수행하면 다음과 같이 3개의 층(㉠~㉢)으로 분리된다.

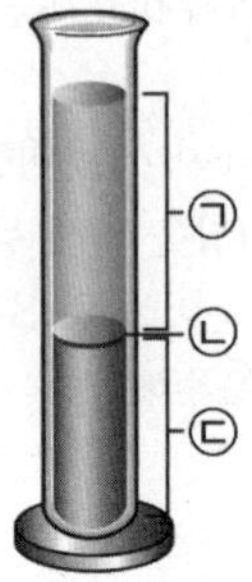

〈실험 과정〉
(가) 사람 X의 혈액을 채취하여 시험관에 넣고 원심분리를 수행한 후 혈구 A만을 순수 분리하였다.
(나) 배양용기에 분리한 혈구 A와 세포분열 유도제를 넣고 C O_2 배양기를 이용하여 37℃에서 37시간 동안 배양하였다.
(다) 물질 Y를 처리하고 추가적으로 20분 동안 배양하여 분열 중인 혈구 A들을 중기에서 정지시켰다.
(라) 슬라이드 글라스에 (다)의 혈구 A를 얇게 펼친 후 고정시키고 염색하였다.
(마) 혈구 A를 현미경으로 관찰하고 사진 촬영을 한 후, 사진의 염색체를 오려 배열하였다.

〈실험결과〉

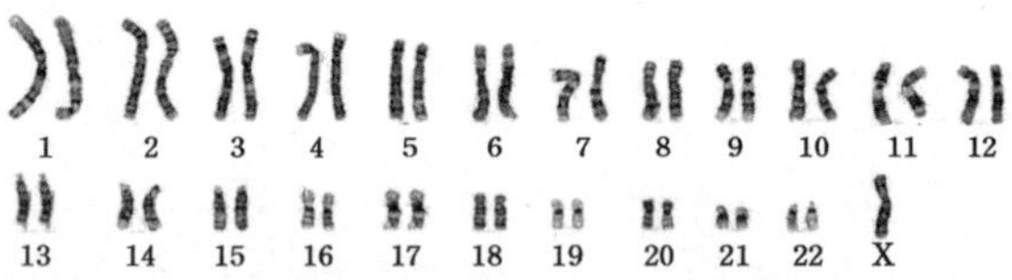

이에 대한 설명으로 옳지 않은 것은? 3점

① <자료>에서 이용한 시트르산나트륨은혈액 응고를 방지하기 위해 사용하였다.
② (가) 과정에서 혈구 A는 ㉢ 층으로부터 얻었다.
③ 콜히친은물질 Y가 될 수 있다.
④ (라)의 고정 과정에서 아세트산과 알코올 혼합액을 이용할 수 있다.
⑤ 사람 X는 터너증후군이다.

09 다음은 동물에서 관찰되는 조직의 구조를 모식적으로 나타낸 그림이다. (단, B는 결합조직세포이고 D는 결합조직에 상주하는 백혈구이다.)

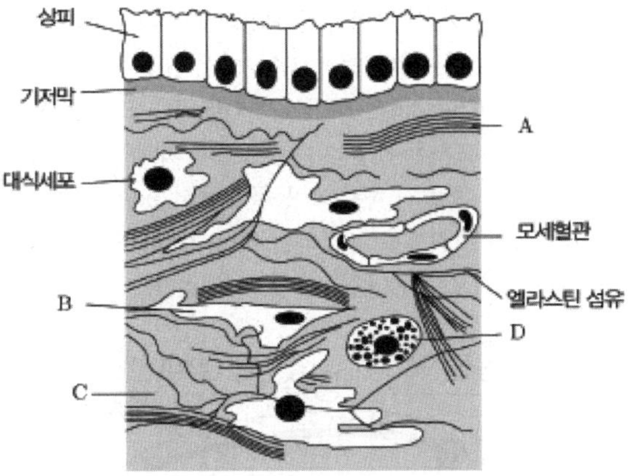

이에 대한 설명으로 옳은 것만을 〈보기〉에서 있는 대로 고른 것은?

[보 기]

ㄱ. A의 주성분은 탄수화물이다.
ㄴ. B는 주변세포와 많은 데스모좀을 형성하고 있다.
ㄷ. C에는 음전하를 띠는 점액성다당류가 다량 존재한다.
ㄹ. 세포 D의 표면에는 IgE 수용체가 존재한다.

① ㄱ, ㄴ　② ㄴ, ㄷ　③ ㄷ, ㄹ
④ ㄱ, ㄹ　⑤ ㄴ, ㄷ, ㄹ

10 그림은 고강도 운동을 멈춘 후 2가지 방식('운동 안함' '가벼운 운동을함'으로 회복하는 동안 혈중 젖산 농도 변화를 조사하여 그래프로 나타낸 것이다. (단, 가벼운 운동은 최대 산소섭취량의 35%의 산소를 섭취하는 정도의 강도로 수행하는 운동이다.)

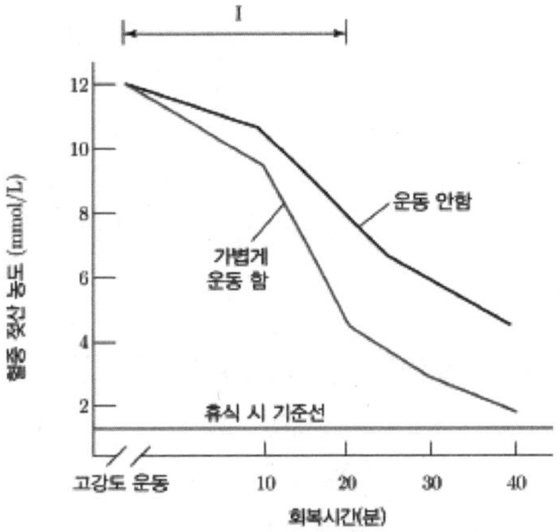

이에 대한 설명으로 옳은 것만을 〈보기〉에서 있는 대로 고른 것은?

[보 기]

ㄱ. 가벼운 운동을 하면서 회복하는 동안 근육에서 혈액으로 제공되는 젖산의 양은 혈액에서 제거되는 젖산의 양보다 많다.
ㄴ. 고강도 운동 후 회복을 시작한지 10분이 지났을 때, 간세포에서는 젖산을 기질로 이용하는 포도당신생합성(gluconeogenesis)이 활발히 일어난다.
ㄷ. 구간 I 동안 신체에서 젖산을 산화시키는 양은, '운동 안함'보다 '가벼운 운동을 함'이 더 크다.

① ㄱ　② ㄴ　③ ㄷ
④ ㄱ, ㄷ　⑤ ㄴ, ㄷ

11 다음은 세포막의 특성을 이해하기 위해 배양 중인 포유동물의 세포 Y를 이용하여 수행한 실험이다.

〈실험 과정〉

(가) 막단백질 X에 특이적이고 형광물질이 결합되어 있는 항체 (항-X 항체)를 세포 Y의 배양액에 처리하였다.

(나) 레이저 빔(laser beam)을 이용하여 세포막 표면의 좁은 지역만 잠시 동안 조사시켜, 표지된형광물질을 탈색시켰다.

(다) 레이저 빔의 조사를 멈추고 일정 시간이 경과된 후, 세포 Y에서 막단백질 X의 분포를 조사하였다.

〈실험결과〉

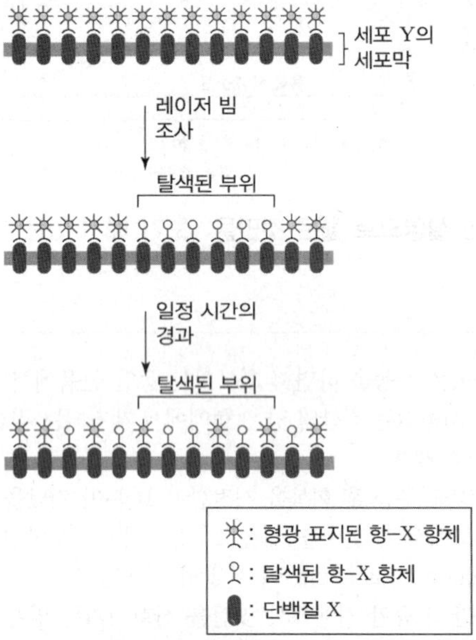

이에 대한 설명으로 옳은 것만을 〈보기〉에서 있는 대로 고른 것은? (단, 막단백질 X는 세포 Y에서 정상적으로 발현되는 단백질이다.)

[보 기]

ㄱ. 단백질 X는 조면소포체에서합성된다.

ㄴ. 세포 Y에서 단백질 X는 대부분 세포골격 섬유와 공유결합을 하고 있다.

ㄷ. 〈실험 과정〉 (가)에서 이용한 항-X 항체는 세포 Y를 제공한 포유동물의 혈액에서 얻는다.

① ㄱ ② ㄴ ③ ㄱ, ㄴ
④ ㄱ, ㄷ ⑤ ㄴ, ㄷ

12 다음은 동물 X와 동물 Y에서 등배축의형성을 비교해 놓은것이다. (단, 동물 X와 동물 Y는 개구리(Xenopus)와 초파리(Drosophila) 중 어느 하나에 각각 해당한다.)

- 동물 X는 동물 Y의 배아에서 신경삭(nerve cord)과 순환계는 형성되는 위치와 등-배축상에서 서로 반대이다.
- 동물 X에서 Chordin은 BMP4가 외배엽을 표피 조직(배쪽 구조)으로 유도하는 것을 차단함으로써 외배엽이 신경 조직으로 발생할 수 있게 해주고, 동물 Y에서 Sog은 DPP가 외배엽을 표피 조직으로 유도하는 것을 차단함으로써 외배엽이 신경 조직으로 발생할 수 있게 해준다.

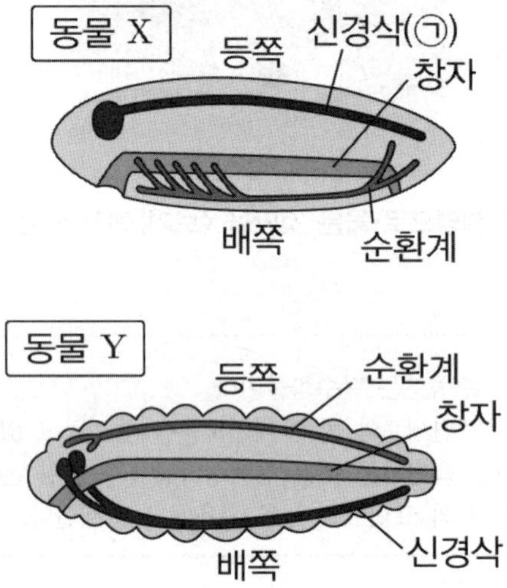

이에 대한 설명으로 옳은 것만을 〈보기〉에서 있는 대로 고른 것은?

[보 기]

ㄱ. 동물 X는 개구리이다.

ㄴ. ㉠은 중배엽성 구조이다.

ㄷ. 발생 중인 동물 Y의 배아에서 sog유전자의 발현은 배쪽 부위가 등쪽 부위보다 더 높게 일어난다.

① ㄱ ② ㄴ ③ ㄱ, ㄴ
④ ㄱ, ㄷ ⑤ ㄴ, ㄷ

13 다음은 종양억제유전자인 p53에 기능상실돌연변이가 발생하여 종양을 갖게 된 종양 환자를 대상으로 수행한 실험이다.

〈실험 과정〉

(가) 부모로부터 돌연변이 p53 유전자와 정상 p53 유전자를 각각 하나씩 물려받은 서로 다른 3명의 종양 환자(환자 1~3)의 정상 조직과 종양 조직에서 DNA를 각각 분리하였다. 이들 환자는 유전적으로 연관이 없다.

(나) 분리한 각 DNA에 동일한 제한효소를 처리한 후, 전기영동을이용하여 각각 분리하였다.

(다) 겔 상에서 분리된 각 DNA 절편들을 나일론 막으로 옮긴 후, 방사성-표지된p53 cDNA를 혼성화탐침으로이용하여 혼성화하였다.

(라) 혼성화 결과를 자기방사법으로 확인하였다.

〈실험결과〉

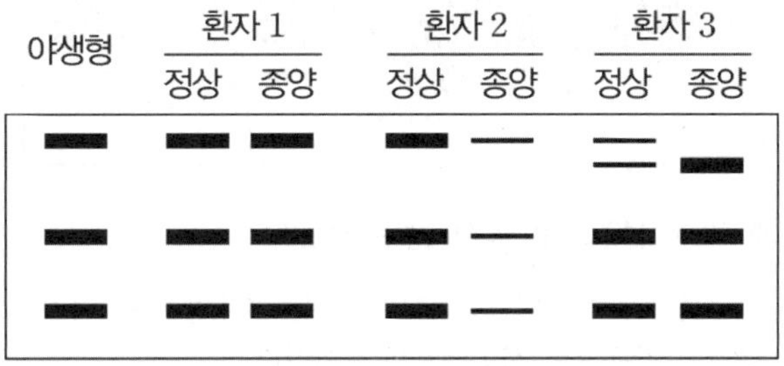

이에 대한 설명으로 옳은 것만을 〈보기〉에서 있는 대로 고른 것은? **5점**

[보 기]

ㄱ. 환자 2의 종양 조직은 정상 조직에 비해 정상 p53 단백질의 양이 절반만 존재한다.
ㄴ. 환자 2와 환자 3의 종양 조직은 p53 유전자 좌위(locus)에서 결실이 일어났다.
ㄷ. 환자 1~3은 모두 부모로부터 점돌연변이 p53 유전자를 물려 받았다.

① ㄱ ② ㄴ ③ ㄷ
④ ㄱ, ㄴ ⑤ ㄴ, ㄷ

14 다음은 개구리 근방추(muscle spindle)에서 일어나는 감각변환(sensory transduction)을 이해하기 위해 수행한 실험이다.

〈자료〉

- 전압개폐성 이온통로에 작용하는 독소인 tetrodotoxin(TTX)은 K^+ 전류에는 영향을 주지 않고 Na^+ 전류를 차단하며, 전압개폐성 이온통로에 작용하는 독소인 tetraethylammonium(TEA)은 Na^+ 전류에는 영향을 주지 않고 K^+ 전류를 차단한다.

〈실험 과정〉

(가) 개구리 근육 X에 자극을 가해준 후 근육 X에 분포되어 있는 근방추로부터 뻗어 나와 있는 감각뉴런축삭 두부위(㉠, ㉡)에서 막전위변화를 조사하였다.

(나) (가)와 동일한 실험을 감각뉴런축삭 두부위(㉠, ㉡)에 TTX를 처리해준 상태에서 수행하였다.

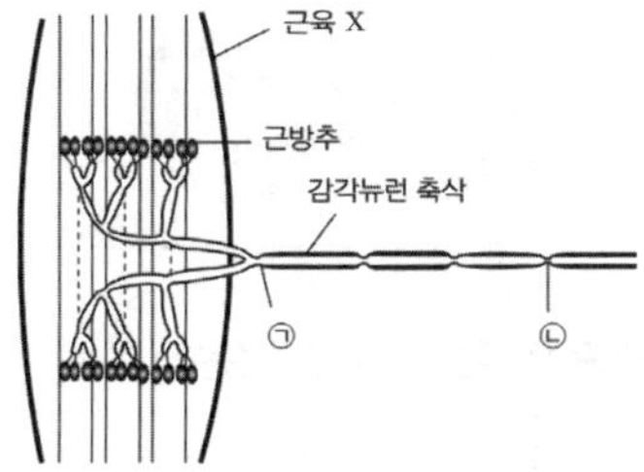

〈실험 결과〉

- Ⅰ이나 Ⅱ는 ㉠과 ㉡ 중 어느 하나에 각각 해당한다.

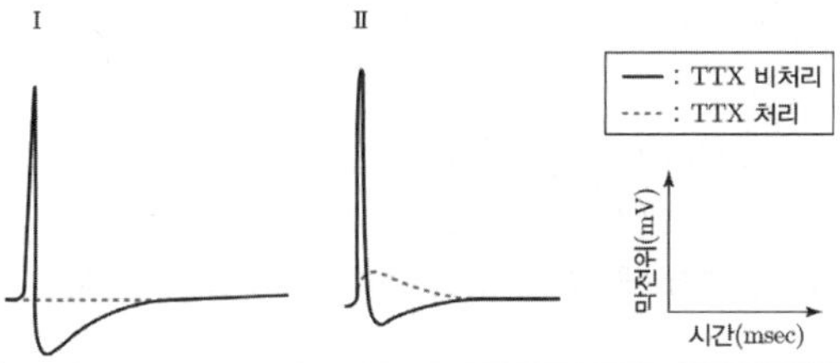

이에 대한 설명으로 옳은 것만을 〈보기〉에서 있는 대로 고른 것은? **5점**

[보 기]

ㄱ. Ⅰ은 ㉡ 지점에서 측정한 결과이다.
ㄴ. <실험 과정> (가)에서 가해준 자극은 근방추로부터 뻗어 나와 있는 감각뉴런축삭을역치 이상으로 탈분극시킨다.
ㄷ. <실험 과정> (나)에서 TTX 대신 TEA를 처리하였다면, <실험 결과> Ⅰ에서 TTX를 처리했을 때와 동일한 결과가 나타날 것이다.

① ㄱ ② ㄴ ③ ㄱ, ㄴ
④ ㄱ, ㄷ ⑤ ㄴ, ㄷ

15 그림은 포유동물의 간세포에서 하나의 미토콘드리아가 분열되어 2개의 미토콘드리아가 되는 것을 나타낸 모식도이다.

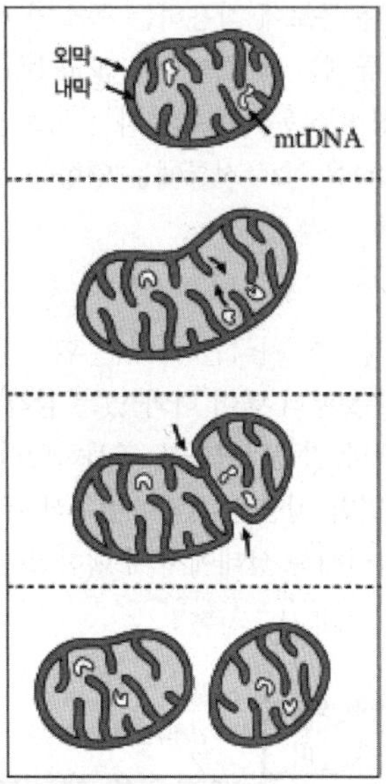

이에 대한 설명으로 옳지 않은 것은?

① 위 과정은 M기에는 일어나지 않는다.
② 미토콘드리아 DNA의 복제에 사용되는 DNA 중합효소는 복제 전에 미리 미토콘드리아내에서 합성된다.
③ 미토콘드리아는 특정 유전자좌에 보통 3개 이상의 대립유전자를 갖는다.
④ 미토콘드리아 DNA는 복제 후 딸세포의 5′ 말단이 프라이머 길이만큼 짧아지지 않는다.
⑤ 포유동물에서 세포의 유형에 따라 미토콘드리아 수는 서로 다르다.

16 그림은 심장 동방결절의 심박조율기 세포에 신호분자 (가)와 (나)가 반응을 야기하는 기작을 모식적으로 나타낸 것이다. (단, (가)나 (나)는 자율신경 말단에서 분비되는 서로 다른 신경전달물질이다.)

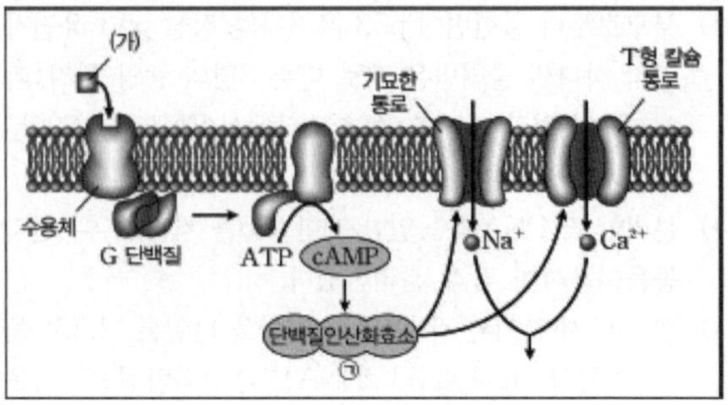

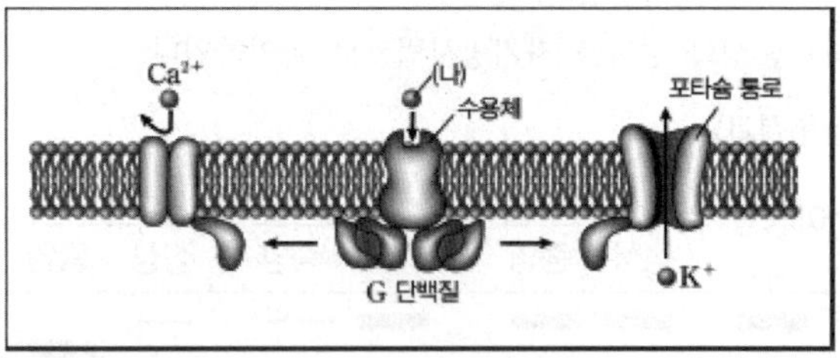

이에 대한 설명으로 옳지 않은 것은?

① (가)는 노르에피네프린이고, (나)는 아세틸콜린이다.
② (가)의 작용으로 심박출량은 증가한다.
③ ㉠은 단백질인산화효소 A(PKA)이다.
④ (나)의 자극으로 동방결절 세포는 자극이 없을 때보다 과분극된다.
⑤ 경동맥동 압력수용기의 활성이 증가하면 동방결절에 대한 (가)의 작용이 증가한다.

17 그림은 신장의 수입소동맥과 원위세뇨관이 접하는 부위에 존재하는 곁사구체기구(JGA)를 나타낸 것이다. (단, 그림에서 소동맥 내의 화살표는 혈류의 방향을 나타낸다.)

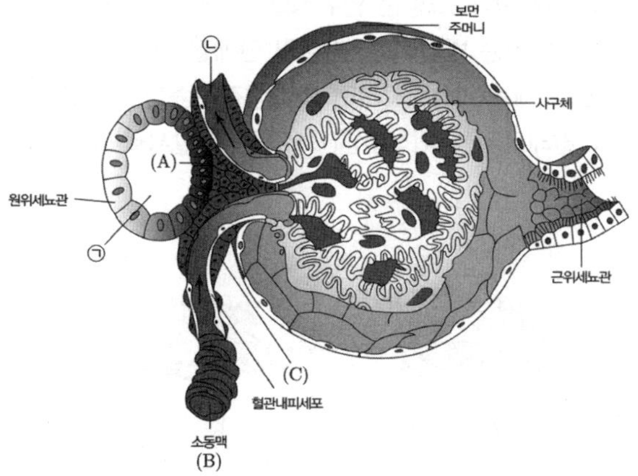

이에 대한 설명으로 옳은 것만을 〈보기〉에서 있는 대로 고른 것은?

[보 기]

ㄱ. ㉠의 NaCl 농도가 증가하면, A는 이웃분비인자(paracrine)를 분비하여 B를 이완시키는 되먹임을 일으킨다.
ㄴ. 정상인의 경우, ㉠에서는 포도당이 검출되지 않지만 ㉡에서는 검출된다.
ㄷ. 전신 혈류량이 정상보다 많아질 때, C에서 분비되는 호르몬의 작용으로 부신피질에서 알도스테론의 분비가 촉진된다.

① ㄱ ② ㄴ ③ ㄱ, ㄴ
④ ㄱ, ㄷ ⑤ ㄴ, ㄷ

18 다음은 세포막에서 막단백질의 배열을 알아보기 위해 수행한 실험이다.

〈자료〉
- 세포에 갈락토오스 산화효소(galactose oxidase, GO)와 $^3H-BH_4$를 처리하면, 당단백질 당사슬부분이 방사성 표지된다.
- 세포에 락토페록시다아제(lactoperoxidase, LP)와 125I를 처리하면, 단백질이 방사성 표지된다.

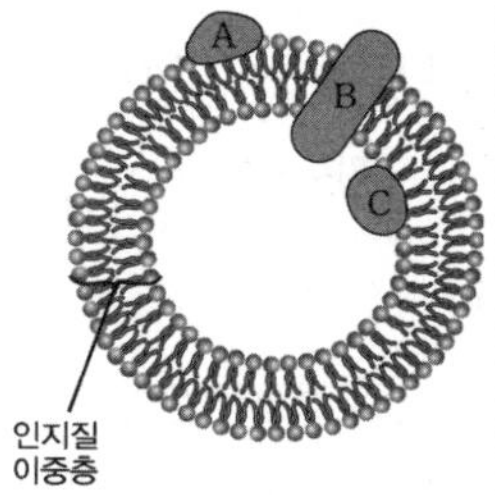

- 다음은 적혈구에 존재하는 3종류의 단백질(A~C)의 세포막에서의 배열을 나타낸 것이다.

〈실험 Ⅰ〉
(가) 적혈구 현탁액을 준비하여 GO와 $^3H-BH_4$를 일정 시간 동안 처리하였다.
(나) 적혈구막에서 3종류의 단백질(A~C)을 분리한 후, 각 단백질이 방사성 활성을 나타내는지 조사하였다.

〈실험 Ⅱ〉
(가) 적혈구 현탁액을 준비하여 LP와 125I를 일정 시간 동안 처리하였다.
(나) 적혈구막에서 3종류의 단백질(A~C)을 분리한 후, 각 단백질이 방사성 활성을 나타내는지 조사하였다.

〈실험 Ⅲ〉
(가) 적혈구를 준비하여 저장액에 넣고 일정 시간 동안 배양한 후, LP와 ^{125}I를 처리하였다.
(나) 적혈구막에서 3종류의 단백질(A~C)을 분리한 후, 각 단백질이 방사성 활성을 나타내는지 조사하였다.

〈실험결과〉

실험	단백질 ㉠	단백질 B	단백질 ㉡
실험 Ⅰ	−	−	+
실험 Ⅱ	−	+	+
실험 Ⅲ	+	+	(ⓐ)

(단, '+'는 방사성 활성이 있음을, '−'는 방사성 활성이 없음을 의미한다.)

이에 대한 설명으로 옳지 않은 것은? 5점

① ㉠은 단백질 C이고, ㉡는 단백질 A이다.
② 단백질 ㉡은 당단백질이다.
③ <실험 Ⅰ>의 (나)에서 요소(urea)를 처리하는 방법으로 적혈구막으로부터 단백질 B를 쉽게 분리할 수 있다.
④ <실험 Ⅲ>의 (가)에서 적혈구를 저장액에 넣고 일정 시간 동안 배양하는 대신 계면활성제를 처리해도 유사한 결과를 얻을 수 있다.
⑤ ⓐ는 '+'이다

19 그림 (가)는 젖산 탈수소효소(LDH)의 촉매반응을, 그림 (나)는 간세포에서의 알코올 대사 과정을 나타낸 것이다.

(가)

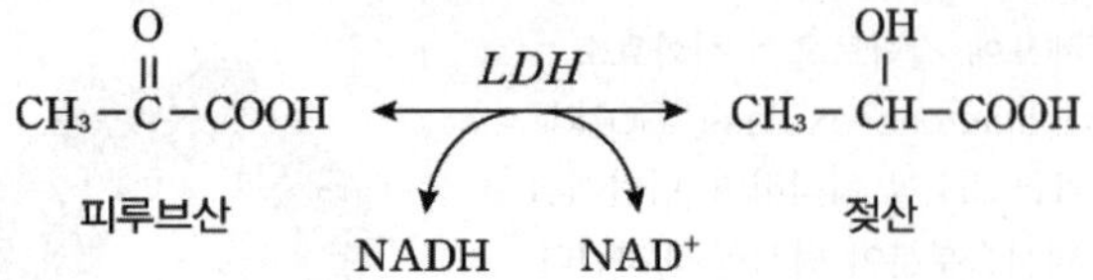

(나)

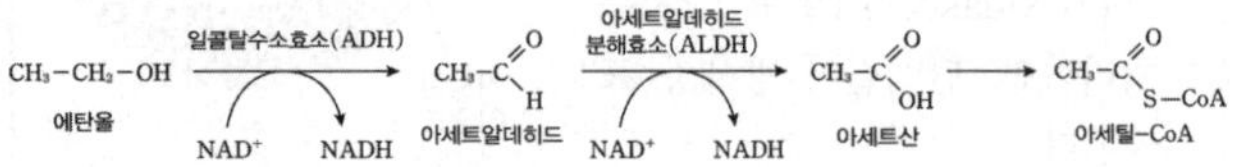

알코올을 섭취한 사람의 체내에서 일어나는 현상으로 옳은 것만을 〈보기〉에서 있는 대로 고른 것은?

[보 기]

ㄱ. 피루브산이젖산 탈수소효소(LDH)에 의해 젖산으로 변환된다.
ㄴ. 부족한 피루브산으로인해서 간에서 지방산의 β −산화가 촉진된다.
ㄷ. 혈액의 pH가 낮아진다.

① ㄱ ② ㄴ ③ ㄱ, ㄷ
④ ㄴ, ㄷ ⑤ ㄱ, ㄴ, ㄷ

20 다발성경화증 환자에서는 자기반응 TH1 림프구의 자극에 의해 활성화된 대식세포가 신경섬유의 미엘린수초를 파괴하여 신경신호전달이 잘 이루어지지 않음으로써 여러 증상이 나타나게 된다. 그림은 인위적으로 다발성경화증과 유사한 질환을 일으키는 방법이다. 미엘린 단백질(MBP)을 항원보강제와 함께 쥐(rat)에 주사하면 다발성경화증과 유사한 질환인 실험적 알레르기성 뇌척수염(EAE)을 유발시킬 수 있다.

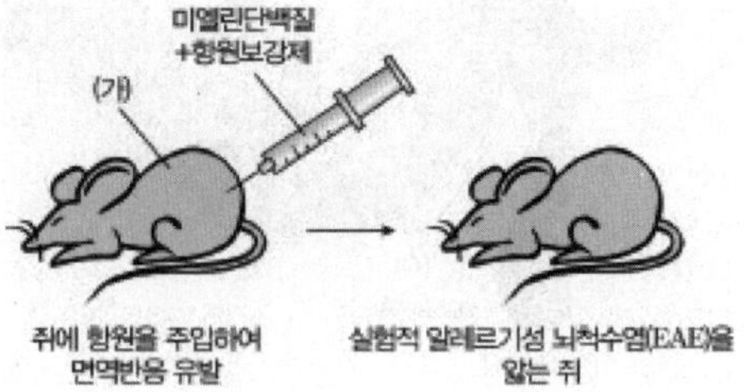

이에 대한 설명으로 옳은 것만을 〈보기〉에서 있는 대로 고른 것은?

[보 기]

ㄱ. (가)에서 MBP 유래 펩티드항원은 수지상세포의 소포체에서 표지된 후, 2종 MHC 분자를 통해 제시된다.
ㄴ. EAE의 전형적인 증상은 마비(paralysis)이다.
ㄷ. 대식세포의 활성화는 TH1 림프구가 분비한 IFN−α 에 의해 일어난다.

① ㄱ ② ㄴ ③ ㄱ, ㄴ
④ ㄴ, ㄷ ⑤ ㄱ, ㄴ, ㄷ

21 그림 (가)는 어느 가계의 가계도이고, 그림 (나)는 21번 염색체 상에 존재하는 유전자 X의 cDNA를 혼성화 탐침을 이용하여 이 가계의 구성원들을 대상으로 수행한 서던블롯팅 결과이다. (단, 이 가계에서 유전자 X는 4개의 대립유전자만 존재한다.)

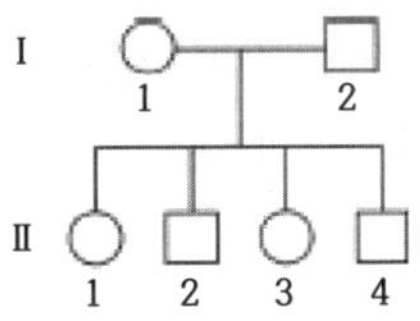

(가)

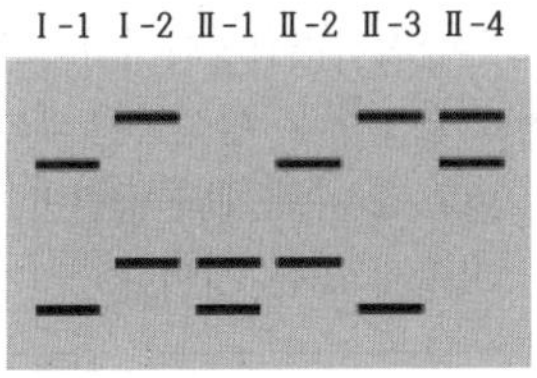

(나)

I-1과 I-2 사이에서 아이를 하나 더 낳았는데, 그 아이에게 다운증후군이 나타났다고 하자. 그 원인이 I-1에서 제1감수분열 중에 발생한 염색체 비분리일 때 예상되는 RFLP 결과(A)와 I-2에서 제2 감수분열 중에 발생한 염색체 비분리일 때 예상되는 RFLP결과(B)를 바르게 연결한 것은?

①
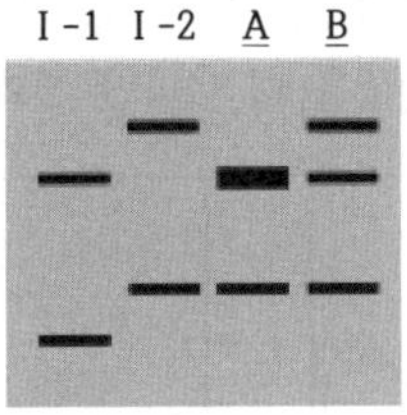

②
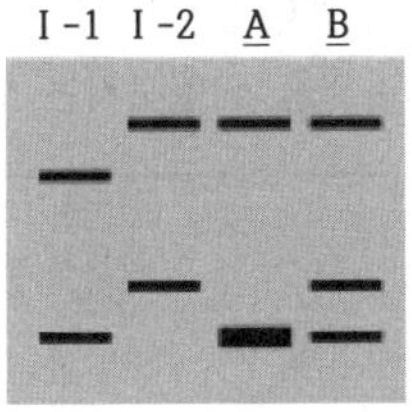

③
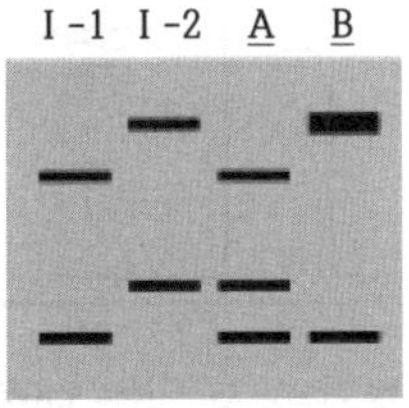

④
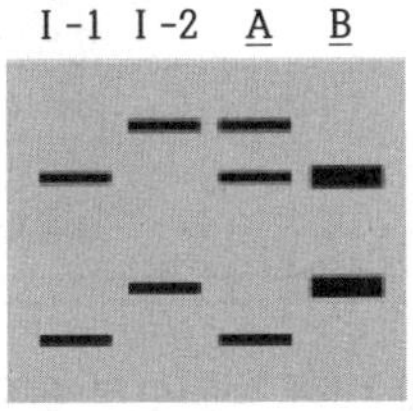

⑤
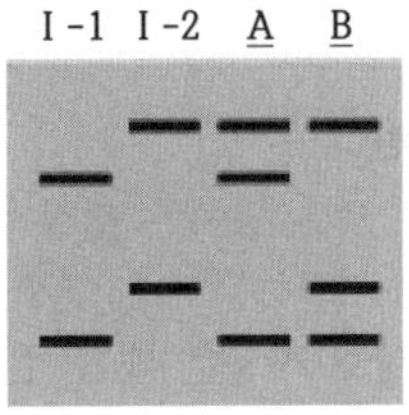

22 그림은 질병 Y 유전자의 2종류 대립유전자(정상 대립유전자, 돌연변이 열성 대립유전자)를 나타낸 것이다.

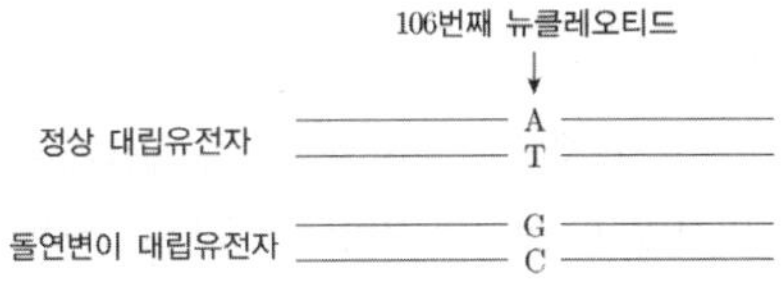

다음은 특정 대립유전자의 검출을 위해 개발된 실험기법인 PCR/OLA (polymerase chain reaction/oligonucleotide ligation assay)에 대한 설명이다(단, B는 비오틴; D는 digoxigenin; SA는 streptavidin; AP는 alkaline phosphatase의 약자이다).

〈실험 과정〉

(가) 검사자로부터 게놈 DNA(genomic DNA)를 분리한다.

(나) 분리한 게놈 DNA를 주형으로, 유전자 Y의 106번째 뉴클레오티드로부터상류와 하류의 약 50 뉴클레오티드정도 떨어진 서열에 상보적인 2종류의 프라이머를이용하여 PCR을 수행한다.

(다) 질병 Y 유전자의 106번째 뉴클레오티드인근에 혼성화할수 있는 탐침 ㉠과 탐침 ㉡을 준비한다.

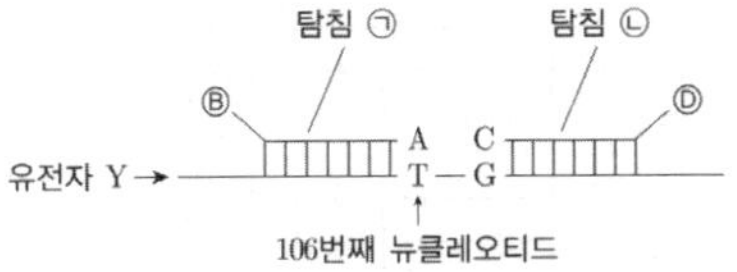

(라) 탐침 ㉠과 탐침 ㉡을 PCR 산물에 각각 혼성화시킨후, DNA 연결효소(ligase)를 처리한다.

(마) SA가 결합되어 있는 홈(well)에 (라)의 반응산물을 넣는다(단, B는 SA와 결합할 수 있다).

(바) 홈(well)을 씻어준 후, 효소(AP)가 결합되어 있는 D에 특이적인 항체를 넣는다.

(사) 홈(well)을 씻어준 후, AP에 대한 발색기질을넣어 발색시킨다.

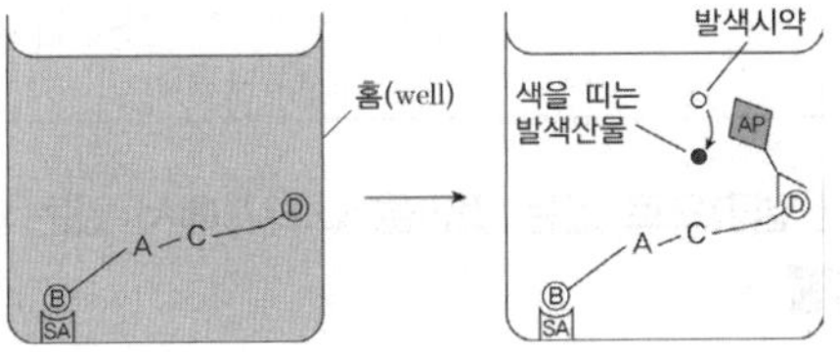

위 실험에 대한 설명으로 옳은 것만을 〈보기〉에서 있는 대로 고른 것은? **5점**

[보 기]

ㄱ. 발색결과를 통해 검사자가 유전자 Y에서 동형접합성인지혹은 이형접합성인지를구분할 수 있다.

ㄴ. (나) 과정에서 검사자의 정상대립유전자와 돌연변이 대립유전자는 모두 증폭될 수 있다.

ㄷ. 실험 결과 색을 띠게 되면 검사자는 질병 Y를 가지지 않는다.

① ㄱ ② ㄴ ③ ㄱ, ㄷ
④ ㄴ, ㄷ ⑤ ㄱ, ㄴ, ㄷ

23 다음은 올리고뉴클레오티드어레이(oligonucleotide array)를 이용하여 염기서열을 결정하는 방법이다.

〈실험 과정〉

(가) 염기서열을 결정하기 위하여 올리고뉴클레오티드어레이를 준비하였다. 어레이 위의 256개의 스팟(spot)에는, 4개의 뉴클레오티드로가능한 서로 다른 256종류의 올리고뉴클레오티드가각각 올려지게 하였다.

(나) 형광물질로 표지된단일가닥의올리고뉴클레오티드X(6개 염기로 구성됨)를 준비하였다.

(다) (나)에서 준비한 올리고뉴클레오티드를(가)에서 준비한 어레이와 혼성화 시켰다.

(라) 혼성화 결과를 형광현미경으로 확인하였다.

〈실험 결과〉

아래와 같이 3곳의 스팟에서혼성화가 일어난 것을 확인할 수 있었다.

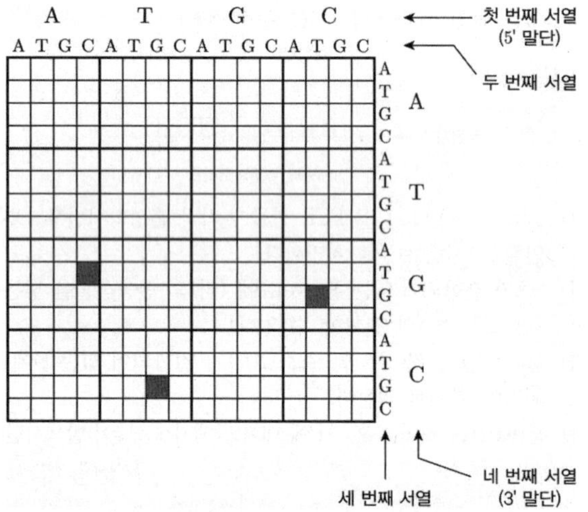

이에 대한 설명으로 옳은 것만을 〈보기〉에서 있는 대로 고른 것은? **5점**

[보기]
ㄱ. 올리고뉴클레오티드X의 염기서열은 5'-ACTGGC-3'이다.
ㄴ. 만일 실험결과에서 혼성화된스팟이7개 관찰되었다면, 혼성화에 사용한 올리고뉴클레오티드는10개 뉴클레오티드로구성되어 있을 것이다.
ㄷ. 올리고뉴클레오티드어레이는 점돌연변이를진단하는데 효과적으로 이용될 수 있다.

① ㄱ ② ㄱ, ㄴ ③ ㄱ, ㄷ
④ ㄴ, ㄷ ⑤ ㄱ, ㄴ, ㄷ

24 다음은 제노프스(Xenopus)의 액티빈수용체에 대한 자료이다.

- 액티빈수용체는 세포 내부 쪽으로 세린/트레오닌키나아제부분을 가진 type Ⅰ과 type Ⅱ 소단위로 구성되는데, 액티빈이수용체에 결합하면 type Ⅱ 수용체가 type Ⅰ 수용체를 인산화하여활성화시킴으로써 세포 내부로 신호가 들어간다.
- 그림 (가)는 활성화된 액티빈수용체를, (나)는 정상 액티빈type Ⅰ 수용체와 돌연변이 액티빈type Ⅰ수용체의 구조를 비교해 놓은 것이다.

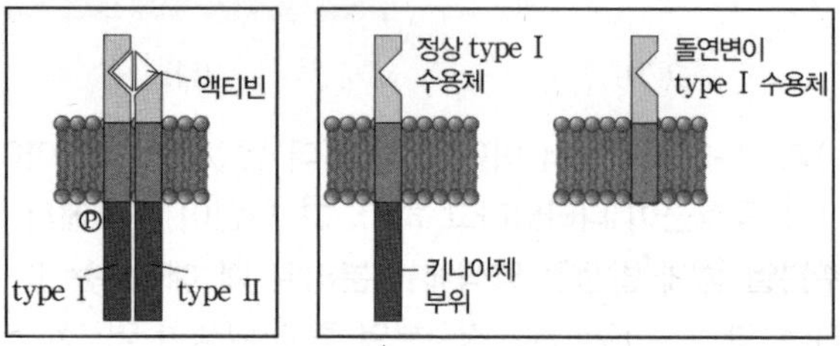

(가) (나)

- 다음은 정상 제노프스의2세포기배아의 양쪽 할구에돌연변이 액티빈type Ⅰ 수용체의 mRNA를 각각 다량 주입하고 발생을 진행시키는 실험을 수행했을 때 나타난 결과이다.

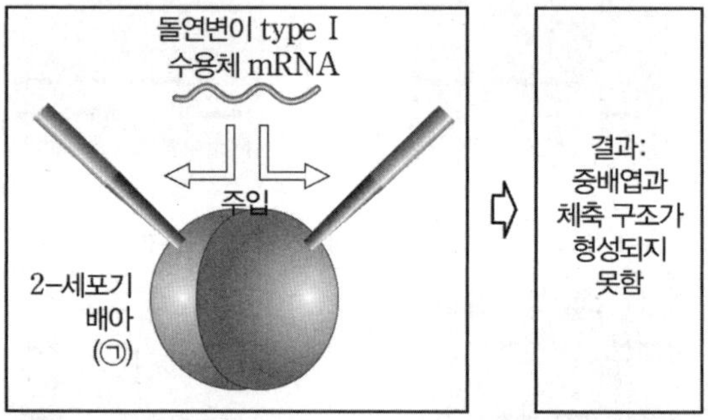

이에 대한 설명으로 옳은 것만을 〈보기〉에서 있는 대로 고른 것은?

[보기]
ㄱ. 액티빈은중배엽 형성을 유도한다.
ㄴ. ㉠에서 발현된 돌연변이 type Ⅰ 수용체는 정상 type Ⅰ 수용체가 type Ⅱ 수용체에 결합하는 것을 방해한다.
ㄷ. 돌연변이 수용체와 액티빈의상호 작용은 배쪽 주변대에서가등쪽 주변대에서보다더 활발히 일어난다.

① ㄱ ② ㄴ ③ ㄷ
④ ㄱ, ㄴ ⑤ ㄴ, ㄷ

25 다음은 성게의 H2A 유전자 프로모터의 특성을 이해하기 위해 수행한 실험이다.

〈실험 과정〉

(가) 성게의 H2A 유전자와 성게의 H2B 유전자를 발현벡터에 각각 클로닝한후, H2A 유전자만 프로모터의 특정 부위에서 각각 결실이 일어난 3종류의 결실 H2A 유전자 발현벡터 (△A, △B, △C)를 각각 제작하였다.

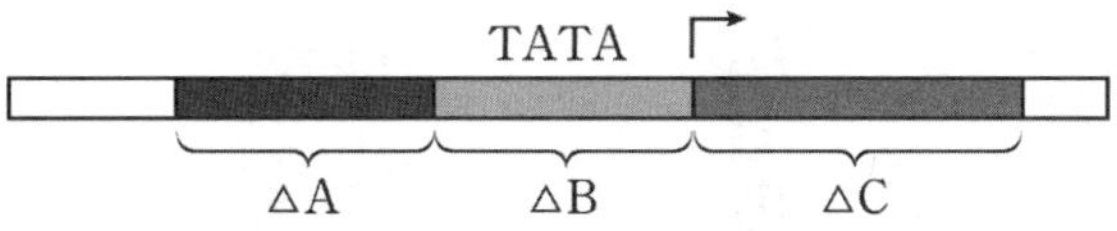

△A: TATA 상자 상류의 약 60 bp 결실
△B: TATA 상자를 포함하는 약 60 bp 결실
△C: TATA 상자 하류의 약 80 bp 결실

(나) (가)에서 준비한 H2B 유전자 벡터를 4종류의 H2A 유전자 벡터(야생형(WT), △A, △B, △C) 중 어느 하나와 함께 개구리 난자에 각각 주입하였다.

(다) (나)에서 준비한 각 난자에서 mRNA를 얻어 전기영동으로분리하고 막으로 옮긴 후, H2A cDNA와 H2B cDNA를 혼성화탐침으로이용하여 혼성화하였다.

〈실험결과〉

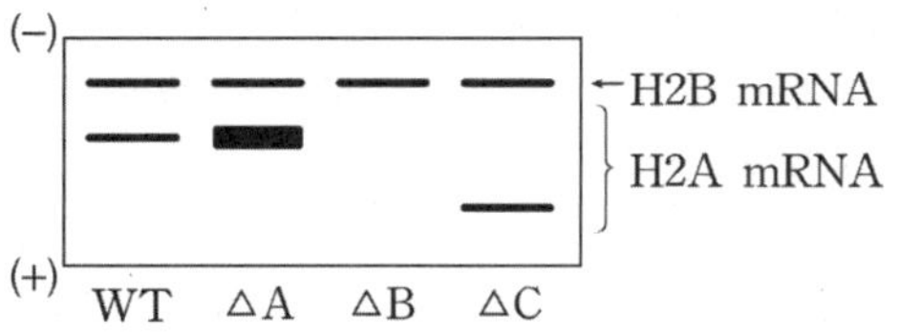

성게의 H2A 유전자 프로모터에 대한 설명으로 옳은 것만을 〈보기〉에서 있는 대로 고른 것은?

[보 기]

ㄱ. TATA 상자의 상류의 약 60 bp 부위에는 유전자의 발현을 억제하는 서열이 존재한다.

ㄴ. 실험에서 H2B 유전자를 사용한 이유는 주입한 성게의 유전자가 개구리의 난자에서 정상적으로 발현되는 정도를 확인하기 위해서이다.

ㄷ. TATA 상자의 하류의 약 80 bp 부위가 결실되면 야생형 프로모터에 비해 전사 시작점이 더 하류로 이동한다.

① ㄴ ② ㄷ ③ ㄱ, ㄴ
④ ㄱ, ㄷ ⑤ ㄱ, ㄴ, ㄷ

26 다음은 대합조개의 세포분열 조절을 이해하기 위해 수행한 실험이다.

〈실험 Ⅰ〉

(가) 많은 수의 대합조개 난자가 들어 있는 배양액을 준비한 후, 정자를 첨가하여 동시에 수정이 일어나게 하였다.

(나) 수정 후 60분이 경과되었을 때, 배양액을 2개의 그룹으로 분주한 후, 한 그룹에는 35S–메티오닌을 첨가하였고 다른 그룹에는 35S–메티오닌과 콜히친(colchicine)을 첨가하였다.

(다) (나)의 각 그룹을 추가 배양하면서, 시간의 경과에 따라 사이클린 B의 방사성 정도를 조사하였다.

〈실험 Ⅱ〉

• <실험 Ⅰ>의 (가)~(다) 실험을 동일하게 수행한 후, 초기 배아가 유사 분열기(M기)로 들어간 직후(수정 후 75분) 배양액에 단백질 합성 저해제(emetine)을 첨가하고 시간의 경과에 따른 사이클린 B의 방사성 정도를 조사하였다.

〈실험 결과〉

• <실험 Ⅰ>의 결과

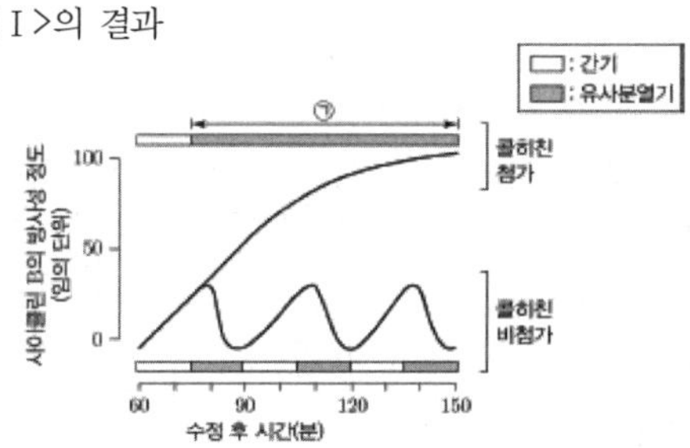

• <실험 Ⅱ>의 결과

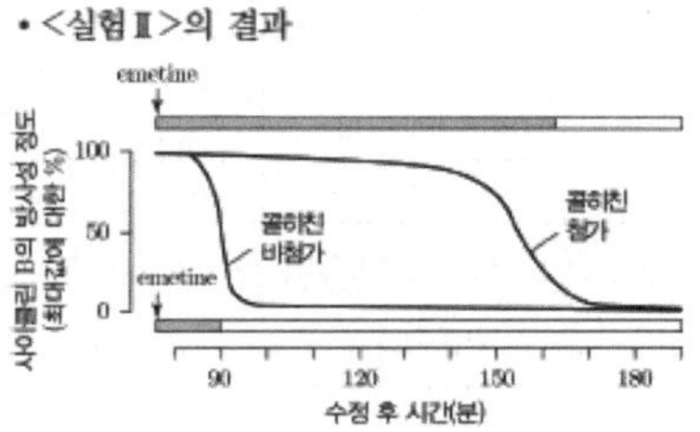

이에 대한 설명으로 옳은 것만을 〈보기〉에서 있는 대로 고른 것은? **5점**

[보 기]

ㄱ. 대합조개의 초기 배아의 세포주기는 30분이다.

ㄴ. (가)에서 콜히친 처리 배아는 ㉠ 시기 동안 사이클린 B의 합성이 일어나지 않았다.

ㄷ. 사이클린 B가 분해되어야 M기에서 G1기로 전환될 수 있다.

① ㄱ ② ㄴ ③ ㄷ
④ ㄱ, ㄴ ⑤ ㄱ, ㄷ

27 다음은 대장균에서의 접합(conjugation)을 확인하기 위해 수행한 실험이다.

〈자료〉

• 다음은 트립토판 오페론 구조유전자인 trpD 유전자의 일부가 결실되어 그 기능이 상실된 3종류의 F^-대장균 균주(Ⅰ~Ⅲ)이다. (단, 가는 선 부위가 결실된 영역이다.)

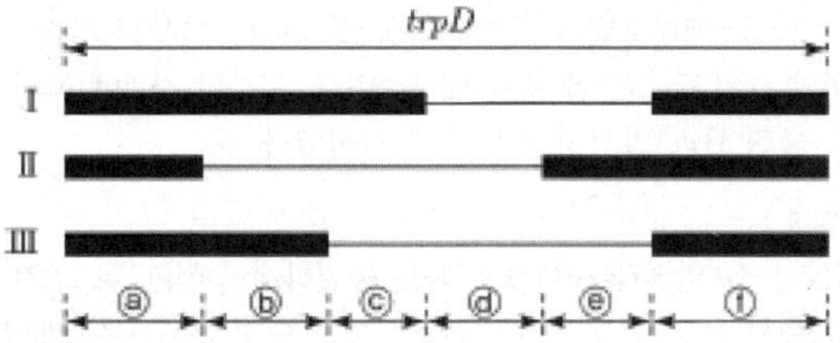

〈실험 과정〉

(가) 점돌연변이로 인해 trpD 유전자의 기능이 상실된 서로 다른 5종류의 대장균 Hfr 균주(㉠~㉤)를 얻었다.

(나) (가)에서 얻은 5종류의 대장균 Hfr 균주를 F^-대장균 균주 Ⅰ과 각각 교배하였다.

(다) 트립토판이 들어 있지 않은 최소배지에 도말하여 콜로니가 형성되는지 조사하였다.

(라) F^-대장균 균주 Ⅱ와 Ⅲ에 대해서도 (나)~(다) 과정을 동일하게 반복하여 수행하였다.

〈실험 결과〉

		점돌연변이 균주				
		㉠	㉡	㉢	㉣	㉤
결실된 균주	Ⅰ	+	−	−	+	+
	Ⅱ	−	+	−	+	−
	Ⅲ	−	−	−	+	+

(단, '+'는 콜로니가 형성되었음을 의미하고, '−'는 콜로니가 형성되지 않았음을 의미한다.)

이에 대한 설명으로 옳은 것만을 〈보기〉에서 있는 대로 고른 것은? (단, 자연발생돌연변이는 고려하지 않는다.)

[보 기]

ㄱ. (다)에서 콜로니를 형성한 균주는 F^-이다.

ㄴ. ㉤은 ⓑ 영역에 돌연변이가 있다.

ㄷ. Hfr 균주가 ⓓ 영역에 점돌연변이가 있었다면, 균주 Ⅰ~Ⅲ과 교배 시 (다)에서 콜로니를 형성할 수 없다.

① ㄴ ② ㄷ ③ ㄱ, ㄷ
④ ㄴ, ㄷ ⑤ ㄱ, ㄴ, ㄷ

28 그림 (가)는 근육이 이완되었을 때나 수축하고 있을 때 구심성뉴런에서 발생하는 활동전위를 나타낸 것이고, 그림 (나)는 수용기A가 관여하는 반사 작용을 나타낸 것이다.

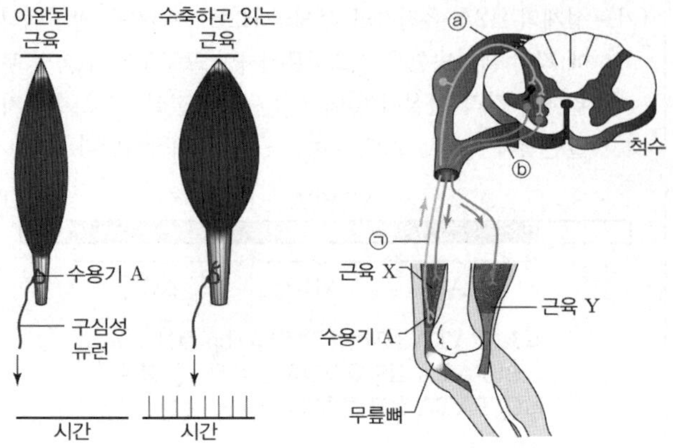

(가) (나)

이에 대한 설명으로 옳은 것만을 〈보기〉에서 있는 대로 고른 것은?

[보 기]

ㄱ. 수용기A는 신장수용기이다.

ㄴ. ⓐ는 배근(dorsal root)이고 ⓑ는 복근(ventral root)이다.

ㄷ. ㉠을 통해 활동전위가 높은 빈도로 전달되면, 근육 X는 수축이 촉진되고 근육 Y는 이완된다.

① ㄱ ② ㄴ ③ ㄱ, ㄴ
④ ㄱ, ㄷ ⑤ ㄴ, ㄷ

29 다음은 시냅스의 강도의 조절과 관련한 자료이다.

- 시냅스가 축색말단끼리 형성되기도 하는데, 이러한 시냅스는 활동전위에 의해 발생하는 신경전달물질의 분비를 조절하는 기능을 가지고 있다.
- 그림 (가)는 신경세포 A와 B, 그리고 X가 시냅스를 맺고 있는 모습을 나타낸 것이고, 그림 (나)는 신경세포 C와 D, 그리고 Y가 시냅스를 맺고 있는 모습을 나타낸 것이다.

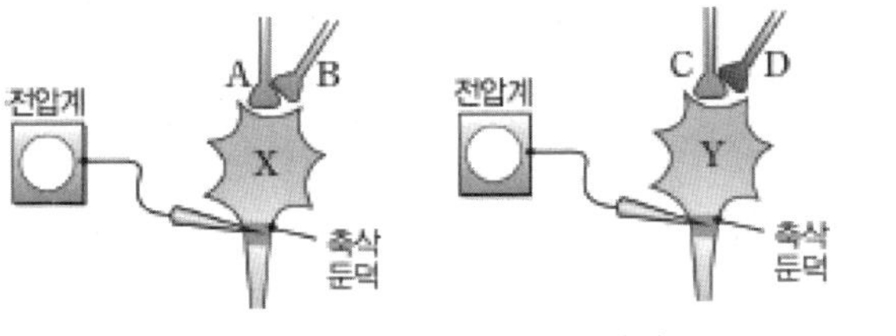

(가) (나)

- 그림 (Ⅰ)은 A를 단독으로 자극(실선)하거나, A와 B를 동시에 자극(점선)했을 때 시냅스전 뉴런(A)의 활동전위 및 칼슘 흐름 변화, 그리고 시냅스후 뉴런(X)의 막전위 변화를 각각나타낸 것이고, 그림 (Ⅱ)은 C를 단독으로 자극하거나(실선), C와 D를 동시에 자극했을 때(점선) 시냅스전 뉴런(C)의 활동전위 및 칼슘 흐름 변화, 그리고 시냅스후 뉴런(Y)의 막전위 변화를 각각 나타낸 것이다.

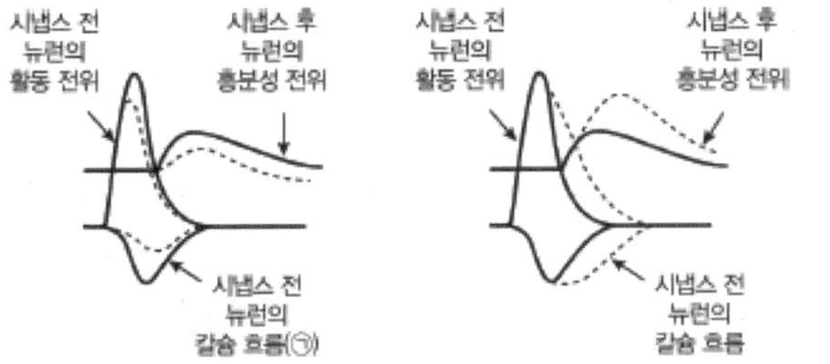

(가) (나)

이에 대한 설명으로 옳지 않은 것은? (단, 각 시냅스에서 Cl^-의 농도는 세포 외부가 세포 내부보다 높고, K^+의 농도는 세포 외부가 세포 내부보다 낮다.)

① B가 A의 Cl^-의 전도성에 영향을 주었다면, B는 A의 Cl^- 전도성을 증가시켰다.
② D가 C의 K^+의 전도성에 영향을 주었다면, D는 C의 K^+ 전도성을 증가시켰다.
③ D는 C의 자극에 대해 Y가 더 민감하게 반응하게 해준다.
④ ㉠은 전압 개폐성 이온통로에 의해 나타난다.
⑤ B에서 분비된 신경전달물질은 A에서 발생하는 활동전위 크기와 기간을 감소시킨다.

30 다음은 RNA 중합효소 Ⅱ의 구성요소인 RAD25 단백질의 기능을 확인하기 위해 수행한 실험이다.

〈실험 과정〉
(가) 방사성동위원소로 표지되지않은 7,000 뉴클레오타이드(nt) 크기의 단일가닥DNA와 방사성동위원소로 표지된 41 뉴클레오타이드(nt) 크기의 상보적인 단일가닥DNA를 준비한 후, 이들을 혼성화시켰다.

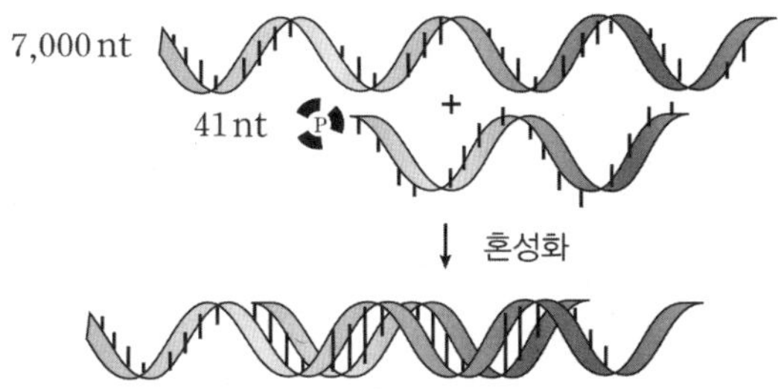

(나) (가)의 혼성화 산물을 ATP나 RAD25를 넣어주거나 넣어 주지 않은 조건에서 각각 배양하였다.
(다) (나)의 배양 산물을 전기영동으로분리한 후, 자기방사법으로 확인하였다.

〈실험 결과〉

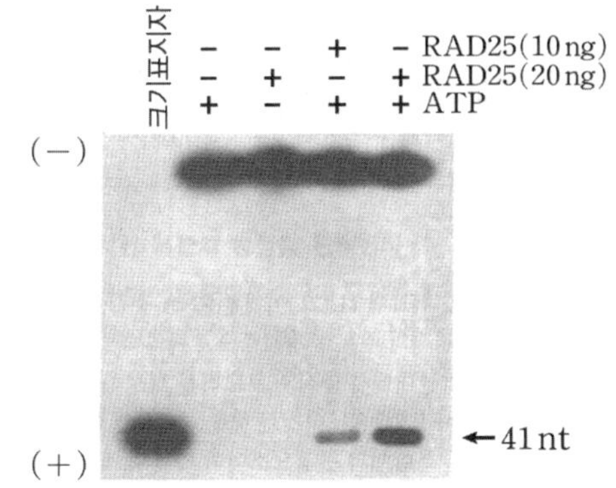

이에 대한 설명으로 옳은 것만을 〈보기〉에서 있는 대로 고른 것은?

[보 기]
ㄱ. RAD25의 작용에는 ATP가 반드시 필요하다.
ㄴ. RAD25는 음성초나선을형성시키는 작용을 수행한다.
ㄷ. (다) 과정의 전기영동은이중나선을 변성시키는 포름알데히드(formaldehyde)가 포함된 겔에서 수행해야한다.

① ㄱ ② ㄴ ③ ㄷ
④ ㄱ, ㄴ ⑤ ㄴ, ㄷ

제1교시 생물

성 명: ____________

응시 번호: ____________

- 시험이 시작되기 전에 문제지를 넘기지 마십시오. 문항을 미리 볼 경우 부정행위에 해당될 수 있습니다.
- 시험 시간은 입니다.
- 문제지에 성명과 응시 번호를 정확히 표기하십시오.

01 다음은 프로락틴분비에 미치는 난소호르몬의 영향을 밝히기 위해 수행한 실험이다.

〈실험 과정〉

(가) 흰쥐 4개 실험군의 난소를 제거하였다.

(나) 7일 경과 후에 각 실험군에 에스트로겐이나 도파민 작용제(Dopamine agonist)를 단독으로 혹은 동시에 각각 처리하였다

(다) 각 실험군에서 혈액을 채취하여 프로락틴의 농도를 방사능면역측정법(RIA)으로 측정하였다.

〈실험 결과〉

실험군	혈액내 주입		혈중 프로락틴 농도(상대값)
	에스트로겐	도파민 작용제 (Dopamine agonist)	
1	−	−	20
2	−	+	5
3	+	−	100
4	+	+	5

위 실험 결과에 대한 해석으로 옳은 것만을 〈보기〉에서 있는 대로 고른 것은?

[보 기]

ㄱ. 도파민은 프로락틴의 혈중농도를 감소시키는 프로락틴 억제호르몬(PIH)으로 작용할 것이다.

ㄴ. 방사능면역법측정법으로 프로락틴 농도를 측정할 때 항-사람프로락틴 항체를 사용하여도 각 실험군의 프로락틴 농도를 알 수 있을 것이다.

ㄷ. 출산 후 도파민을 약으로 복용하면 젖 분비 감소효과를 나타낼 것이다.

ㄹ. 도파민은 에스트로겐의 분비를 억제하여 혈중 프로락틴의 농도를 낮추는 작용을 할 것이다.

① ㄱ, ㄴ ② ㄱ, ㄷ ③ ㄴ, ㄷ
④ ㄴ, ㄹ ⑤ ㄱ, ㄷ, ㄹ

02 다음은 이온 교환 크로마토그래피에 대한 실험 과정이다.

〈자료〉

○ DEAE(diethylaminoethyl)−아가로스의 구조

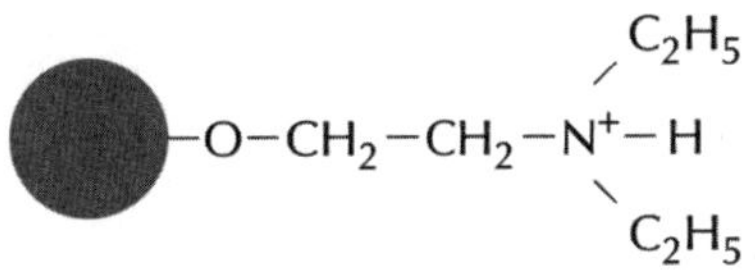

○ 단백질 A ~ D의 등전점(pI)

	A	B	C	D
등전점	5.5	6.5	7.5	8.5

〈실험 과정〉

(가) 컬럼에 DEAE−아가로스 구슬 2 mL을 넣는다.

(나) 10 mL의 세척용액(pH7.0)으로 세척한다.

(다) 단백질 A ~ D의 혼합물을 컬럼에 흘려 넣는다.

(라) 10 mL의 세척용액(pH7.0)으로 세척한다.

(마) 용출용액(pH 7.0)의 NaCl 농도를 증가시키면서 흘려 넣는다.

(바) (라) ~ (마)에서 분획을 얻고, 각 분획의 단백질 조성을 분석한다.

이에 대한 설명으로 옳은 것은?

① 세척용액과 용출용액의 pH를 6.0으로 낮추면 단백질은 DEAE에 더 강하게 결합한다.
② D는 (라)보다 (마)에서 더 많은 양이 용출된다.
③ B가 A보다 더 먼저 용출된다.
④ (마)에서 NaCl의 농도를 감소시키면서 흘려 넣으면 A ~ D의 용출 순서가 정반대로 바뀐다.
⑤ (가)에서 카르복시메틸(CH_2COO^-)−아가로스 구슬을 사용해도 (바)에서 A ~ D의 용출 순서는 변하지 않는다.

03 다음은 심근 세포와 동방결절의 막전위 변화를 나타낸 것이다. 이에 대한 설명으로 옳은 것만을 〈보기〉에서 있는 대로 고른 것은?

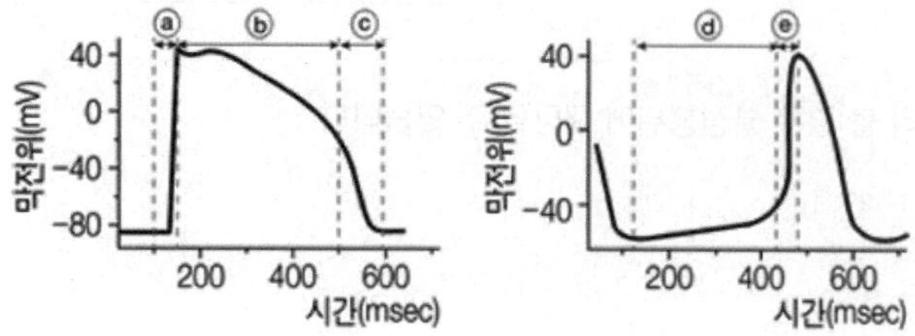

[보 기]

ㄱ. ⓐ와 ⓓ에서 Ca2+의 유입에 의해 탈분극이 일어난다.
ㄴ. K+ 의 투과도는 ⓒ보다 ⓑ가 더 크다.
ㄷ. ⓑ와 ⓔ에서 Ca2+의 이동 방향이 동일하다.

① ㄱ ② ㄷ ③ ㄱ, ㄴ
④ ㄱ, ㄷ ⑤ ㄴ, ㄷ

04 다음은 신경세포의 막전위와 활동전위에 대해 알아보기 위한 자료이다.

○ 신경세포 X와 용액 Y에서 양이온 A와 B의 조성

	A	B
X의 세포질	50 mM	400 mM
Y	400 mM	10 mM

○ 네른스트 방정식

$$V = 60 \times \log \frac{[\text{이온}_{out}]}{[\text{이온}_{in}]} \quad (mV)$$

○ 용액 Y에 담근 신경세포 X의 휴지막 전위와 축삭을 자극하였을 때 나타난 활동전위

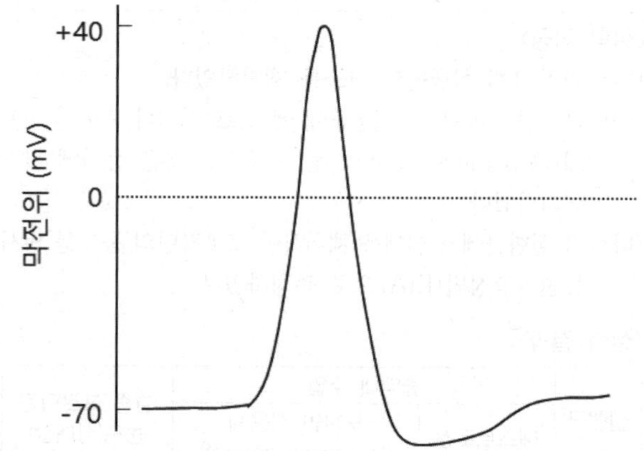

이에 대한 설명으로 옳은 것만을 〈보기〉에서 있는 대로 고른 것은? (단, X의 휴지막 전위와 활동전위는 A와 B의 투과도에 의해 결정된다.)

[보 기]

ㄱ. 휴지 상태의 X에서 막투과도는 A보다 B가 더 높다.
ㄴ. 휴지 상태에서 B에 대한 투과도가 증가하면 막전위는 낮아진다.
ㄷ. Y에서 A를 제거하면 활동전위가 생성되지 않는다.

① ㄱ ② ㄴ ③ ㄷ
④ ㄱ, ㄴ ⑤ ㄱ, ㄴ, ㄷ

05 피네프린은 다양한 표적 세포에 작용하며, 각각 다른 반응을 유발한다. 그림은 면역침강법(immunoprecipitation) 및 웨스턴 블롯(western blot)을 통한 에피네프린의 반응 특성을 알아보기 위한 실험이다.

A. 면역침강법(immunoprecipitation)

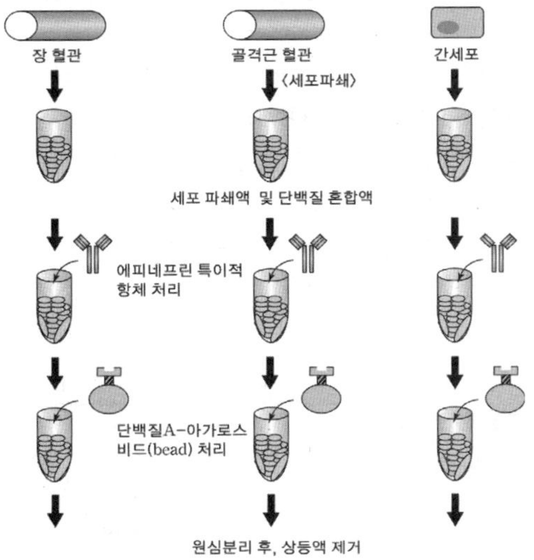

B. 웨스턴 블롯(western blot) 분석

장 혈관 샘플	−	−	+	+	−	−	−	−
골격근 혈관 샘플	−	−	−	−	+	+	−	−
간세포 샘플	−	−	−	−	−	−	+	+
α 수용체 특이적 항체	+	−	+	−	+	−	+	−
β 수용체 특이적 항체	−	+	−	+	−	+	−	+

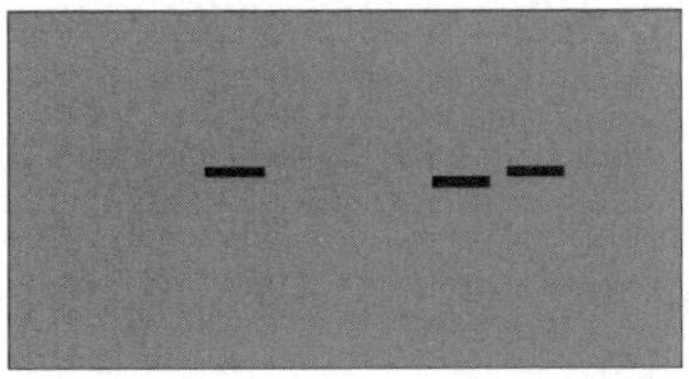

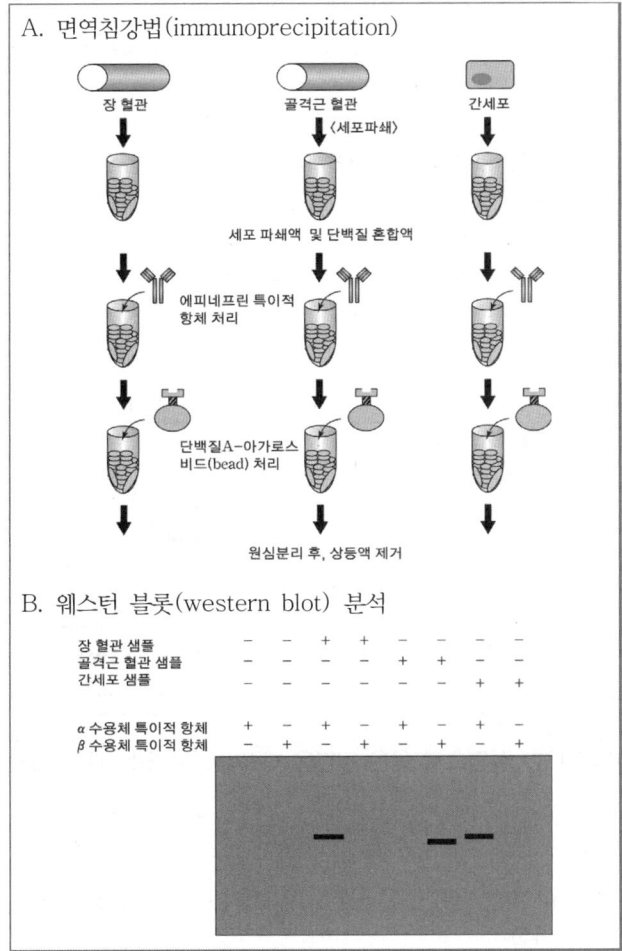

이에 대한 설명이나 추론으로 옳은 것만을 〈보기〉에서 있는 대로 고른 것은?

[보기]

ㄱ. 에피네프린은 장 혈관세포와 간세포에서는 α 수용체와 결합하고, 골격근 혈관세포에서는 β 수용체와 결합한다.
ㄴ. A에서 에피네프린 특이적 항체는 에피네프린이 수용체와 결합하는 부위를 에피톱(epitope)으로 인지한다.
ㄷ. 같은 수용체를 가진 표적세포는 에피네프린에 대해 동일한 신호전달경로로 같은 반응을 보인다.
ㄹ. 에피네프린은 골격근 혈관을 이완시킨다.

① ㄱ, ㄴ　② ㄱ, ㄹ　③ ㄴ, ㄷ
④ ㄴ, ㄹ　⑤ ㄱ, ㄴ, ㄹ

06 그림은 T 세포의 발달과 분화 과정을 나타낸 것이다.

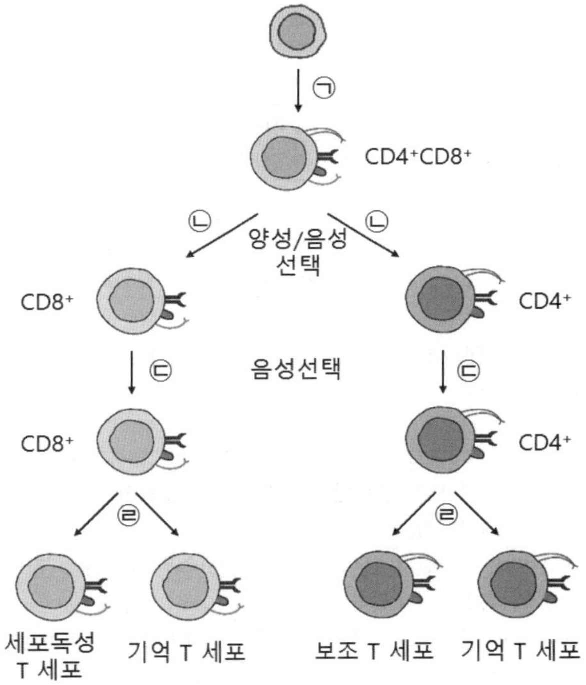

이에 대한 설명으로 옳지 않은 것은?

① ㉠에서 Rag−1/Rag−2 재조합효소가 필요하다.
② ㉡에서 세포자멸사되는 세포보다 양성선택되어 살아남는 세포가 더 많다.
③ ㉢을 통해 자가면역반응이 감소한다.
④ ㉣에는 항원제시세포와의 직접적인 접촉이 필요하다.
⑤ ㉣은 2차 림프기관에서 일어난다.

07 다음은 위액 분비 경로를 확인해 보기 위해 동일한 종류의 쥐 네 마리에게 각각 다른 처리를 하고 위액 분비량을 비교한 것이다.

처리			위액 분비량
위에 연결된 신경		자극의 종류	
(가)	절단 안함	음식물의 냄새	+
(나)	절단	음식물의 냄새	−
(다)	절단	단백질이 포함된 음식물	+++
(라)	절단	단백질이 포함되지 않은 음식물	++

이에 대한 해석과 추론으로 옳은 것을 〈보기〉에서 모두 고른 것은?

[보 기]

ㄱ. 위 실험 모든 경우에서 내장 신경계에 의한 연동 운동이 나타난다.
ㄴ. 위벽 내장신경계는 화학적 자극을 수용하여 위액 분비를 촉진할 수 있다.
ㄷ. (다) 실험에서 위의 유문부를 절단하면 위액 분비는 감소한다.

① ㄱ ② ㄴ ③ ㄷ
④ ㄱ, ㄴ ⑤ ㄴ, ㄷ

08 다음은 서로 다른 생물체의 세포를 이용하여 수행한 실험이다.

〈실험 과정〉
(가) 한 세포로부터 유전자 A, 다른 세포로부터 유전자 B의 전체 부분을 포함한 게놈 DNA 절편을 얻는다.
(나) (가)의 게놈 DNA 절편을 단일가닥으로 변성한 후, A와 B mRNA와 혼성화시킨다.
(다) (나)의 DNA/RNA 혼성체를 두 그룹으로 나누고, 한쪽에는 S1 핵산가수분해효소를 처리한다. (단, S1 핵산가수분해효소는 이중가닥을 형성하지 않은 단일가닥 영역의 핵산을 분해한다.)
(라) (다)의 산물을 NaOH 용액에서 반응시키고 아가로스 겔 전기영동으로 확인한다.

〈실험 결과〉

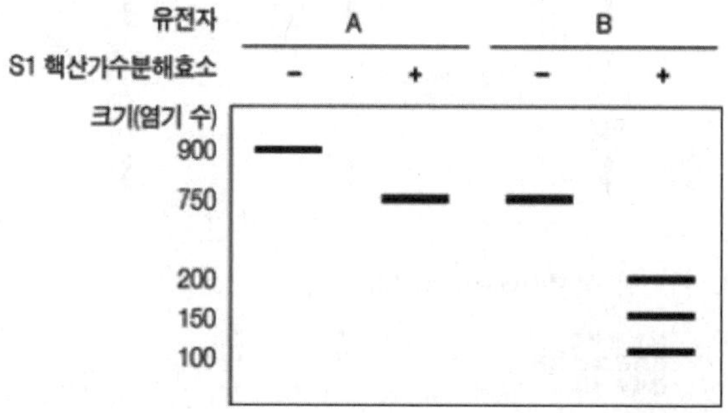

이에 대한 설명으로 옳은 것만을 〈보기〉에서 있는 대로 고른 것은?

[보 기]

ㄱ. 유전자 A의 번역 산물은 250개의 아미노산으로 이루어진다.
ㄴ. 유전자 B에는 2개의 인트론이 존재한다.
ㄷ. 위의 전기영동 밴드는 단일가닥 DNA이다.

① ㄱ ② ㄴ ③ ㄷ
④ ㄱ, ㄴ ⑤ ㄴ, ㄷ

09 다음은 초파리에서 사이클릭 뉴클레오티드와 학습 사이의 관계에 대해 알아본 실험이다.

〈자료〉

○ 사이클릭 뉴클레오티드의 생성 및 분해

$$ATP \xrightarrow{AC} cAMP \xrightarrow{PDE} AMP$$

$$GTP \xrightarrow{GC} cGMP \xrightarrow{PDE} GMP$$

○ 돌연변이체 M 초파리는 X 염색체의 일부분이 결실되었다.

○ 돌연변이체 M 초파리는 전기 충격을 회피하는 조건화 학습에서 야생형보다 매우 낮은 학습 능력을 보인다.

〈실험 과정〉

(가) 야생형과 돌연변이체 M으로부터 뇌를 분리하고 세포추출물을 만든다.

(나) 세포추출물을 설탕 농도기울기 원심분리를 하고 분획을 얻는다.

(다) cAMP 또는 cGMP를 사용하여 각 분획에서 PDE의 활성을 측정한다.

〈실험 결과〉

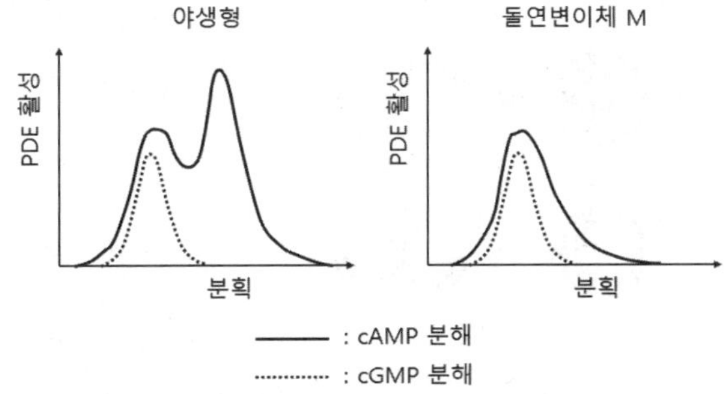

이에 대한 설명으로 옳은 것만을 〈보기〉에서 있는 대로 고른 것은?

[보기]

ㄱ. 뇌의 cAMP 수준은 야생형에서보다 M에서가 높다.
ㄴ. 초파리에서 PDE 유전자는 2개 이상이다.
ㄷ. M에 PDE 저해제인 카페인을 처리하면 학습능력이 높아진다.

① ㄱ ② ㄴ ③ ㄷ
④ ㄱ, ㄴ ⑤ ㄱ, ㄷ

10 혈관내피가 생성하는 혈관평활근 수축 이완 조절 물질을 분석하기 위해 다음 과정이 진행되었다.

(가) 혈관 내피 세포를 분리하여 배양하다가 에피네프린을 처리하였다. 세포 배양체를 약하게 원심분리하여 세포층과 상층액(배양액)으로 분리한 후, 상층액에 작은 동맥조직을 넣었다.

(나 동맥조직의 직경과 혈관 평활근 내 칼슘 농도가 측정되었다.

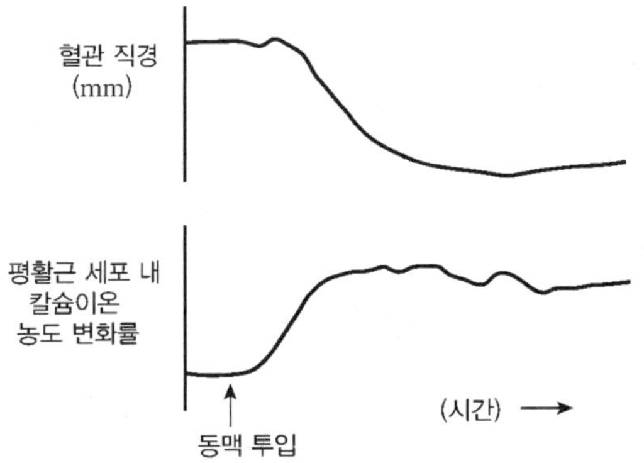

(다 (가)의 상층액에 protease를 처리한 후 동맥 조직을 넣으면 직경 변화가 나타나지 않았다.

위 자료에 대한 설명과 추론으로 옳은 것만을 〈보기〉에서 있는 대로 고른 것은?

[보기]

ㄱ. (가) 과정에서 에피네프린 대신 아세틸콜린을 처리한 후, (다) 과정을 진행하면 에피네프린 경우와 동일한 결과가 나타날 것이다.
ㄴ. 내피세포가 분비한 평활근 수축 물질은 펩티드이다.
ㄷ. 에피네프린에 의해 혈관 내피세포에서 평활근 수축 물질이 분비되었다.

① ㄱ ② ㄴ ③ ㄷ
④ ㄱ, ㄴ ⑤ ㄴ, ㄷ

11 그림은 면역침강법을 응용하여 부유성의 사람대장암 세포인 Colo201 세포 표층의 E−cadherin 단백질을 검출하는 실험 과정과 세포막 상에서 cadherin 단백질의 양적변화를 시간에 따라 조사한 결과를 나타낸 것이다.

〈실험 과정〉

(가) Colo210 세포의 표면 단백질을 물질 A로 표식한다.

(나) 이 세포를 무혈청배지에서 각각 0, 3, 9, 27시간 배양한 후 균질화(homogenaze)에 의해 막분획을 얻었다.

(다) 막분획에서 Triton X−100(계면활성제)을 이용하여 막분획용해액을 회수하였다.

(라) 물질 B를 이용하여 막분획용해액을 면역침강시킨다.

(마) alkaline phosphatase abidine D를 이용하여 단백질을 검출한다.

〈실험 결과〉

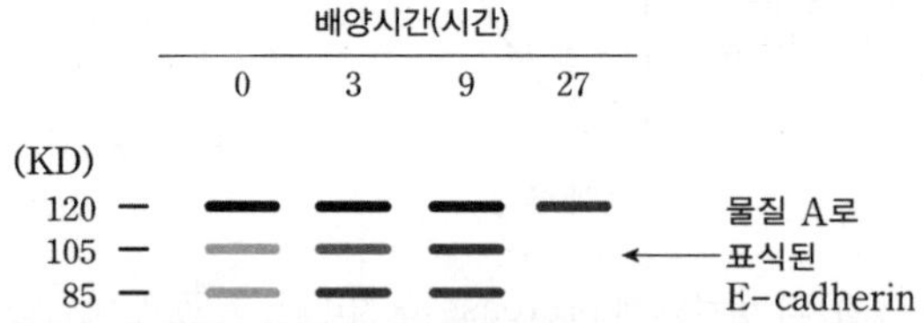

위의 실험에 대한 설명으로 옳은 것만을 〈보기〉에서 있는 대로 고른 것은?

[보 기]

ㄱ. 실험 과정 (가)의 물질 A는 녹색형광단백질(GFP ; Green Fluorescent Protein)이다.

ㄴ. E−cadherin은 시간이 지남에 따라 분해되거나 혹은 세포내로 들어가는 것으로 보인다.

ㄷ. 실험 과정 (라)의 물질 B는 물질 A의 항체이다.

ㄹ. 정상세포에 대해 동일한 실험을 하면 시간이 지나도 검출되는 양은 변함없을 것이다.

① ㄱ, ㄴ ② ㄱ, ㄷ ③ ㄴ, ㄹ

④ ㄱ, ㄷ, ㄹ ⑤ ㄴ, ㄷ, ㄹ

12 어떤 생물학자가 배아의 발생을 연구하기 위해 다음과 같은 실험들을 수행하였다.

[실험1]

뿔조개 배아가 2세포기에 들어섰을 때 할구를 분리하면, 극엽이라는 세포질이 있는 부위만 정상적인 성체로 발생한다.

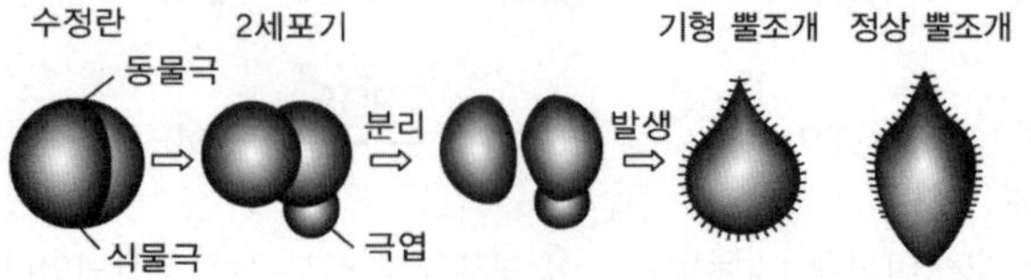

[실험2]

(가) 도롱뇽 수정란의 회색 신월환을 실을 강하게 묶었더니, 정상 유생 두 마리가 발생하였다.

(나) 도롱뇽 수정란의 회색 신월환을 실을 강하게 묶었더니, 머리가 둘인 개체가 발생하였다.

(다) 도롱뇽 수정란의 회색 신월환이 한쪽으로 치우치게 실로 강하게 묶었더니, 회색 신월환이 들어가 있는 쪽만 정상 발생하였다.

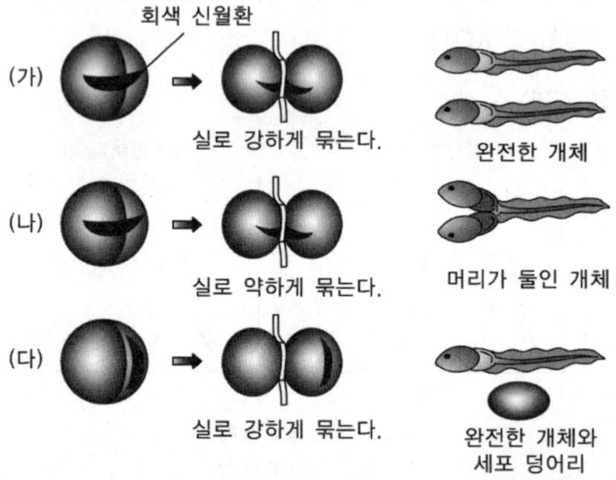

다음 〈보기〉 중 위 실험결과에 대한 옳은 설명이나 추론을 모두 고른 것은?

[보 기]

ㄱ. 뿔조개의 2세포기 배아는 자동적 예정화 되어 있다.

ㄴ. 뿔조개의 극엽 속에는 모계 유전되는 인자가 들어 있다.

ㄷ. 실험 2의 (다)에서 회색 신월환이 포함된 배아의 세포질 일부를 반대쪽에 주입 시, 두 수정란 모두 정상 유생의 발생을 관찰할 수 있다.

① ㄱ ② ㄴ ③ ㄷ

④ ㄱ, ㄴ ⑤ ㄴ, ㄷ

13 다음은 인체의 간세포에서 일어나는 포도당의 물질대사 과정을 나타낸 모식도이다. 세포 내 A 조건에서는 피루브산이 젖산으로 전환되고, B 조건에서는 피루브산이 아세틸 CoA로 전환된다.

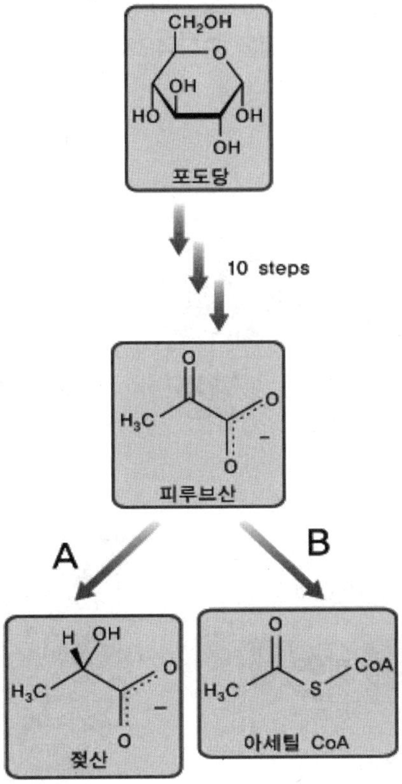

이에 대한 설명으로 옳은 것만을 〈보기〉에서 있는 대로 고른 것은?

[보 기]

ㄱ. A 조건의 세포에서 생성되는 ATP 수는 B 조건의 세포보다 더 작다.
ㄴ. B 조건에서 피루브산의 아세틸 CoA로의 전환은 세포질에서 일어나며, 생성된 아세틸 CoA는 미토콘드리아로 능동수송된다.
ㄷ. 격렬한 운동으로 근육조직에서 ATP가 부족해질 때 간세포에서의 해당과정 속도는 감소할 것이다.
ㄹ. A 조건에서 세포질의 pH는 B 조건보다 더 감소할 것이다.

① ㄱ, ㄴ ② ㄱ, ㄹ ③ ㄴ, ㄷ
④ ㄷ, ㄹ ⑤ ㄱ, ㄷ, ㄹ

14 면역분석법은 소변과 같은 생체액 내의 약물 또는 약물 대사물질의 존재여부를 확인하는데 사용된다. 다음은 약물 복용여부를 확인하기 위하여 수행한 실험이다.

〈실험 과정〉
(가) 검사 대상의 약물을 이용하여 서로 다른 농도의 약물용액을 준비하였다.
(나) (가)에서 준비한 용액과 검사자의 소변에 항-약물 항체를 넣었다.
(다) 항-약물 항체의 2배 몰수로 효소-약물 복합체를 첨가한다.
(라) 효소의 발색 기질을 첨가한다.
(마) 발색정도를 측정한다.(단, 효소-약물 복합체는 효소활성을 가지지만, 효소-약물 복합체가 항체와 결합하면 비활성화된다.)

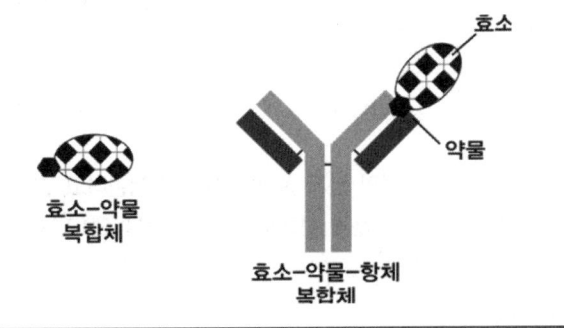

이에 대한 설명이나 추론으로 옳은 것만을 〈보기〉에서 있는 대로 고른 것은?

[보 기]

ㄱ. 약물을 복용하지 않은 사람은 발색기질을 넣었을 때 발색반응이 일어나지 않을 것이다.
ㄴ. 위양성(false positive) 결과의 가능성을 최소화하기 위해 다중 클론항체보다는 단일클론항체를 사용하는 것이 바람직하다.
ㄷ. 농도를 알고 있는 용액을 이용하여 그린 표준곡선은 약물의 농도에 따라 발색 정도가 증가하는 양상을 보일 것이다.
ㄹ. 면역분석법에 주로 사용하는 항체는 결합력(avidity)이 큰 항체인 IgM이다.

① ㄱ, ㄴ ② ㄱ, ㄷ ③ ㄴ, ㄷ
④ ㄷ, ㄹ ⑤ ㄱ, ㄴ, ㄷ

15 가상적인 세균의 오페론에서 유전자 A, B, C, D는 각각 순서 없이, 억제 유전자, 프로모터 서열, 작동자, 구조유전자를 나타낸다. 다음은 여러 돌연변이들을 분자 X의 존재여부에 따른 구조유전자산물인 효소의 발현과 활성을 표로 나타낸 것이다.

유전자형	분자 X의 존재	
	있음	없음
$A^+B^+C^+D^+$	활성	발현 안됨
$A^-B^+C^+D^+$	활성	활성
$A^+B^-C^+D^+$	발현 안됨	발현 안됨
$A^+B^+C^-D^+$	불활성	발현 안됨
$A^+B^+C^+D^-$	활성	활성
$A^-B^+C^+D^+/F'A^+B^+C^+D^+$	활성	활성
$A^+B^-C^+D^+/F'A^+B^+C^+D^+$	활성	발현 안됨
$A^+B^+C^-D^+/F'A^+B^+C^+D^+$	(가)	발현 안됨

(+는 정상, −는 돌연변이이며 F'가 포함된 것은 부분이배체이다.)

이 오페론이 가상적인 분자 X의 대사에 관여한다고 할 때 아래 상황에서 알 수 있는 것으로 옳은 것만을 〈보기〉에서 있는 대로 고른 것은?

[보 기]
ㄱ. 분자 X는 D의 산물이 A에 결합하는 것을 촉진할 것이다.
ㄴ. A는 프로모터, B는 작동자이다.
ㄷ. (가)에서는 활성을 띤 효소와 불활성을 띤 효소가 모두 발현될 것이다.

① ㄱ ② ㄴ ③ ㄷ
④ ㄱ, ㄷ ⑤ ㄱ, ㄴ, ㄷ

16 과민반응은 체액성 혹은 세포매개성 면역반응을 통해 시작되는데, 지연형 과민반응(DTH)은 항원 노출 후 수 일 후에 지연되어 나타난다는 것이 특징이다. 다음 그림 (가)는 항원에 의해 미감작 $CD4^+$ T세포가 보조 T세포로 활성화되는 과정을 보여주는 모식도이고, 그림 (나)는 대식세포가 지연형 과민반응을 야기하는 과정을 모식적으로 나타낸 것이다.

(가)

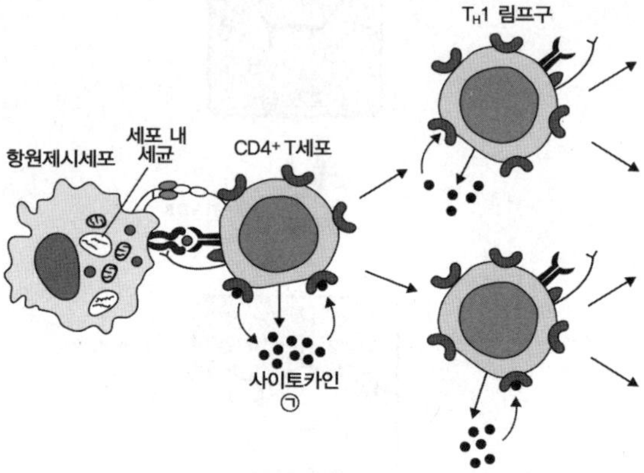

(나)

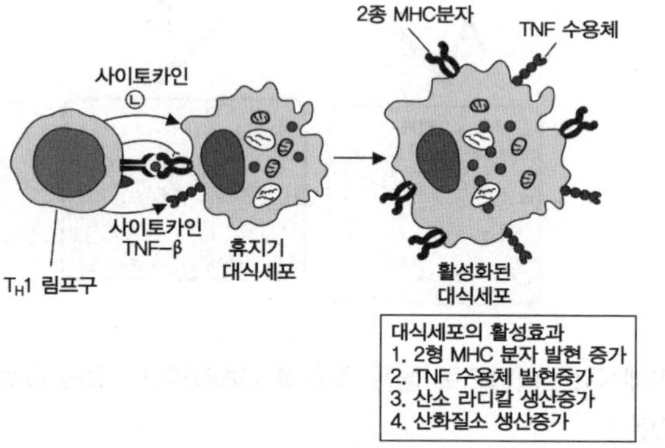

지연형 과민반응에 대한 다음 설명 중 옳은 것은?

① (가) 과정은 주로 감염부위 조직액에서 일어나고, (나) 과정은 2차 림프기관에서 일어난다.
② (나) 과정에서 림프구가 활성화되기 위해서는 항원제시세포는 동시자극자 B7를 반드시 발현하고 있어야 한다.
③ DTH 반응 동안 활성화된 대식세포는 세포 내부에서 기생하는 기생충이나 세균을 특이적으로 사멸하게 한다.
④ ㉠은 IL−2이고, ㉡은 IFN−γ이다.
⑤ (가) 반응이 (나) 반응보다 더 빠르게 일어난다.

17 평균동맥혈압을 일정하게 유지하기 위한 중추는 연수에 존재하는데, 연수는 평균동맥혈압에 대한 정보를 대동맥과 경동맥에 존재하는 신장수용기로부터 받는다. 다음은 여러 수준의 평균동맥혈압에서 경동맥체로부터 기원된 단일 구심성신경의 신경충격 발화 양상을 그래프로 나타낸 것이다.

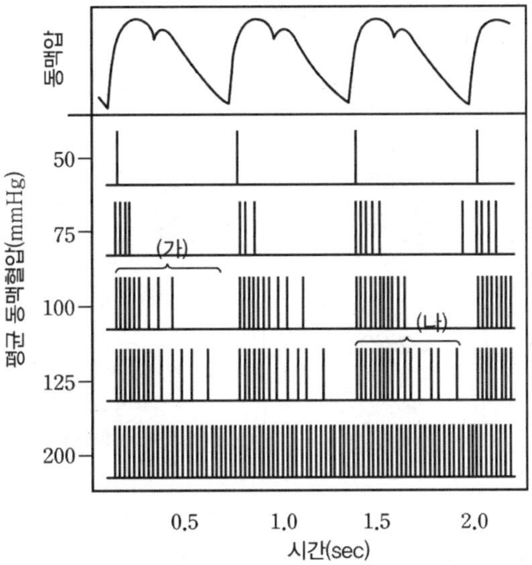

이에 대한 설명으로 옳은 것만을 〈보기〉에서 있는 대로 고른 것은? (단, 정상적인 평균동맥혈압은 93 mmHg이다.)

[보기]
ㄱ. 경동맥소체는 일정한 압력에 대해서보다 박동성 압력에 더 민감하게 반응한다.
ㄴ. (가)일 때 보다 (나)일 때 보상작용으로 기인된 혈관저항 증가 정도는 대퇴부 동맥에서보다 신장혈관에서 더 작다.
ㄷ. 평균동맥혈압이 (나) 상태를 계속 유지하면 경동맥소체 신장수용기의 민감도는 더 증가할 것이다.

① ㄱ ② ㄴ ③ ㄷ
④ ㄱ, ㄴ ⑤ ㄱ, ㄷ

18 A와 B는 어떤 식물의 꽃 색깔을 만드는데 관여하는 유전자로 대립유전자 A와 B는 각각 a와 b에 대해 우성이다. 다음은 유전자A와 B의 작용 양상과 붉은색 꽃의 개체 (가)와 노란색 꽃의 개 체(나)에 관한 교배의 결과이다.

흰색 —A→ 노란색 —B→ 붉은색

교배	교배 대상	자손의 꽃 색깔
1	(가)의 자가교배	세 종류 색깔의 비율이 2:1:1
2	(가)와 (나)의 교배	노란색과 붉은색만 나옴

이에 대한 설명으로 옳은 것만을 〈보기〉에서 있는 대로 고른 것은? (단, 교배 시에 교차와 돌연변이는 일어나지 않는다.)

[보기]
ㄱ. (가)의 유전자형은 AaBb이다.
ㄴ. (가)에서 A와 b는 연관되어 있다.
ㄷ. 교배 2의 자손 중에는 부모 중 누구와도 일치하지 않는 유전자형을 가진 개체가 있다.

① ㄱ ② ㄴ ③ ㄷ
④ ㄱ, ㄴ ⑤ ㄱ, ㄴ, ㄷ

19 다음은 닭의 신경관 형성 과정에 대한 자료이다.

ㅇ 신경관 형성 과정

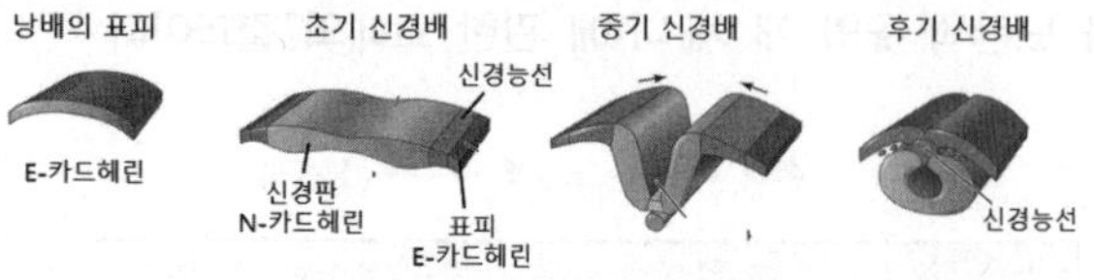

ㅇ 신경배에서 표피는 E-카드헤린을 발현하고, 신경판은 N-카드헤린을 발현하며, 신경능선은 카드헤린을 발현하지 않는다.

ㅇ 야생형과 N-카드헤린을 발현하지 않는 돌연변이체의 후기 신경배에서 신경관 관찰

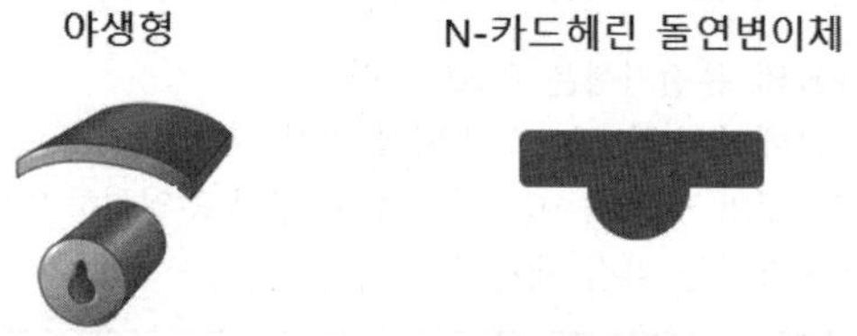

이에 대한 설명으로 옳은 것만을 〈보기〉에서 있는 대로 고른 것은?

[보기]

ㄱ. 카드헤린은 세포 사이의 결합에 관여한다.
ㄴ. 표피에서 N-카드헤린을 발현하면 신경관 분리가 야생형보다 빨라진다.
ㄷ. 신경능선에 E-카드헤린을 발현하면 척수 형성에 장애가 발생한다.

① ㄱ ② ㄴ ③ ㄷ
④ ㄱ, ㄴ ⑤ ㄱ, ㄷ

20 GBP(GSK binding protein)는 β-카테닌의 작용을 조절함으로써 양서류의 축형성에 관여하는데, 다음 그림 (가)는 GBP가 β-카테닌의 작용을 조절하는 기작을 모식적으로 나타낸 것이다. 그림 (나)는 양서류 수정란에 GBP 유전자의 안티센스(antisense) RNA를 처리하여 발생시켰을 때 형성된 유생의 사진이다. (단, GBP의 안티센스 RNA 처리시 신경관형성이 억제됨이 관찰되었다.)

(가)

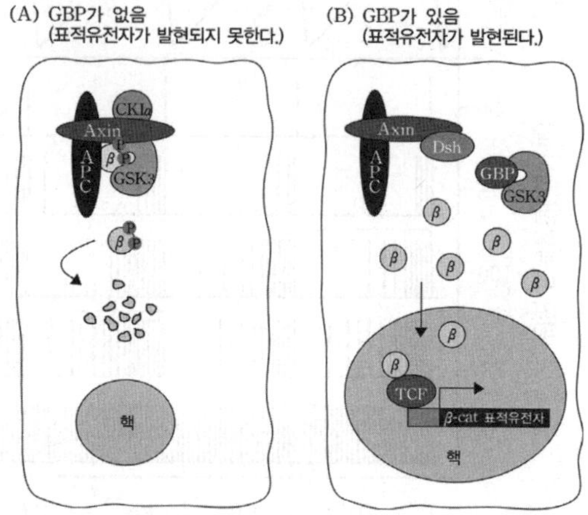

(나) (A) 정상 유생

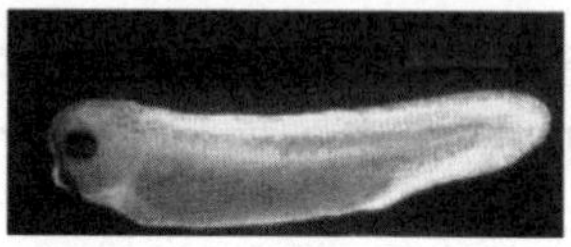

(B) GBP의 안티센스 RNA 처리 유생

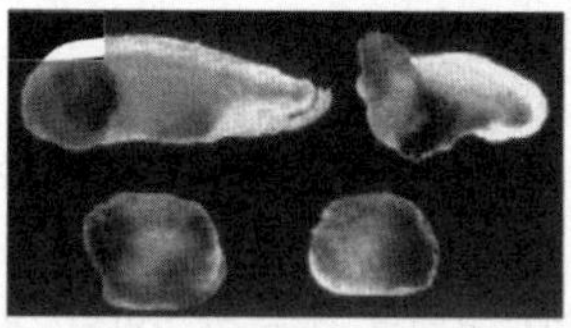

위 자료에 대한 설명이나 추론으로 옳은 것만을 〈보기〉에서 있는 대로 고른 것은?

[보기]

ㄱ. GBP가 축적되면, β-카테닌의 축적을 유발할 것이다.
ㄴ. (가)의 A는 배쪽 식물극 세포에서 관찰되는 현상이며, (가)의 B는 등쪽 식물극 세포에서 관찰되는 현상일 것이다.
ㄷ. 활성화된 GSK(glycogen synthase kinase)를 배아에 주입하면 제2의 축을 가진 배아가 형성될 것이다.

① ㄱ ② ㄴ ③ ㄷ
④ ㄱ, ㄴ ⑤ ㄱ, ㄷ

21 표는 부신피질에 종양이 발생한 사람 A에서 혈압, 혈장의 레닌 활성과 호르몬 수준, 오줌의 카테콜아민 배설 수준, 증상 등을 나타낸 것이다.

혈압 (mmHg)	180 / 100 (수축기/확장기)
혈장 레닌 활성	정상보다 낮음
혈장 알도스테론 수준	정상보다 높음
혈장 코르티솔 수준	정상
오줌 카테콜아민 배설 수준	정상
증상	골격근 약화

이에 대한 설명으로 옳은 것만을 〈보기〉에서 있는 대로 고른 것은?

[보 기]
ㄱ. 알도스테론 분비세포에 종양이 발생하였다.
ㄴ. A의 혈압이 높은 것은 심박동수가 증가하였기 때문이다.
ㄷ. A에서 골격근의 휴지막전위가 낮아진다.

① ㄱ ② ㄴ ③ ㄷ
④ ㄱ, ㄴ ⑤ ㄱ, ㄷ

22 다음은 항생제가 번역에 미치는 영향을 알아본 실험이다.

〈자료〉
- 항생제 A는 80S 복합체의 형성을 차단한다.
- 항생제 B는 펩티딜-tRNA가 리보솜의 A-부위에서 P-부위로 이동하는 것을 차단한다.
- 항생제 C는 리보솜의 펩티딜 전이효소(peptidyl transferase) 활성을 차단한다.

〈실험 과정〉
(가) 망상적혈구 추출물이 포함된 무세포 번역시스템을 시험관 #1 ~ #6에 넣는다.
(나) 항생제 A ~ C 각각을 시험관 #1 ~ #3에 넣고 30분간 배양한다.
(다) 시험관 #1 ~ #6에 5'-AUGUUUUUU-3' 서열의 RNA를 첨가한다.
(라) 시험관 #4 ~ #6에 항생제 A ~ C 각각을 넣는다.
(마) 30분 후에 리보솜에 결합되어 있는 아미노산 또는 펩티드의 서열을 분석한다.

〈실험 결과〉

	번역 개시 전에 첨가	번역 진행 중에 첨가
A	없음	㉠
B	MF	㉡
C	M	㉢

다음 중 ㉠ ~ ㉢에 해당하는 것으로 가장 적절한 것은? (단, **M은 메티오닌, F는 페닐알라닌을 나타내며, AUG 코돈은 메티오닌을, UUU 코돈은 페닐알라닌을 암호화한다.**)

	㉠	㉡	㉢
①	MFF	MF	M
②	MFF	MF, MFF	M, MF, MFF
③	MFF	MF, MFF	M
④	M, MF, MFF	MF, MFF	M, MF, MFF
⑤	M, MF, MFF	MF	M

23 다음 표는 다양한 원인에 따른 체액량과 삼투압의 변화에 대한 양상이다.

〈삼투몰 농도〉

〈부피〉	감소	정상	증가
증가	(가) 다량의 수분 섭취	등장성 소금물의 섭취	(나) 고장성 소금물의 섭취
정상	발한 후 물 섭취	정상	물을 마시지 않고 소금을 섭취
감소	(다) 탈수 후 불충분한 물 섭취	급성 출혈	(라)사막형 탈수

이와 관련된 설명이나 추론으로 옳은 것만을 〈보기〉에서 있는 대로 고른 것은?

[보 기]

ㄱ. (가), (다)의 보상 기전으로 바소프레신이 증가할 것이다.

ㄴ. (나)의 경우 짠 음식을 섭취한 결과인데, 세포외액이 증가하게 되어 사구체여과율(GFR)이 증가하게 된다.

ㄷ. (라)의 경우 사막에서는 세포외액에 비하여 저삼투성인 땀을 많이 흘리므로 세포내액량과 세포외액량은 모두 감소한다.

ㄹ. (라)의 보상 기전으로 항이뇨호르몬과 알도스테론의 분비가 증가할 것이다.

① ㄱ, ㄴ ② ㄱ, ㄷ ③ ㄴ, ㄷ
④ ㄴ, ㄹ ⑤ ㄷ, ㄹ

24 그림 (가)는 정상인 A와 폐 간질섬유증 환자 B에서 최대 호기와 최대 흡기 동안 유량과 부피를 나타낸 유량-기량 곡선이며, (나)는 폐 모세혈관의 위치별 산소 분압을 나타낸 것이다.

(가)

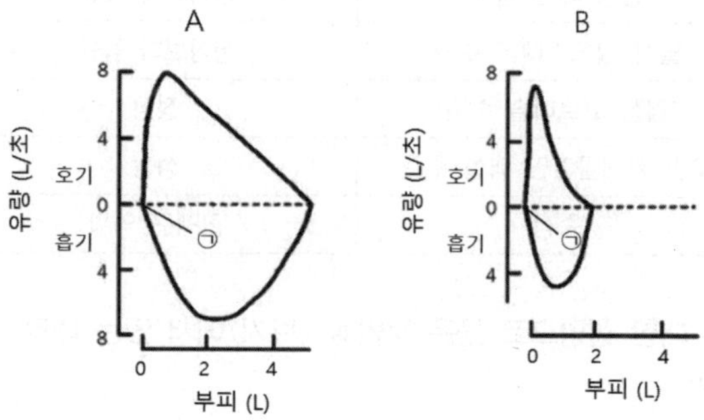

(나)

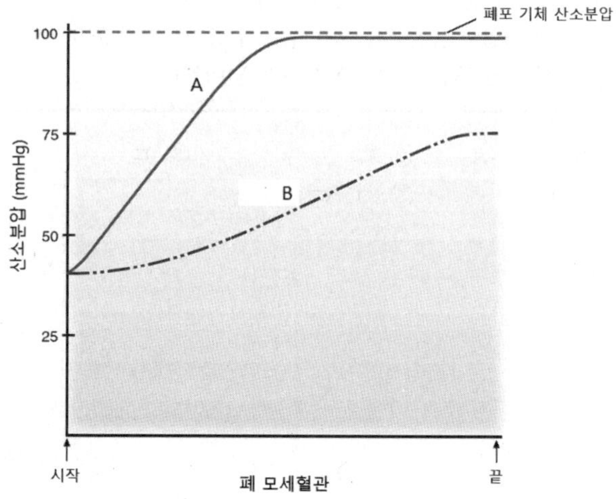

이에 대한 설명으로 옳은 것만을 〈보기〉에서 있는 대로 고른 것은?

[보 기]

ㄱ. 전폐용량은 A에서보다 B에서가 더 크다.

ㄴ. 같은 양의 공기를 들이마시는데 필요한 에너지는 A에서보다 B에서가 더 크다.

ㄷ. 폐포벽의 두께는 A에서보다 B에서가 더 크다.

① ㄱ ② ㄴ ③ ㄷ
④ ㄱ, ㄴ ⑤ ㄴ, ㄷ

25 다음은 효모에서 일반전사인자 TFIIH의 소단위체 A의 역할에 대해 알아보기 위한 실험이다.

〈자료〉

ㅇ 플라스미드 L과 S의 구조

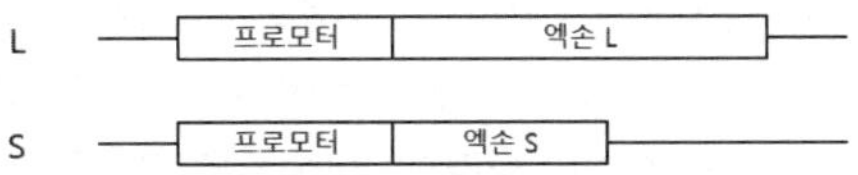

ㅇ A의 유전자에 대한 온도민감성 돌연변이체 X를 37℃에서 배양하면 기능이 결핍된 A의 돌연변이형이 만들어진다.

〈실험 I〉

(가) X를 37℃ 또는 25℃에서 3시간 배양한다.

(나) 세포추출물을 분리한 후, 탈인산화효소를 처리한다.

(다) RNA 중합효소 II의 소단위체인 Rpb1에 대한 항체를 이용하여 웨스턴 블롯을 한다.

ㅇ 웨스턴 블롯 결과

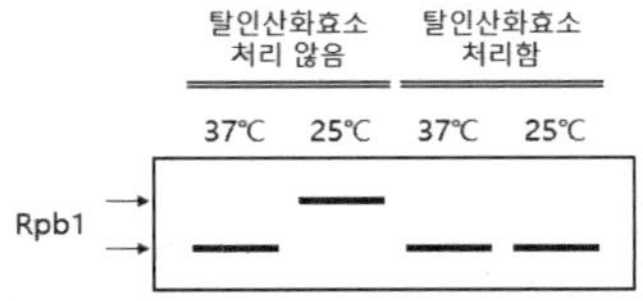

〈실험 II〉

(가) X를 37℃에서 배양한 후 핵추출물을 제조하여 시험관 ㉠과 ㉡에 넣는다.

(나) 순수정제한 소량의 야생형 A를 ㉡ 시험관에 첨가한다.

(다) 플라스미드 L과 S를 여러 조합으로 시험관 ㉠ 또는 ㉡에 첨가하고 30분간 배양한다.

(라) 시험관 ㉠과 ㉡의 내용물을 혼합하고 NTP를 첨가한 후, 전기영동으로 전사체를 확인한다.

ㅇ 전사 반응 결과

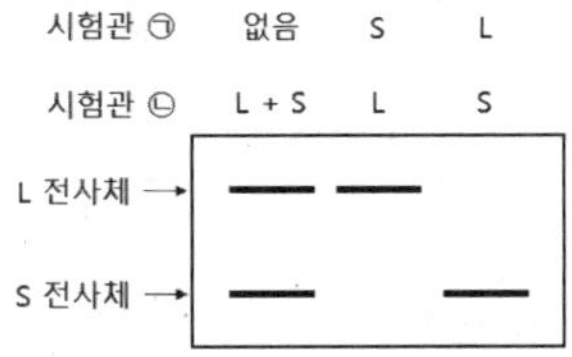

이에 대한 설명으로 옳은 것만을 〈보기〉에서 있는 대로 고른 것은?

[보 기]

ㄱ. A는 RNA 중합효소 II를 인산화시킨다.

ㄴ. (다)의 시험관 ㉠에 L과 NTP를 첨가하면 L의 전사체 밴드가 나타난다.

ㄷ. A는 전사가 개시된 이후에 작용한다.

① ㄱ ② ㄴ ③ ㄷ

④ ㄱ, ㄴ ⑤ ㄱ, ㄷ

26 아래 그래프는 다음의 각 조건에서 환기량을 보여주는 것이다.

(A) 혈장 수소 이온 증가에 따른 환기량 변화

(B) 산소 분압이 일정할 때 이산화탄소 분압에 따른 환기량 변화

(C) 이산화탄소 분압이 일정할 때 산소 분압에 따른 환기량 변화

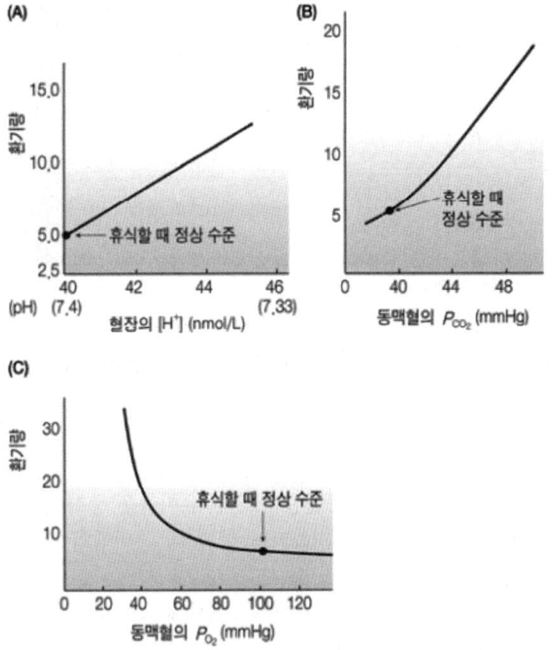

이에 대한 설명으로 옳은 것만을 〈보기〉에서 있는 대로 고른 것은?

[보 기]

ㄱ. (A)에서 혈장 수소 이온에 의한 환기 증가는 말초 화학수용기보다 중추 화학수용기의 자극에 의해 일어난다.

ㄴ. 이산화탄소 분압이 정상보다 증가할 때가 감소할 때보다 더 큰 폭으로 환기를 조절한다.

ㄷ. 낮아진 산소 분압은 경동맥 소체와 대동맥 소체 모두에서 인식된다.

① ㄱ ② ㄴ ③ ㄷ

④ ㄱ, ㄴ ⑤ ㄴ, ㄷ

27 다음은 췌장의 췌관세포가 중탄산 이온을 분비하는 과정을 나타낸 그림이다.

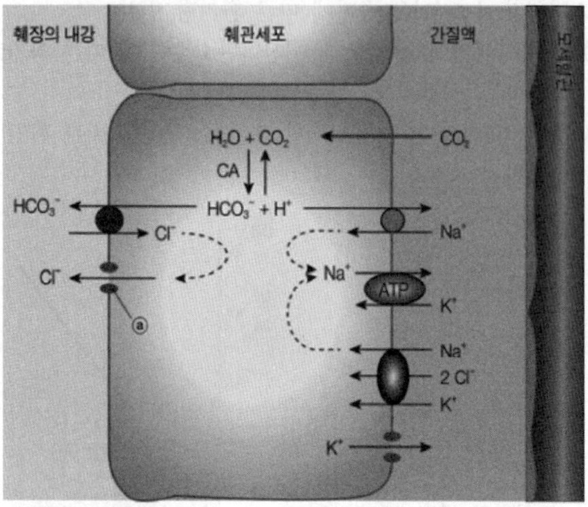

CA : 탄산무수화효소

이에 대한 설명으로 옳은 것만을 〈보기〉에서 있는 대로 고른 것은?

[보 기]

ㄱ. 췌장에서 분비된 중탄산 이온은 유미즙을 중화시킨다.
ㄴ. 채널 ⓐ의 기능이 저하되면 췌관 내 분비액의 점도가 높아진다.
ㄷ. 소장에서 분비된 세크레틴은 췌관세포의 중탄산 이온 분비를 감소시킨다.

① ㄱ ② ㄴ ③ ㄷ
④ ㄱ, ㄴ ⑤ ㄱ, ㄷ

28 청소율(clearance)은 혈장 속에 함유되어 있는 어떤 물질이 신장에 의하여 오줌으로 배설되는 경우, 1분 동안에 얼마만큼의 혈장으로부터 그 물질이 배설되었는가를 나타낸다. 다음 중에서 물질 X의 혈장농도(Px)에 따른 배설률(가)와 물질 X의 청소율(나)를 나타낸 그래프로 옳게 짝지은 것은? (단, 물질 X는 신장의 사구체에서 여과는 일어나나 재흡수와 분비는 일어나지 않고, 오줌의 생성률은 일정하다.)

(가) (나)

①
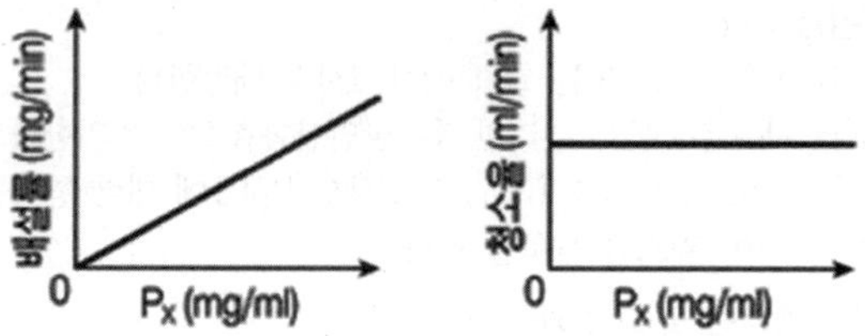

②
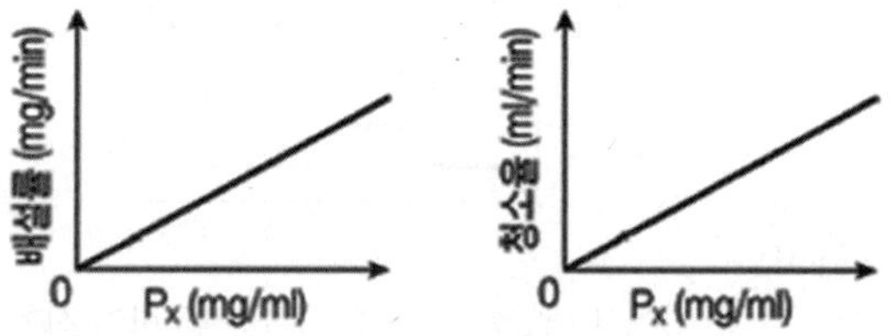

③
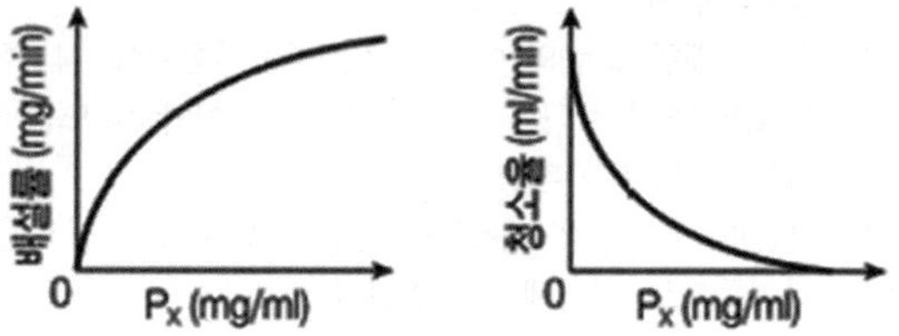

④
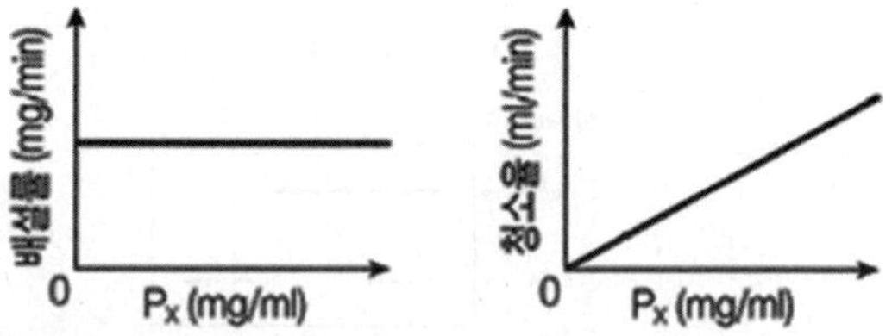

⑤
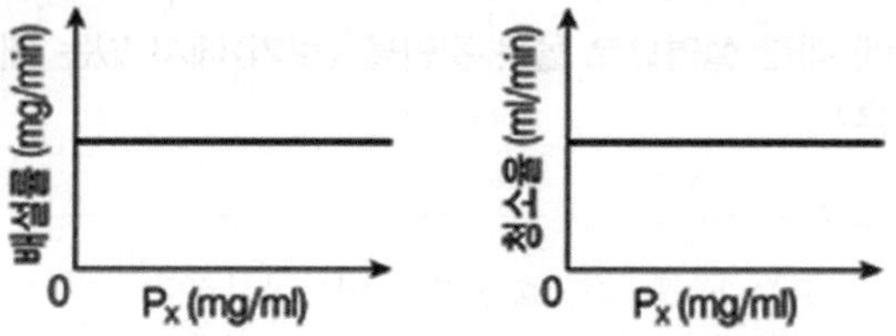

29 그림은 여성의 난소주기를 나타낸 것이다.

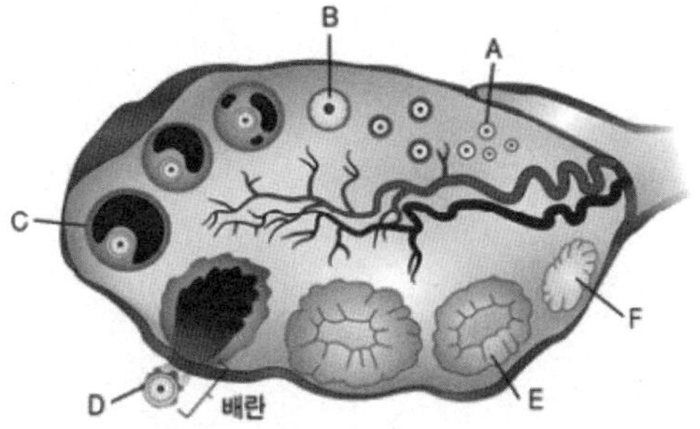

이에 대한 설명으로 옳은 것만을 〈보기〉에서 있는 대로 고른 것은?

[보 기]

ㄱ. 세포 A에는 교차가 일어난 상동염색체가 존재한다.
ㄴ. B~C 구간 동안 혈중 FSH의 농도는 점차 증가한다.
ㄷ. D의 난자에 존재하는 염색체 수는 23개이다.
ㄹ. E~F 구간 동안 생리 출혈이 일어난다.

① ㄱ, ㄴ ② ㄱ, ㄷ ③ ㄴ, ㄹ
④ ㄱ, ㄷ, ㄹ ⑤ ㄴ, ㄷ, ㄹ

30 그림은 미뢰 내 미각 수용기 구조와 미각 리간드에 의한 미각신호전달을 나타낸 모식도이다.

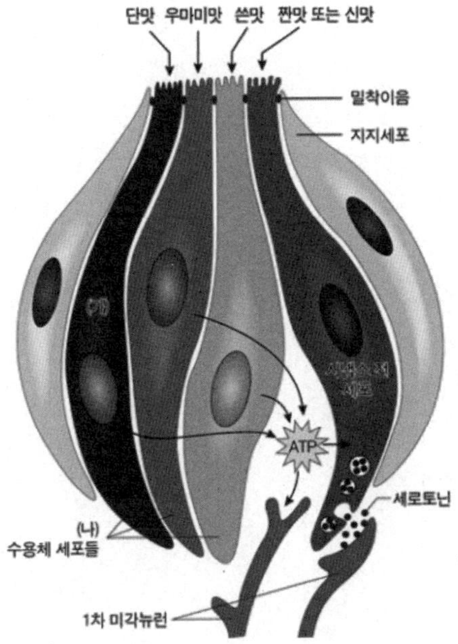

이에 대한 설명으로 옳은 것만을 〈보기〉에서 있는 대로 고른 것은?

[보 기]

ㄱ. (가) 세포에 쓴맛 수용체를 발현시키면 이 수용체에 쓴맛 리간드 결합 시 쓴맛으로 인식될 것이다.
ㄴ. (나) 세포들에서는 리간드가 수용체에 결합하면 G 단백질이 활성화된다.
ㄷ. 미각뉴런에서 발생한 미각 신호는 연수와 시상을 통해 미각피질로 전달된다.

① ㄱ ② ㄴ ③ ㄷ
④ ㄱ, ㄴ ⑤ ㄴ, ㄷ

비밀병기 시리즈

엠디생물

MEETDEET

MD 생물 영혼의 단원별 400제 + 전범위 적중모의고사

시즌 1 4회

부록

빠른 정답 확인하기

빠른 정답 확인하기

1 | 세포생물학 · 물질대사

[1-20번]

001	④	002	①	003	④	004	④	005	①
006	①	007	③	008	②	009	④	010	②
011	③	012	②	013	①	014	①	015	④
016	③	017	③	018	①	019	③	020	⑤

[21-40번]

021	②	022	③	023	④	024	②	025	⑤
026	⑤	027	③	028	④	029	⑤	030	①
031	②	032	①	033	④	034	①	035	③
036	①	037	①	038	①	039	⑤	040	⑤

[41-60번]

041	③	042	②	043	②	044	④	045	③
046	④	047	①	048	④	049	④	050	③
051	①	052	④	053	④	054	①	055	③
056	①	057	①	058	③	059	③	060	⑤

[61-80번]

061	②	062	④	063	③	064	⑤	065	①
066	④	067	④	068	②	069	⑤	070	③
071	③	072	⑤	073	②	074	②	075	⑤
076	②	077	④	078	①	079	⑤	080	③

[81-87번]

081	②	082	⑤	083	④	084	②	085	③
086	②	087	②						

2 | 유전

[88-100번]

088	③	089	⑤	090	①				
091	②	092	②	093	③	094	①	095	⑤
096	①	097	③	098	④	099	②	100	⑤

[101-120번]

101	③	102	⑤	103	②	104	④	105	④
106	⑤	107	②	108	②	109	⑤	110	⑤
111	③	112	①	113	⑤	114	①	115	③
116	①	117	⑤	118	⑤	119	⑤	120	③

[121-132번]

121	①	122	③	123	①	124	⑤	125	④
126	③	127	⑤	128	②	129	①	130	⑤
131	④	132	⑤						

3 | 분자생물학

[133-140번]

133	①	134	⑤	135	④				
136	①	137	⑤	138	⑤	139	③	140	①

[141-160번]

141	②	142	④	143	①	144	⑤	145	③
146	③	147	②	148	②	149	②	150	①
151	④	152	③	153	⑤	154	⑤	155	②
156	①	157	②	158	④	159	①	160	⑤

[161-180번]

161	③	162	⑤	163	②	164	⑤	165	⑤
166	①	167	②	168	③	169	③	170	⑤
171	⑤	172	⑤	173	②	174	⑤	175	⑤
176	①	177	④	178	②	179	②	180	①

[181-186번]

181	①	182	②	183	③	184	①	185	②
186	③								

4 | 인체생리학

[187-200번]

187	④	188	③	189	⑤	190	④		
191	③	192	③	193	②	194	⑤	195	②
196	④	197	⑤	198	②	199	④	200	⑤

[201-220번]

201	④	202	⑤	203	④	204	④	205	⑤
206	④	207	⑤	208	⑤	209	④	210	①
211	④	212	②	213	③	214	②	215	③
216	①	217	①	218	⑤	219	②	220	①

[221-240번]

221	⑤	222	①	223	⑤	224	③	225	④
226	⑤	227	③	228	②	229	④	230	⑤
231	④	232	⑤	233	①	234	⑤	235	⑤
236	⑤	237	③	238	⑤	239	①	240	①

[241-260번]

241	①	242	③	243	②	244	⑤	245	⑤
246	①	247	②	248	②	249	④	250	⑤
251	②	252	②	253	③	254	⑤	255	②
256	③	257	③	258	⑤	259	④	260	②

[261-280번]

261	①	262	⑤	263	②	264	④	265	②
266	①	267	②	268	④	269	①	270	②
271	⑤	272	④	273	⑤	274	⑤	275	③
276	①	277	③	278	⑤	279	①	280	④

[281-300번]

281	③	282	④	283	①	284	③	285	②
286	②	287	②	288	①	289	③	290	①
291	③	292	④	293	②	294	⑤	295	①
296	④	297	⑤	298	③	299	④	300	①

[301-320번]

301	⑤	302	③	303	③	304	⑤	305	③
306	①	307	②	308	④	309	①	310	③
311	①	312	②	313	④	314	③	315	②
316	⑤	317	③	318	④	319	⑤	320	①

[321-340번]

321	③	322	②	323	②	324	④	325	③
326	⑤	327	③	328	③	329	⑤	330	⑤
331	⑤	332	⑤	333	⑤	334	④	335	②
336	③	337	⑤	338	③	339	⑤	340	④

[341-360번]

341	④	342	⑤	343	⑤	344	①	345	③
346	⑤	347	⑤	348	④	349	②	350	⑤
351	②	352	⑤	353	⑤	354	⑤	355	③
356	③	357	④	358	⑤	359	③	360	①

[361-380번]

361	①	362	③	363	②	364	②	365	⑤
366	③	367	⑤	368	⑤	369	③	370	②
371	②	372	②	373	②	374	⑤	375	①
376	②	377	②	378	③	379	①	380	②

[381-390번]

381	③	382	⑤	383	③	384	②	385	④
386	⑤	387	③	388	⑤	389	②	390	⑤

5 | 생물과 미래

[391-400번]

391	③	392	③	393	②	394	⑤	395	③
396	①	397	④	398	②	399	⑤	400	③

전범위 MD 적중 Final 모의고사 편

[1회 정답]

01	①	02	⑤	03	③	04	⑤	05	④
06	①	07	②	08	②	09	②	10	⑤
11	⑤	12	②	13	④	14	⑤	15	④
16	③	17	①	18	⑤	19	⑤	20	②
21	②	22	⑤	23	③	24	③	25	②
26	⑤	27	④	28	⑤	29	⑤	30	①

[2회 정답]

01	⑤	02	①	03	①	04	⑤	05	①
06	⑤	07	⑤	08	⑤	09	⑤	10	⑤
11	⑤	12	①	13	⑤	14	②	15	⑤
16	④	17	④	18	①	19	⑤	20	⑤
21	⑤	22	②	23	②	24	②	25	③
26	④	27	⑤	28	⑤	29	④	30	②

[3회 정답]

01	②	02	③	03	②	04	②	05	②
06	①	07	①	08	②	09	③	10	⑤
11	①	12	④	13	②	14	③	15	②
16	⑤	17	②	18	③	19	③	20	②
21	③	22	④	23	④	24	④	25	⑤
26	⑤	27	⑤	28	③	29	②	30	①

[4회 정답]

01	②	02	③	03	②	04	⑤	05	③
06	②	07	⑤	08	⑤	09	④	10	⑤
11	②	12	⑤	13	⑤	14	⑤	15	③
16	④	17	①	18	④	19	①	20	④
21	⑤	22	②	23	③	24	⑤	25	①
26	⑤	27	④	28	①	29	②	30	⑤

MEMO

MD 생물

영혼의 단원별 400제 + 전범위 적중모의고사 시즌 1 [4회]

2025년 5월 10일 초판 발행

저　　자　노용관
발 행 인　김은영
발 행 처　오스틴북스
주　　소　경기도 고양시 일산동구 백석동 1351번지
전　　화　070)4123-5716
팩　　스　031)902-5716
등록번호　제396-2010-000009호
e-mail　ssung7805@hanmail.net
홈페이지　www.austinbooks.co.kr

I S B N　979-11-93806-88-3 (13470)
정　　가　25,000원